"十三五"国家重点图书出版规划项目

上海高校服务国家重大战略出版工程

毕业后医学教育出版工程

Clinical Pathology

CASE STUDY

名誉总主编　王振义　汤钊猷
总　主　编　黄　红　李宏为
执行总主编　张　勘

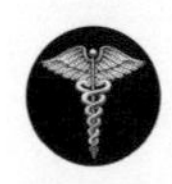

住院医师规范化培训示范案例丛书

住院医师规范化培训 临床病理科示范案例

本册主编：朱虹光

组织编写：上海市卫生与计划生育委员会
上海市医药卫生发展基金会
上海市住院医师规范化培训事务中心

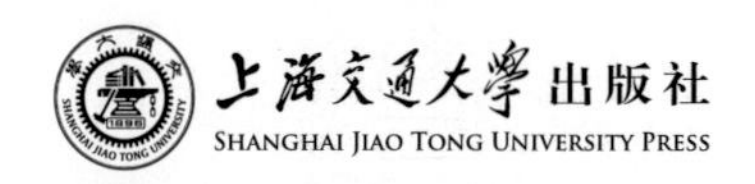

上海交通大学出版社
SHANGHAI JIAO TONG UNIVERSITY PRESS

内容提要

本书以住院医师规范化培训病理科专业的要求为纲，按器官系统为分类原则，对各系统的常见病、多发病的病理案例进行了解析，着重于诊断依据和鉴别诊断的讨论，旨在通过全书180个案例的介绍，培养住院医师的病理分析能力，提高住院医师的临床思维能力。

本书可作为住院医师规范化培训的病理分析能力培训教材，也可供广大临床医生和医学生在临床工作和学习中参考。

图书在版编目(CIP)数据

住院医师规范化培训临床病理科示范案例/朱虹光主编.—上海：上海交通大学出版社，2017

（住院医师规范化培训示范案例丛书）

ISBN 978-7-313-15053-0

Ⅰ.①住… Ⅱ.①朱… Ⅲ.①病理学—岗位培训—自学参考资料 Ⅳ.①R36

中国版本图书馆CIP数据核字(2016)第116270号

住院医师规范化培训病理科示范案例

主　　编：朱虹光

出版发行：上海交通大学出版社

地　　址：上海市番禺路951号

邮政编码：200030

电　　话：021-64071208

出 版 人：郑益慧

印　　制：苏州市越洋印刷有限公司

经　　销：全国新华书店

开　　本：889mm×1194mm　1/16

印　　张：22

字　　数：647千字

版　　次：2017年4月第1版

印　　次：2017年4月第1次印刷

书　　号：ISBN 978-7-313-15053-0/R

定　　价：128.00元

“住院医师规范化培训示范案例”

丛书编委会名单

本书编委会名单

（以姓氏笔画为序）

主　编	朱虹光	复旦大学附属华山医院病理科
编　委	王　虹	复旦大学附属华山医院病理科
	王纾宜	复旦大学附属眼耳鼻喉科医院病理科
	王　坚	复旦大学附属肿瘤医院病理科
	王　磊	复旦大学附属肿瘤医院病理科
	卢韶华	复旦大学附属中山医院病理科
	包　芸	复旦大学附属华山医院病理科
	朱慧庭	同济大学附属上海市第一妇婴医院病理科
	汪　寅	复旦大学附属华山医院病理科
	陈忠清	复旦大学附属华山医院病理科
	杜尊国	复旦大学附属华山医院病理科
	纪　元	复旦大学附属中山医院病理科
	张惠箴	上海交通大学附属上海市第六人民医院病理科
	侯英勇	复旦大学附属中山医院病理科
	俞　婷	复旦大学附属中山医院病理科
	徐　晨	复旦大学附属中山医院病理科
	袁　菲	上海交通大学附属瑞金医院病理科
	盛伟琪	复旦大学附属肿瘤医院病理科
	黄　丹	复旦大学附属肿瘤医院病理科
	唐　峰	复旦大学附属华山医院病理科

序

Forword

住院医师规范化培训是毕业后医学教育的第一阶段，是医生成长的必由之路，是提高医疗技术和服务水平的需要，也是提升基层医疗机构服务能力，为基层培养好医生，有效缓解"看病难"的重要措施之一，是深化医药卫生体制改革的重要基础性工作。

自2010年以来，在市政府和国家卫计委的大力支持和指导下，上海根据国家新一轮医改精神，坚持顶层设计，探索创新，率先实施与国际接轨的住院医师规范化培训制度，并把住院医师规范化培训合格证书作为全市各级公立医院临床岗位聘任和晋升临床专业技术职称的必备条件之一。经过6年多的探索实践，上海市已构建了比较完善的组织管理、政策法规、质控考核、支撑保障等四大体系，在培养同质化、高水平医师队伍方面积累了一定的经验，也取得了初步成效。

因一直立足于临床一线，对医生的培养特别是住院医师规范化培训工作有切身体验，我曾希望编写一套关于"住院医师规范化培训"的教材。如今，由上海市卫生计生委牵头组织编写的这套"住院医师规范化培训示范案例"丛书书稿已出炉，不觉欣然。丛书以住培期间临床真实案例为载体，按照诊疗流程展开，强调临床思维能力的培养，病种全、诊疗方案科学严谨、图文并茂，是不可多得的临床诊疗参考读物，相信会对住院医师临床思维能力和技能培训有很大帮助。这套图书是上海医疗界相关专家带教经验的传承，也是上海6年来住院医师培养成果的集中展示。我想这是上海住院医师规范化培训工作向国家交出的一份阶段性答卷，也是我们与其他兄弟省市交流的载体；它是对我们过去医学教育工作的一种记录和总结，更是对未来工作的启迪和激励。

借此机会，谨向所有为住院医师规范化培训工作做出卓越贡献的工作人员和单位，表示衷心的感谢，同时也真诚希望这套丛书能够得到学界的认可和读者的喜爱。我期待并相信，随着时间的流逝，住院医师规范化培训的成果将以更加丰富多彩的形式呈现给社会各界，也将愈发彰显出医学教育功在当代、利在千秋的重大意义。

是为序。

王振义

2016年3月

前言

Preface

2013年7月5日，国务院7部委发布《关于建立住院医师规范化培训制度的指导意见》，要求全国各省市规范培训实施与管理工作，加快培养合格临床医师。到2020年，在全国范围内基本建立住院医师规范化培训制度，形成较为完善的政策体系和培训体系，所有新进医疗岗位的本科及以上学历临床医师均接受住院医师规范化培训，使全国各地新一代医师的临床诊疗水平和综合能力得到切实提高与保障，造福亿万人民群众。

上海自2010年起在全市层面统一开展住院医师规范化培训工作，在全国先试先行，政府牵头、行业主导、高校联动，进行了积极的探索，积累了大量的经验，夯实了上海市医药卫生体制改革的基础，并积极探索上海住院医师规范化培训为全国服务的途径，推动了全国住院医师规范化培训工作的开展。同时，上海还探索住院医师规范化培训与临床医学硕士专业学位研究生教育相衔接，推动了国家医药卫生体制和医学教育体制的联动改革。上海的住院医师规范化培训制度在2010年高票入选年度中国十大最具影响力医改新举措，引起社会广泛关注。

医疗水平是关系国人身家性命的大事，而住院医师规范化培训是医学生成长为合格医生的必由阶段，这一阶段培训水平的高低直接决定了医生今后行医执业的水平，因此其重要性不言而喻，它肩负着为我国卫生医疗事业培养大批临床一线、具有良好职业素养的医务人员的历史重任。要完成这一历史重任，除了构建合理的培养体系外，还需要与之相配套的文本载体——教材，才能保证目标的实现。目前国内关于住院医师规范化培训方面的图书尚不多见，成系统的、以临床能力培养为导向的图书基本没有。为此，我们在充分调研的基础上，及时总结上海住院医师规范化培训的经验，编写一套有别于传统理论为主的教材，以适应住院医师规范化培训工作的需要。

本套图书主要围绕国家和上海市出台的《住院医师规范化培训细则》规定的培训目标和核心能力要求，结合培训考核标准，以《细则》规定的相关病种为载体，强调住院医师临床思维能力的构建。

本套图书具有以下特点：

(1) 体系科学完整。本套图书合计23册，不仅包括内、外、妇、儿等19个学科(影像分为超声、放射、核医学3本)，还包括《住院医师法律职业道德》和《住院医师科研能力培养》这两本素质教育读本，体现了临床、科研与医德培养紧密结合的顶层设计思路。

(2) 编写阵容强大。本套图书的编者队伍集聚了全上海的优势临床医学资源和医学教育资源,包括瑞金医院、中山医院等国家卫生计生委认定的"住院医师规范化培训示范基地",复旦大学"内科学"等15个国家临床重点学科,以及以一批从医30年以上的医学专家为首的、包含1000多名临床医学专家的编写队伍,可以说是上海各大医院临床教学科研成果的集中体现。

(3) 质量保障严密。本套图书编写由上海市医师协会提供专家支持,上海市住院医师规范化培训专家委员会负责审核把关,构成了严密的质量保障体系。

(4) 内容严谨生动,可读性强。每本图书都以病例讨论形式呈现,涵盖病例资料、诊治经过、病例分析、处理方案和基本原则、要点与讨论、思考题以及推荐阅读文献,采取发散性、启发式的思维方式,以《住院医师规范化培训细则》规定的典型临床病例为切入点,详细介绍了临床实践中常见病和多发病的标准诊疗过程和处理规范,致力于培养住院医师"密切联系临床,举一反三"的临床思维推理和演练能力;图书彩色印刷,图文并茂,颇具阅读性。

本套图书的所有案例都来自参编各单位日常所积累的真实病例,相关诊疗方案都经过专家的反复推敲,丛书的出版将为广大住院医师提供实践学习的范本,以临床实例为核心,临床诊疗规范为基础,临床思维训练为导向,培养年轻医生分析问题、解决问题的能力,培养良好的临床思维方法,养成人文关怀情操,必将促进上海乃至国内住院医师临床综合能力的提升,从而为我国医疗水平的整体提升打下坚实的基础。

本套图书的编写得到了国家卫生与计划生育委员会刘谦副主任、上海市浦东新区党委书记沈晓明教授的大力支持,也得到了原上海第二医科大学校长王一飞教授,王振义院士,汤钊猷院士,戴尅戎院士的悉心指导,上海市医药卫生发展基金会彭靖理事长和李宣海书记为丛书的出版给予了大力支持,此外,上海市卫生与计划生育委员会科教处、上海市住院医师规范化培训事务中心以及各住院医师规范化培训基地的同事都为本套图书的出版做出了卓越贡献,在此一并表示感谢!

本套图书是上海医疗卫生界全体同仁共同努力的成果,是集体智慧的结晶,也是上海多年住院医师规范化培训成效的体现。在住院医师规范化培训已全国开展并日渐广为接受的今天,相信这套图书的出版会在培养优秀的临床应用型人才中发挥应有的作用,为我国卫生事业发展做出积极的贡献。

"住院医师规范化培训示范案例"编委会

编写说明

Instructions

医学是人类社会发展的可靠保证，在社会发展的各个阶段均具有重要的意义。在目前科学发展日新月异，广大人民群众对生活质量和健康要求越来越高的今天，医学的价值更能得到充分的体现。

病理学与解剖学是现代医学的两大奠基石，病理诊断是现代医学诊断的黄金标准和最后诊断。随着循证医学的发展，病理诊断在现代医学诊断中的作用越来越重要，临床对病理诊断的要求也越来越高，内容也越来越广泛。

然而，我国的病理医生严重短缺。以至于在国内的大城市中病理科医生数量不足，基层单位病理科医生由于各种原因导致了外出学习机会少，手中病理专著的缺乏，一个人兼做医生、技术员两种工作等情况。甚至在很多县级医院还没有病理科，很多需要病理诊断的疾病只能估计一下做出诊断，直接导致上级医院下基层精准医疗扶贫的医生因为没有病理科而没法进行正常医疗工作。

我国一流医疗机构的病理诊断水平与发达国家基本处于同一个水平线上，而目前基层医院病理科的状况确实不能适应广大人民群众日日益增加的对医疗的需求。目前国家实施的住院医生规范化培训政策，为解决我国病理工作水平参差不齐的问题提供了一个很好的契机。

作为一个病理科医生，学习是做好本职工作最重要的保证。现在国内已经有很多病理专著可供病理医生阅读，但这些专著的主要功能是让病理科医生掌握病理病理诊断的必需知识，但病理医生培养周期长，很大的一个原因就是病理科医生在掌握大量理论知识的同时，还必须慢慢地积累自己的诊断经验，随着自己诊断经验的积累，将学到的理论知识慢慢地与自己的诊断经验融为一体，才能成为一个成熟的病理科医生。

这种病理诊断经验的积累是一个漫长的过程，对于一位长期在著名医院工作的病理科医生来说，由于所碰到的病例众多，加上有名师指点，这个过程的完成相对于在基层工作的病理科医生来说，要容易得多，时间也短得多。对于一位刚进入病理届工作的新人——规范化培训的病理住院医生来说，由于病理诊断经验尚是空白，更需要有大量的病理诊断经验的积累。

一个人的机遇是有限的，在短时间完成大量的病理诊断经验积累是非常困难的。所以，我们组织了上海市大量有丰富病理诊断经验的病理科医生，一起编写了这本病理诊断实例解析，让广大刚进入病理工作行列的病理工作新人能充分分享这些有丰富经验的病理科医生的病理诊断思路，希望能够对进入规范化病理住院医生培训的病理新人有所帮助，也希望对在基层医院工作的病理科医生有所帮助。

本书的主要读者是规范化培训的病理科住院医生。作为一本入门的病理诊断经验介绍的读物，本书主要以病理诊断的实例形式介绍了病理诊断中常见疾病的典型诊断思路。每一个病例，包括了简要的病史、必要的影像学资料、巨检描述、典型的镜下图像及描述，必要的免疫组化结果甚至分子病理学结果。充分体现了病理诊断是临床诊断的一部分，告诉了初入病理之门的新人们，没有必要的临床资料，进行病理诊断是危险的，病理诊断必须是在综合了临床信息的基础上，结合病理标本的巨检、镜检信息做出的最后诊断。

本书结合了目前国际上的先进诊断手段，在强调 HE 染色的切片图像为基本诊断信息的同时，加强了免疫组织化学染色结果对病理诊断的辅助作用的描述，必要的病例辅助了分子病理的诊断信息。在不必要进行免疫组织化学染色就能确诊的病理中，删除了免疫组织化学染色的内容，让病理住院医生在一开始就养成一个在保证诊断准确性的前提下，尽量为患者节省医疗费用的好习惯。

本书在一例一讨论、充分讲透该例的诊断依据的情况下，还比较详尽地介绍了应该对该例进行的鉴别诊断。这种形式可以让读者建立起一种每例病理诊断都是一个小的科研课题的观念。在这种观念的指导下，养成一种所有的信息，包括病史、巨检、镜检、免疫组织化学染色、分子病理等的结果都只是这个病例科研课题中的一个结果，而诊断，即这一项小科研项目的结论，则是病理科医生在对所有结果进行综合判断后得出来的。也就是说，病理诊断来自于病理科医生的善于思维的、有丰富知识的、有丰富经验的大脑；而不是来源于某一项先进的免疫组织化学染色或者分子病理学的结果。帮助病理新人确立正确病理诊断思路。

本书以系统为编排的基本形式，全书共有 19 个系统。便于读者的查询。

全体编者辛勤劳作，认真修编，使本书在内容上尽量丰富、新颖。上海交通大学出版社责任编辑也付出了辛勤的劳动，在此一并表示感谢。

尽管各位编者做出了很大的努力，但由于是第一次编写这种类型的书籍，不免会有疏漏和不妥之处，真诚希望广大同事和读者不吝提出宝贵意见和建议，以便今后进一步改进完善。

复旦大学上海医学院病理学系主任
复旦大学附属华山医院病理科主任
朱虹光　主任医师　博士生导师

目录

Contents

第六章　肝、胆、胰

第七章　腹膜、网膜、肠系膜及腹膜后

第八章　内分泌系统

第九章　泌尿系统

第十章　男性生殖系统

第十一章　女性生殖系统

第十二章　乳腺

第十三章　淋巴结、脾及骨髓

第十四章　软组织

第十五章　骨和关节

第十六章　心血管系统

第十七章 神经系统

第十八章 皮肤

第十九章 眼及耳

案例 1

牙龈瘤

病史：患者，男性，76 岁，右上牙龈肿物 1 年余，质软，色红。

巨检：灰红碎组织 2 包，共大 2 cm×1.5 cm×1 cm。

镜下显示：病变由扩张的毛细血管组成，较多炎症细胞浸润，局部表面鳞状上皮萎缩，脱落，糜烂。如图 1-1～图 1-5 所示。

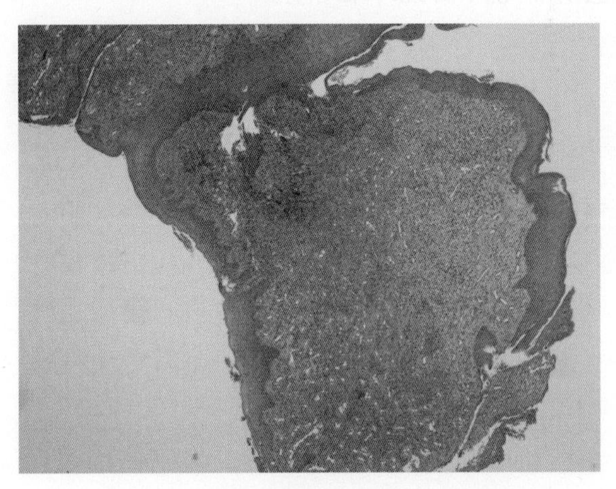

图 1-1　HE，40×

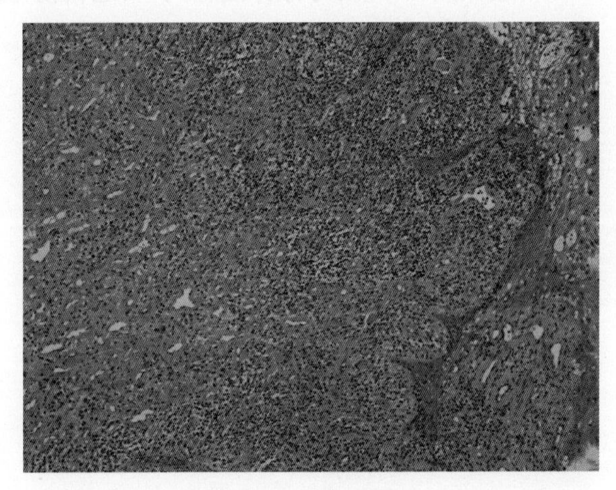

图 1-2　HE，100×

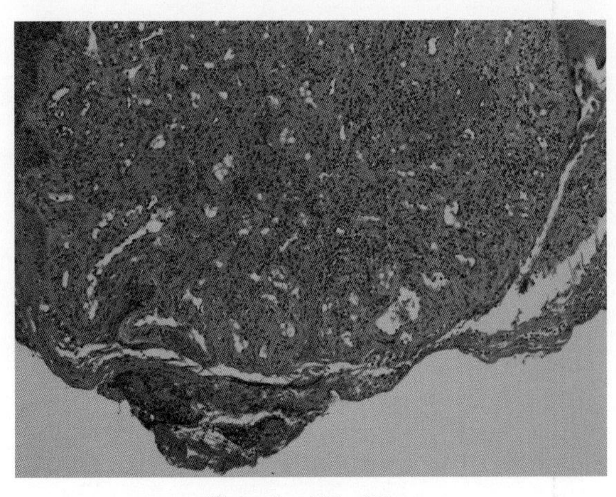

图 1-3　HE，100×

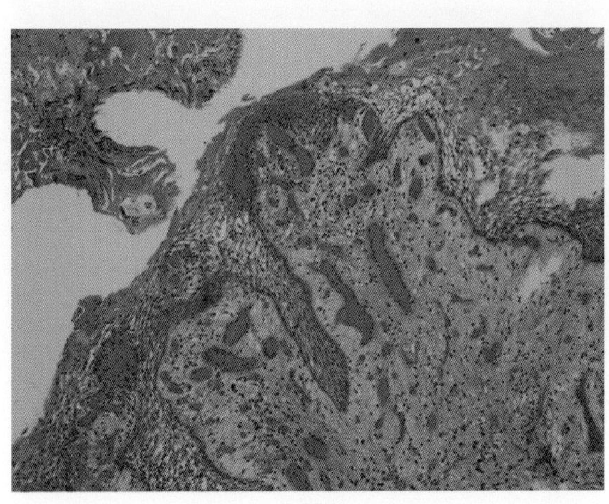

图 1-4　HE，100×

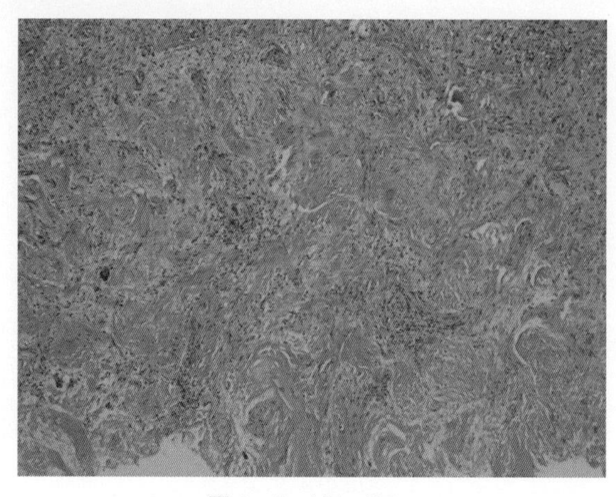

图 1-5 HE, 100×

病理诊断:牙龈瘤。

诊断依据:狭义上的牙龈瘤是指非肿瘤性的炎性增生,牙龈局部肿大,多见于上前牙区牙间乳头。大致分为肉芽性、血管性、纤维性和巨细胞性 4 种类型。大体上肿物柔软、充血,有蒂或分叶状,表面常有溃疡。镜下表现如同肉芽组织,由增生的成纤维细胞和毛细血管构成,内见较多的炎症细胞如淋巴细胞、浆细胞、中性粒细胞浸润;也可表现为纤维组织增生,较多多核巨细胞、灶性炎症细胞浸润,可见含铁血黄素沉积,可发生骨化、钙化。表面上皮萎缩或增生,有溃疡时,表面有坏死、渗出物覆盖。

鉴别诊断:

(1) 龈纤维瘤病:本病与遗传有关,可伴其他发育缺陷,牙龈弥漫肿大,质硬,可呈结节状,颜色正常,镜下上皮增生,由成熟胶原纤维组成,表现轻度炎症。

(2) 药物性龈增生:与药物有关,如因苯妥英钠引起,牙龈弥漫肿大,质硬,颜色正常,镜下上皮增生,由成熟胶原纤维组成,表现为轻度炎症。

(3) 龈神经纤维瘤:牙龈弥漫肿大,质地较韧,颜色正常,镜下神经纤维增生。

(唐　峰,包　芸)

案例 2

口腔鳞癌

病史：患者，男性，64 岁，发现右侧磨牙后区肿块 20 余天。

巨检：带牙齿、颌骨组织 7 cm×3.5 cm×2 cm，一侧黏膜糜烂，切面见灰白质硬肿块 2.3 cm×1.5 cm，界不清。

镜下显示：黏膜表面糜烂，异型增生的鳞状细胞浸润性生长，部分为基底样的小细胞，见角化珠及细胞间桥。如图 2－1～图 2－5 所示。

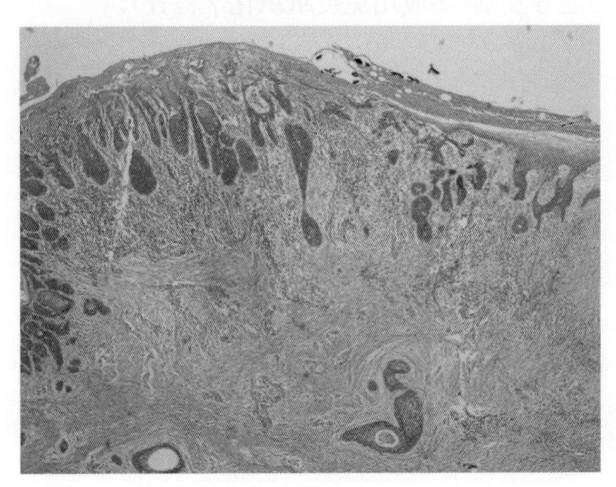

图 2－1　HE，40×

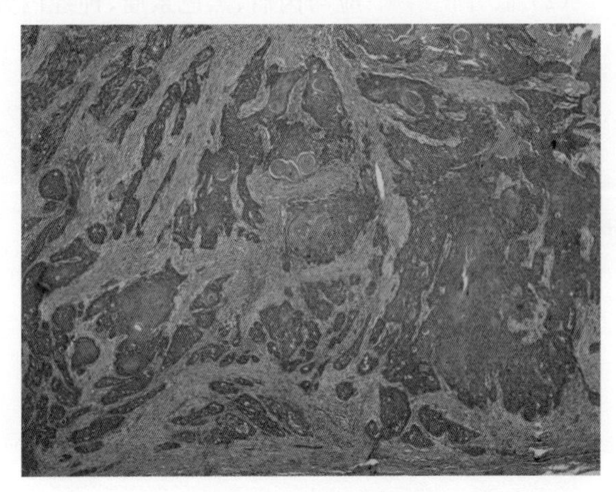

图 2－2　HE，100×

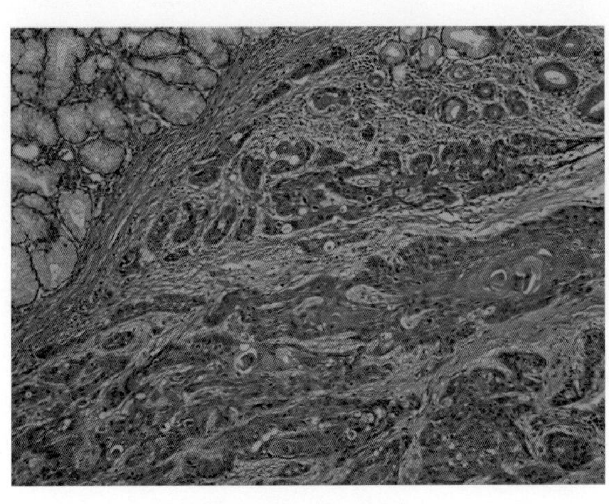

图 2－3　HE，100×

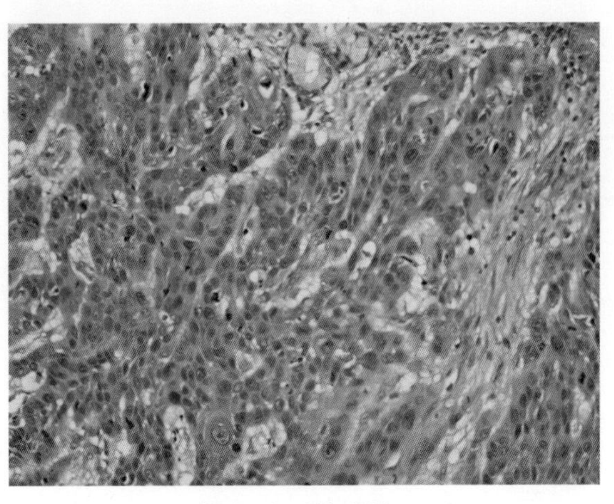

图 2－4　HE，200×

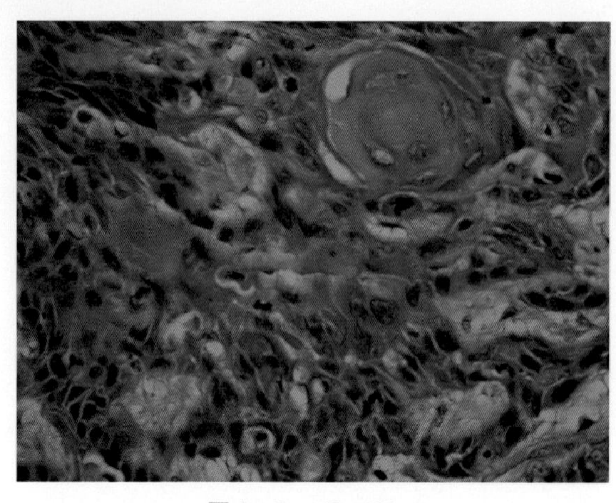

图 2-5 HE, 400×

病理诊断：鳞状细胞癌。

诊断依据：具有鳞状分化的恶性肿瘤，特征是形成角化珠和（或）出现细胞间桥。男性多见，舌最多见，其次为牙龈、颊、唇、腭、口底等。巨检早期为白斑、红斑、糜烂和溃疡，切面灰白，质实，界限不清，肿块较大时可出现坏死、液化。病理分型常分为疣状癌、基底样鳞状细胞癌、腺样鳞状细胞癌、梭形细胞癌和腺鳞癌。镜下表现为异常增殖的鳞状细胞突破基底膜向结缔组织浸润性生长，常形成角化珠及细胞间桥。

鉴别诊断：

（1）高分化鳞癌：应与角化棘皮瘤、假上皮瘤样增生、坏死性涎腺化生鉴别。

① 假上皮瘤样增生：常出现在腭（乳头状增生）、舌（颗粒细胞瘤表面、中菱形舌炎），病变范围较小，增生的鳞状上皮细胞分化好，似正常排列，基底细胞单层，大小一致，排列整齐。

② 坏死性涎腺化生：发生在腭，生长迅速，可自愈，镜下保持腺小叶轮廓，增生的鳞状上皮细胞分化好，似正常排列，基底细胞单层，大小一致，排列整齐。肿块腺体可见坏死。

（2）低分化鳞癌：应与肉瘤、黑色素瘤、神经内分泌癌等鉴别（多应用免疫组织化学检查）。

（唐　峰，包　芸）

案例 3

多形性腺瘤

病史:患者,男性,24 岁,左耳下无痛性肿块 2 周余。

巨检:腮腺组织 5.5 cm×3 cm×2 cm,切面见灰白肿块 3 cm×2.5 cm×2.5 cm,质中,界清。

镜下显示:肿瘤包膜完整,呈膨胀性生长,腺上皮细胞立方形,管状排列。管腔周围见肌上皮细胞,浆细胞样或梭形,局灶区见鳞化,间质黏液样变。如图 3-1～图 3-4 所示。

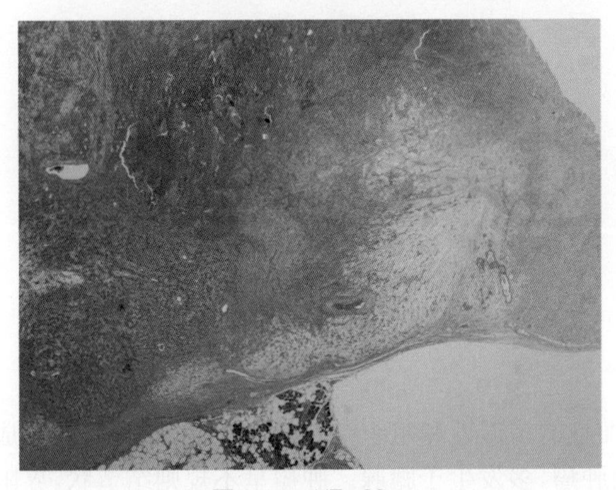

图 3-1 HE, 20×

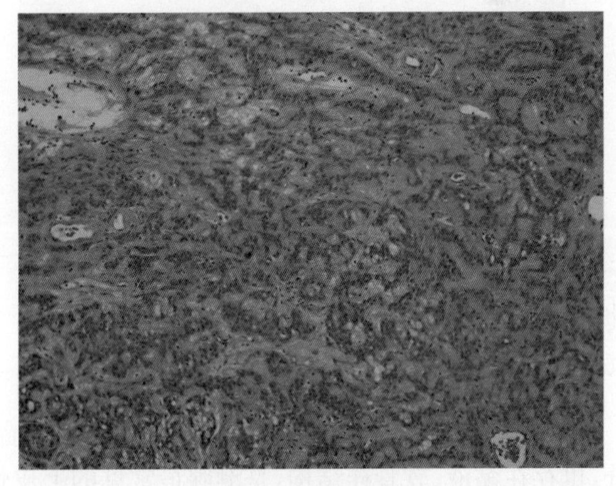

图 3-2 HE, 100×

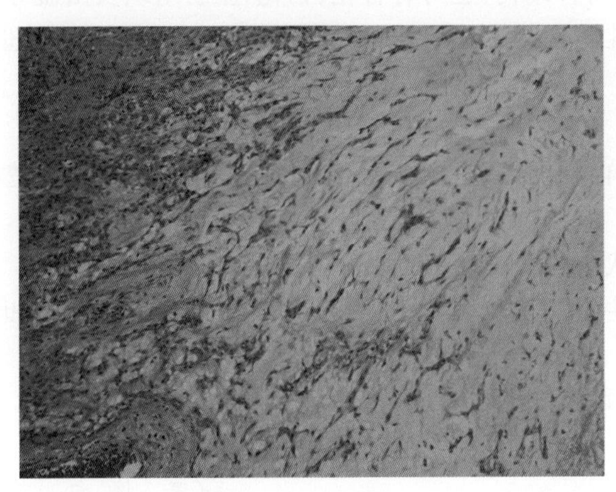

图 3-3 HE, 100×

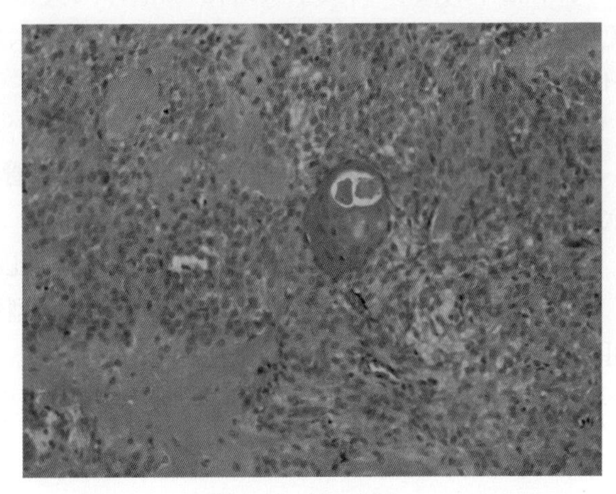

图 3-4 HE, 200×

免疫组化检查结果：腺上皮表达 CK、EMA 等，肌上皮表达 S－100 蛋白、肌动蛋白（actin）、SMA 和 VIM。如图 3－5～图 3－8 所示。

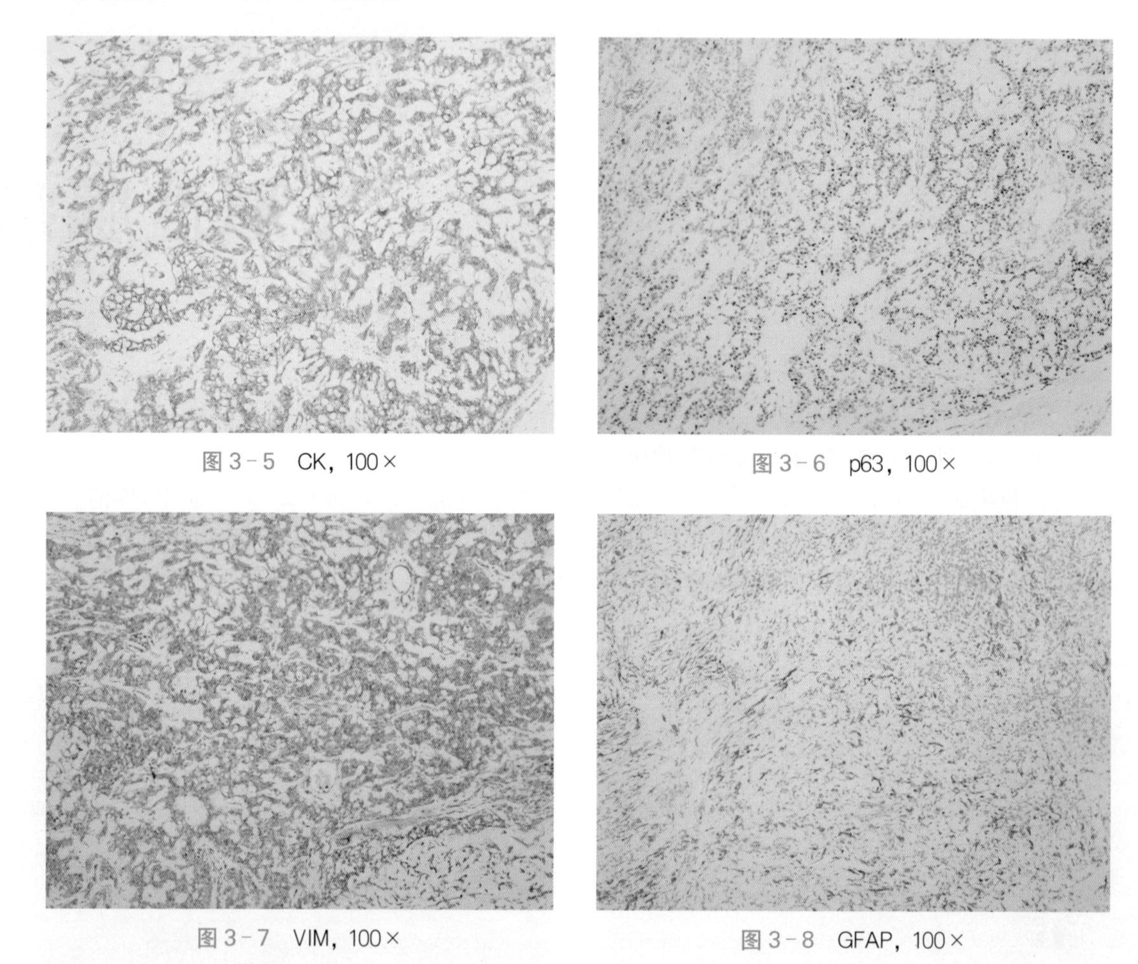

图 3－5 CK，100×

图 3－6 p63，100×

图 3－7 VIM，100×

图 3－8 GFAP，100×

病理诊断：多形性腺瘤。

诊断依据：多形性腺瘤又称为混合瘤，是指肿瘤细胞的多形性和组织结构的多样性，即含有上皮成分，也存在黏液、软骨样结构，是涎腺最常见的上皮性肿瘤，多发生于腮腺。肿瘤呈不规则结节状，界限清楚。多数肿瘤有完整包膜。镜下见两种上皮成分：腺上皮管状或弥漫分布，肌上皮成团排列，呈透明样、浆细胞样或梭形，可见上皮鳞化、黏液样间质和软骨样结构，也可有骨化、钙化、脂肪组织及出血等。免疫组化检查结果：腺上皮表达 CK、CEA、EMA、乳铁蛋白等，肌上皮双重表达 S－100 蛋白、肌动蛋白、SMA、GFAP 和 VIM。

鉴别诊断：

（1）肌上皮瘤：可形成假性腺腔，但不含有腺管样结构。肌上皮细胞成团与黏液样组织界限清楚，软骨样组织少见。

（2）腺样囊腺癌：不形成软骨样组织，形成筛孔状结构及假性腺腔，浸润性生长。

（3）恶性多形性腺瘤：肿瘤细胞增生活跃，异型性明显，核分裂像可见包膜不完整或浸润性生长，也可以是发生于混合瘤背景中的恶性肿瘤。

（4）黏液表皮样癌：浸润性生长，常为囊性，缺少黏液、软骨样成分，缺少伴有角化的上皮岛。

（唐 峰，包 芸）

案例 4

肌上皮瘤

病史：患者，男性，44 岁，左耳下肿块 3 月，无痛。

巨检：哑铃状肿块 3.3 cm×2.5 cm，切面黄褐色，质软，有包膜，周围见腮腺组织 4.5 cm×4 cm×1 cm。

镜下显示：肿瘤细胞巢团状分布，浆细胞样、梭形细胞，部分透明细胞。细胞排列紧密，形态较一致，核圆形或卵圆形，胞质嗜酸性。如图 4－1～图 4－4 所示。

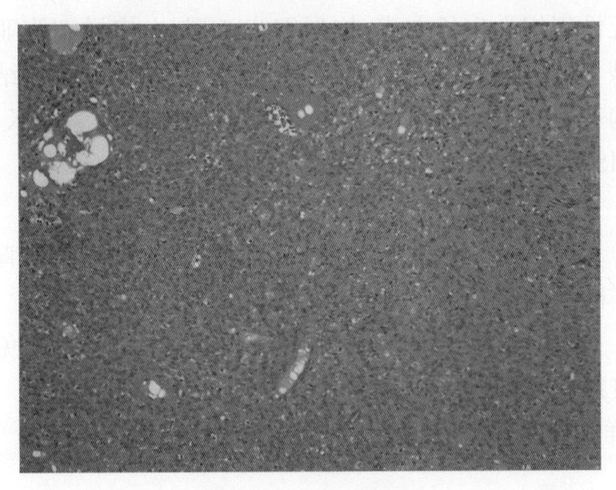

图 4－1 HE，100×

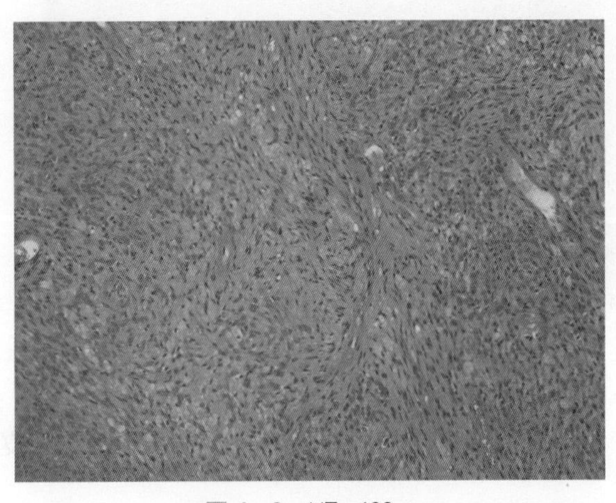

图 4－2 HE，100×

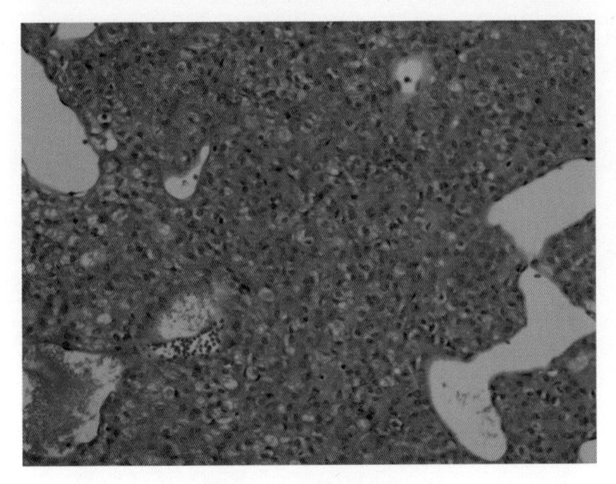

图 4－3 HE，200×

图 4－4 HE，200×

免疫组化检查结果：S－100、CK、p63 阳性，如图 4－5～图 4－7 所示。

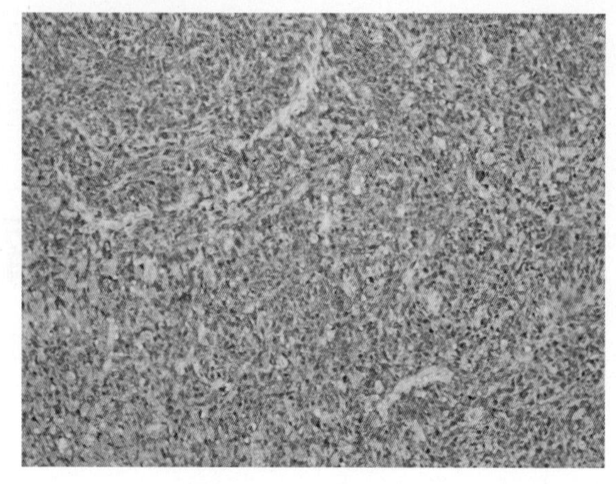

图 4－5 S－100，100×

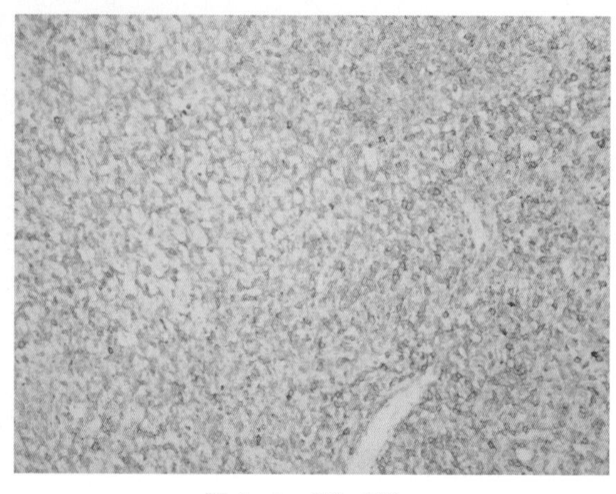

图 4－6 CK，100×

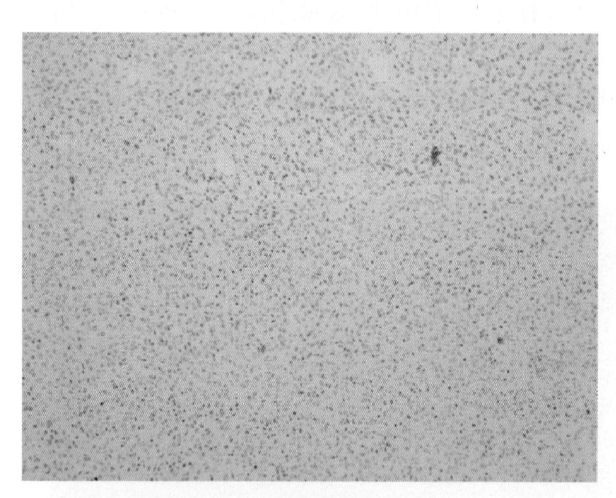

图 4－7 p63，100×

病理诊断：肌上皮瘤。

诊断依据：由肿瘤性肌上皮细胞构成，多发生于腮腺及小涎腺。肿块境界清楚，结节状。有完整的纤维包膜，切面实性，褐色或黄褐色。镜下有 3 种特征性组织学生长方式：梭形细胞亚型、上皮样细胞亚型、浆细胞样细胞亚型，还可见到透明细胞、微囊结构等。免疫组化检查结果：肿瘤细胞表达 CK、MSA、GFAP、S－100 等，VIM 阴性。

鉴别诊断：

（1）多形性腺瘤：以上皮（导管）分化和黏液软骨样间质为特征，肌上皮瘤缺乏导管和软骨样分化。

（2）梭形细胞肿瘤：在大小涎腺中少见，应用免疫组化鉴别。

（3）副节瘤：常见于颈部，极少累及涎腺。上皮样细胞呈器官样排列，神经内分泌标记物阳性。

（唐 峰，包 芸）

案例 5

基底细胞腺瘤

病史：患者，女性，52 岁，左耳后肿块 3 年余，起初米粒大，逐渐增大。

巨检：结节样组织直径 0.8 cm，切面灰白。

镜下显示：肿瘤有完整包膜，细胞形态较一致，核圆，深染，胞质嗜酸性，呈腺管状、小梁状排列，管腔内见嗜伊红色均质的黏液。如图 5－1～图 5－4 所示。

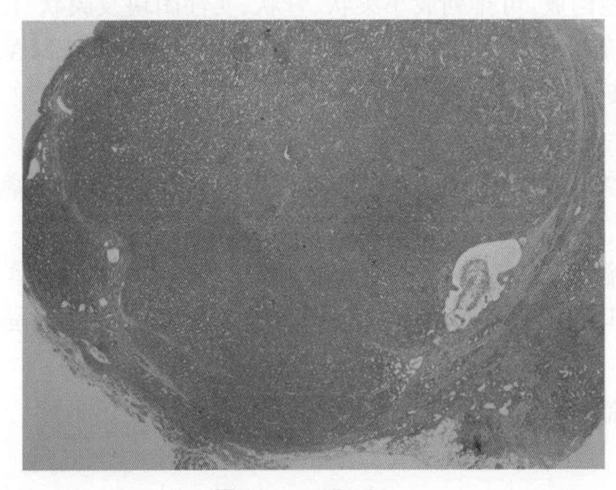

图 5－1 HE, 20×

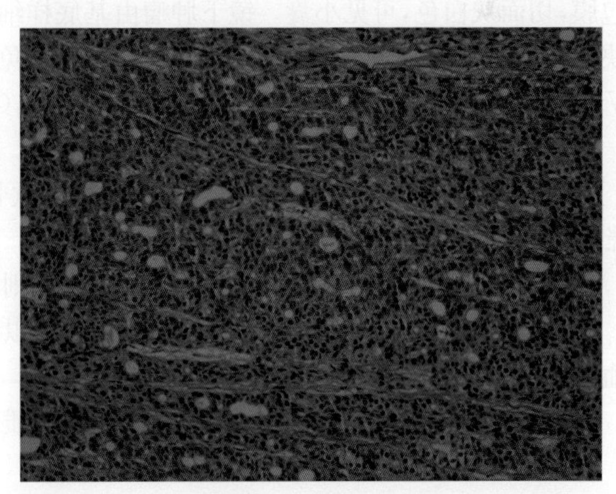

图 5－2 HE, 200×

图 5－3 HE, 200×

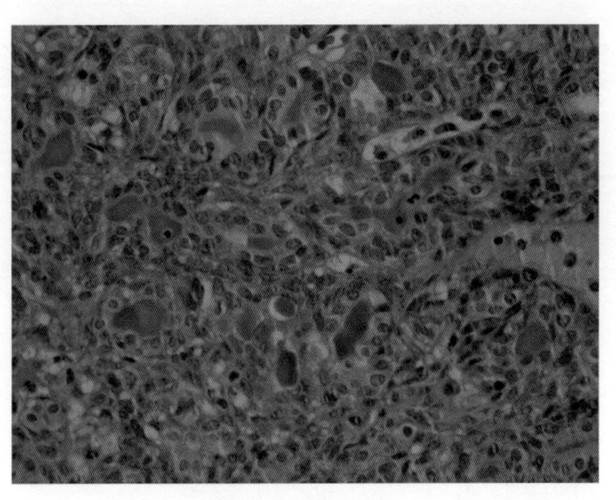

图 5－4 HE, 400×

免疫组化检查结果：管状结构近腔面 CK、EMA 阳性，肌上皮细胞 VIM、肌动蛋白阳性，如图5-5～图 5-6 所示。

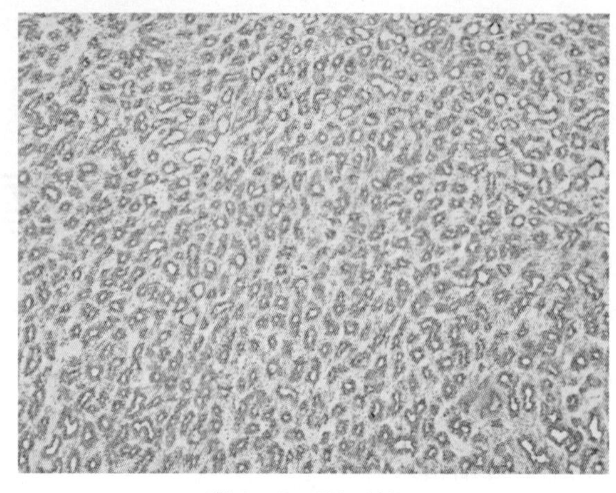

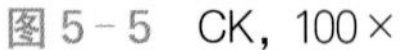
图 5-5 CK，100×

图 5-6 Vim，100×

病理诊断：基底细胞腺瘤。

诊断依据：该肿瘤比较少见，多发生于腮腺、小涎腺。为生长缓慢的无痛性肿块。肿块较小，有完整包膜，切面灰白色，可见小囊。镜下肿瘤由基底样细胞构成，可排列成小梁状、管状、实性团块及膜状，团块周边为肌上皮细胞。缺乏黏液软骨样基质。免疫组化结果：肿瘤细胞表达 CK、S-100、SMA、VIM，膜样亚型 PAS 染色阳性，CEA、EMA 阳性，GFAP 阴性。

鉴别诊断：

(1) 多形性腺瘤：以上皮(导管)分化和黏液软骨样间质为特征，上皮细胞混以间叶成分，GFAP 常常阳性。

(2) 腺样囊腺癌：筛状结构，肿瘤细胞核不规则，深染；浸润性生长；常常有神经侵犯。

(3) 基底细胞腺癌：浸润性生长；肿瘤细胞可以具有良性的细胞学特征，也可以分化差；周围神经或血管浸润。

(4) 管状腺瘤：柱状细胞双层排列呈网状，间质疏松，富含血管。

（唐 峰，包 芸）

案例 6

黏液表皮样癌

病史：患者，女性，48 岁，右颊部肿块发现 4 年余，绿豆大小，无痛，逐渐增大。

巨检：灰白组织一块 1.1 cm×0.8 cm×0.8 cm。

镜下显示：肿瘤由黏液细胞、表皮样细胞和中间型细胞组成，囊肿形成，内含黏液，间质内见黏液湖。如图 6-1～图 6-6 所示。

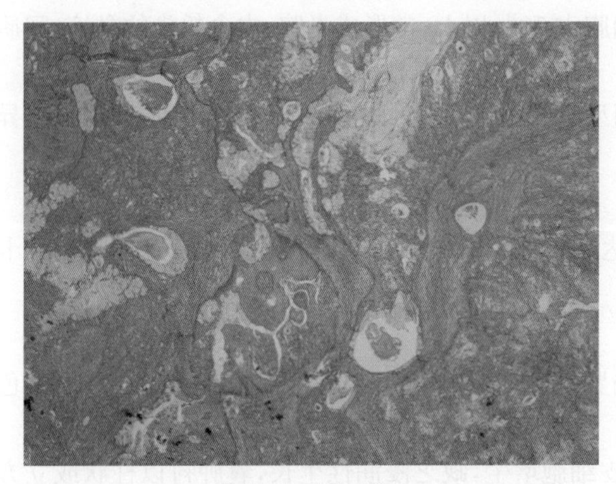

图 6-1　HE，40×

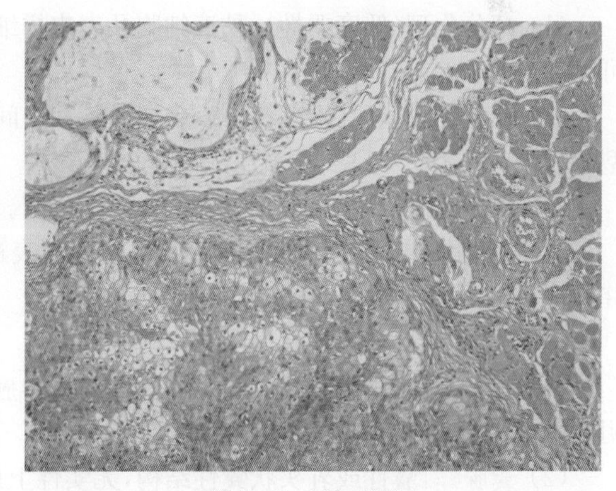

图 6-2　HE，100×

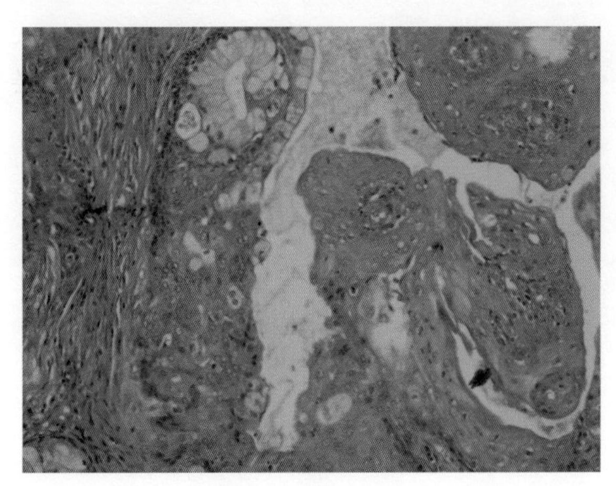

图 6-3　HE，200×

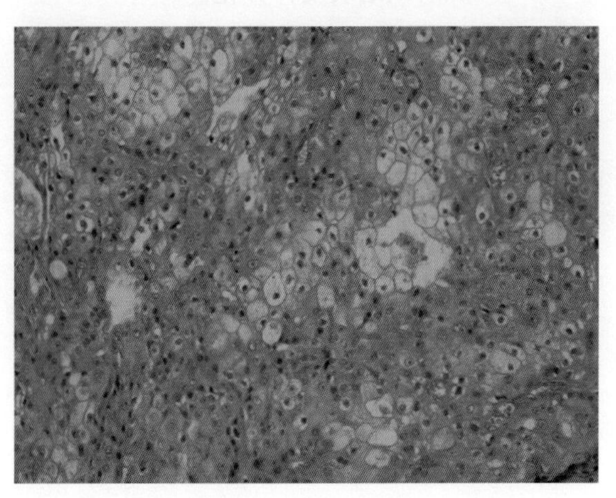

图 6-4　HE，200×

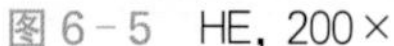

图 6-5 HE, 200×

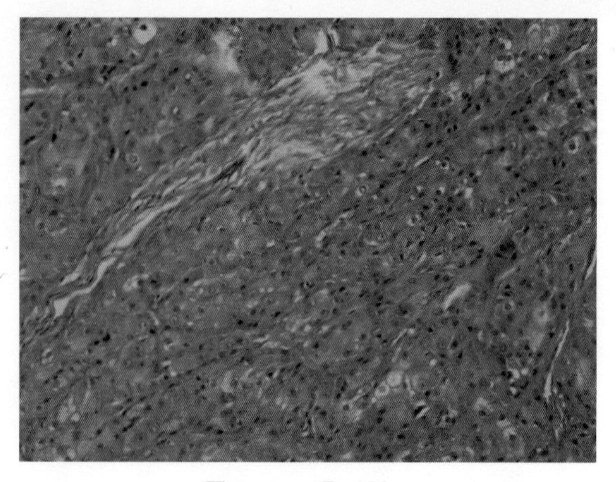

图 6-6 HE, 200×

病理诊断：黏液表皮样癌。

诊断依据：由黏液细胞、鳞状细胞和中间型细胞构成，是最常见的涎腺恶性肿瘤之一，腮腺最常见。镜下显示肿瘤由黏液细胞、鳞状细胞和中间型细胞形成团块，此外还可见成片的透明细胞，细胞边界清楚，多边性，胞体大，可能为变性水肿的鳞状细胞。根据3种细胞所占比例及细胞分化程度分为3个亚型：

(1) 高分化型(低度恶性)：黏液细胞及表皮样细胞占50%以上，常形成囊腔，内含粉染的黏液，间质可见黏液湖。

(2) 低分化亚型(高度恶性)：表皮样细胞和中间型细胞为主，黏液细胞低于10%，细胞片状排列，异型明显。

(3) 中分化型：介于高分化型和低分化型之间。

免疫组化结果：表皮样细胞和中间型细胞高表达CK、EMA，透明细胞为弱阳性，黏液细胞黏液卡红阳性。

鉴别诊断：

(1) 鳞状细胞癌：须与低分化型的黏液表皮样癌鉴别，鳞状细胞癌不含黏液细胞及黏液，PAS染色阴性。

(2) 囊腺瘤：囊性或乳头状囊性结构，无实性上皮细胞增生，缺乏浸润性生长，囊肿衬以柱状或立方上皮。

(3) 囊腺癌：缺乏表皮样分化。

(唐 峰，包 芸)

案例 7

腺泡细胞癌

病史:患者,男性,52 岁,右侧耳前区肿块 9 月余,B 超检查示囊性病变。

巨检:腺体组织 6 cm×5 cm×2 cm,切面见囊性区 2 cm×2 cm,内含胶冻样物,界清,质软。

镜下显示:肿瘤细胞核较小,似浆液细胞,呈微囊样排列。如图 7-1~图 7-3 所示。

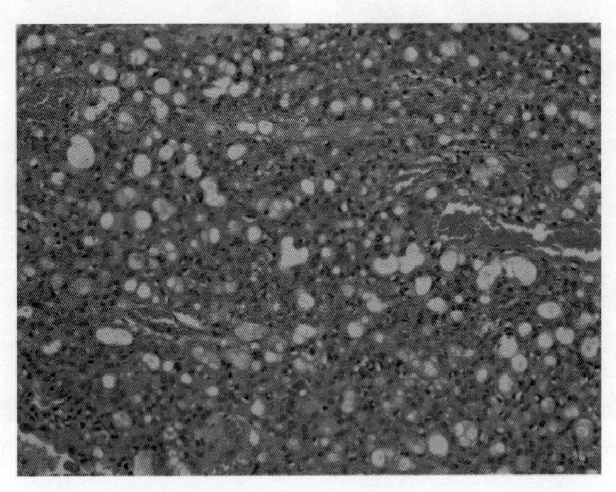

图 7-1　HE, 200×

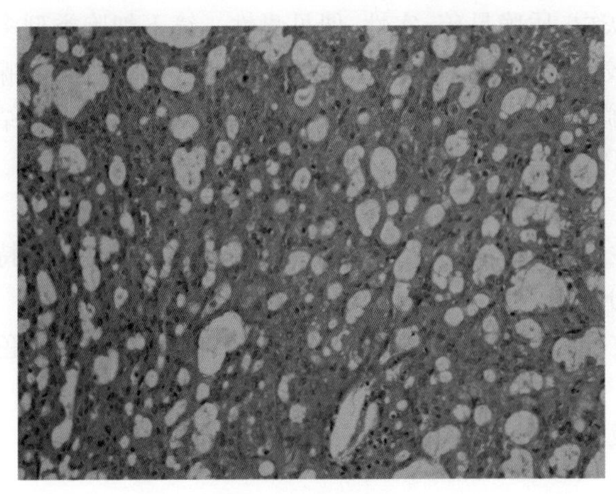

图 7-2　HE, 200×

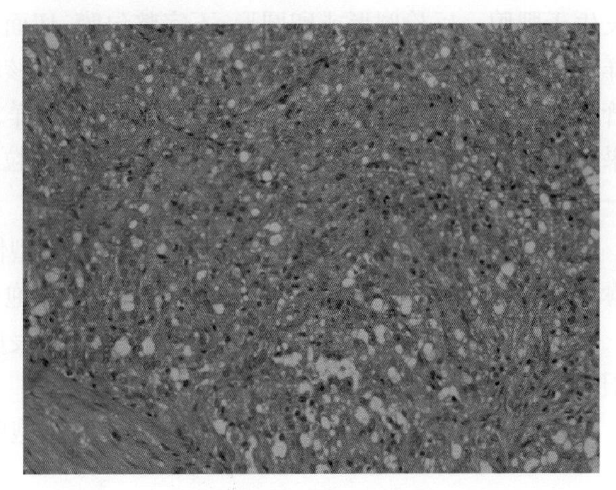

图 7-3　HE, 200×

免疫组化检查结果：S－100、CK 阳性，vim 阴性，分泌颗粒 PAS 染色阳性。如图 7－4～图 7－7 所示。

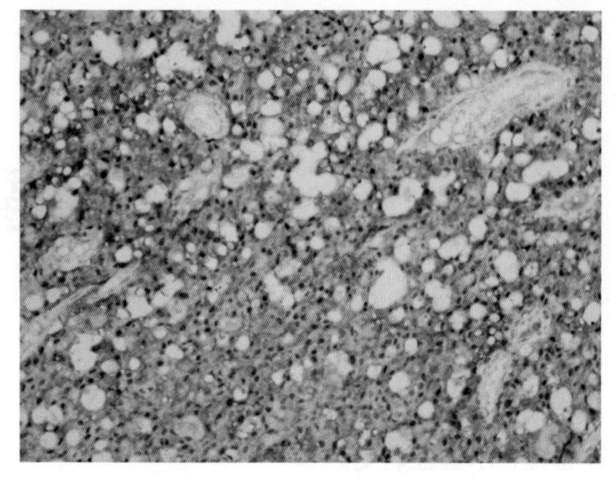

图 7－4 S－100，200×

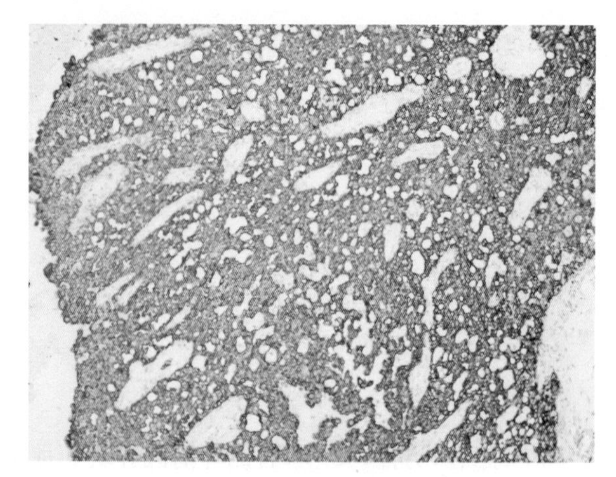

图 7－5 CK，100×

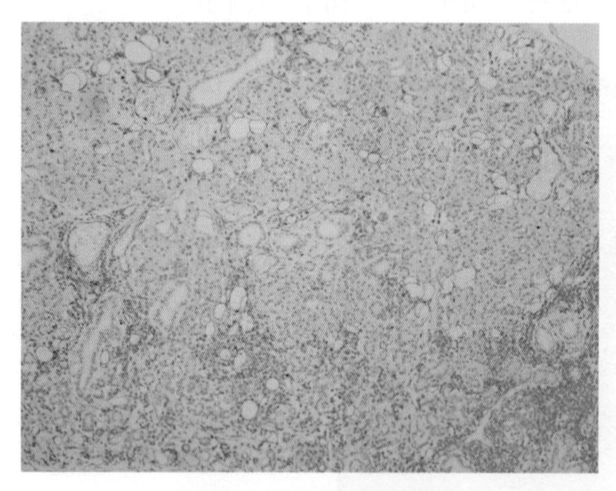

图 7－6 VIM，100×

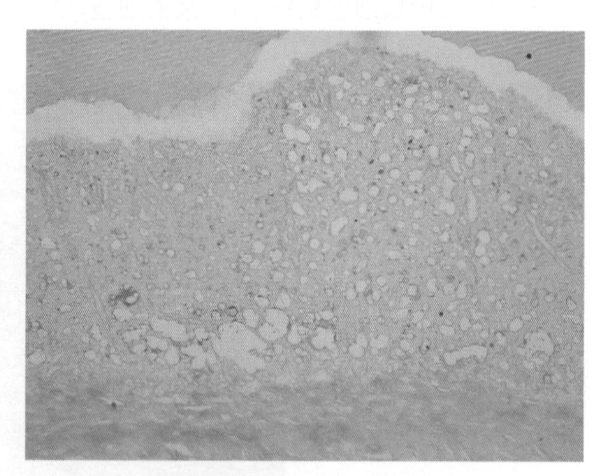

图 7－7 PAS，100×

病理诊断：腺泡细胞癌。

诊断依据：该肿瘤是向腺泡细胞分化的低度恶性肿瘤，胞质内或细胞间含有微囊为本瘤特征。大多发生于腮腺。巨检圆形或卵圆形，不完整包膜，切面灰白，质脆易碎，实性，偶见囊性。镜下细胞类型多样：腺泡样细胞（主要成分，胞质内含嗜碱性颗粒，核较小，似浆液细胞）、闰管样细胞（立方体或柱状，腺管样排列）、空泡样细胞、透明细胞。细胞呈实体样、微囊样、乳头囊状、滤泡样排列。免疫组化检查结果：肿瘤细胞 CK、S－100 阳性，vim 阴性，分泌颗粒 PAS 染色阳性。

鉴别诊断：

（1）涎腺乳头状囊腺瘤：不常见，细胞明显异型性，胞质嗜酸性，出现黏液细胞（黏液卡红阳性）支持囊腺癌，一般不出现微囊性结构，并缺少浆液性腺泡分化。

（2）黏液表皮样癌：由不同比例的黏液细胞、表皮样细胞、中间型细胞组成，黏液细胞黏液卡红染色阳性，缺少浆液性腺泡分化。

（3）转移性甲状腺癌：与滤泡型鉴别，可见空泡吸收现象，甲状腺球蛋白反应阳性。

（唐 峰，包 芸）

案例 8

腺样囊性癌

病史：患者，女性，51岁，发现右耳后肿块1年余，伴疼痛。体检发现右腮腺区肿块，质地较硬，边界欠清。

巨检：灰黄腺样组织一堆，6 cm×3 cm×2 cm，切面见一灰褐色肿块直径约1.5 cm，界尚清，无包膜，质地中等。均质状，质软，周围黏连部分骨渣组织。

镜下显示：肿瘤呈筛状、实体状结构，肿瘤浸润性生长。筛状结构具有特征性，其筛孔结构有两种类型：一种为真性腺腔，内含中性PAS阳性黏液，围以腺上皮细胞，腺腔往往较小；另一种为假性腺腔，由肿瘤的间质内折（内陷）形成假腔隙，围以基底-肌上皮细胞，腺腔形状多变，以圆形为主，内含嗜酸性黏液样物质，部分腔隙内为胶原物质。实体状结构，肿瘤呈实性分布，可见局灶性筛状、管状结构，细胞更丰富，更有异型性。本例未见肯定的神经侵犯，亦无脉管内浸润。如图8-1～图8-3所示。

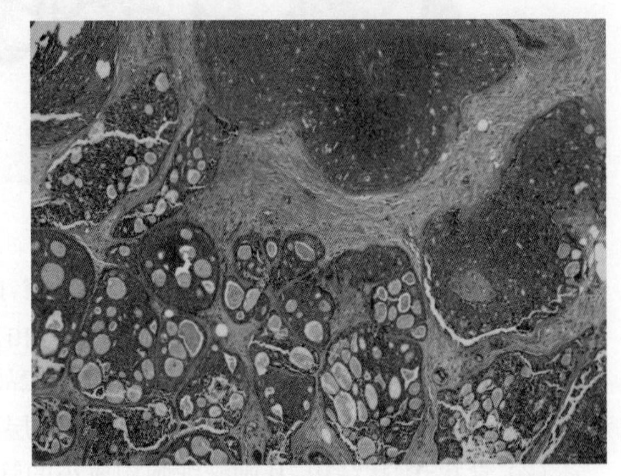

图8-1　HE，40×

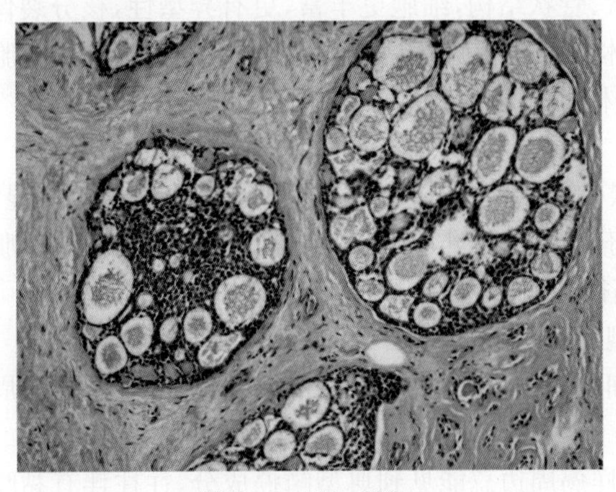

图8-2　HE，100×

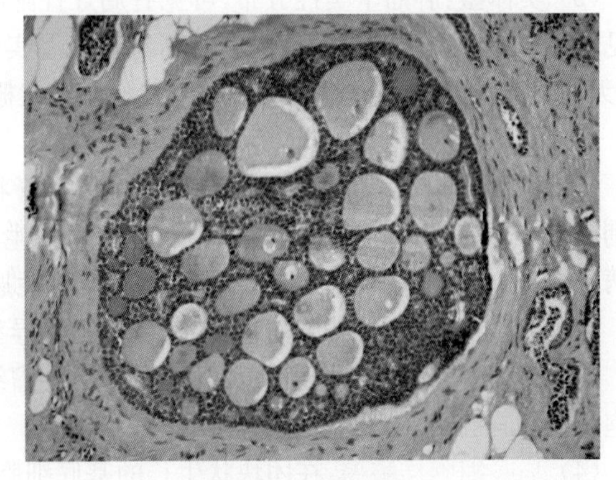

图8-3　HE，400×

免疫组化检查结果：基底样细胞表达p63（见图8-4）、S100（见图8-5）、CK5/6（见图8-6）、SMA、CK14等，腺上皮细胞表达CK、EMA、CD117（见图8-7）等。

病理诊断：腮腺腺样囊性癌。

诊断依据：腺样囊性癌是由肌上皮和腺上皮组成的恶性上皮性肿瘤，常见有3种构型：筛状、管状-梁状和实体型。

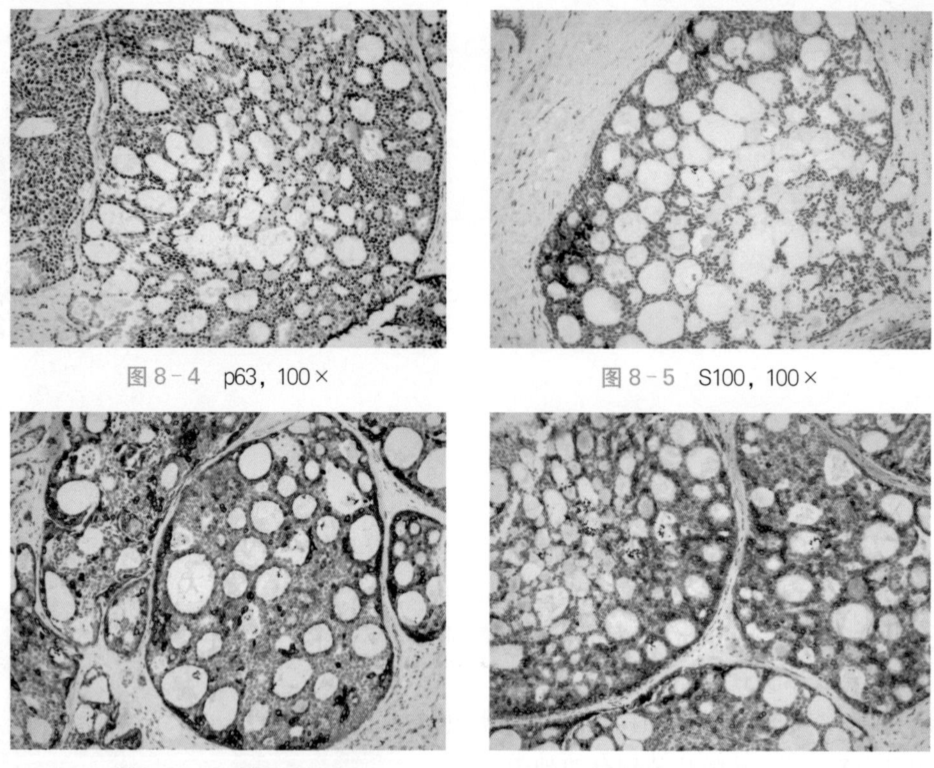

图 8－4　p63，100×

图 8－5　S100，100×

图 8－6　CK5/6，100×

图 8－7　CD117，100×

(1) 筛孔型：有两种类型，一种为真性腺腔，内含中性 PAS 阳性黏液，EMA 阳性，围以腺上皮细胞，腺腔往往较小，难以发现；另一种为假性腺腔，由肿瘤的间质内折（内陷）形成假腔隙，围以基底-肌上皮细胞，腺腔形状多变，以圆形为主，内含嗜酸性黏液样物质，阿辛蓝呈阳性反应，部分腔隙内为胶原物质。电镜和免疫组化证实嗜酸性物质为基膜物质，层黏连蛋白和Ⅳ型胶原标记显示筛孔厚厚的基膜。

(2) 管状-梁状结构：其肿瘤细胞构成小的管状腔隙，内衬上皮为腺上皮，外层为基底-肌上皮，周围间质纤维性透明变，可将小管挤压成小梁状。

(3) 实体型：肿瘤呈实性分布，可见有局灶性筛状、管状结构，细胞更丰富，更有异型性，核分裂像较多见，可≥5 个/10HFP。肿瘤内可见坏死。某些实体型腺样囊腺癌具有基底细胞样特点，巢内细胞一致，无明显异型性，核分裂像少见，周边细胞呈柱状栅栏状排列。

鉴别诊断：

(1) 多形性低度恶性腺癌：此肿瘤呈筛状和管状生长，常常侵犯神经，很容易与腺样囊性癌混淆。鉴别要点在于，此肿瘤主要发生于口腔小唾腺，发生于大唾腺罕见；肿瘤细胞形态一致，无腺上皮、肌上皮两种成分；核分裂像罕见；CD117 阴性，腺样囊性癌往往呈阳性表达。

(2) 基底细胞腺瘤：此肿瘤包膜完整、细胞无异型、无核分裂像和坏死，借此可以鉴别诊断。

(3) 基底细胞腺癌：肿瘤呈浸润性生长，但肿瘤细胞无异型、无核分裂像和肿瘤坏死，肿瘤团块周围细胞呈栅栏样排列。

(4) 基底细胞样鳞癌：在团块状生长的基底细胞样癌周边总能见到典型鳞癌成分，往往伴有黏膜鳞状上皮不典型增生和原位鳞癌，而缺乏小管状腺癌结构，借此可以鉴别。

(5) 上皮-肌上皮癌：腺上皮周围肌上皮体积较大，胞质透明，可呈片状生长，周边见胶原纤维，小管状结构可见，但无腺样囊性癌特征性的筛孔样结构。

（唐　峰，包　芸）

案例 9

Barrett 食管

病史：患者，男性，45 岁。呃逆、反酸半年，胃镜检查发现食管-胃交界处齿状线不规则，食管下段多处斑片状红色黏膜，斑片处活检数块，如图 9-1 所示。

巨检：活检黏膜 4 块，直径 0.4 cm。

镜下显示：食管胃交界处黏膜，局部可见含有杯状细胞的柱状上皮，如图 9-2～图 9-3 所示。

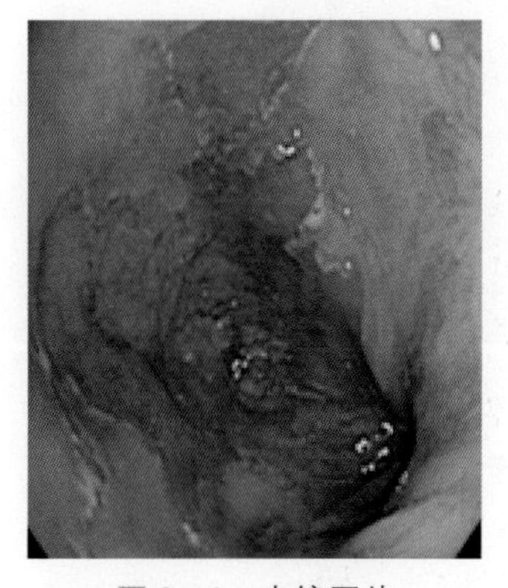

图 9-1　内镜图片

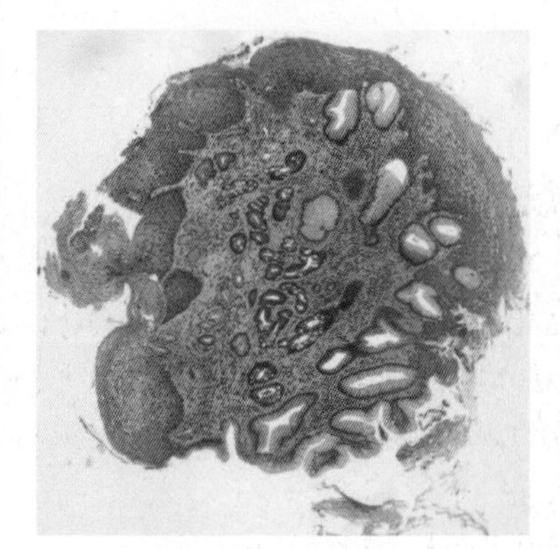

图 9-2　HE, 40×

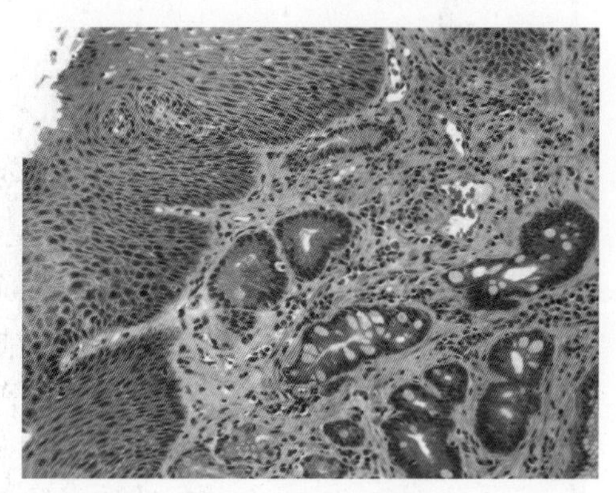

图 9-3　HE, 400×

特殊染色：AB(+)，如图 9-4 所示。

病理诊断：Barret 食管。

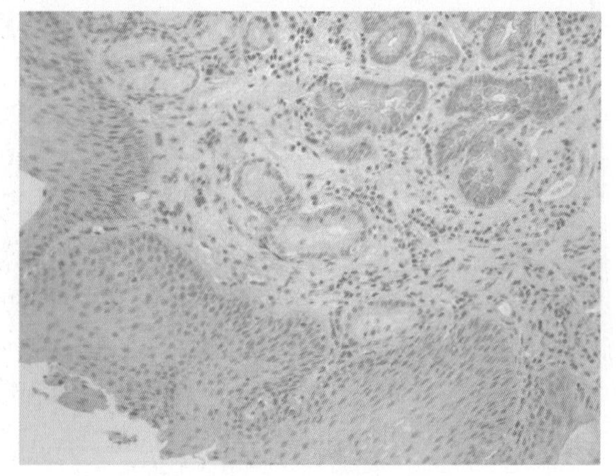

图 9-4　AB 染色

诊断依据：Barret 食管是食管或食管-胃交界处腺癌的癌前病变。大多数病例无临床表现或仅有胃食管反流的症状。Barrett 食管定义为内镜下柱状上皮化生的远端食管病理上出现肠化生（杯状细胞）。因此，Barrett 食管的诊断需要内镜结合病理诊断。内镜下可见齿状线不规则，远端食管柱状上皮化生，如化生长度≥3 cm，则属于长段型 Barret 食管；如化生长度<3 cm，则属于短段型 Barret 食管。长段型 Barret 食管进展成腺癌的风险更高。镜下 Barrett 食管上皮由多种不同类型的细胞组成，包括杯状细胞、黏液柱状细胞、吸收细胞、潘氏细胞和复合性上皮（兼具鳞状上皮和柱状上皮的多层上皮），其中复合性上皮是诊断 Barret 食管的一个重要线索。Barret 食管常可见两层黏膜肌层。特殊染色 AB 染色(alcian blue)可以协助明确是否为真的杯状细胞。

鉴别诊断：Barret 食管需与胃底黏膜腺体的肠化生鉴别，综合内镜描述、活检部位及镜下周围黏膜形态以判断是否为远端食管柱状上皮化生区，只有在该区域出现病理学上的肠化生（杯状细胞）才可诊断为 Barret 食管。杯状细胞需与“假杯状细胞”鉴别，近端胃黏膜在炎症或修复时可出现“假杯状细胞”，与真正的杯状细胞相比，“假杯状细胞”通常出现在腺体隐窝表面和上层，呈线样延续，而不出现在隐窝的深部。此外，Barret 食管需明确是否伴有异型增生，异型增生的诊断标准同胃的腺上皮内瘤变。

（盛伟琪，王　磊）

案例 10

食管鳞癌

病史：男，50岁，进行性吞咽困难伴体重减轻3个月。

巨检：食管一段长12 cm，周径4 cm，距下切缘2 cm见一隆起型肿块，切面灰白，质中，境界不清，浸润肌层。

镜下显示：异型表面上皮向下不规则延伸，浸润黏膜层、黏膜下层至肌层，异型上皮排列成片状、巢状，局部可见角化珠，周边见促结缔组织增生性反应。如图10-1～图10-2所示。

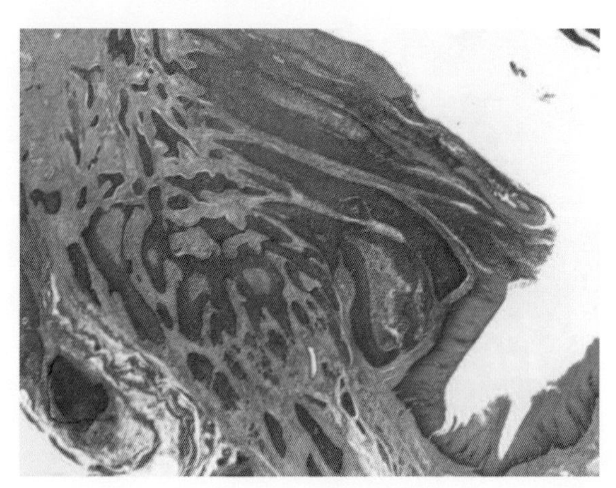

图 10-1　HE，40×

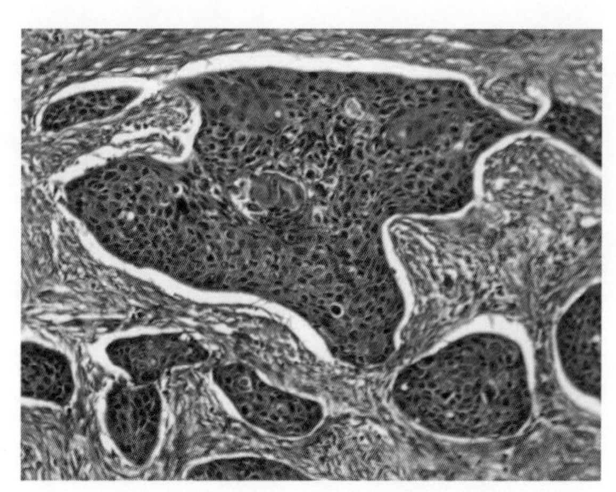

图 10-2　HE，400×

免疫组化检查结果：AE1/3阳性，P63阳性，P40阳性，CK7阴性，如图10-3～图10-4所示。

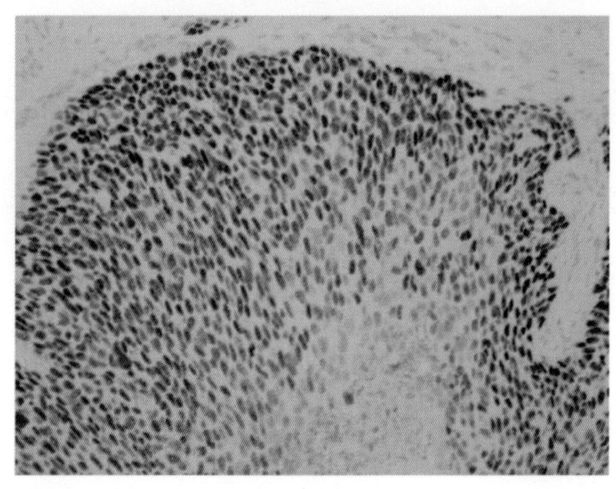

图 10-3　P63(+)

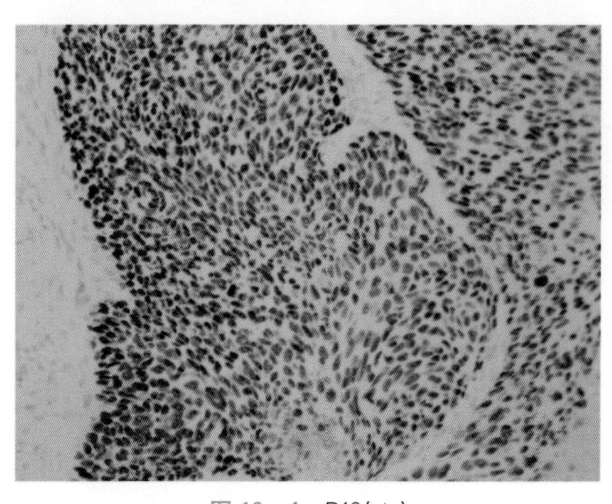

图 10-4　P40(+)

病理诊断：食管鳞状细胞癌。

诊断依据：食管鳞状细胞癌是一种具有鳞状细胞分化的恶性上皮性肿瘤。进展期出现吞咽困难、体重减轻、胸骨后或上腹部疼痛，早期无特异性临床症状，可通过内镜（食管镜）明确诊断。依据浸润深度，食管鳞癌分为早期食管鳞癌（黏膜内癌，无论是否存在淋巴结转移）和进展期食管鳞癌（肿瘤浸润超过黏膜肌层）。早期食管鳞癌和高级别上皮内瘤变（异型增生）可以通过内镜下黏膜切除或内镜下黏膜下剥离治疗。镜下显示肿瘤性上皮穿透鳞状上皮基底膜时诊断为食管鳞状细胞癌。肿瘤细胞可在水平和垂直方向扩散，呈网状或推挤式向下浸润食管壁，肿瘤细胞胞质嗜酸性不透明，并可见数量不等的角化，有时分化好的肿瘤细胞之间可见细胞间桥。免疫组化检查显示 P63 和 P40 弥漫性核阳性，有助于鳞状细胞癌的诊断。

鉴别诊断：食管鳞癌应该与其他的恶性肿瘤鉴别，如腺癌、神经内分泌癌（小细胞癌）、恶性黑色素瘤等。上述肿瘤中，P63 和 P40 通常为阴性或局灶阳性。此外，神经内分泌癌表达神经内分泌标记（Syn、CgA），黑色素瘤表达 S100、HMB45 和 A103 阳性，有助于鉴别诊断。

（盛伟琪，王　磊）

案例 11

胃溃疡

病史：患者，女性，49 岁，间歇性上腹疼痛 1 年余，餐后疼痛加重。

巨检：远端胃切除标本，胃窦小弯侧见一溃疡性病变，病变范围约 3.0 cm×2.5 cm，溃疡呈深凿状，与胃壁垂直，底部平坦，周围黏膜充血、水肿，黏膜皱襞向溃疡集中。

镜下显示：4 个特征性的区带：①炎性渗出物及细胞坏死碎屑；②纤维素性坏死；③肉芽组织；④纤维瘢痕组织，因炎症刺激导致动脉内膜炎，使得小动脉管壁增厚，管腔狭窄。如图 11-1～图 11-3 所示。

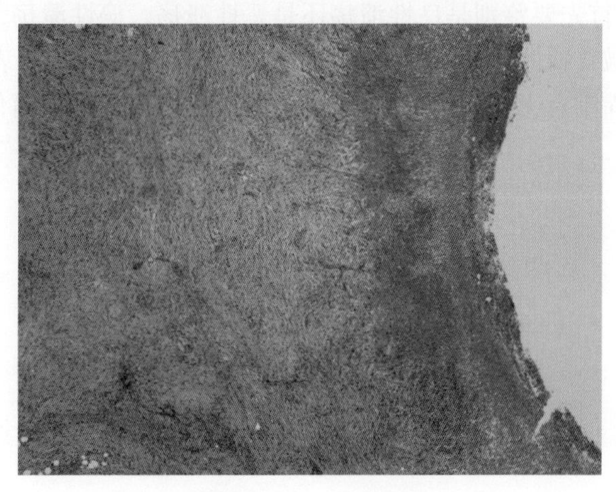

图 11-1　HE, 40×

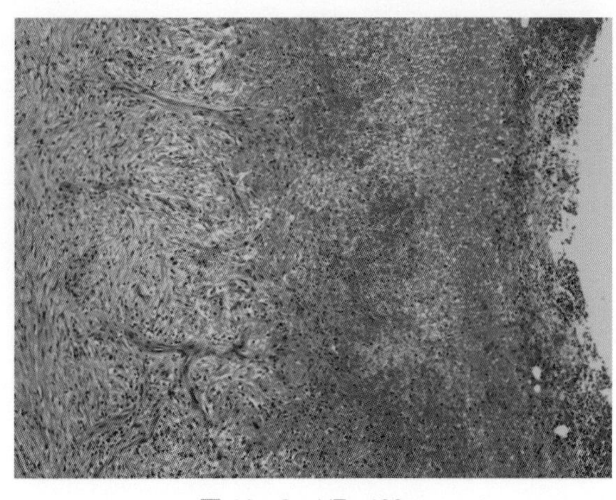

图 11-2　HE, 100×

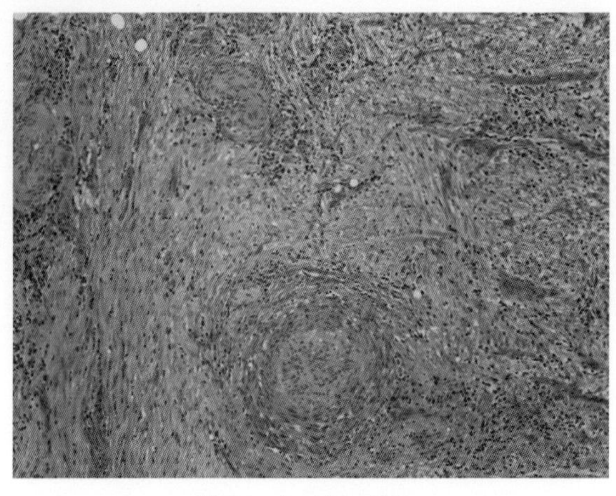

图 11-3　HE, 100×

病理诊断:慢性胃溃疡。

诊断依据:胃溃疡是接触胃酸或胃蛋白酶而引起的黏膜破坏,其主要病因是:胃酸分泌过多,服用非类固醇消炎药物,以及幽门螺杆菌感染。胃溃疡通常为孤立性,可发生于胃的任何部位,但一般发生于小弯侧,尤多见于胃窦部。良性溃疡呈圆形或椭圆形,最大径多在 2 cm 以内,最大径大于 3.0 cm 的溃疡称为巨大胃溃疡。溃疡边缘整齐,底部平坦,通常穿越黏膜下层,深达肌层甚至浆膜层;溃疡周围胃黏膜皱襞因受溃疡底部瘢痕组织的牵拉而呈放射状。

慢性溃疡镜下有 4 个特征性的区带,包括:①炎性渗出物及细胞坏死碎屑;②纤维素性坏死;③肉芽组织;④纤维瘢痕组织。溃疡愈合时,渗出物及坏死组织逐渐被吸收,已被破坏的肌层是不能再生的,取而代之的是肉芽组织及瘢痕组织,周围黏膜上皮再生覆盖溃疡面而愈合。

胃溃疡的并发症包括:①出血,若溃疡底部大血管破裂,患者可表现为呕血及柏油样大便,严重者会出现失血性休克;②穿孔,穿孔后胃内容物漏到腹腔,会引起腹膜炎;③幽门狭窄,因溃疡形成的大量瘢痕组织若发生收缩,则可引起幽门狭窄,患者出现反复呕吐;④癌变,多发生于长期胃溃疡患者,癌变往往发生在溃疡边缘的黏膜腺体,因不断受到破坏及再生修复,在此过程中,在某些致癌因素的作用下发生了癌变。

因此,病理医生面临的任务之一,就是辨识真正的癌变上皮,需与因溃疡修复而再生的非典型腺上皮细胞进行鉴别,在做出癌的诊断之前,要辨认出恶性肿瘤的细胞学特征及浸润性的生物学行为,可应用细胞角蛋白的免疫组化染色确定有无单个肿瘤细胞浸润黏膜固有层。

对于胃的溃疡性病变,首先要鉴别是良性溃疡还是恶性溃疡。癌性溃疡大体往往为表浅、不规则的溃疡,边缘倾斜,周围的胃皱襞扭曲、中断;镜下可见恶性肿瘤细胞及其浸润表现。若考虑为良性溃疡,则要在镜下仔细查找溃疡周围有无恶变的细胞,排除溃疡恶变后再作良性消化性溃疡的诊断。

(盛伟琪,王　磊)

案例 12

胃低级别上皮内瘤变

病史：患者，男性，73 岁。既往有反酸史 30 余年，上腹部不适 1 月余。

胃镜示：胃窦下部大弯侧见一浅表溃疡。

镜下显示：胃小凹上皮细胞核呈立方形和矮柱状，胃小凹下方的腺体细胞内黏液减少，核质比例升高，细胞核呈轻度的异型性，核分裂像可见。

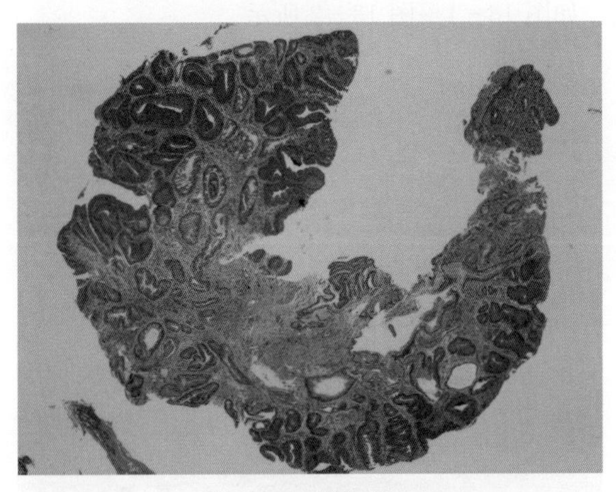

图 12-1 HE，40×

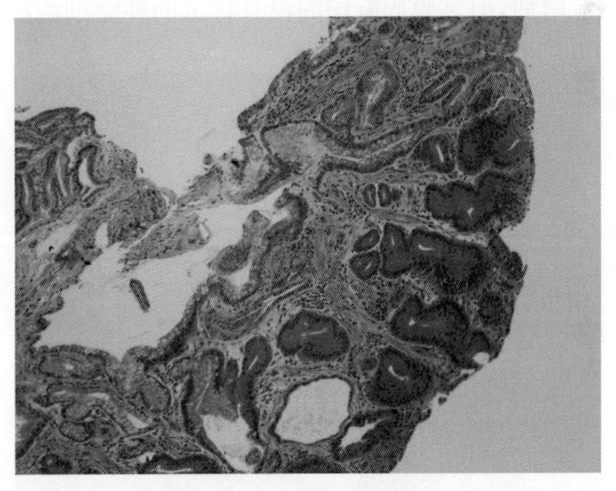

图 12-2 HE，100×

病理诊断：胃腺上皮低级别上皮内瘤变。

诊断依据：在胃癌形成过程中，上皮内瘤变是显微镜可以观察到的癌前病变，主要表现为细胞异型增生和腺体结构紊乱。根据细胞异型程度和腺体结构是否改变，上皮内瘤变可以分为低级别和高级别。对于低级别上皮内瘤变，腺体结构无明显变化，细胞有轻-中度的异型性。有关胃的低级别上皮内瘤变的诊断，首先要能够区别异型增生和因炎症刺激或者修复造成的非典型增生，非典型增生往往伴有活动性炎症，没有胃黏膜结构或分化的异常。而低级别异型增生则从黏膜表面播散至腺体深部，取代正常胃小凹上皮，但胃黏膜结构保留，腺上皮细胞密集且拉长，但细胞核一般位于基底部，少有核分裂。

（盛伟琪，王　磊）

案例 13

胃高级别上皮内瘤变

病史：患者，男性，66 岁。上腹部不适 1 月余。

胃镜示：贲门齿线缘下至胃体上部前壁和大弯侧可见片状糜烂，局部呈浅表溃疡，底覆白苔，周边黏膜充血水肿，表面粗糙。

镜下显示：胃黏膜腺体不规则，密集，部分腺体背靠背，同时细胞核极性紊乱，异型性较大，异常核分裂像增加，但黏膜固有层内没有肯定的肿瘤细胞浸润。如图 13－1～图 13－2 所示。

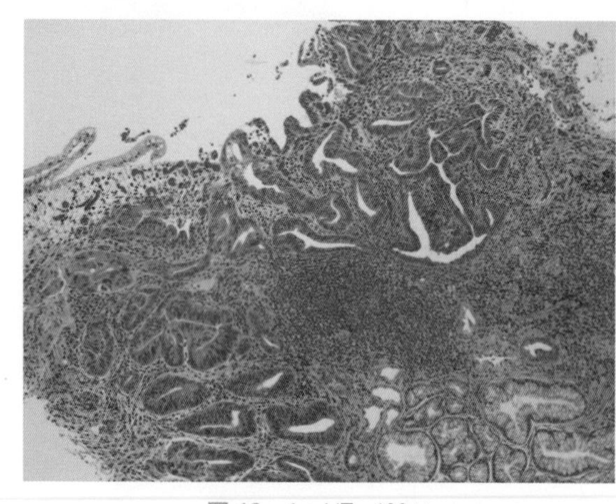

图 13－1　HE，100×

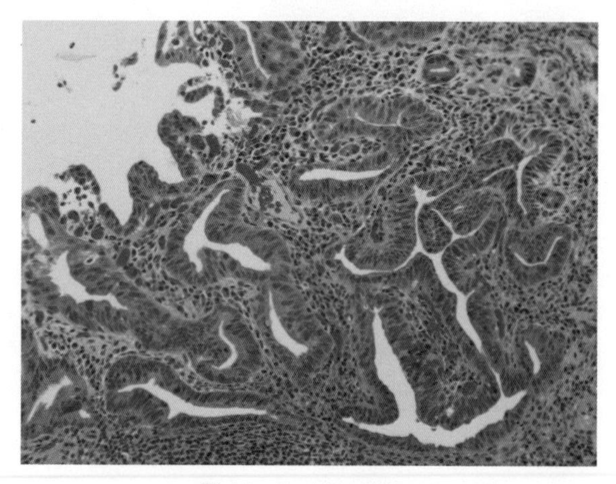

图 13－2　HE，200×

病理诊断：胃腺上皮高级别上皮内瘤变。

诊断依据：在胃癌形成过程中，上皮内瘤变是显微镜可以观察到的癌前病变，主要表现为细胞异型增生和腺体结构紊乱。根据细胞异型程度和腺体结构是否改变，上皮内瘤变可以分为低级别和高级别。对于低级别上皮内瘤变，腺体结构无明显变化，细胞有轻-中度的异型性；而高级别上皮内瘤变，细胞呈重度异型增生，细胞核极性紊乱，异常核分裂易见，同时腺体结构紊乱，可以出现腺体不规则，密度增加，背靠背，但没有肯定的浸润性成分。

鉴别诊断

（1）要能够区别异型增生和因炎症刺激或者修复造成的非典型增生，非典型增生往往伴有活动性炎症，没有胃黏膜结构或分化的异常。

（2）要能够准确地区分低级别与高级别上皮内瘤变，尤其在活检标本中，因为两者的治疗方式和预后会不一样。

（3）要能够将高级别上皮内瘤变和浸润性癌区分开来，可应用细胞角蛋白的免疫组化染色确定有无单个肿瘤细胞浸润黏膜固有层。

（盛伟琪，王 磊）

案例 14
胃癌

病史：患者，女性，42 岁。间隔性进食后呕吐、嗳气 3 月余。

巨检：远端胃大部切除标本，胃窦小弯侧见一浸润溃疡型肿块，大小 4.0 cm×3.0 cm×1.0 cm，切面灰白、质硬。

镜下显示：溃疡性病变，胃黏膜的正常结构消失，胃壁全层均有肿瘤细胞浸润，黏膜固有层内可见印戒细胞，肿瘤细胞浸润肌层，体积较小，细胞核深染，核质比较高，须与淋巴细胞或浆细胞鉴别，可以通过上皮标记物的免疫组化染色将肿瘤细胞勾勒出来。如图 14－1～图 14－3 所示。

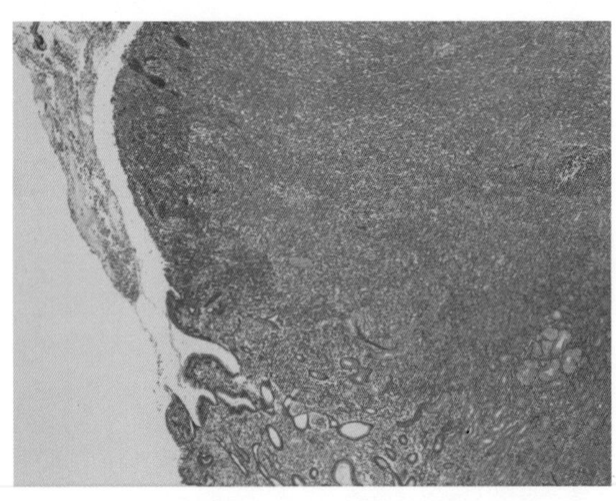

图 14－1　HE，40×

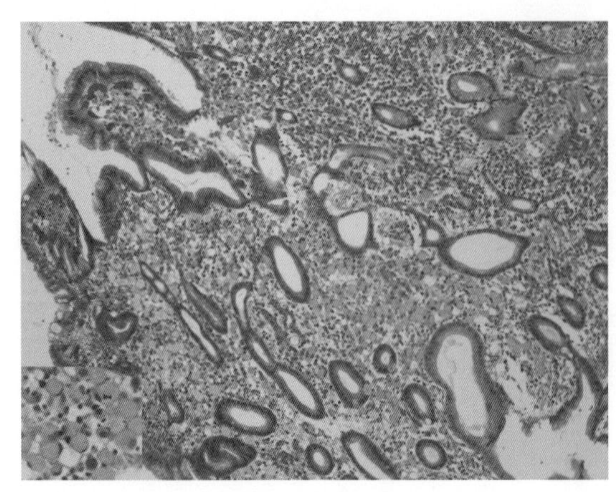

图 14－2　HE，100×

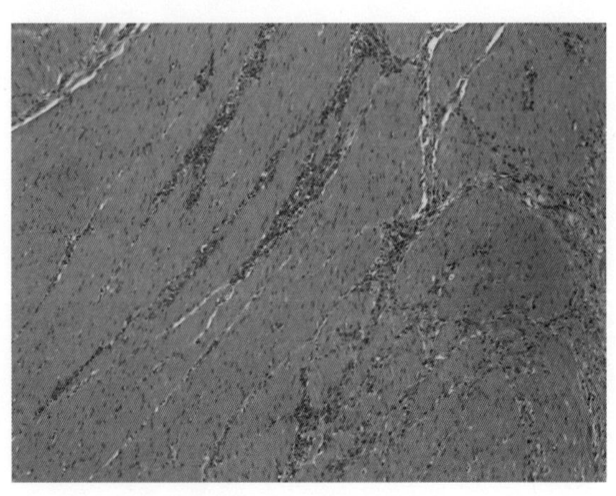

图 14－3　HE，100×

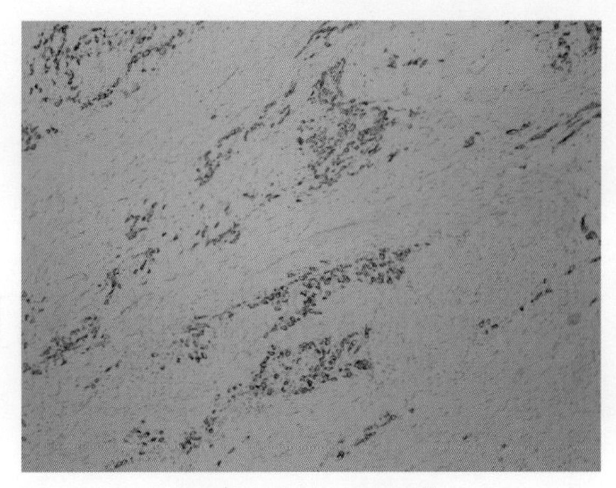
图 14-4 AE1/AE3 阳性

免疫组化染色：肌层内浸润肿瘤细胞 AE1/AE3 阳性，如图 14-4 所示。

病理诊断：低分化腺癌，部分为印戒细胞癌。Lauren 分型：弥漫型。

诊断依据：胃腺癌是胃黏膜上皮和腺上皮发生的恶性肿瘤，分为早期胃癌和中晚期胃癌（进展期胃癌）。早期胃癌是指癌组织浸润仅限于黏膜层或黏膜下层，不论有无淋巴结转移；而中晚期胃癌的癌组织浸润超过黏膜下层。根据 Borrmann 分类，中晚期胃癌分 4 种大体类型：息肉样、蕈伞型、溃疡型和弥漫浸润型，在同一个肿瘤中，这 4 种类型的任何类型可以并存。本例属于弥漫浸润型，肿瘤在黏膜和黏膜下层中播散，导致黏膜皱襞变平，向胃壁扩散时，伴有促结缔组织反应，使得黏膜与固有肌层固定，大体上表现为胃壁僵硬，即皮革胃。目前组织学分型多采用 Lauren 分型，将胃癌分为肠型、弥漫型和混合型（肠型-弥漫型混合）。肠型胃癌的肿瘤细胞具有黏附性，形成可以辨认的腺体结构，容易出现脉管浸润，目前认为腺体的上皮内瘤变是肠型胃癌的癌前病变。弥漫型胃癌则由缺乏黏附性的细胞构成，肿瘤细胞可单个或线状浸润于促结缔组织性的间质中，在黏膜浅表部分，可观察到印戒细胞，但在胃壁深部则印戒细胞数量较少，而以多形性细胞为主，浸润性细胞几乎没有分化，需与淋巴细胞、浆细胞及组织细胞进行鉴别，当不能确认时，应采用细胞角蛋白免疫组化染色来确认，同时弥漫型的胃癌多表达 MUC5AC，也可以作为确认肿瘤细胞的免疫组化指标之一。

弥漫型胃癌容易出现腹膜播散，当肿瘤播散至肠系膜和腹膜时，肿瘤细胞可能不明显，而促结缔组织性反应可能更为明显，因此需行细胞角蛋白的免疫组化染色进一步明确。当弥漫型胃癌中 50%以上的肿瘤成分是由含黏液的印戒细胞构成，则可直接诊断为印戒细胞癌，若印戒细胞数量少于 50%，则仍然诊断为低分化腺癌。弥漫型胃癌的癌前病变还不明确，其可以发生于没有明显异型增生的胃黏膜，部分弥漫型胃癌与 E-钙黏着蛋白（cadherin）基因（CDH1）的突变有关，如果发现肿瘤发生于年轻患者，并且出现多部位的黏膜内弥漫型胃癌时，应当怀疑存在 CDH1 基因突变，且该肿瘤中可能出现印戒细胞癌的原位改变，即腺体或者胃小凹内出现印戒细胞，这些细胞核深染，缺乏极性，肿瘤细胞缺乏 E-cadherin 的细胞膜着色，不同于保留 E-cadherin 蛋白表达的非遗传性弥漫型胃癌。

（盛伟琪，王　磊）

案例 15

胃肠道间质瘤(GIST)

病史：患者，男性，64 岁。常规体检时发现胃占位。

巨检：部分胃组织，大小 6.5 cm×2 cm×1 cm，胃黏膜下见结节状肿块一枚，大小 5.5 cm×5 cm×5 cm，包膜光滑完整，切面灰白灰黄色，质稍韧。

镜下显示：肿瘤主要由梭形细胞组成，瘤细胞呈条束状、人字形或鱼骨样排列，细胞较丰富，轻度异型，核分裂像<5 个/50HPF(3 个/50HPF)。如图 15-1 所示。

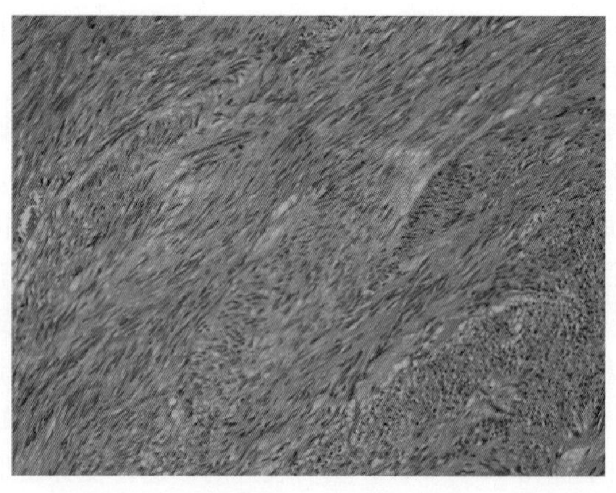

图 15-1 HE，200×

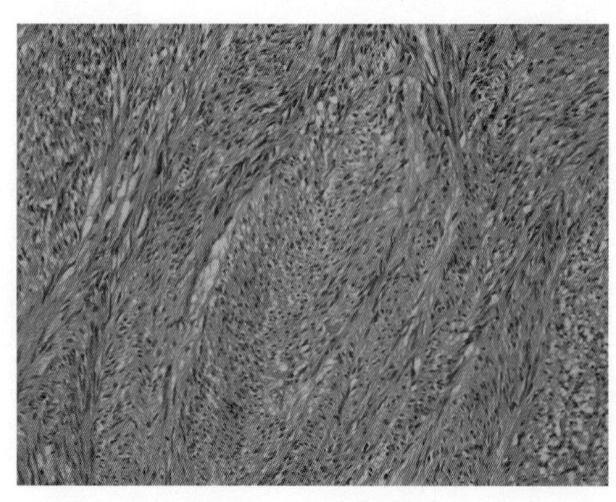

图 15-2 HE，200×

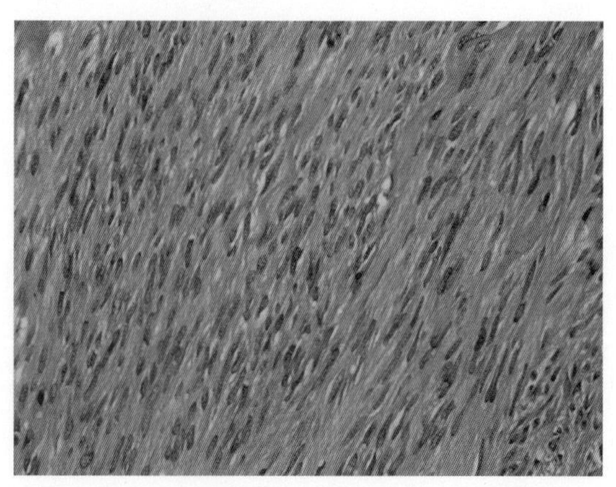

图 15-3 HE，400×

免疫组化检查结果：CD117(＋)，DOG－1(＋)，CD34(＋)，SMA(－)，desmin(－)，S－100(－)，如图 15－4～图 15－6 所示。

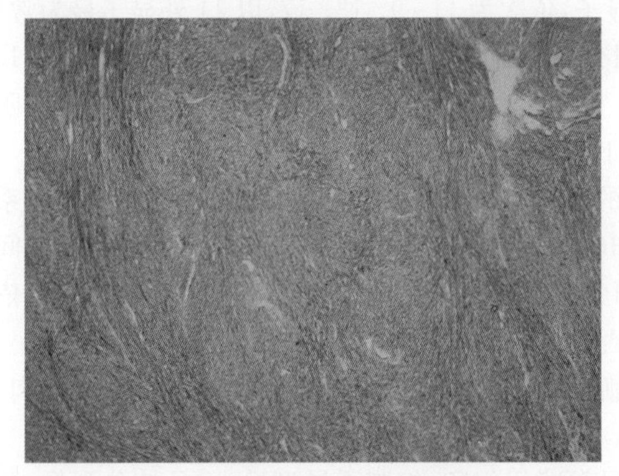

图 15－4　CD117 细胞质弥漫强阳性

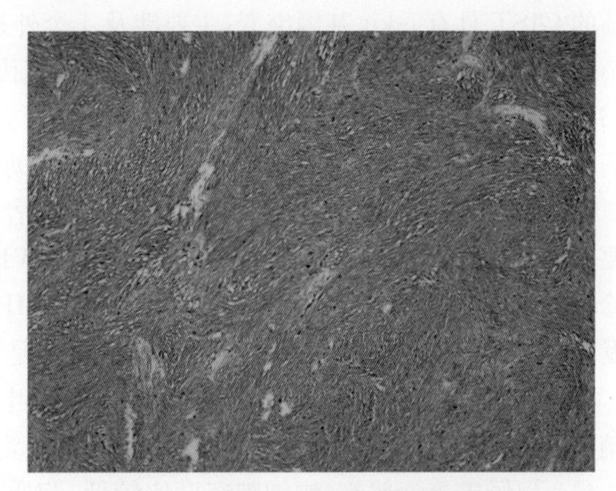

图 15－5　DOG－1 细胞质弥漫强阳性

病理诊断：胃肠道间质瘤(GIST)，梭形细胞为主型，肿瘤大小 6.5 cm×2 cm×1 cm，核分裂像<5 个/50HPF(3 个/50HPF)。

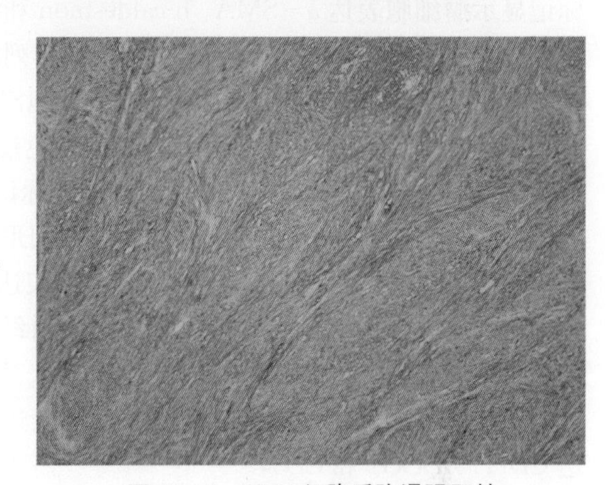

图 15－6　CD34 细胞质弥漫强阳性

诊断依据：GIST 是胃肠道最常见的间叶源性肿瘤，好发于 40～70 岁的中老年，发病高峰为 55～65 岁，较少发生于儿童和青少年。本例患者 64 岁，为 GIST 的好发年龄段。

GIST 最常见的发生部位为胃(60%～70%)和小肠(20%～30%)，部分可发生于直肠(5%～15%)和食管(5%)，偶可发生于结肠、肛管、阑尾和胆囊等。除胃肠道外，GIST 可发生于腹腔内、盆腔或腹膜后，称为胃肠道外间质瘤，其中 80%位于肠系膜和大网膜，20%位于腹膜后，有时可累及膀胱、前列腺或阴道壁。本例发生于胃，正是 GIST 最常见的发病部位。

大体上，GIST 可位于黏膜下、固有肌层内或浆膜下，直径 0.3～44 cm，边界相对清楚，呈结节状或多结节状，切面灰白灰红，质嫩、细腻，可见出血、坏死和囊性变。根据瘤细胞的形态和在肿瘤内所占的比例，分为梭形细胞为主型、上皮样细胞为主型和混合型 3 种类型。梭形细胞为主型最为常见，占 50%～70%。梭形细胞呈交织的短条束状或漩涡状排列，也可呈长条束状或鱼骨样排列，有时可见器官样、假菊形团样或副神经节瘤样结构，或类似神经鞘瘤中的栅栏状排列。梭形细胞的形态在各病例之间也存在差异。在一些病例中，瘤细胞形态偏温和，细胞密度较低，常呈纤细的梭形，胞质呈淡嗜伊红色，核异型性小，染色质较均匀，核分裂像罕见；而另一些病例内，瘤细胞密度高，细胞常呈胖梭形或卵圆形，核有异型性，染色质呈点彩状，并可见核分裂像。约 5%的病例中，核可呈两端平钝的雪茄样，于细胞的核端可见空泡。少数病例中，瘤细胞可具有明显的多形性和异型性。本例形态学上符合梭形细胞为主型 GIST。

上皮样细胞为主型，占 GIST 的 20%～40%，多发生于胃和大网膜，瘤细胞常呈巢状或片状分布，胞质透亮、空泡状或深嗜伊红染，也可呈印戒样。混合型所占比例<10%，由梭形细胞和上皮样细胞混合组成，两种细胞之间可见移行。免疫表型上，GIST 表达 CD117(94%～96%)和 DOG1(94%～98%)，多呈胞质弥漫强阳性，DOG1 和 CD117 有着较高的一致性，但 DOG1 比 CD117 更为敏感。低于 5%的 GIST 不表达 CD117，主要见于一些发生于胃和大网膜的 GIST，组织学上常为上皮样型或上皮-梭形细胞混合型。60%～82%的 GIST 还可表达 CD34，部分病例可不同程度的表达 α－SMA、h-钙调蛋白

(caldesmon)和 S-100 蛋白，均缺少特异性。本例 CD117、DOG1 和 CD34 均阳性，支持 GIST 的诊断。

在 GIST 的常规病理诊断中，推荐联合使用 CD117、DOG1 和 CD34 三个标记。分子遗传学上，约 85%的 GIST 具有 c-kit 基因突变，主要涉及 4 个外显子，依次为 11、9、13、17，以 11 外显子最为常见，占 70%～80%。约 5%的 GIST 存在 PDGFRA 基因突变，主要涉及 18、12、14 号外显子。5%～10%的 GIST 既无 c-kit 基因突变，也无 PDGFRA 基因突变，称为野生型 GIST。对于 CD117 或 DOG1 阴性的病例，加做 c-kit 和 PDGFRA 基因突变检测，有助于明确诊断。

GIST 的危险度评估可指导临床用药，并与患者的预后密切相关。原发性 GIST 的危险度分级系统主要有以下几种：改良 NIH(2008 版)分级系统、WHO 预后分组、AFIP 和热线图等。中国胃肠道间质瘤诊断治疗专家共识(2012 年版)推荐使用改良 NIH(2008 版)危险度分级系统(见表 15-1)，主要依据原发肿瘤的部位、肿瘤的大小、核分裂像以及肿瘤是否发生破裂这 4 个参数进行分级。

鉴别诊断：GIST 应与其他胃肠道较常见的间叶源性肿瘤相鉴别，如平滑肌瘤、炎性纤维性息肉、神经鞘瘤、血管球瘤、韧带样纤维瘤病和平滑肌肉瘤等。

(1) 胃肠道平滑肌瘤：瘤细胞密度比较低，胞质呈深嗜伊红色，细胞无异型性，不见核分裂像，免疫标记显示瘤细胞表达 α-SMA、h-caldesmon 和结蛋白(desmin)，CD117 和 DOG1 多阴性。

(2) 胃肠道炎性纤维性息肉：由交织状排列的梭形间质细胞组成，梭形细胞常围绕血管形成漩涡状或洋葱皮样结构，常可见较多的嗜酸性粒细胞浸润，梭形细胞可部分表达 CD34，但不表达 CD117。

(3) 胃肠道型和富于细胞性神经鞘瘤：免疫组化标记显示瘤细胞弥漫强阳性表达 S-100 蛋白和 SOX10，Leu-7、GFAP 和 PGP9.5 等神经标记亦阳性，不表达 CD117 和 DOG1。

(4) 胃肠道血管球瘤：瘤细胞呈规则的圆形，胞质淡染或嗜伊红色，胞界清楚，可通过 PAS 染色清晰显示，瘤细胞表达 α-SMA 和Ⅳ型胶原，不表达 CD117、DOG1 和 CD34。

(5) 肠系膜或盆腔内韧带样纤维瘤病：由纤细的梭形细胞组成，常呈平行状或长的条束状排列，瘤细胞表达 β-联蛋白(catenin)(核染色)，灶性表达 α-SMA，通常不表达 CD117、DOG1 和 CD34。

(6) 腹膜后平滑肌肉瘤：多弥漫强阳性表达 α-SMA 和 h-caldesmon，部分尚表达 desmin，通常不表达 CD117、DOG1 和 CD34。

表 15-1 原发 GIST 切除术后危险度分级

危险度分级	肿瘤大小/cm	核分裂像数/(个/50HPF)	肿瘤原发部位
极低	<2	≤5	任何部位
低	2～5	≤5	任何部位
中等	≤2	>5	非胃原发
	2～5	>5	胃
	5～10	≤5	胃
高	任何	任何	肿瘤破裂
	>10	任何	任何部位
	任何	>10	任何部位
	>5	>5	任何部位
	2～5	>5	非胃原发
	5～10	≤5	非胃原发

(盛伟琪，黄　丹)

案例 16

肠黏膜上皮内瘤变

病史：患者，女性，40 岁，体检发现直肠息肉，行内镜下黏膜切除（EMR）。

巨检：肠黏膜组织一块，其中见隆起型息肉，直径 1 cm，表面粗糙。

镜下显示：息肉由绒毛状增生的腺体组成，局部区域腺体排列成乳头状和筛状，细胞增多，排列拥挤，极性消失，核质比增高，核分裂增多，黏膜肌层未见病变累及。如图 16－1～图 16－2 所示。

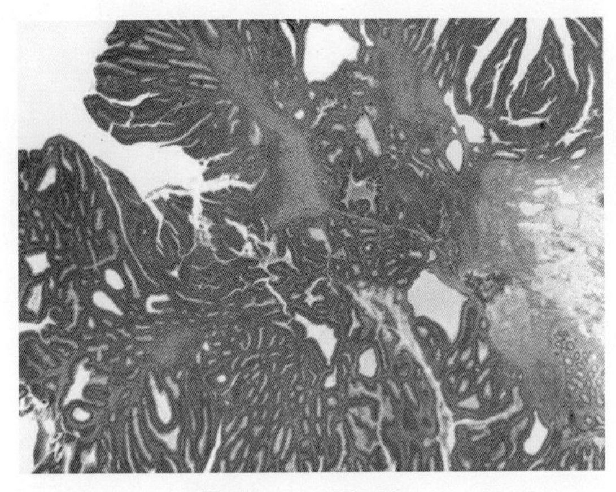

图 16－1　HE，40×

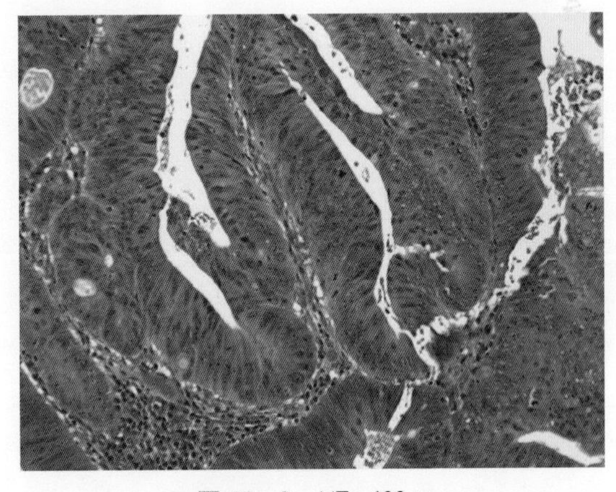

图 16－2　HE，400×

免疫组化染色：黏膜肌 desmin 阳性，如图 16－3 所示。

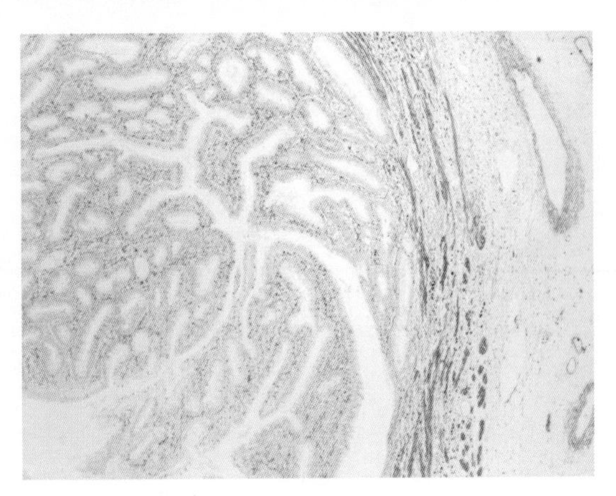

图 16－3　黏膜肌 desmin(＋)

病理诊断：肠黏膜上皮内瘤变（高级别）。

诊断依据：因为结直肠黏膜内罕有淋巴管，因此组织学具有腺癌特征的病变如限于黏膜层，即使存在黏膜内浸润，如完全切除后就没有转移的危险。因此，为避免根治性手术所造成的过度治疗，依据 2010 年版消化系统 WHO 定义，肿瘤细胞只有通过黏膜肌层侵犯到黏膜下层才诊断为结直肠癌；而具有腺癌形态特征的病变，如限于上皮或仅侵犯固有膜而没有通过黏膜肌层侵犯黏膜下层，称为“高级别上皮内瘤变”或“高级别异型增生”。如评判困难时，黏膜肌层免疫组化（desmin 或 SMA）染色可协助明确黏膜肌层受累情况。

鉴别诊断：肠黏膜上皮内瘤变（高级别）须与浸润性腺癌鉴别。明确有无黏膜下层浸润是两者的鉴别要点，必要时可行免疫组化(desmin 或 SMA)染色，标识黏膜肌层，以帮助鉴别诊断。肠黏膜上皮内瘤变(高级别)须与肠黏膜上皮内瘤变(低级别)鉴别，分级的标准包括结构和细胞学两个方面。

(盛伟琪，黄　丹)

案例 17

肛管上皮内瘤变

病史:患者,女性,60 岁,肛门部湿疹样丘疹。

巨检:肛门部丘疹隆起,局部溃疡形成。

镜下显示:表面鳞状上皮细胞成熟分化丧失、细胞核排列紊乱、极性消失、细胞核异型明显、核分裂像多见,异型上皮累及全层鳞状上皮。如图 17-1～图 17-2 所示。

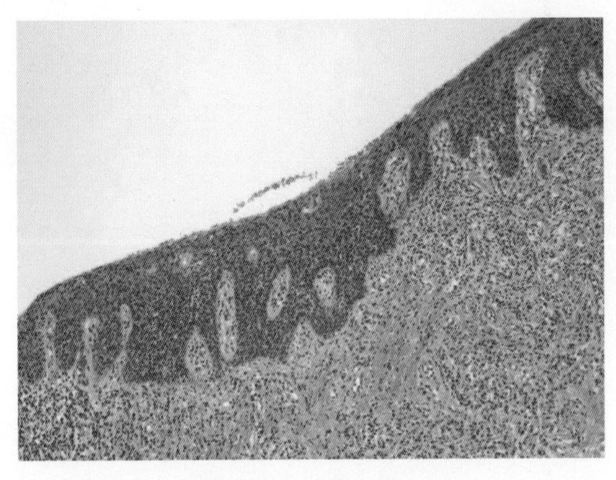

图 17-1　HE, 40×

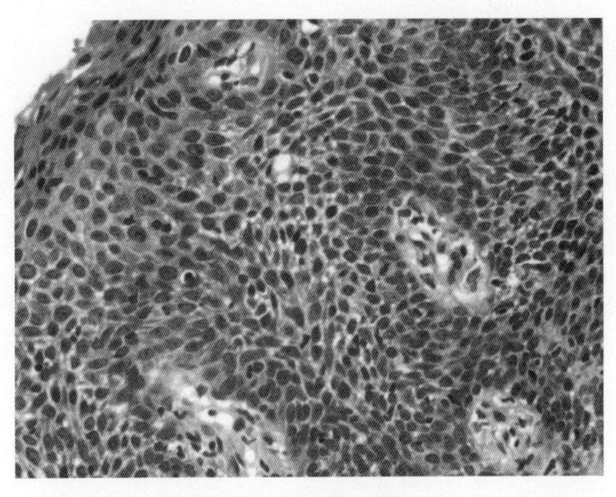

图 17-2　HE, 400×

免疫组化检查结果:p63(+), CK7(-), P16(+), ki-67(+)(全层)。如图 17-3～图 17-4 所示。

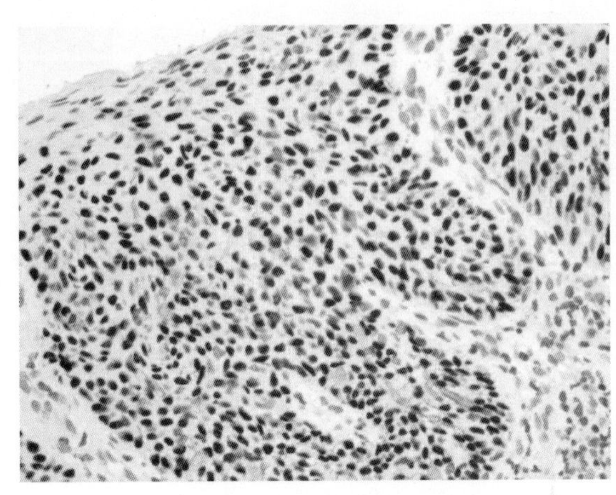

图 17-3　p63(+)

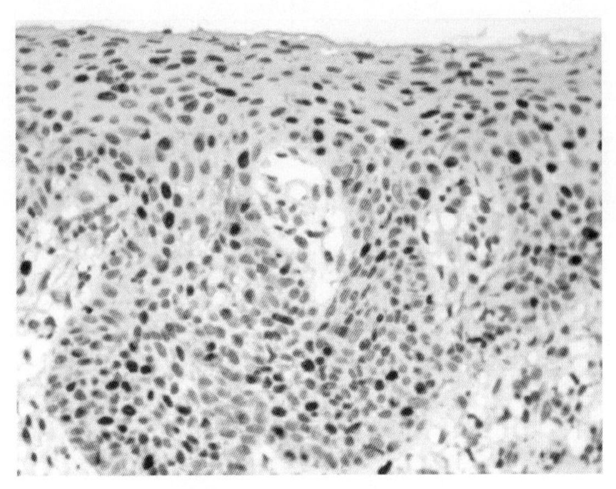

图 17-4　ki-67 染色

病理诊断：肛管上皮内瘤变(高级别)。

诊断依据：肛管上皮内瘤变是指肛管移行区(ATZ)和肛管的鳞状细胞异型增生。上皮内瘤变依据其程度分为高级别和低级别，分级的标准包括结构和细胞学两个方面：组织结构异型性是指细胞排列紊乱、极象消失、无成熟现象；细胞学异型性是指核增大深染、细胞核质比增大、核分裂增多。当异型上皮细胞仅累及下1/2层时诊断为低级别，当异型上皮累及≥1/2层时诊断为高级别。免疫组化检查显示鳞状细胞p63阳性，ki-67染色示肿瘤的增殖活性增高。

鉴别诊断：肛管上皮内瘤变需与Bowen病和Paget病鉴别。Bowen病发生于肛周皮肤，表现为红色或白色的不规则斑块，可能是肛管上皮内瘤变的延续，病变可累及毛囊或皮脂腺。Paget病与直肠肛管腺癌相关，表现为鳞状上皮内出现Paget细胞，细胞胞质丰富，苍白淡染或空泡状，免疫组化染色显示低分子量角蛋白(CK20或CK7)阳性，同时p63阴性有助于与肛管上皮内瘤变鉴别。

(盛伟琪，黄　丹)

案例 18

鼻腔霉菌病

病史：患者，男性，45 岁。右侧鼻塞伴脓涕 1 年余。

巨检：肉芽状、息肉状黏膜及黑褐色团块状坏死样物。

镜下显示：黏膜组织内数量不等的淋巴细胞、浆细胞及嗜酸性粒细胞，无菌丝浸润；坏死组织中大量真菌菌丝互相缠绕，部分菌丝有隔，分支呈 45°角，菌丝周围有较多的孢子及个别孢子囊；菌团内可见颗粒状钙化灶。如图 18－1～图 18－2 示。

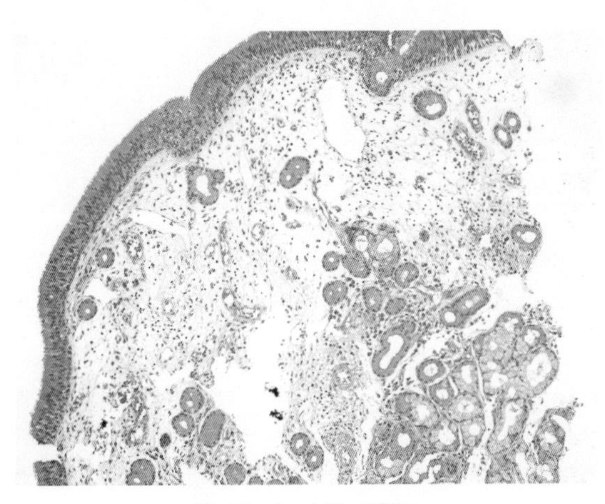

图 18－1　HE，200×

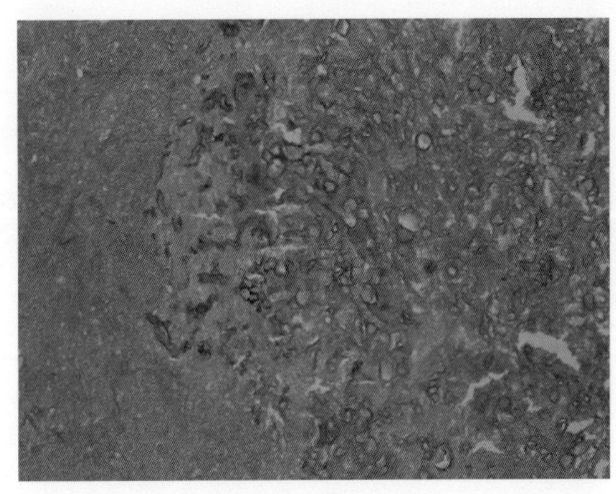

图 18－2　HE，400×

特殊染色结果：六胺银（＋），PAS（＋）。如图 18－3～图 18－4 所示。

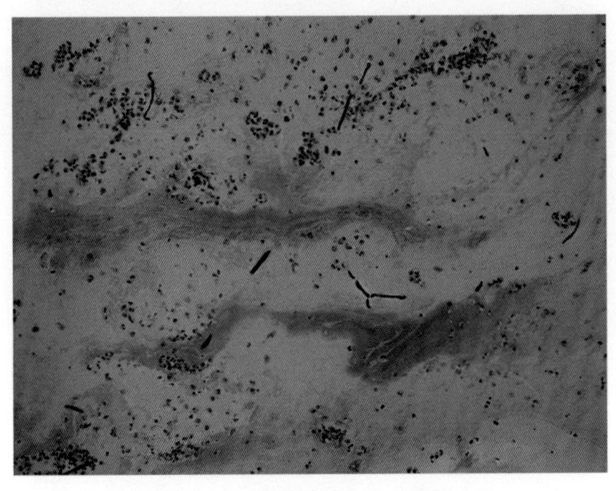

图 18－3　特殊染色：六胺银（＋）

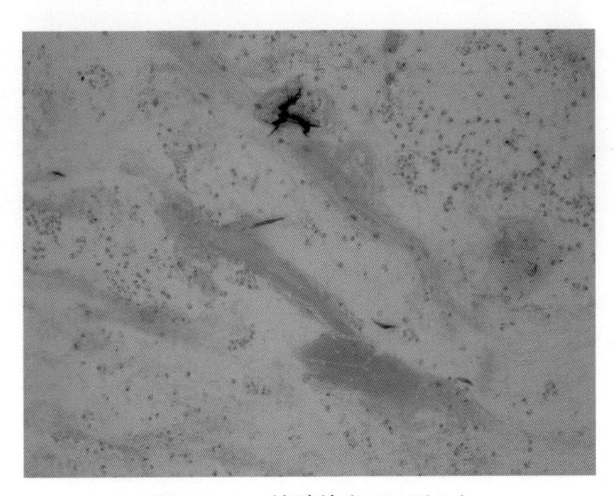

图 18－4　特殊染色：PAS（＋）

病理诊断:鼻腔霉菌病。

诊断依据:耳鼻咽喉部的真菌感染绝大多数发生在鼻腔鼻窦,其感染的真菌主要为曲霉菌。临床上男女比例均等,20～70岁多发。本例45岁,为高发年龄段。病变最常表现为鼻塞、脓涕/血涕、单侧头面部疼痛。本例患者临床表现为长时间的鼻塞及脓涕症状。鼻腔霉菌病巨检时黏膜常呈肉芽状、息肉状,并见黑褐色团块状坏死物。镜下黏膜组织的病理形态学无特异性改变,主要为黏膜组织慢性炎症,间见淋巴细胞、浆细胞浸润,血管周围、黏膜固有层内可见少量嗜酸性粒细胞、中性粒细胞。游离于黏膜外坏死组织中的真菌大量繁殖变成菌落,部分菌丝可钙化,70%以上菌团内可见颗粒状钙化灶。菌丝周围有较多孢子,偶见孢子囊及分生孢子头。真菌不浸润黏膜内,但可造成局部黏膜表面的溃疡。

六胺银染色及PAS染色可使真菌菌丝着色。

鉴别诊断:需鉴别的疾病主要包括侵袭性霉菌病和炎性鼻息肉。侵袭性霉菌病于血管内或呼吸上皮下方的间质深层出现真菌成分,可供鉴别诊断。炎性息肉也可有黏液成分,有时形态类似坏死组织,但六胺银染色及PAS染色未见着色的菌丝。

（王纾宜）

案例 19

鼻腔息肉

病史：患者，女性，76 岁。8 个月前无明显诱因后出现左侧鼻塞，有黏脓涕，有涕中带血。专科检查：左鼻中道见新生物，轻度水肿，表面少量脓性分泌物。

巨检：组织一块，大小 0.6 cm×0.5 cm×0.4 cm，灰黄灰红色，伴透明，质软。

镜下显示：黏膜上皮下间质疏松、水肿，并见炎症细胞及嗜酸性粒细胞浸润，部分区域可见增生的薄壁血管。如图 19-1、图 19-2 所示。

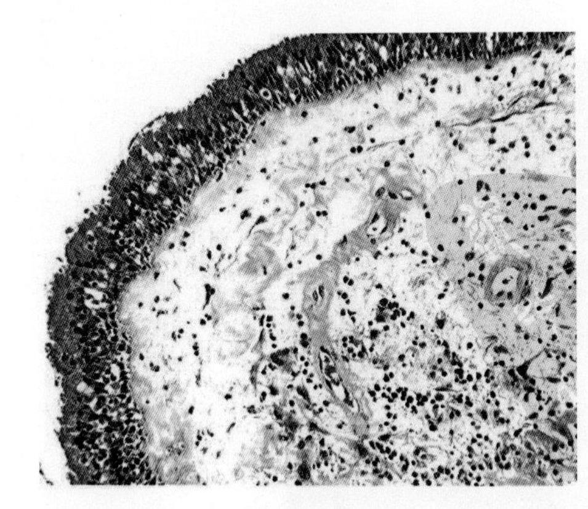

图 19-1

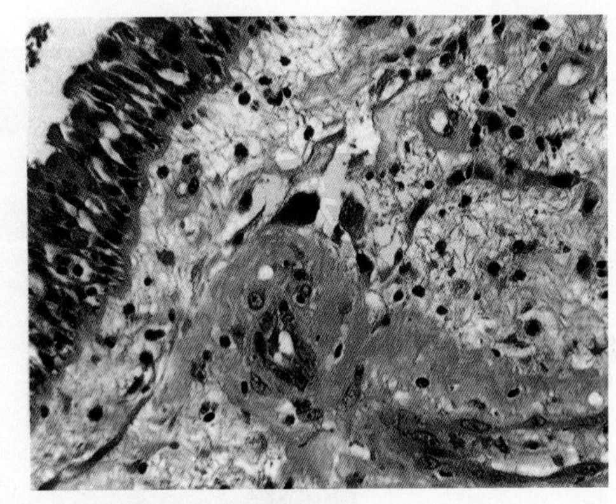

图 19-2

病理诊断：鼻息肉。

诊断依据：鼻息肉男女发病率均等，年龄谱广，但儿童少见。临床表现鼻溢液、鼻堵、鼻阻塞，罕见嗅觉丧失、慢性头痛。病因较多。大体所见，通常光滑、有光泽、伴透明、灰粉色；镜下所见，典型的鼻息肉表现为固有层中等程度的慢性炎症，可见浆-黏液腺及杯状细胞增生，可有肌纤维母细胞样间质，后鼻孔息肉为纤维性，腺体减少或消失，可有假血管瘤样改变、梗死、重构和继发感染。

鉴别诊断：

（1）慢性鼻窦炎：基质也可见轻度水肿，但通常大体组织不会呈息肉样。

（2）内生性乳头状瘤：可呈息肉样，但移行/呼吸性上皮的增生和内生性生长方式可与息肉鉴别。

（3）横纹肌肉瘤：更加富于细胞，并伴有成层排列或侵袭性生长的非典型的梭形细胞，肌源性标记可助鉴别。

（4）鼻咽纤维血管瘤：基质内含有大小不一的血管，并可见胶原沉积和星状的基质细胞，两者的解剖位置不同。

（王纾宜）

案例 20

鼻腔内翻性乳头状瘤

病史：患者，男性，50 岁。发现左鼻塞 1 年余。

巨检：息肉样外观，苍白色，半透明，质地硬实或脆，部分呈海蜇头样。

镜下显示：明显增厚的、内翻性的非角化性鳞状上皮或呼吸型柱状上皮组织，有完整的基底膜包绕，上皮内见大量微囊出现，微囊内有细胞碎屑，近腔面部位微囊数量较多。腔面可以被覆纤毛柱状上皮，上皮内可见中性粒细胞、嗜酸性细胞、淋巴细胞浸润，间质缺乏混合腺。如图 20－1～图 20－3 所示。

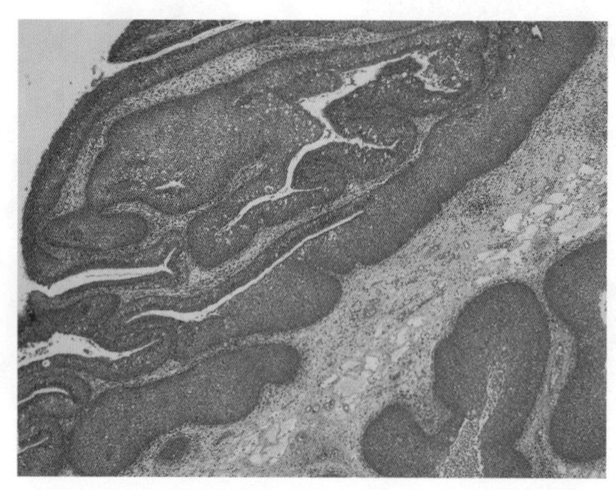

图 20－1　HE，40×

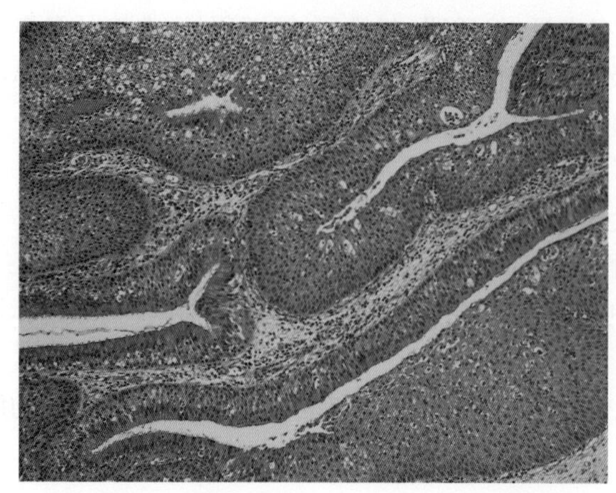

图 20－2　HE，100×

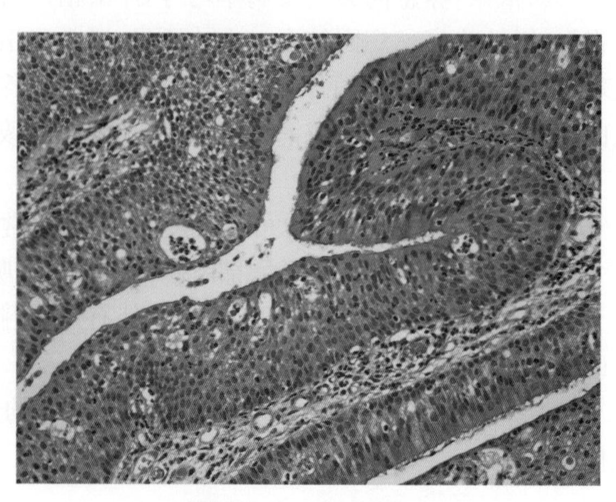

图 20－3　HE，200×

病理诊断：内翻性乳头状瘤。

诊断依据：内翻性乳头状瘤是来源于 Schnerderian 黏膜上皮的良性肿瘤（Schnerderian 乳头状瘤）中的一个最常见的亚型。中老年男性多见。几乎全部起源于单侧的鼻腔侧壁，亦可发展到鼻窦，常见为上颌窦和筛窦。肿瘤由非角化鳞状上皮、呼吸型柱状上皮及黏液细胞或黏液性微囊混合组成，上皮向间质内形成凹陷、宽厚的瘤细胞带或小岛，也常见合并外生性生长，上皮凹陷内表面可为假复层纤毛柱状上皮覆盖，外周有完整的基底膜与上皮相连续，上皮细胞间、微囊内、上皮凹陷内或疏松结缔组织中有以嗜酸性和中性粒细胞为主的炎症细胞浸润，间质内混合腺稀少或缺如。此瘤术后多复发，约10%发生恶变，大多恶变为鳞状细胞癌。

鉴别诊断：

(1) 表面黏膜上皮鳞化的鼻息肉：表现为基底膜变厚和透明样变，混合腺增生，炎症细胞较多，表面被覆上皮较薄，有很多黏液细胞，无特征性的中性粒细胞上皮内浸润。

(2) 呼吸上皮来源的腺瘤样错构瘤：常发生在鼻中隔，是由一些被覆呼吸上皮细胞的腺体构成，伴有黏液上皮化生，腺体基底膜增厚和透明样变。

(3) 侵袭性癌：细胞有多形性伴异型性，可见核分裂像、角化珠，基底膜缺如，间质内有浸润。

（王纾宜）

案例 21

鼻咽癌(未分化型)

病史:患者,女性,23 岁。患者 2 周前无明显诱因出现鼻出血。鼻内镜见鼻咽侧壁及后壁膨出、隆起。鼻窦 MRI 检查结果:右侧鼻咽侧、后壁软组织增生,深达咽隐窝。

巨检:破碎软组织,大小 1.8 cm×1.5 cm×1.4 cm,灰黄色,表面欠平。

镜下显示:见团巢状肿瘤细胞,呈合体细胞样,边界不清,泡状核,如图 21-1、图 21-2 所示。

图 21-1 HE, 40×

图 21-2 HE, 400×

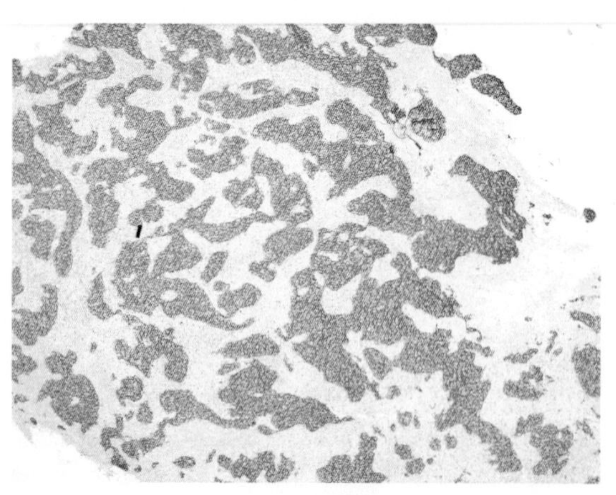

图 21-3 CKpan 细胞膜弥漫阳性

免疫组化检查结果:CKpan(+), CK5/6(+), EMA(+), p63(+), ki-67(80%+), LCA(-)。如图 21-3 所示。

病理诊断:非角化性癌(未分化型)。

诊断依据:发生于鼻咽部的恶性肿瘤,以非角化性癌为多见,好发于鼻咽上壁、顶部及咽隐窝。鼻咽内镜检查可见肿瘤膨出(隆起),或见外生分叶状、溃疡状肿块。影像学检查可见鼻咽部软组织增生。最为特征的诊断依据为镜下形态学表现为肿瘤细胞排列为不规则岛状、片巢状或梁状。癌巢和不同数量的淋巴细胞和浆细胞混在一起。未分化型更常见,肿瘤细胞呈大的合体状样,细胞界限不清,核呈椭圆形或椭圆形泡状,大核仁位于中央。免疫组化染色肿瘤细胞强阳性表达全角蛋白和高分子量角蛋白。本例均符合较典型的非角化性癌(未分化型)的特征。

鉴别诊断：主要与鼻咽部的B细胞淋巴瘤、恶性黑色素瘤进行鉴别。B细胞性淋巴瘤不表达上皮性标志，表达CD20、CD79a等B细胞淋巴瘤标志，恶性黑色素瘤表达S-100、HMB45，Melan-A，Sox-10等标志。

（王纾宜）

案例 22

鼻 NK/T 细胞淋巴瘤

病史：患者，男性，59 岁。左侧鼻腔堵塞、流涕 1 月余，偶有血性分泌物。鼻窥镜检查示：左鼻下甲及中隔糜烂，有新生物。

巨检：碎组织，0.5 cm×0.8 cm×0.6 cm。

镜下显示：见小圆细胞、卵圆形细胞弥漫性增生，细胞有异型，可见分裂像，伴坏死，被覆鳞状上皮瘤样增生。如图 22-1、图 22-2 所示。

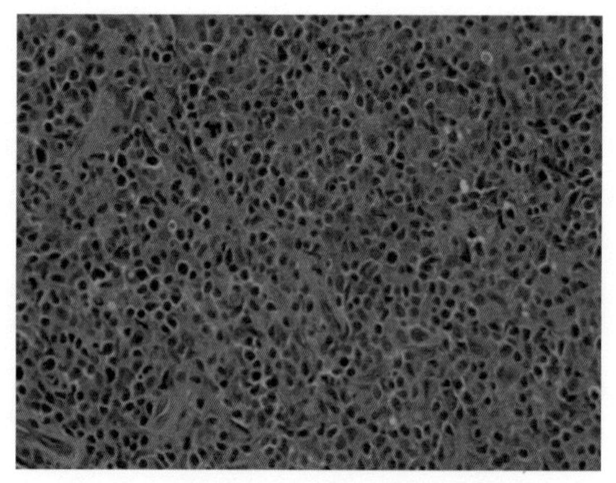

图 22-1　HE, 40×

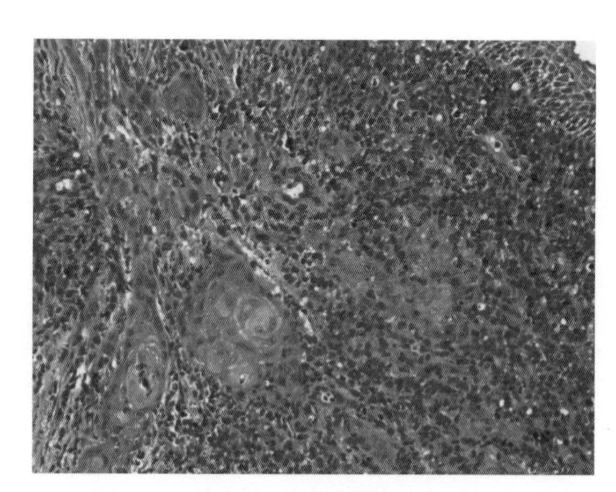

图 22-2　HE, 400×

免疫组化检查结果：CK-Pan(－)，CD3(＋)，CD43(－)，CD56(＋)(见图 22-3)，TIA－1(＋)，GB(＋)。

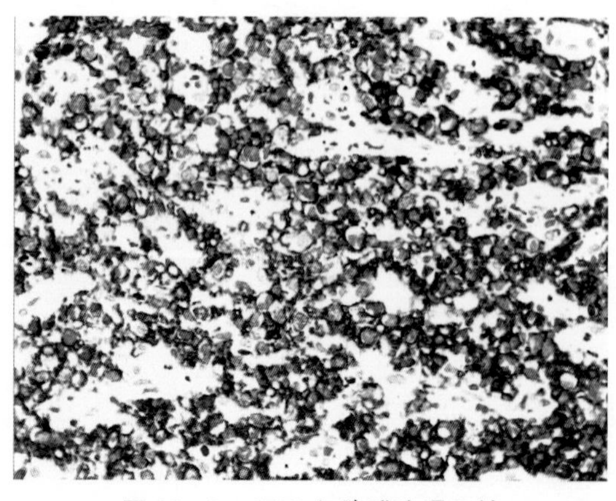

图 22-3　CD56 细胞膜弥漫阳性

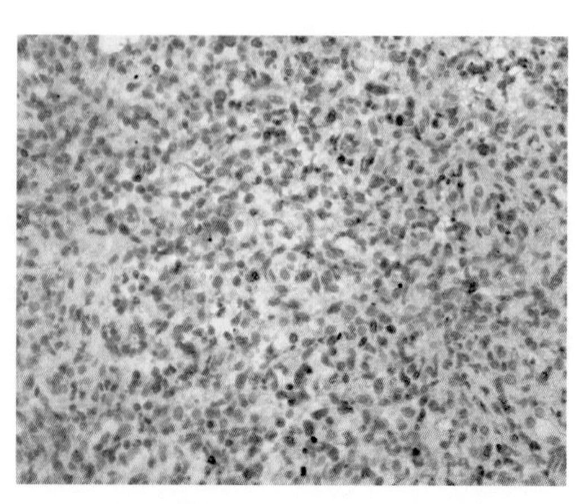

图 22-4　EBER(＋)

病理诊断：(左鼻腔)NK/T 细胞淋巴瘤。

诊断依据：鼻腔 NK/T 细胞淋巴瘤是鼻腔中最常见的淋巴瘤类型，可以发生于几乎任何年龄，但以 40～60 岁的年龄段为多见，男性略多。鼻型结外 NK/T 细胞淋巴瘤可以发生在任何部位，但鼻腔为最常见部位，其余可见于咽喉部、胃肠道、皮肤、眼、睾丸及淋巴结等部位。鼻腔 NK/T 细胞淋巴瘤，其临床症状没有特殊，主要表现为单侧鼻塞、涕血，至中后期，病变累及皮肤，可出现鼻部、面部和眼睑部的皮肤红肿、疼痛，肿瘤出现坏死，可散发腐败性恶臭；少数患者可有发热、疲惫、消瘦及全血细胞减少的嗜血细胞综合征。病理形态特征为鼻腔正常组织结构消失，代之以淋巴细胞弥漫性增生，细胞有异型，细胞谱较广，从小到大，病理性分裂像易见；部分病例可以出现坏死的血管中心性和血管壁的瘤细胞浸润，病变间及边缘常见坏死，表面有溃疡形成和鳞状上皮假上皮瘤样增生；病变中常夹杂大量的浆细胞、中性粒细胞和正常大小的淋巴细胞、少量的嗜酸细胞等，由于大片的坏死和肉芽的增生，异型细胞有时很少，特别是小的鼻内镜活检标本，常常需要反复多次的活检以明确诊断。免疫组化检查对诊断 NK/T 细胞淋巴瘤并与其他常见鼻腔肿瘤具有很大的参考价值：肿瘤细胞表达 CD3、CD43、CD45RO、CD56，同时表达细胞毒标记，诸如穿孔素(perforin)、颗粒酶 B(granzyme B)、TIA－1。因 NK/T 细胞淋巴瘤与 EB 病毒感染有关，故原位杂交 EBER 阳性，即使少数病例 CD56 标记为阴性，只要肿瘤细胞表达细胞毒标记和 T 细胞标记，同时 EBER 阳性(见图 22－4)，仍可诊断 NK/T 细胞淋巴瘤。

鉴别诊断：NK/T 细胞淋巴瘤与鼻腔常见的其他肿瘤的治疗原则和预后不同，因此鉴别诊断显得尤为重要，如弥漫大 B 细胞淋巴瘤、胚胎性或腺泡状横纹肌肉瘤、未分化小细胞癌、嗅神经母细胞瘤、无色素的恶性黑色素瘤及 PNET/ES 等。上述肿瘤中，除了病理形态各有不同之处外，免疫组化也有其特定的一组标记，作为提示或排除，最后综合其临床表现、放射影像学、组织形态和免疫组化，必要时原位杂交和分子遗传学检测做出恰如其分的诊断，需要提醒的是，有时 NK/T 细胞淋巴瘤的组织表面鳞状上皮细胞向间质内呈瘤样增生，异型明显，可疑浸润，而上皮下的间质几乎未取到，这时缺乏经验的医师可能仅仅注意上皮的改变，误诊为高分化鳞癌。

(王纾宜)

案例 23

肺淋巴管平滑肌瘤病

病史：患者，女性，31 岁，2016-05-07 无明显诱因下突发呼吸困难；2016-05-11 行 CT 扫描示自发性气胸，两肺弥漫性薄壁囊泡；2016-07-19 行 CT 扫描示两肺弥漫间质增生，伴广泛囊状透亮灶，双侧气胸。既往 2014 年 7 月有“右侧自发性气胸”史。

巨检：楔形肺组织大小 4.5 cm×2 cm×0.5 cm，切面部分区呈灰褐色，蜂窝状，范围 2 cm×0.8 cm，囊腔直径 0.5～0.8 cm，壁薄，内壁光滑。

镜下显示：大小不同、相互吻合的囊腔内衬内皮细胞，呈窦样腔系，腔内无细胞（部分区出血见红细胞），囊肿边缘及腔隙间可见不同数量的梭形细胞，呈小簇状、小巢状，沿小叶间隔、细支气管、淋巴管路径分布。肿瘤细胞核由卵圆形至雪茄型，似平滑肌细胞。部分区肿瘤细胞呈结节状增生，结节中央肿瘤细胞为梭形或卵圆形，结节边缘细胞略呈上皮样。如图 23-1～图 23-9 所示。

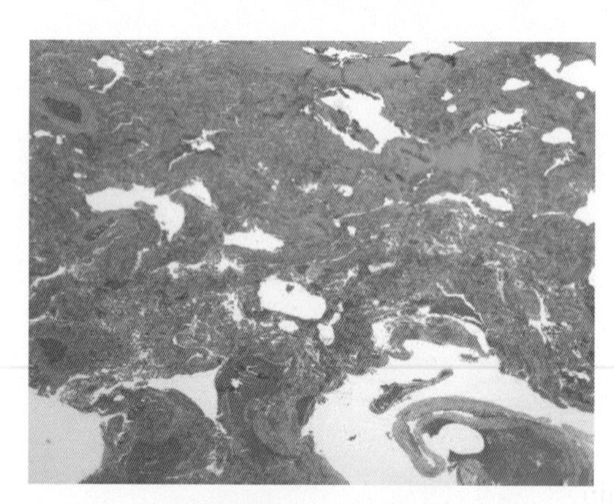
图 23-1　HE，25×

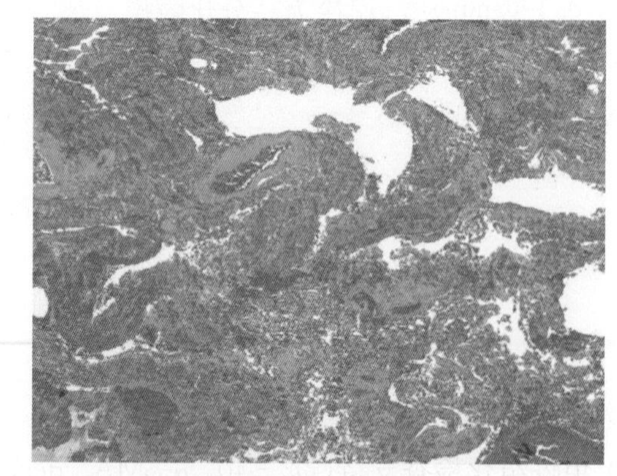
图 23-2　HE，50×

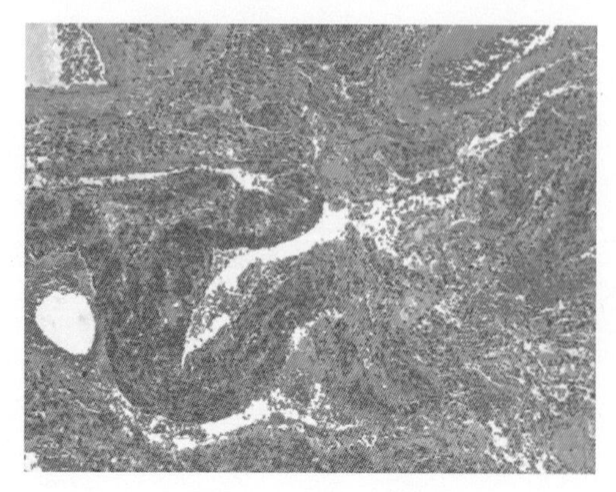
图 23-3　HE，100×

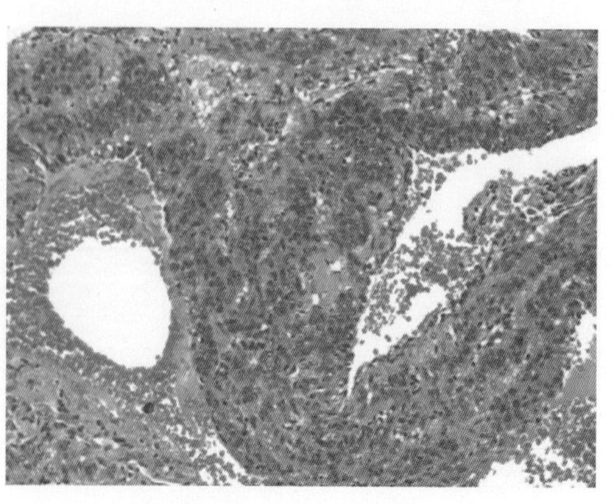
图 23-4　HE，200×

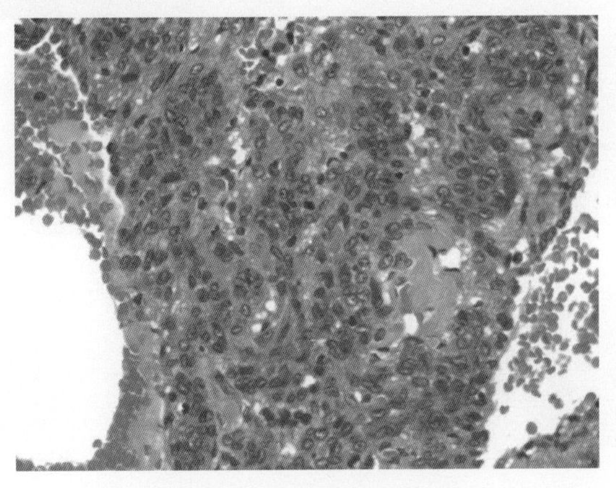

图 23-5 HE, 400×

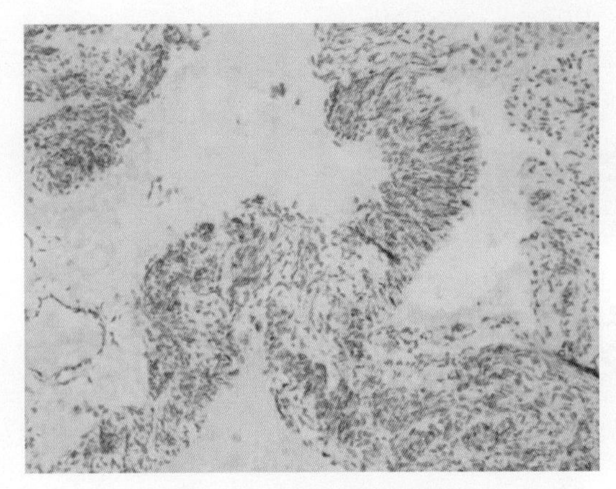

图 23-6 HMB-45, 200×

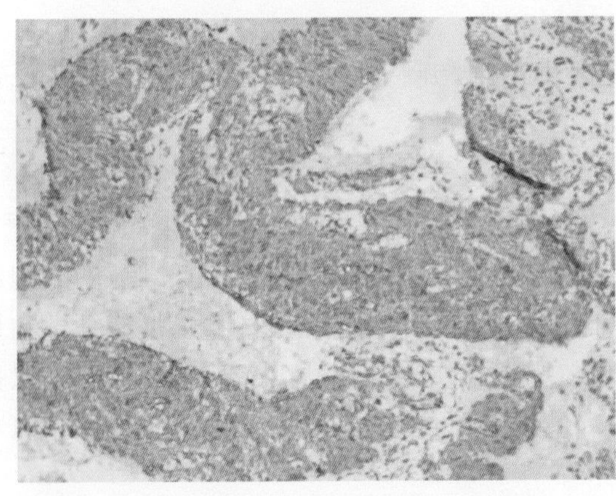

图 23-7 SMA, 200×

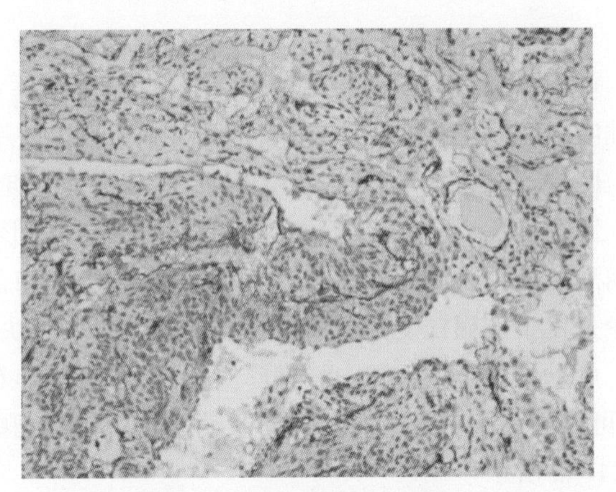

图 23-8 D2-40, 200×

病理诊断：淋巴管肌瘤病。

诊断依据：

(1) 本例患者为育龄期女性，符合淋巴管肌瘤病“几乎均发生于女性，且通常为生育期妇女”的特点。

(2) 肺是淋巴管肌瘤病的典型好发部位。

(3) 巨检病变为弥漫囊性，肿瘤主要由囊腔及周围增生的平滑肌样细胞为主，肿瘤细胞呈簇状、巢状沿淋巴管分布，符合淋巴管肌细胞生长特点。

(4) 免疫组化检查支持(D2-40、α-SMA、desmin、HMB-45 阳性)。

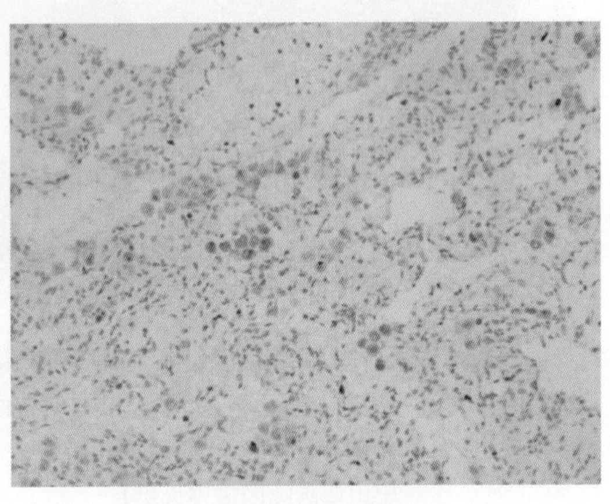

图 23-9 KI67, 200×

鉴别诊断：

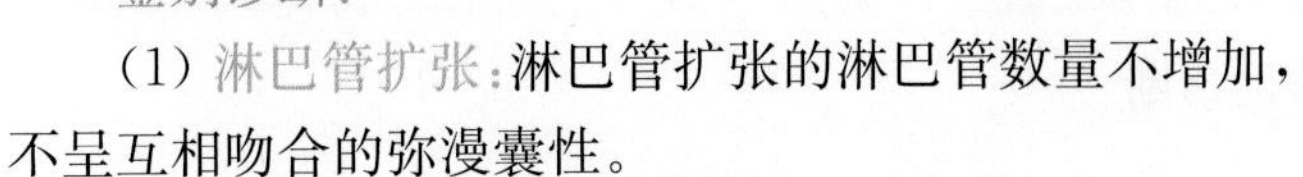

(1) 淋巴管扩张：淋巴管扩张的淋巴管数量不增加，不呈互相吻合的弥漫囊性。

(2) 淋巴管肌瘤：病变局限，未广泛累及淋巴管链。

(3) 血管瘤：毛细血管样或海绵状，未见平滑肌细胞增生，免疫组化检查示淋巴管标记阴性，血管内皮标记阳性。

(4) Kaposi 肉瘤：不显示复杂的互相吻合的淋巴管，且腔内红细胞多见，未见平滑肌增生，免疫组化检查示淋巴管标记阴性，血管内皮标记阳性。

(卢韶华)

案例 24

矽沉着病(矽肺)

病史:患者,男,56,长期接触金属粉尘 30 余年,10 年前出现胸闷、咳嗽、气短,活动后加重,反复阵发性咳嗽咳痰,当地疾控中心鉴定为尘肺Ⅲ期。

巨检:灰白色条索状组织 3 条,长度分别为 0.3 cm、0.5 cm、1 cm,直径均为 0.1 cm。

镜下显示:显微镜下,病变特征是沿淋巴管网形成微结节瘢痕,尤其以支气管血管束周围更为严重。早期病变表现为细胞性结节,结节由成纤维细胞和含大量硅颗粒的组织细胞构成;晚期结节的细胞成分减少并发生玻璃样变。结节可相互融合形成大肿块、发生坏死和形成空洞,结节的边缘呈特征性的星芒状。可见到动脉内膜和中膜增厚。偏光显微镜下,硅颗粒为两端尖的针状体,长 5 μm 以下,呈双折光性,可见于细胞内外。需要强调的是,同时看到硅颗粒和特征性纤维瘢痕才能诊断矽肺。如图 24-1、图 24-2 所示。

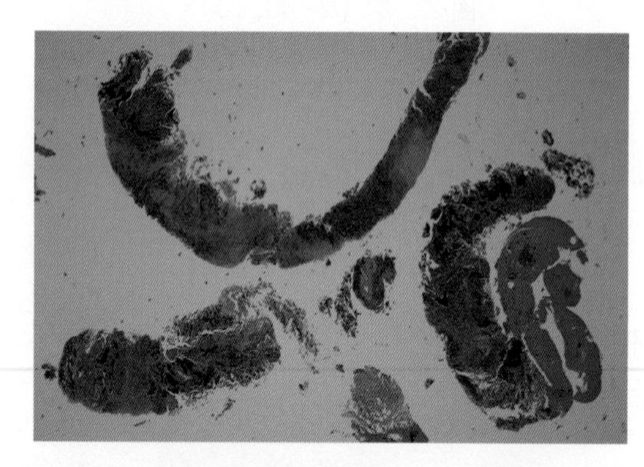

图 24-1 活检:弥漫性纤维化,有大量粉尘沉积和胶原化结节形成。HE, 40x(本例图片由中山医院陈岗老师提供)

图 24-2 偏光镜:可见白色、针芒状颗粒,一级亮度。HEx400

免疫组化检查结果:矽肺不需要免疫组化帮助诊断。

病理诊断:矽肺。

诊断依据:矽肺又称硅肺,是尘肺中最为常见的一种类型,是由于长期吸入大量游离二氧化硅粉尘所引起,以肺部广泛的结节性纤维化为主的疾病。特征性的矽结节为尘细胞(吞噬矽尘的巨噬细胞)在肺间质聚集成细胞团且由于尘细胞的崩解产物刺激纤维细胞增生,从而引起纤维化,早期为成纤维细胞、尘细胞形成的细胞性结节,以后细胞成分逐渐减少,并出现胶原纤维增生,形成同心圆排列的胶原纤维结节。

鉴别诊断:矽肺常合并结核,合并类风湿关节炎时称为 Caplan 综合征。需与其他肺肉芽肿性病变相鉴别，如肺结核、真菌感染等。矽肺最典型的特征是在偏光镜下可见到折光的硅颗粒；而肺结核通过抗酸染色可检出结核分枝杆菌，真菌感染可检出真菌菌丝或孢子。

（卢韶华）

案例 25

肺结核

病史：患者，男性，45 岁，左上肺占位。

巨检：左上肺楔形切除标本，大小 5 cm×3 cm×1.4 cm，紧贴胸膜见一灰黄色肿物，直径 1.4 cm，似有坏死。

诊断：（左肺上叶）巨检结节镜下大部分区呈凝固性性坏死，周边可见组织细胞及多核巨细胞反应，符合肉芽肿性病变伴凝固性坏死，抗酸染色查见阳性菌，结核可能性大。

肺结核为由结核分枝杆菌感染引起的肺部慢性且反复发作的疾病。多经呼吸道传播，临床症状通常隐匿，包括咳嗽、疲乏及体重减轻。半数患者可出现低热与夜间盗汗。就肺结核而言，病理科获得的材料包括纤维支气管镜活检、细针针吸细胞学、开胸肺活检和外科切除标本。大体上，大多数切除的肺实质是炎症性、纤维化而无功能的。支气管受累可引起支气管狭窄，伴远部支气管扩张、肺不张和继发感染。显微镜下，病变为坏死性肉芽肿性炎，伴有不同数量的非坏死性肉芽肿。肉芽肿是由上皮样细胞融合而成。典型的病变是融合的上皮样细胞结节，中心为干酪样坏死，外周有纤维结缔组织及慢性炎症细胞浸润，病变周边可见郎格汉斯多核巨细胞（见图 25－1）。鉴定结核菌对诊断是必需的。可通过抗酸染色查见病原体在坏死性肉芽肿的细胞外坏死碎片中，呈细长、亮红色、特征性的串珠状（见图 25－2）。也可进行病原体培养或应用高度敏感的分子基因检测技术来检测病原体。

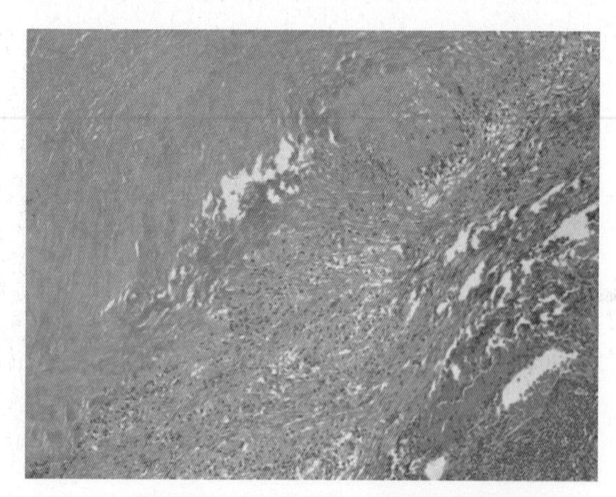

图 25－1　肉芽肿性炎，融合的上皮样细胞结节，中心为干酪样坏死，外周有纤维结缔组织及慢性炎症细胞浸润，病变周边可见郎格汉斯多核巨细胞（HE，100×）

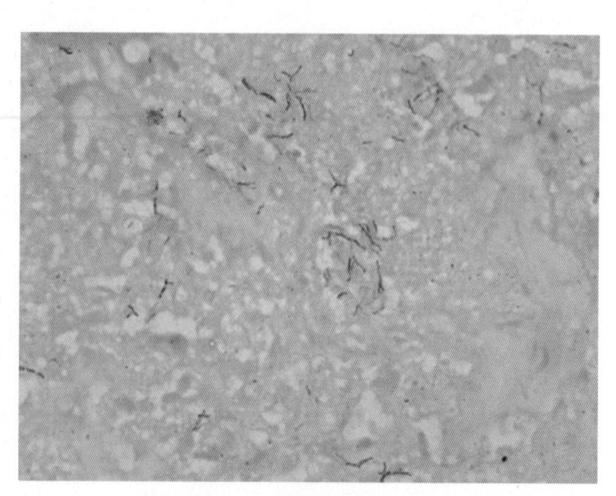

图 25－2　抗酸染色下的结核杆菌。在坏死性肉芽肿的细胞外坏死碎片中，呈细长、亮红色、特征性的串珠状（抗酸染色，400×）

（卢韶华）

案例 26

肺隐球菌性肉芽肿

病史：患者，男性，36 岁，右下肺占位。

巨检：右下肺楔形切除标本，大小 4.5 cm×2 cm×1 cm，切面紧贴胸膜见一结节状物，直径约 1 cm，切面灰白，界清。

诊断：(右下肺)肉芽肿性炎，结合特殊染色，符合真菌感染(隐球菌感染可能大)。

诊断依据：隐球菌病是孢子菌属酵母菌样真菌-新型隐球菌引起的系统性感染性疾病。该病好发于青壮年，但常发生在 30～50 岁，大约 1/3 患者无症状。患者常表现为慢性咳嗽，低度发热，胸膜性或非胸膜性胸痛，咳黏液痰，身体不适和体重减轻。胸部 X 线表现为肺和间质浸润改变，可有单个或多个结节。大体上，受累肺脏切面可见实性灰黄-棕黄色块状区，可单个或多发，切面呈黏液样或胶样改变。显微镜下，免疫功能正常的患者，隐球菌组织学改变常表现为肉芽肿性炎症反应。由大量的组织细胞、多核巨细胞、上皮样组织细胞聚集，以慢性炎症纤维化为背景构成的肉芽肿(见图 26－1)。在 HE 切片中，隐球菌菌体呈圆形，淡蓝或灰色，直径为 4～7 μm(见图 26－2)。也可通过特殊染色如 PAS(见图 26－3)、六胺银(见图 26－4)或黏液卡红染色查找病原体。

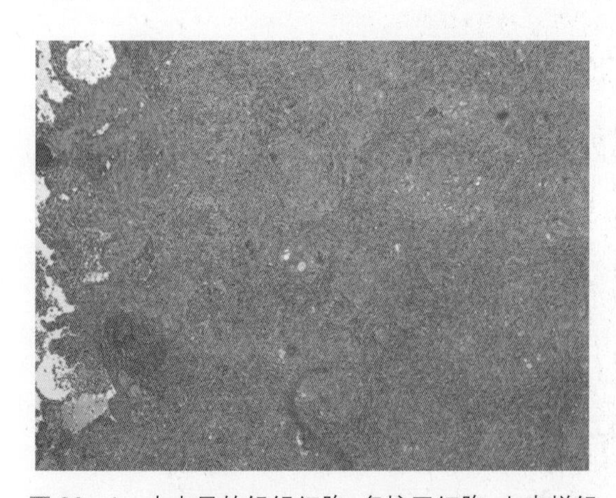

图 26－1 由大量的组织细胞、多核巨细胞、上皮样组织细胞聚集，以慢性炎症纤维化为背景构成的肉芽肿(HE，50×)

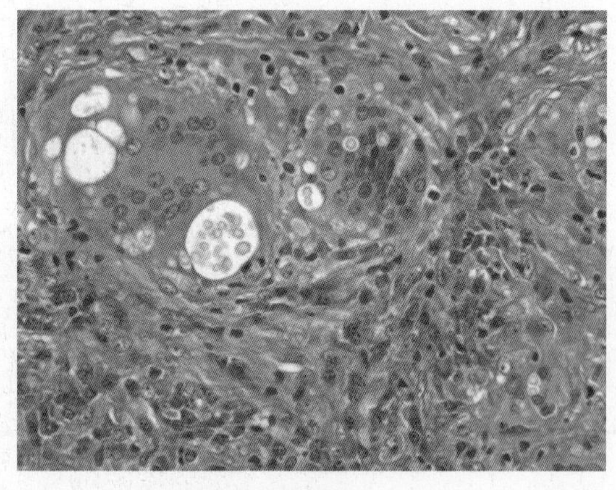

图 26－2 隐球菌菌体呈圆形，淡蓝或灰色，直径为 4～7 微米(HE，400×)

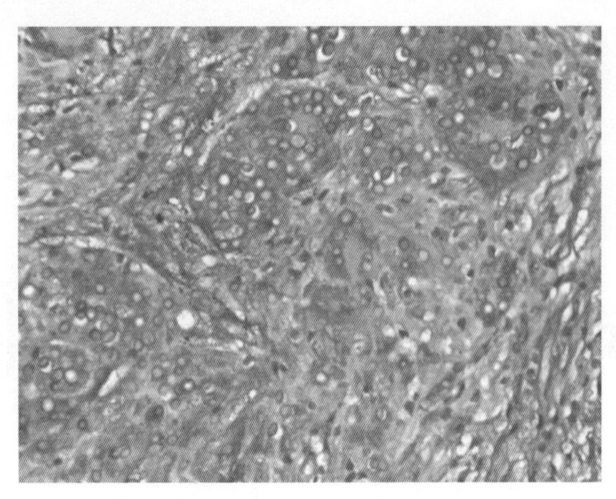

图 26-3 PAS 染色，400×

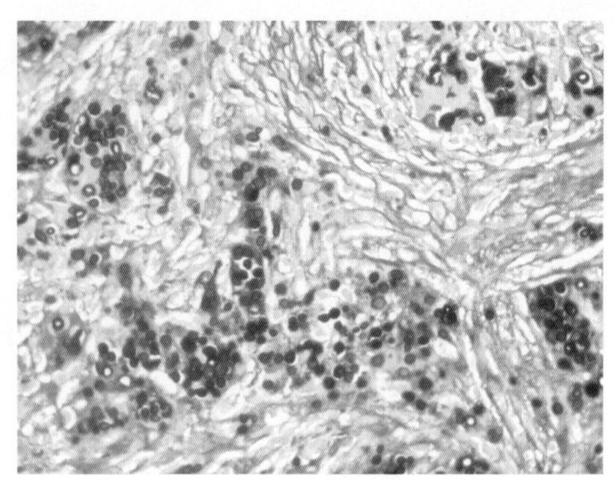

图 26-4 六胺银染色，400×

（卢韶华）

案例 27

肺腺癌

病史：患者，男性，54 岁，吸烟 30 余年。右上肺浸润性腺癌术后 1 年余，发现右下肺结节增大 8 月。术后随访 CT 扫描示：右肺下叶见一结节影，边界欠清，大小约 7 mm，纵隔多发小淋巴结，较前有所增大。

巨检：楔形肺切除标本，7 cm×2 cm×1 cm，切面紧贴胸膜见一灰白灰红结节状肿物，大小 1 cm×1 cm×0.5 cm，质地中，界限尚清。

镜下显示：如图 27－1～图 27－7 所示。

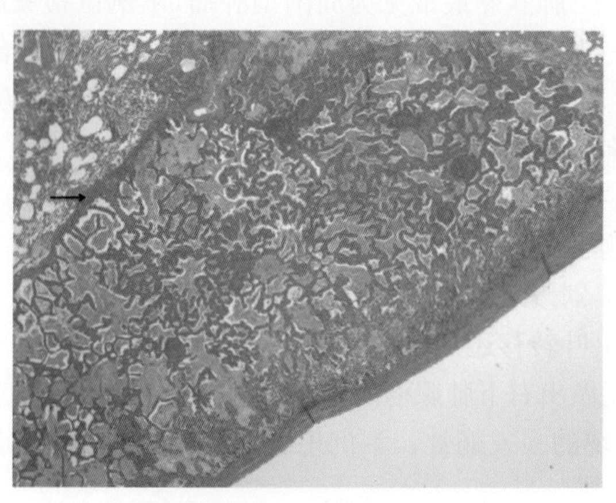

图 27－1　胸膜下可见一境界相对清楚的病变，肺泡上皮明显增生，为肿瘤性病变，HE，25×

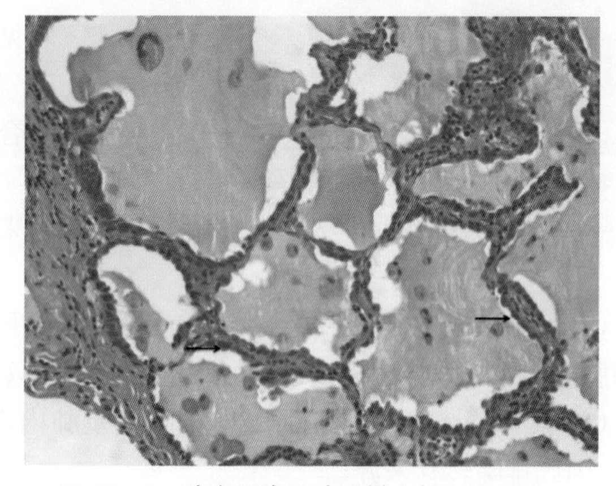

图 27－2　肿瘤细胞呈贴壁样生长，HE，200×

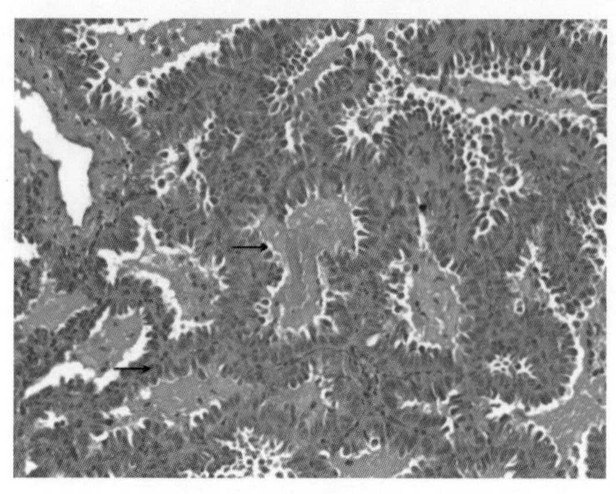

图 27－3　肿瘤细胞呈腺泡状生长方式生长，HE，200×

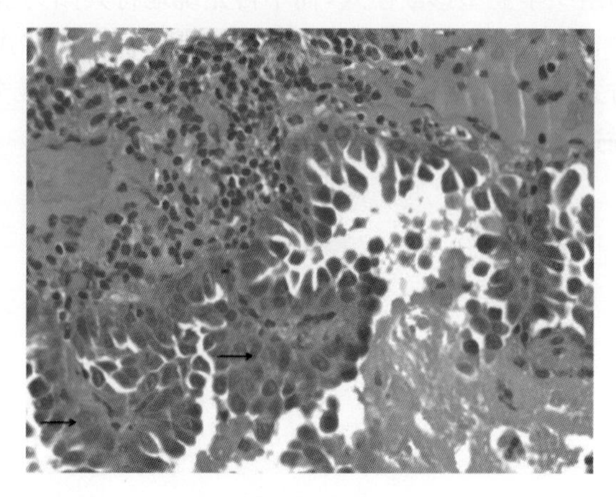

图 27－4　肿瘤细胞呈乳头状生长方式生长，HE，200×

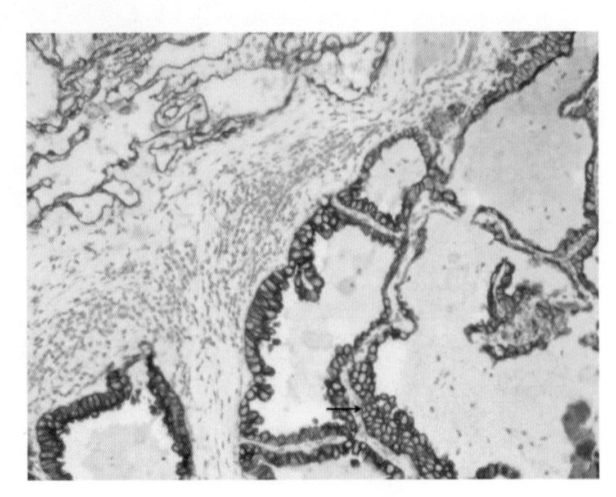

图 27-5 与周围正常肺泡上皮对照，肿瘤性的肺泡上皮细胞密集，CK7 呈强阳性表达，IHC-CK7，200×

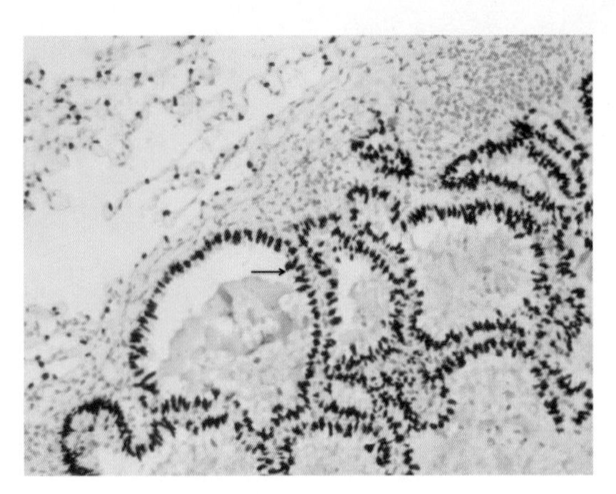

图 27-6 与周围正常肺泡上皮对照，肿瘤细胞呈密集地强阳性表达，IHC-TTF-1，200×

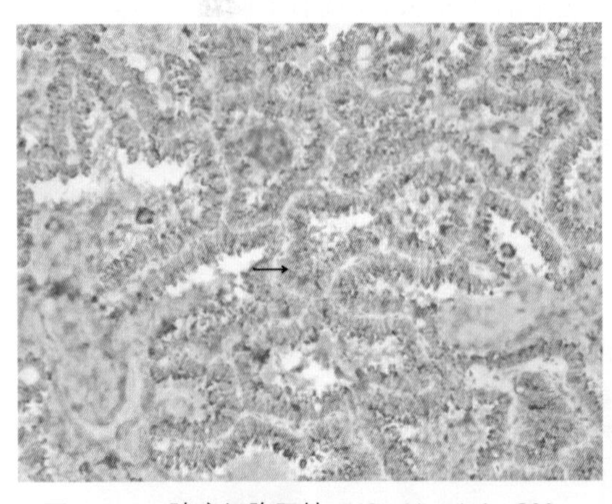

图 27-7 肿瘤细胞阳性，IHC-NapsinA，200×

病理诊断：肺腺癌。

诊断依据：

(1) 肺腺癌是肺原发恶性肿瘤的常见组织学亚型，多数病例见于吸烟者。本例患者为一中年男性，有吸烟史，病史较符合。

(2) 肺腺癌最常见为周围型肿瘤，本例巨检紧贴胸膜见一灰白灰红结节状肿物，质地中。发生部位符合。

(3) 肿瘤细胞呈腺泡状、贴壁样及乳头状生长方式，符合肺腺癌的组织形态学表现。

(4) 免疫组化标记 TTF-1、CK7 及 NapsinA 支持肺来源腺癌。

鉴别诊断：

(1) 本例因有右肺上叶腺癌切除病史，需排除是上叶转移还是下叶原发。因两者形态学表现一致，且肺腺癌本可单发或者多发，因此很难做出判断，只能做出右下肺腺癌的诊断。

(2) 转移性腺癌：通常有原发癌的病史及肺内出现的多发病灶。本例患者既往无其他部位的腺癌病史，因此排除转移来源。

备注：按照《2015 版 WHO 肺腺癌新分类》，依据肿瘤的主要生长方式，对浸润性腺癌提倡全面、详细的组织学亚型诊断模式，而不再笼统地将其归为混合亚型。诊断模式举例：肺腺癌，以实性生长方式为主，10%呈腺泡样生长方式，5%呈乳头状生长方式；在之前 WHO 分类中，仅当肿瘤成分(某一特殊生长方式)所占比例达到 10%时才被视为一种构成成分，而新分类推荐，只要达到 5%就应该在诊断中进行描述。

(卢韶华)

案例 28

肺小细胞癌

病史：患者，男性，59 岁，咳嗽咳痰 3 月，为白色脓痰。CT 检查显示右肺上叶近肺门见一枚大小约 39.9 mm×41.5 mm 组织影，右肺上叶支气管受阻，远端肺膨胀不全。吸烟史 40 年，每天 1 包，少量饮酒。

巨检：肿物位于肺大支气管旁，切面呈白色，质软，易碎，界限清，部分区见坏死。

镜下显示：弥漫一致增生的小细胞，淋巴细胞大小，胞质极少似裸核，胞核呈圆形、卵圆形、多角形和梭形，染色质呈均匀细颗粒状且深染，核仁不明显，病理核分裂像多见。少部分区肿瘤细胞呈巢状、条索状、缎带状、菊形团状生长。部分区肿瘤细胞挤压伤明显，细胞核拉长变形，染色质弥散呈纺锤形。坏死区及血管壁嗜苏木素染色。如图 28－1～图 28－4 所示。

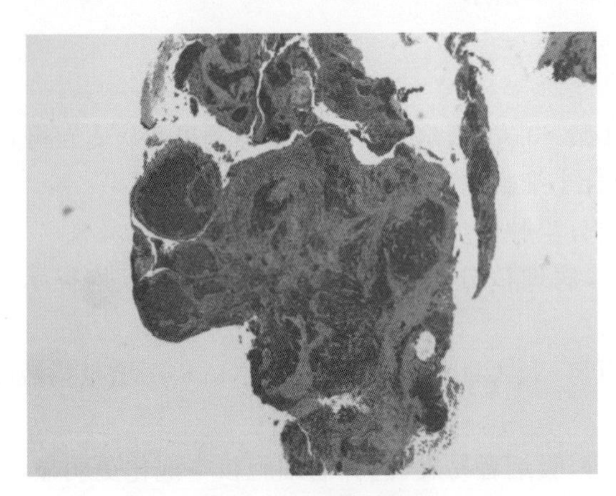

图 28－1　HE，50×

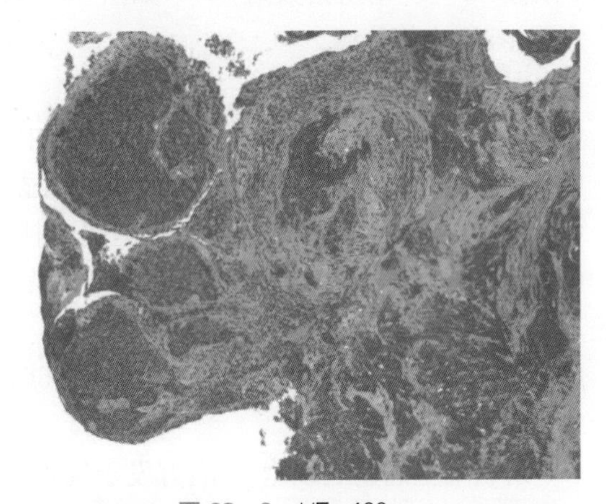

图 28－2　HE，100×

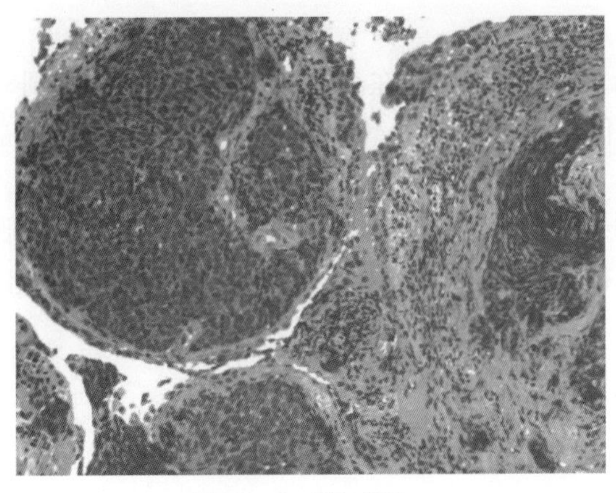

图 28－3　HE，200×

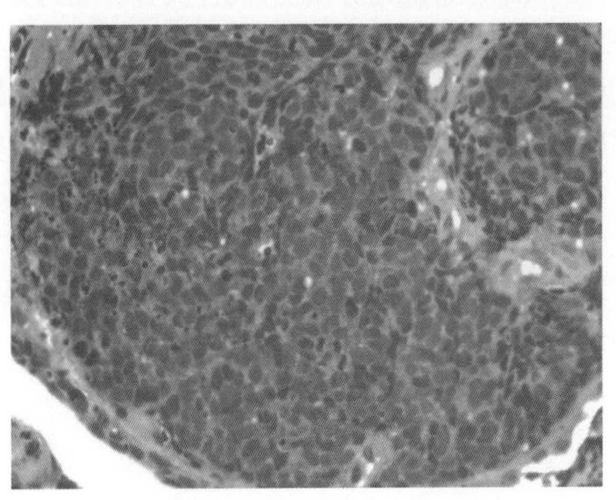

图 28－4　HE，400×

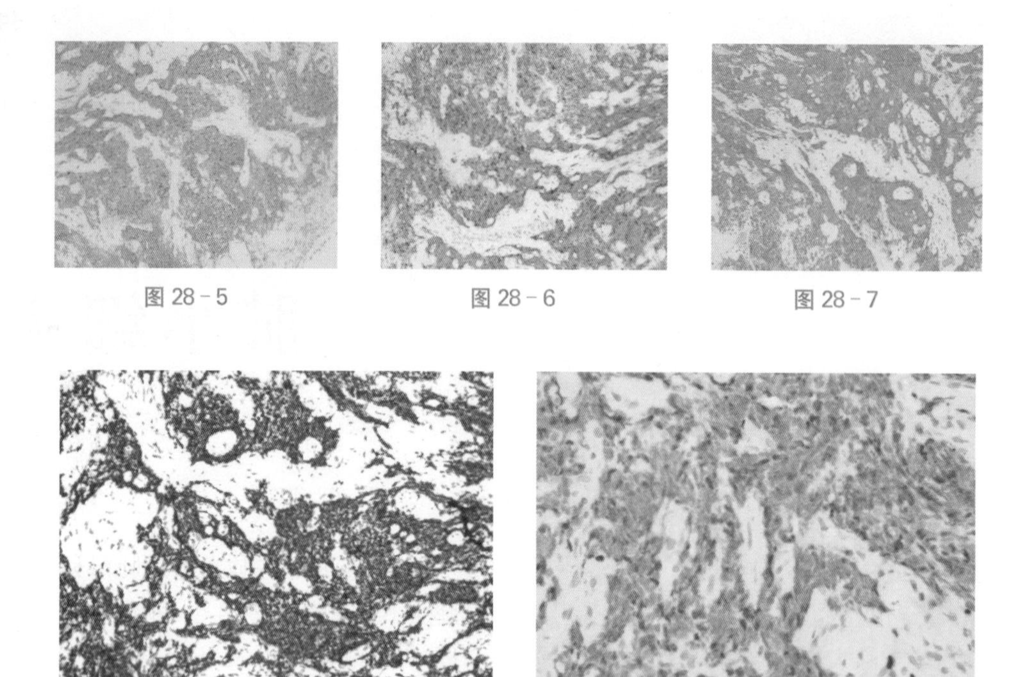

图 28 - 5　　图 28 - 6　　图 28 - 7

图 28 - 8　　图 28 - 9

免疫组化检查结果：神经内分泌标记 CD56、SYN、CHG 均呈阳性。如图 28 - 5～图 28 - 7 所示。TTF1 阳性，ki - 67 增殖指数约 70%，如图 28 - 8、图 28 - 9 所示。

病理诊断：小细胞癌。

诊断依据：

（1）小细胞癌好发于肺，多为中老年男性，中位年龄 60 岁，吸烟患者好发。本例患者病史较符合。

（2）巨检肿瘤切面呈灰白色，质软，坏死明显，符合小细胞癌质嫩且常伴坏死的特点。

（3）部分区肿瘤呈巢状、缎带等结构，提示神经内分泌肿瘤。

（4）肿瘤细胞弥漫一致，呈裸核，粉尘状染色质，病理核分裂像常见，易挤压等特点均提示小细胞癌。

（5）免疫组化标记支持(SYN、CHG、CD56、TTF - 1、CD117、bcl - 2 阳性，ki - 67 增殖指数高)。

鉴别诊断：

（1）鳞状细胞癌基底细胞亚型：好发于气管支气管，吸烟者易发，但肿瘤细胞核空泡化更明显，癌巢边界较小细胞癌清楚，坏死少见；免疫组化神经内分泌标记阴性，p63、p40 阳性。

（2）大细胞神经内分泌癌：同样具有神经内分泌器官样结构，但细胞较小细胞癌大，核质比低，空泡状，粗或细的染色质，核仁常见。

（3）复合型小细胞癌：小细胞癌与其他成分混合，充分取材后能在小细胞癌的背景上观察到≤5%区域的其他成分，可为鳞状细胞癌、腺癌等。免疫组化局灶区 p63、p40 阳性(复合型小细胞-鳞癌)或 CK7、SPA、NapsinA 阳性(复合型小细胞-腺癌)。

（4）弥漫大 B 细胞淋巴瘤梭形细胞亚型：巨检肿瘤切面灰白，质软，但界限不清，不同于小细胞癌。肿瘤细胞似裸核，黏附性差，但染色质粗糙，且无典型神经内分泌肿瘤的巢团、缎带样排列。免疫组化显示神经内分泌标记阴性，淋巴造血系统标记阳性。

（卢韶华）

案例 29

肺孤立性纤维瘤

病史：患者，女性，32 岁，体检发现纵隔占位。术中，肿瘤表面光滑，与周围无黏连，蒂部位于左肺上叶。

巨检：肿瘤呈分叶状，表面有包膜，切面灰白到黄白色，质韧。

镜下显示：表现为梭形细胞肿瘤，部分区细胞显著异形，可见多核瘤巨细胞，核分裂像 5 个/50HPF，免疫组化检查结果示 CD34 强阳性，STAT6 阳性，如图 29-1～图 29-4 所示。

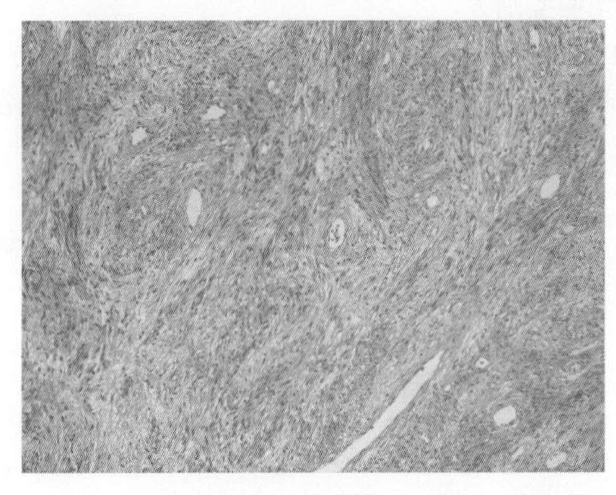

图 29-1　孤立性纤维性肿瘤梭形细胞区，细胞密度中等，细胞无明显异形。HE，50×

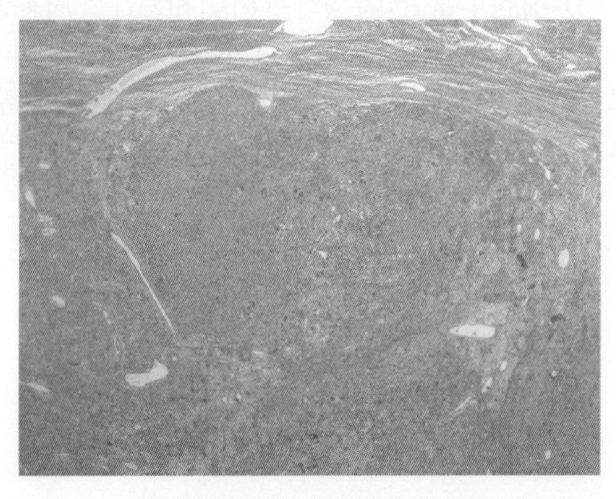

图 29-2　肿瘤细胞丰富，细胞具有明显异型性，可见瘤巨细胞以及病理性核分裂像，此区为恶性变区域。HE，50×

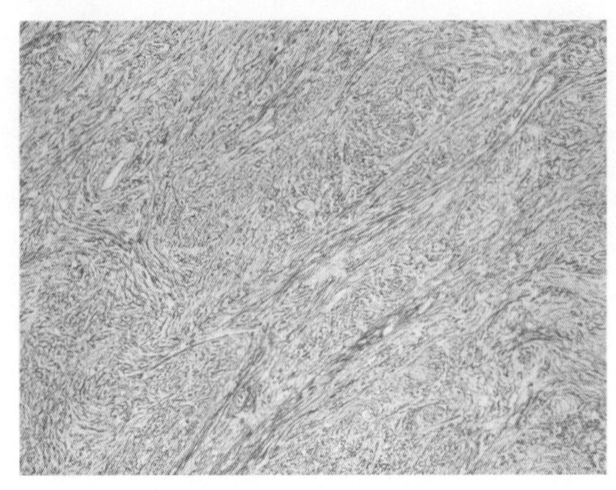

图 29-3　肿瘤细胞 CD34 弥漫强阳性。IHC，50×

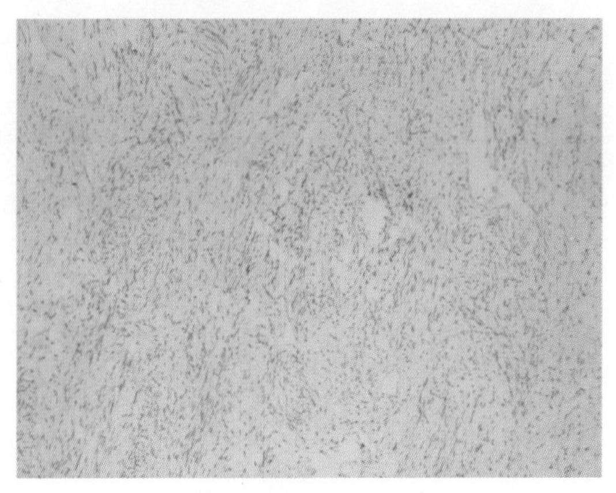

图 29-4　肿瘤细胞 STAT6 细胞核弥漫阳性。IHC，50×

病理诊断：孤立性纤维性肿瘤伴部分区恶变(恶性孤立性纤维性肿瘤)。

诊断依据：

孤立性纤维性肿瘤(SFT)是一种间叶性肿瘤，组织学起源尚未明确。SFT 发病高峰在 40～60 岁，女性略多见，好发于脏层胸膜，也可发生于肺实质及纵隔等部位。

肺 SFT 可以表现为良性和恶性，良性占大多数，鉴别可能很难。肿瘤由交替性分布的细胞丰富区和细胞稀疏区组成，细胞丰富区内，瘤细胞呈短梭形或卵圆形，胞质少或不清，核染色质均匀，细胞稀疏区内，瘤细胞呈纤细的梭形。典型的良性病例中，两区内的细胞均无明显异形性，核分裂像也不多见。瘤细胞多呈无结构性生长，也可呈席纹状、条束状、鱼骨样、血管周细胞瘤样、栅栏状或波浪状，部分病例还可见到上皮样小圆细胞及沿血管周围分布的多核巨细胞。一些肿瘤呈明显黏液样特征。一些病例中，除含有典型 SFT 的区域外，还含有不典型的区域，表现为细胞密度增加，核异型性明显，核分裂像易见，常≥4/50HPF，并能见到坏死，考虑为非典型性和恶性 SFT。SFT 细胞恒定表达 CD34 和 bcl-2，且呈强阳性，最新研究的抗体 STAT6 在 SFT 肿瘤细胞中细胞核阳性具有很高特异性，可以用于与其他肿瘤的鉴别诊断。肿瘤细胞可表达波形蛋白和 CD99，EMA、S100、CD117、DES、[肌]钙网蛋白(calretinin)等标记一般为阴性。

鉴别诊断：

(1) 硬化型孤立性纤维性肿瘤需与纤维瘤病(韧带样瘤)、钙化性纤维性假瘤鉴别。

(2) 黏液型肿瘤需与低级别恶性黏液纤维肉瘤和低级别恶性纤维黏液样肿瘤鉴别。

(3) 细胞丰富者，需与纤维肉瘤和恶性外周神经鞘瘤鉴别。

几乎 90%的肺 SFT 可通过外科切除治疗。非典型性及恶性 SFT 具有明显的侵袭性行为，局部复发率或远处转移率高。预后好的指征是：有蒂，境界清楚，无核多形性，无核分裂像。恶性的特征是：细胞丰富、具有异形性、细胞分裂活跃和坏死。

(卢韶华)

案例 30

肺错构瘤

病史：患者，男性，46 岁，体检 X 线检查发现左肺上叶类圆形肿物，边界清楚，无明显毛刺，纵隔淋巴结无明显肿大。

巨检：肿物大小 2.5 cm×2.5×2 cm，易从肺实质中剥离，呈分叶状，切面灰白色，质地硬似软骨。

镜下显示：成熟的软骨组织被脂肪组织、纤维血管、平滑肌组织等间叶成分围绕，其间呼吸型上皮成分在间叶组织内形成裂隙。

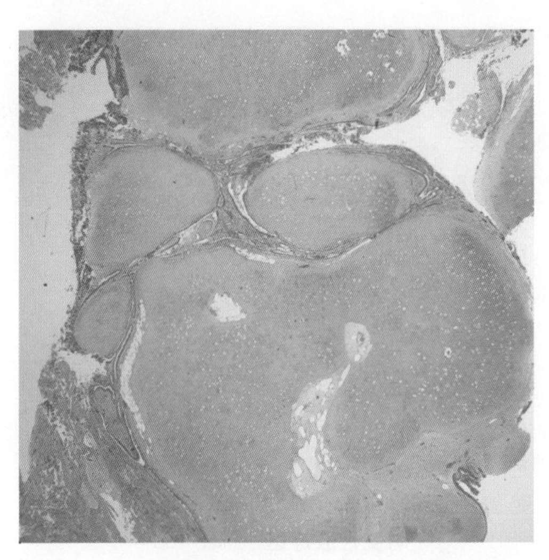

图 30-1　分叶状软骨被呼吸型上皮和间叶成分围绕分割。HE，25×

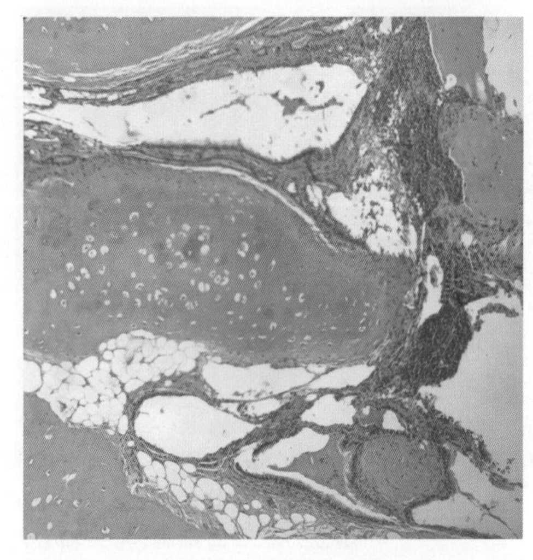

图 30-2　间叶成分如脂肪、纤维血管等。HE，100×

免疫组化检查结果：无。

病理诊断：肺错构瘤。

诊断依据：错构瘤主要是由分叶状成熟的软骨构成，被其他间叶成分如脂肪、平滑肌、骨和纤维血管组织围绕。间叶成分是次要成分。呼吸型上皮通常在间叶成分小叶间形成裂隙。支气管内错构瘤可以脂肪组织为主，上皮成分少或缺如。

鉴别诊断：主要与软骨瘤鉴别。肺错构瘤至少出现两种间叶成分，且呼吸型上皮在软骨岛间形成裂隙；肺软骨瘤通常缺乏错构瘤中上述成分，可见于 Carney 三联征患者（包括胃肠道间质瘤、肺软骨瘤和肾上腺外副神经节瘤），易表现为多灶发生。

（卢韶华）

案例 31

硬化性肺泡细胞瘤（肺硬化性血管瘤）

病史：患者，女性，50 岁，偶感胸部疼痛，CT 检查示右肺上叶密度增高结节影，边界尚清，浅分叶，纵隔及肺门淋巴结无明显肿大。

巨检：肿块大小 2.5 cm×2 cm×2 cm，界限尚清，切面灰红灰褐色，实性，质地中等。

镜下显示：由两种形态的肿瘤细胞（表面立方上皮和间质圆形或卵圆形细胞）形成乳头或实性结构。此外，可见出血区或硬化胶原透明变性区，如图 31－1～图 31－4 所示。

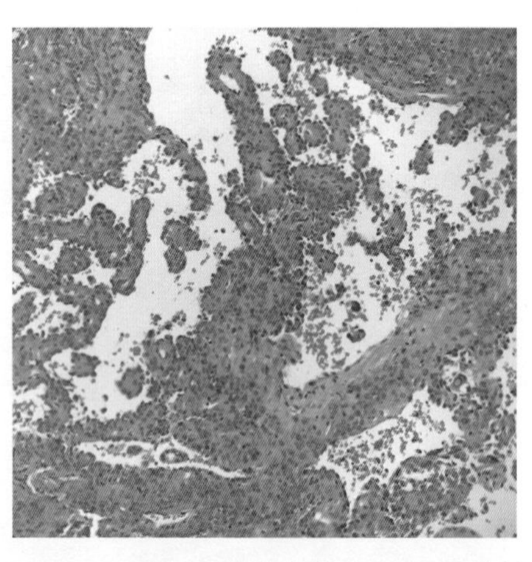

图 31－1　镜检示乳头状结构区域：乳头被覆立方状表面细胞，乳头轴心内含有间质细胞。HE，100×

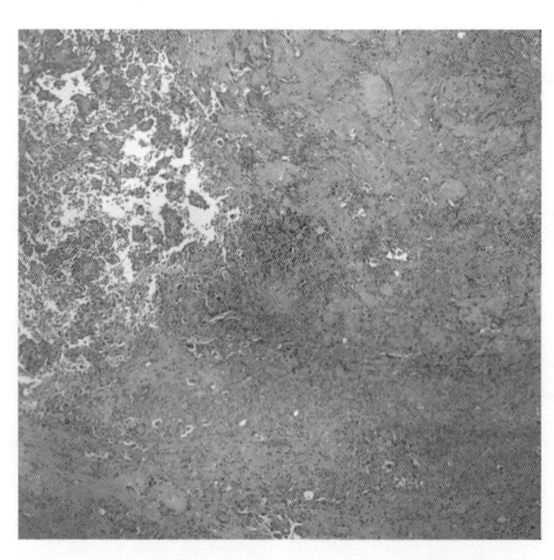

图 31－2　镜检示硬化区域：可见致密的透明变性胶原区。HE，100×

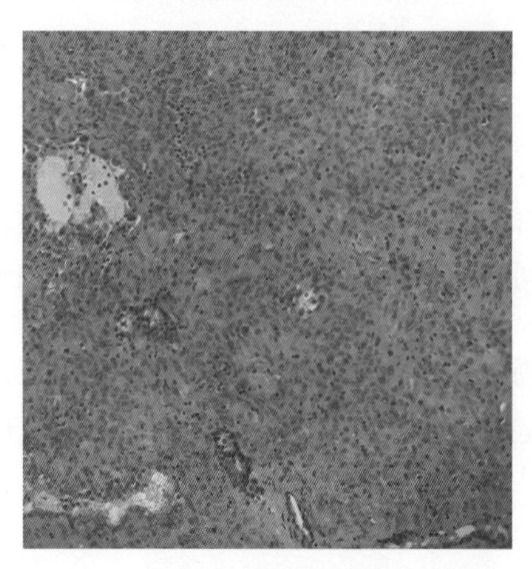

图 31－3　镜检示实性结构：圆形间质细胞呈片状分布，其间见立方状表细胞形成的腺样结构。HE，100×

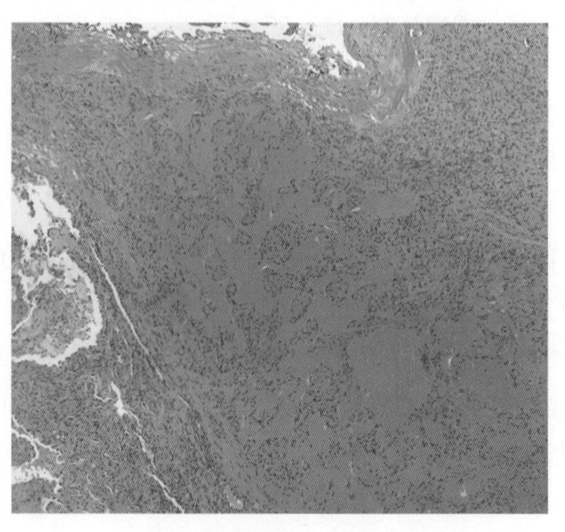

图 31－4　镜检示出血区：大片出血区覆以上皮细胞，或出血灶含有含铁血红素沉积碎片、泡沫样巨噬细胞。HE，100×

免疫组化检查结果：表面上皮和间质细胞均表达CK7、TTF-1、EMA、波形蛋白(vimentin)。此外，间质细胞还表达ER、PR。

病理诊断：肺硬化性肺泡细胞瘤。

诊断依据：肿瘤内存在两种细胞类型，即圆形或卵圆形间质细胞及立方状表面细胞。间质细胞形态温和，染色质细而分散，缺乏清楚的核仁，核分裂指数低(通常<1个/10HPF)，胞质通常呈嗜酸性，但也可呈泡沫样或印戒样形态。表面细胞可以呈多核，或呈透亮、空泡状、泡沫状胞质或核内包涵体。

肿瘤镜下形态可表现为：

(1) 乳头状结构：复杂的乳头被覆立方状表面细胞，乳头轴心内含有间质细胞，偶可呈硬化或黏液样。

(2) 硬化性结构：在出血区周围、乳头轴心内或实性区内，可见致密的透明变性胶原区。

(3) 实性结构：圆形间质细胞呈片状分布，其间见立方状表面细胞形成的腺样结构。

(4) 出血区：大片出血区被以上皮细胞，或出血灶含有含铁血红素沉积碎片、泡沫样巨噬细胞及胆固醇结晶裂隙。

鉴别诊断：

(1) 主要与肺腺癌鉴别：硬化性肺泡细胞瘤内出现乳头或实性结构区域易误诊为肺腺癌，尤其是在冷冻快速诊断时，此时应注意观察包含表面上皮和间质细胞两种细胞成分，且细胞形态相对温和一致，镜下肿瘤边界清楚，出血区或胶原透明变硬化区的出现有助于作出正确的诊断；肺腺癌亦可出现乳头、实性甚至出血区，但其缺乏间质圆形或卵圆形细胞成分，肿瘤细胞异型性大，其含有不同分化程度的形态表现如贴壁型、腺泡型、乳头型或实性结构常起提示作用。

(2) 与类癌鉴别：当硬化性肺泡细胞瘤缺乏出血或硬化区，以乳头或实性结构为主时，除注意病理形态学特点，间质细胞表达TTF-1、EMA、vimentin、ER、PR有助于鉴别；类癌表现为由单一相对一致的圆形、卵圆形或梭形细胞排列成菊形团、器官样或小梁状结构，免疫组化表达CgA、SYN、CD56。

(卢韶华)

案例 32

肺炎性假瘤

病史：患者，男性，51 岁，1 个月前无特殊诱因下出现左胸部隐痛，不伴咳嗽咳痰、胸闷气急、肩背放射。遂至当地医院就诊，胸部 CT 检查示左肺上叶尖段占位，PET/CT 检查示左肺上叶尖后段占位，考虑周围型肺癌。

巨检：肺叶切除标本，大小 21 cm×12 cm×3 cm，支气管切缘直径 0.8 cm，紧邻胸膜见灰白灰红肿物，大小 3.2 cm×2.5 cm×2.5 cm，质中，界限不清。肿物对应胸膜面，组织灼伤明显。

镜下显示：如图 32－1～图 32～4 所示。

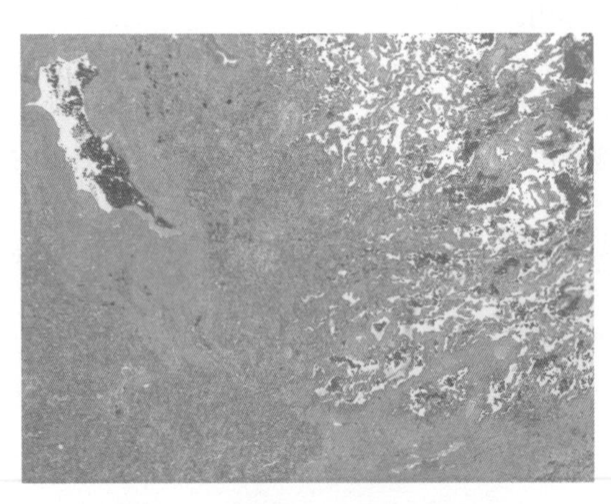

图 32－1　病变区与周围肺组织界限不清。HE，50×

图 32－2　病变区纤维组织增生伴玻璃样变，炎性细胞浸润。HE，100×

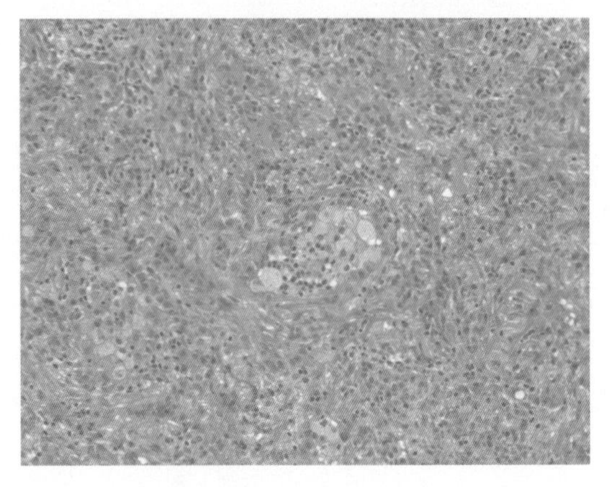

图 32－3　病变区泡沫样组织细胞反应，小血管增生，肺泡上皮增生。HE，200×

图 32－4　免疫组化 VS38C 阳性，示大量浆细胞浸润。HE，200×

病理诊断：炎性假瘤。

诊断依据：

(1) 本例病变区纤维组织增生，伴多量淋巴细胞、浆细胞浸润，肺泡上皮明显增生。

肺炎性假瘤是肺实质内的一种炎性增生性瘤样病变，常表现为境界清楚或不太清楚的结节，常出现大量淋巴样细胞，因此得名。临床较为少见，其病因及发病机制尚未完全明确，临床表现不典型，组织学形态表现多样，易误诊为其他炎性或肿瘤性病变。肺炎性假瘤为良性，手术切除通常可治愈，但也有个别病例发生恶变。

(2) 临床表现：肺炎性假瘤病因不明，目前普遍认为炎性假瘤是一类瘤样病变而非反应性增生。临床上肺炎性假瘤以中年男性多见，可出现咳嗽、咳痰、胸闷、胸痛、咯血等呼吸系统症状，部分病例无明显症状，为常规体检发现肺实质肿块阴影。

(3) 影像学：X线及CT等影像学检查见肺部局限性病灶，边界清晰，外形光滑，亦可出现毛刺或分叶状改变，局部胸膜可见不同程度增厚，且多与周围胸壁、心包及纵隔粘连。病灶密度可不均匀，中央可有结节状钙化，或小空洞及支气管空气征。大多数肺部良性肿块直径以2～4 cm居多，超过5 cm者极少见。当病灶相对较大，边界不清，边缘有毛刺者，术前易误诊为肺癌；而病灶境界清楚，内见钙化或液化性坏死并囊性变者，又易误诊为结核瘤，曲菌球病。纤维支气管镜检查大多镜下无异常，经纤维支气管镜或在CT引导下经皮肺穿刺肺活检对肺部周围性病变诊断阳性率较高，是获得病理学依据的重要手段。

(4) 病理诊断：大体上，肿块位于肺实质内，无包膜，切面灰白色、黄褐色或暗红色，质地不均匀，与周围界限不清。光镜下，肺炎性假瘤的病理表现为多样化，总结其病理诊断要点有以下几点：①肺泡上皮明显增生，呈腺样、多层或小乳头状结构；②纤维组织大量增生、玻璃样变及黏液变；③血管增生，管腔扩张；④组织细胞及泡沫细胞大量聚集；⑤各种炎性细胞浸润多少不等，以淋巴细胞、浆细胞为主，伴中性粒细胞浸润；⑥肺泡壁明显增厚；⑦有的肺泡炎性渗出物机化，呈机化性肺炎改变。

鉴别诊断：

(1) 肺腺癌：肺腺癌肺泡上皮异型增生，形态可不规则，可见核分裂像，与炎性假瘤可鉴别。

(2) 恶性纤维组织细胞瘤：细胞异型性及多形性明显，核分裂像增多。

(3) IgG4相关硬化性疾病：特征为广泛的淋巴细胞、IgG4(+)浆细胞浸润，不规则纤维化和闭塞性小静脉炎，IgG4/IgG>40%且IgG4>50个/HPF。伴有血清IgG4升高，是一种自身免疫性疾病。

(4) 未分化癌或肉瘤：细胞异型性及多形性明显，核分裂像多。

治疗与预后：肺炎性假瘤与肺癌临床上很难鉴别，手术原则以尽量保留正常肺组织前提下切除病灶，位置表浅且小者做肺叶楔形切除，位置深且大者可做肺叶切除术，最终诊断依赖病理诊断。肺炎性假瘤为良性，手术切除通常可治愈，但也有个别病例发生恶变，国内报道恶性变的发生率为1%～4%。因此，在日常病理工作中应充分取材，严格掌握其诊断标准，提倡术中冰冻，谨防过诊；亦防轻诊，延误患者的治疗。

（卢韶华）

案例 33

前肠囊肿

病史：患者，女性，43 岁，检查发现左后纵隔占位 1 月余。胸部增强 CT 检查：左后上纵隔占位，考虑神经源性肿瘤可能大。MRI 检查：左上后纵隔脊柱旁见大小约 2.5 cm×2.1 cm 左上后纵隔良性占位，前肠囊肿可能性大，不除外神经源性肿瘤。

巨检：灰黄灰红囊壁样物一枚，直径 0.5 cm，壁厚 0.1 cm，未见内容物。

镜下显示：纤维囊壁组织，内衬立方至纤毛柱状上皮，囊壁间可见平滑肌束及扩张的薄壁血管。如图 33-1、图 33-2 所示。

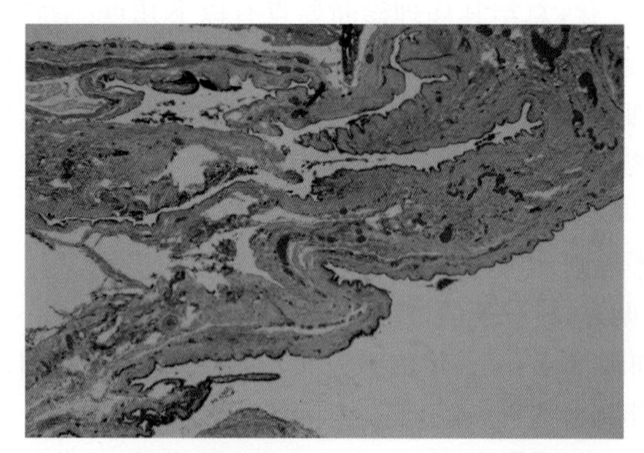

图 33-1　纤维囊壁组织内衬立方及纤毛柱状上皮，HE，50×

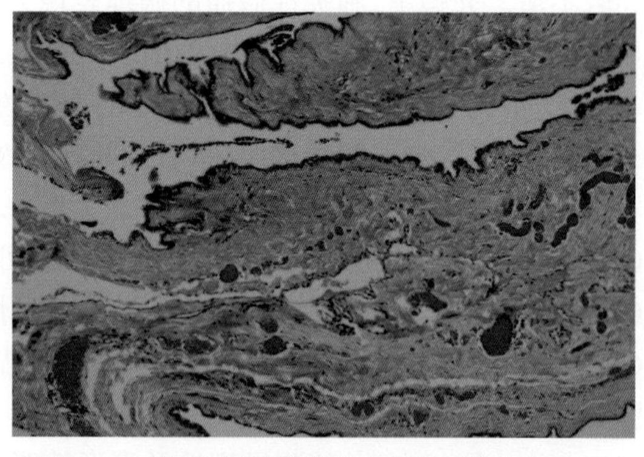

图 33-2　囊壁内见平滑肌及扩张血管，HE，200×

病理诊断：前肠囊肿。

诊断依据：发生在纵隔的囊肿主要分为胸腺囊肿及非胸腺性囊肿，胸腺囊肿可以内衬各种类型的上皮，包括扁平、立方、柱状、鳞状（少见）上皮，囊壁内可见胸腺组织。非胸腺性囊肿主要见于心包囊肿与前肠囊肿。心包囊肿通常附着于心包，内衬单层扁平或立方间皮细胞。前肠囊肿是由各种不同类型的上皮细胞排列在囊壁内，分类主要根据其组织学特征而非其部位，其中支气管囊肿与气管或支气管的结构相似，衬覆纤毛柱状上皮，囊壁可含有软骨板、支气管腺体以及平滑肌束，胃、肠源性囊肿的结构与消化道相似，通常覆盖有消化道上皮（胃黏膜或肠黏膜），还可见到神经纤维和神经节。食管囊肿也可衬附多种上皮，但它的囊壁内可见双层平滑肌结构。

鉴别诊断：胸腺囊肿、心包囊肿。其中胸腺囊肿可在囊壁内找见胸腺组织，而心包囊肿内衬上皮为间皮细胞。

（余　婷）

案例 34

胸腺囊肿

病史：患者，女性，58 岁，体检发现纵隔占位 3 年余。

巨检：灰黄组织一枚，大小 8 cm×3 cm×2 cm，切面见一囊性区，直径 1.5 cm，囊壁菲薄。

镜下显示：纤维囊壁组织，囊壁内见少许胸腺组织，囊内壁内衬假复层纤毛柱状上皮。如图 34－1、图 34－2 所示。

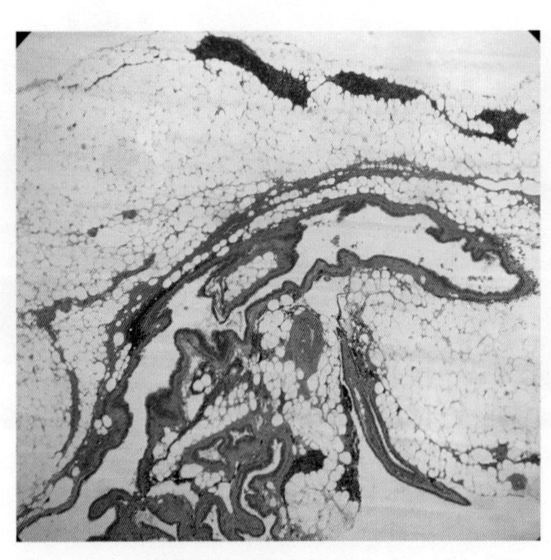

图 34－1 囊壁内衬纤毛柱状上皮。HE，50×

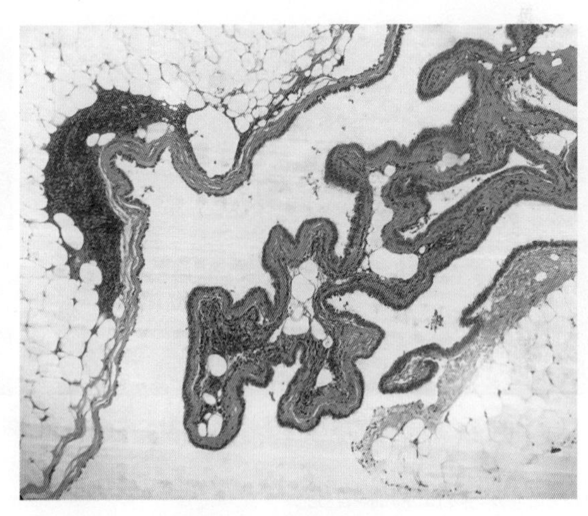

图 34－2 囊壁内内见胸腺组织。HE，100×

病理诊断：胸腺囊肿。

诊断依据：囊肿壁薄且半透明，通常缺乏炎症表现，囊肿壁可以内衬各种类型的上皮，包括扁平、立方、柱状、鳞状（少见）上皮，囊壁内可见胸腺组织，一些胸腺组织与内衬上皮相连。

鉴别诊断：

（1）前肠囊肿：囊肿壁内不可见到胸腺组织。

（2）伴有囊性变的结节硬化型霍奇金淋巴瘤、胸腺瘤、精原细胞瘤等肿瘤：在病变区仔细寻找观察标本多取材均能找到相应肿瘤性病变的证据，不难排除其为单纯性囊肿型病变还是潜伏性肿瘤病变。

（余　婷）

案例 35

真性胸腺增生

病史：患者，男性，35 岁，前纵隔占位 1 月余。

巨检：胸腺组织一枚，大小 8 cm×5 cm×1.5 cm，切面呈分叶状，略呈灰白色，质软，扎线处与周围组织质地相同，余未见特殊。

镜下显示：胸腺组织各层结构存在，细胞密度增高，如图 35－1、图 35－2 所示。

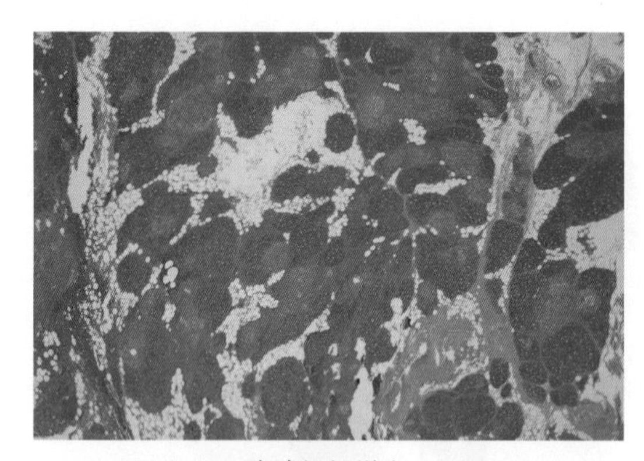

图 35－1　胸腺组织增生。HE，50×

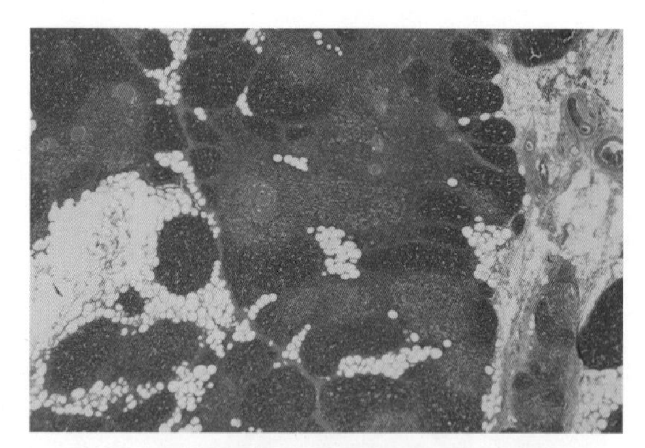

图 35－2　高倍镜下胸腺各层结构均存在。HE，200×

病理诊断：真性胸腺增生。

诊断依据：胸腺增大超过相应年龄的正常上限（根据 Hammar 表的重量值确定或根据容积值确定），同时镜下组织学为正常腺体表现，最常见于婴儿或儿童，亦可见于成人，还可见于继发于肿瘤化疗或激素过量引起的获得性表现。

鉴别诊断：胸腺滤泡性增生、胸腺瘤。其中胸腺滤泡性增生，大多数胸腺重量在正常值范围内，胸腺组织中可见淋巴滤泡，以资鉴别。而胸腺瘤为胸腺上皮的肿瘤性病变，镜下可见肿瘤性上皮细胞和非肿瘤性淋巴细胞以不同比例混合组成，可见由上皮细胞形成的器官样分化的特征，未见正常腺体，且巨检常常可见明显的肿块形成。免疫组化不同类型也具有不同表达。

（俞　婷）

案例 36

胸腺滤泡性增生

病史：患者，女性，46 岁，体检发现胸腺占位 1 月。

巨检：灰黄色脂肪样组织一枚，大小 20 cm×11 cm×2.5 cm，切面部分区灰红色，质中，范围 12 cm×7.5 cm×2.5 cm。

镜下显示：胸腺组织中见大量增生的淋巴滤泡形成，滤泡生发中心存在，滤泡周围可见胸腺小体。如图 36-1、图 36-2 所示。

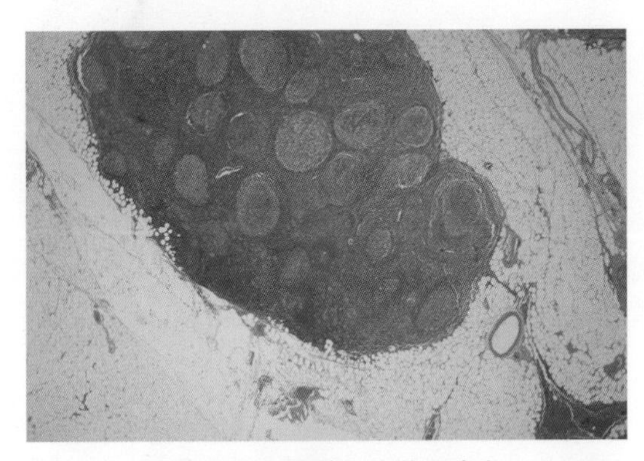
图 36-1　胸腺内见大量增生的淋巴滤泡。HE，50×

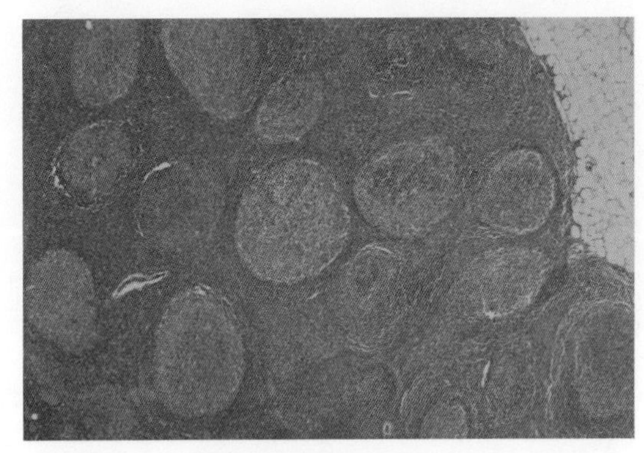
图 36-2　滤泡内可见生发中心。HE，200×

病理诊断：胸腺滤泡性增生。

诊断依据：胸腺滤泡性增生往往胸腺的重量都在正常值范围内。主要为镜下可见胸腺组织中增生的淋巴滤泡，这些滤泡是继发类型，伴有生发中心形成，大部分由 B 淋巴细胞组成。这种病变见于大约 65%的重症肌无力患者中，也常见于甲状腺功能亢进、Addison 病、红斑狼疮的患者中。早期人类免疫缺陷病毒（HIV）感染患者中也可见到。

鉴别诊断：正常胸腺组织、淋巴瘤。正常胸腺中也可见到少许生发中心，特别是婴儿和儿童期间，因此只有成人患者的胸腺中含有相当数量的生发中心时，才能被视为显著异常表现。淋巴瘤为单克隆性病变，免疫组化或基因重排可以为诊断提供依据。

（余　婷）

案例 37

胸腺瘤(A 型)

病史:患者,女性,70 岁,发现纵隔占位 10 天。

巨检:灰白条索组织 2 条,长 0.7 cm 和 1 cm,直径均为 0.1 cm。

镜下显示:穿刺组织中可见弥漫生长的梭形、椭圆形的肿瘤细胞,肿瘤细胞排列成片状、席纹状、菊形团样结构。高倍镜下细胞大小相对一致,形态温和,未见核分裂像及异型性间质淋巴细胞不明显。如图 37-1、图 37-2 所示。

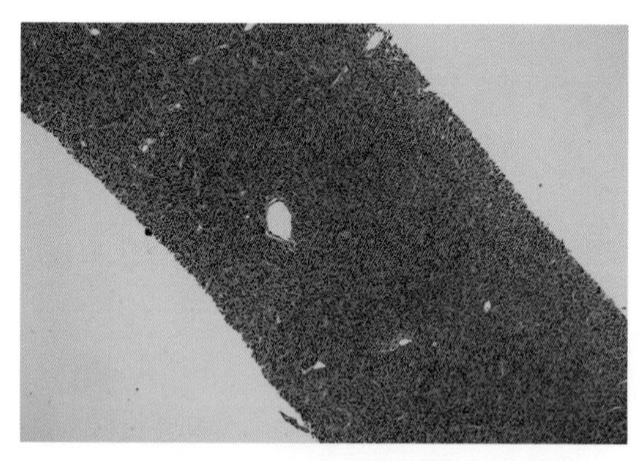

图 37-1 弥漫生长的梭形、椭圆形的肿瘤细胞。HE, 50×

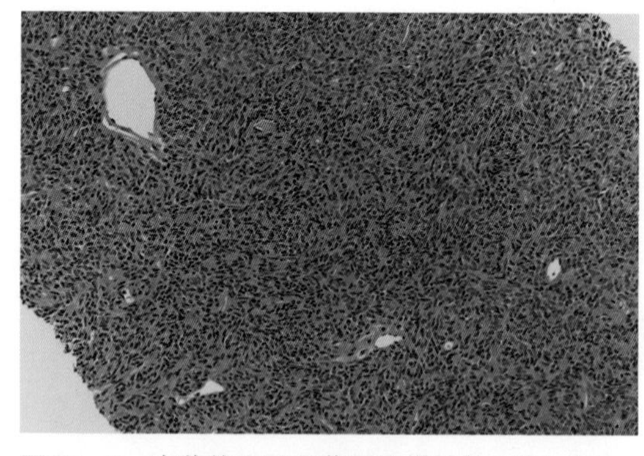

图 37-2 高倍镜下可见菊形团样结构。HE, 200×

免疫组化检查结果:p63(+),TdT(-),CK19(+),p53(+),ki-67(5%阳性),CD34(-),D2-40(-),CD20(部分+),CD117(-),CD5(个别+),Syn(-),CHG(-)。

病理诊断:胸腺瘤(A 型)。

诊断依据:A 型胸腺瘤是一种相对少见类型的胸腺瘤,占所有胸腺瘤 4%~19%,发病年龄 32~83 岁,平均年龄 61 岁,瘤细胞多数位于包膜内,少数可以浸润包膜以及肺。其组织学以梭形、椭圆形肿瘤性胸腺上皮细胞为主,缺乏核不典型性,几乎没有肿瘤性的淋巴细胞,呈片状、席纹状或旋涡状排列。少数可以形成菊形团样结构,甚至假腺样。免疫组化除 CK20 外,其他不同分子量 CK 均有表达,CD5 阴性,p53 及 ki-67 表达较低或不表达。A 型胸腺瘤以往被认为是良性或生物学行为未定的肿瘤,《2015 年新版 WHO 分类》将其直接归入(低度)恶性肿瘤范畴,因为它也会发展为进展期肿瘤甚至发生转移。主要的诊断标准为:梭形/卵圆形细胞、缺乏核异型,核分裂活性低(<4 个/2 mm^2),缺乏或仅有极少量(容易计数)的 TDT 阳性 T 细胞。次要标准:有或无完整包膜,粗的纤维分隔带、宽大的小叶,有膜下囊,菊形团、腺样结构,血管外皮瘤样结构,血管周围间隙(PVS)较其他类型少见,无 Hassall 小体。新分类首次提出细胞学诊断 A 型胸腺瘤的可行性,认为其敏感性和特异性都是可接受的。

鉴别诊断:主要应与 AB 型、梭形细胞 B3 型胸腺瘤和梭形细胞胸腺癌鉴别。A 型和 AB 型的鉴别主要是 TDT 阳性 T 细胞的比例问题。与梭形细胞 B3 型胸腺瘤的鉴别有一定难度，前者 CD20 阳性，但对于 CD20 阴性的病例仍需依赖形态学特征，如 B3 型胸腺瘤可见梭形细胞的核异形，染色质深，并有核分裂像，会出现明显的血管周围间隙及 A 型胸腺瘤局部出现的腺样、菊形团样及血管外皮瘤样区域。A 型和梭形细胞癌的鉴别可通过免疫组化检查进行，癌细胞常常 CD5、CD117 阳性。此外，A 型胸腺瘤瘤细胞呈束状或菊形团状排列时还要与类癌鉴别。最后，A 型胸腺瘤有时非常类似于间叶源性肿瘤，尤其是孤立性纤维性肿瘤和滑膜肉瘤，这两个肿瘤都可以发生于纵隔，免疫组化标记物 p63、CD34、STAT6、CD56 和 TLE1 及适当的分子病理学检查对鉴别诊断有帮助。

（余　婷）

案例 38

胸腺瘤(AB 型)

病史:患者,男性,64 岁,体检发现前纵隔占位 1 月。

巨检:灰黄组织,大小 7 cm×4 cm×3 cm,切面可见一灰白肿块,大小 4 cm×3 cm×2 cm,质中,界尚清,似呈结节状。

镜下显示:如图 38-1、图 38-2 所示。

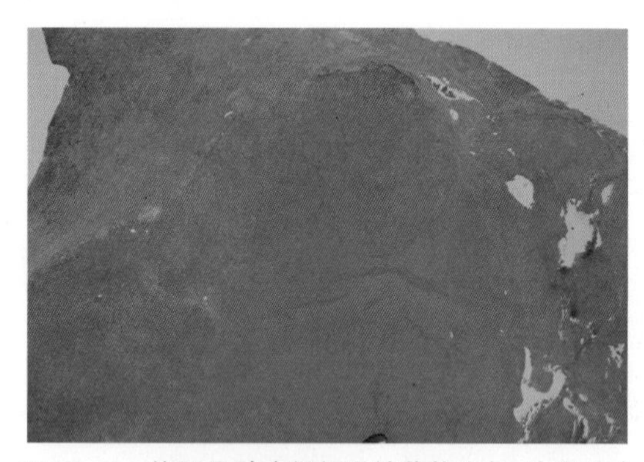

图 38-1 镜下见肿瘤组织呈结节状生长,弥漫分布的淋巴细胞内梭形细胞区。HE, 50×

图 38-2 梭型细胞与淋巴样细胞混杂分布。HE, 200×

免疫组化检查结果:P63(+),CK 广(+),CK19(+),CK20(灶+),TdT(部分+),EMA(-),CD3(+),CD5(+),CD20(-),CD34(-),ki-67(70%阳性),CD117(-)。

病理诊断:胸腺瘤(AB 型)。

诊断依据:AB 型胸腺瘤是最常见或次常见的胸腺瘤类型,占所有胸腺瘤 15%~43%,发病年龄 29~82 岁,平均年龄 55 岁,多见于男性。镜下表现为弥散分布的结节状生长类型,大量弥漫性分布的淋巴细胞内出现成簇弥散的梭形细胞区(A 型胸腺瘤组织形态)。任何在 A 型胸腺瘤内出现的组织形态,在 AB 型内都可出现,有时可见胸腺小体分化。而 B 型区是独特的,有别于 B1、B2 或 B3 型胸腺瘤,主要是由小多角形上皮细胞组成,胞核小圆形或梭形,淡染,核仁不明显,《2015 年新版 WHO 标准》对该类型做了新的界定,认为 A 型胸腺瘤不含或含有很少量(容易计数)的 TDT 阳性 T 细胞,如果>10%的范围出现中等量 TDT 阳性 T 细胞区域(较多,但仍可以计数),或含有任意范围的大量(不可计数)TDT 阳性 T 细胞区域,则诊断为 AB 型胸腺瘤。免疫组化 CK 的表达类似于 A 型胸腺瘤,EMA、CD20 阳性表达,不表达 CD5。

鉴别诊断:A 型胸腺瘤、淋巴瘤。A 型和 AB 型的鉴别主要是通过 TDT 阳性 T 细胞的比例问题与淋巴瘤鉴别,前者胸腺内出现呈网状分布的肿瘤性上皮细胞,对 CK、EMA 表达阳性,胸腺淋巴瘤通常呈现淋巴细胞抗体阳性,而 CEA、CK、EMA 缺乏表达。

(余 婷)

案例 39

胸腺瘤(B1 型)

病史:患者,男性,48 岁,检查发现前纵隔占位十余天。

巨检:脂肪样组织一枚(送检肿瘤组织破碎),10 cm×5.5 cm×2.5 cm。切面见一灰白质嫩肿块,大小 3 cm×2.2 cm。

镜下显示:胸腺组织被弥漫增生的小-中等大淋巴样细胞取代,肿瘤细胞呈膨胀性生长,期间可见散在胞质透亮的上皮样细胞,空泡状核,核仁可见,部分区见生发中心形成及散在胸腺小体样结构。如图 39-1、图 39-2 所示。

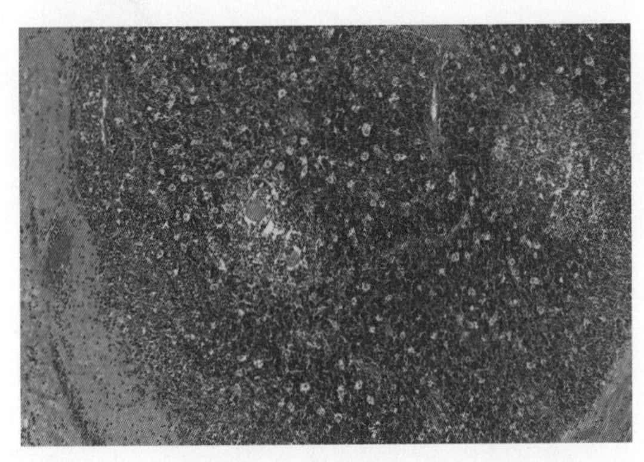

图 39-1 低倍镜下显示肿瘤细胞呈膨胀性生长。HE,100×

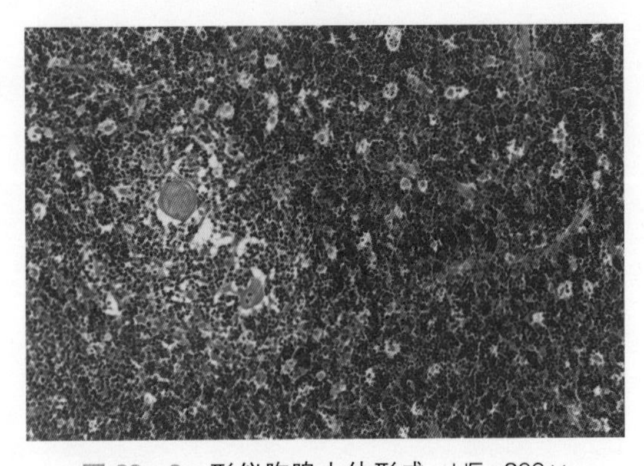

图 39-2 形似胸腺小体形成。HE,200×

免疫组化检查结果:CK20(-),CD3(淋巴细胞+),CD34(血管+),CD5(+),CK19(+),ki-67(90%阳性),LCA(淋巴细胞+),p53(10%+),TdT(淋巴细胞+)。

病理诊断:胸腺瘤(B1 型)。

诊断依据:B1 型胸腺瘤发病平均年龄 41~47 岁,性别上没有显著差异,占所有胸腺瘤约 6%~7%。呈膨胀性生长或常显示高度器官样分叶状结构,类似正常胸腺皮质。小叶大小不一,有厚或薄的无细胞纤维带分隔。组织学特征是高密度的未成熟 T 细胞,及散在分布的肿瘤性上皮细胞,在低倍镜下甚至不易发现似正常胸腺结构,表现为皮质扩大。上皮细胞体积大或中等,空泡状核和小核仁,部分可出现胸腺髓质分化和形成生发中心。少数肿瘤可有鳞状上皮细胞株,并发展为胸腺小体,有时可见到血管周间隙结构。由于此型胸腺瘤有大量的淋巴细胞,并弥漫性分布于上皮细胞间,故此型在传统分类中归入淋巴细胞为主型。此型 40%合并重症肌无力,术后复发率为 20%。免疫组化中上皮细胞表达角蛋白,皮质内混合的 T 细胞为 CD1a、CD4、CD8、CD5、CD99、TDT 阳性,增值率较高。

鉴别诊断：

(1) 胸腺增生：B1 型胸腺瘤有较厚的纤维包膜和间隔，宽大的分叶，皮质成分明显多于髓质，胸腺小体很少甚至缺乏。

(2) AB 型胸腺瘤：也会在 B 样区域出现髓质岛，但找到任意范围的梭形上皮细胞即可以得出诊断，另外 50%的病例会出现上皮细胞的 CD20 阳性。

(3) B1 和 B2 型胸腺瘤：后者整体呈胸腺样结构少见，髓质岛少见，可见皮质上皮细胞簇，小分叶状结构，Keratin(+)细胞网比正常胸腺更为密集，血管周围间隙更典型。

(4) 胸腺原发性非霍奇金淋巴瘤：临床上胸腺瘤多发生于成年男性，患者常无自觉症状，多数伴重症肌无力(MG)等其他自身免疫性疾病，影像学检查胸腔内呈类圆形占位性病灶，边缘较整齐，密度均匀，基底较宽，同时可伴有病理性骨折。胸腺淋巴瘤多数首发症状为不明原因的发热、消瘦，部分患者可有局部疼痛和浅表淋巴结肿大，影像学检查提示纵隔占位性病变。病理检查大体表现为质软，组织呈灰褐色，包膜不完整，无纤维分割，组织学上缺乏血管湖、微囊和胸腺髓质分化。

(余　婷)

案例 40

胸腺瘤(B2 型)

病史:患者,女性,63 岁,体检发现纵隔占位一周。胸部 CT 检查见前纵隔内软组织密度结节影,大小约 3.1 cm×1.9 cm,密度均匀,边界光整,增强后均匀中度强化。

巨检:带脂肪肿物一枚,大小 7.5 cm×6.5 cm×2 cm,切面见灰白肿物一枚,大小 3 cm×2.5 cm×2 cm,质中,界不清。

镜下显示:低倍镜下见肿瘤周围边界清晰,有一较厚的纤维包膜,肿瘤细胞由中等大的淋巴样细胞及上皮样细胞构成,且上皮样细胞明显较多,高倍镜下上皮样细胞圆形、卵圆形,细胞胞质丰富,核呈空泡状,核仁明显,还可见较多的血管周围间隙形成。如图 40-1、图 40-2 所示。

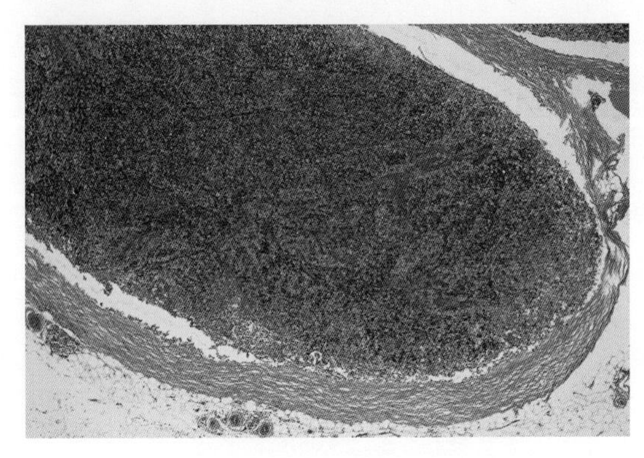

图 40-1 边界清楚,有一较厚的纤维包膜。HE, 50×

图 40-2 淋巴样细胞间见较多上皮样细胞混杂。HE, 100×

免疫组织化学检查:CD117(-),CD20(部分淋巴细胞+),TdT(淋巴细胞弱+),CK19(+),CD5(淋巴细胞+),CD3(淋巴细胞+),p63(上皮+),ki-67(50%+)。

病理诊断:胸腺瘤(B2 型)。

诊断依据:B2 型胸腺瘤发病平均年龄 47~50 岁,性别上没有显著差异,占所有胸腺瘤 18%~42%。特点是肿瘤性上皮明显增多,呈多角形,散在或呈簇状(一般>3 个细胞)分布于丰富的未成熟淋巴细胞中。因此,倍镜下 HE 染色呈蓝色(由于含大量淋巴细胞)。肿瘤的小叶结构无论形态还是大小都不规则,纤维间隔较细,细胞核圆或卵圆形,核仁小而明显,无明显核异型。另一个特点是典型的血管周围间隙,由中心血管及其周围含蛋白液体及淋巴细胞的明显腔隙构成,髓质岛很少见且往往不明显。B2 型在有大量淋巴细胞时,与 B1 型相似,但此型极少发生,甚至无胸腺髓质分化。此外,B2 型的上皮细胞数量明显多于 B1 型,细胞大呈空泡状,肿瘤细胞呈圆形、卵圆形,细胞质丰富,核仁明显。与 B1 型一样,肿瘤富含不成熟淋巴细胞,肿瘤内表达 CD4+、CD8+的淋巴细胞为 65.5%,ki-67 高增值指数(70%~

90%)，55%伴发 MG，复发率为 19%。

鉴别诊断：

(1) B1 型胸腺瘤：整体呈胸腺样结构持续存在，髓质岛持续存在，没有皮质上皮细胞簇，大分叶状结构，keratin(+)细胞网同正常胸腺，血管周围间隙常见。

(2) B3 型胸腺瘤：B2 型肿瘤组织在低倍镜下呈蓝染，而 B3 型则明显呈粉染，这是由于 B3 型缺乏淋巴细胞，以及其轻度嗜酸或有透明的大片状上皮细胞原故。

(3) 胸腺癌：胸腺瘤有小叶状生长方式，血管周围间隙明显，有多量未成熟的 T 细胞及肿瘤性上皮缺乏，胸腺癌 CD5、CD117 阳性，支持该诊断。

(4) T 淋巴母细胞性淋巴瘤：肿瘤侵袭常超过上皮区，累及胸腺间隔或纵隔脂肪。

(余　婷)

案例 41
胸腺瘤(B3 型)

病史:患者,女性,57 岁。发现前纵隔占位一个月。

巨检:灰黄色脂肪样组织,大小 10 cm×5.5 cm×1.5 cm,切面见一囊实性肿块,大小 4 cm×3 cm×1 cm,质中。

镜下显示:如图 41-1、图 41-2 所示。

图 41-1 镜下见弥漫分布的上皮样细胞,其间散在少量淋巴组织。HE, 100×

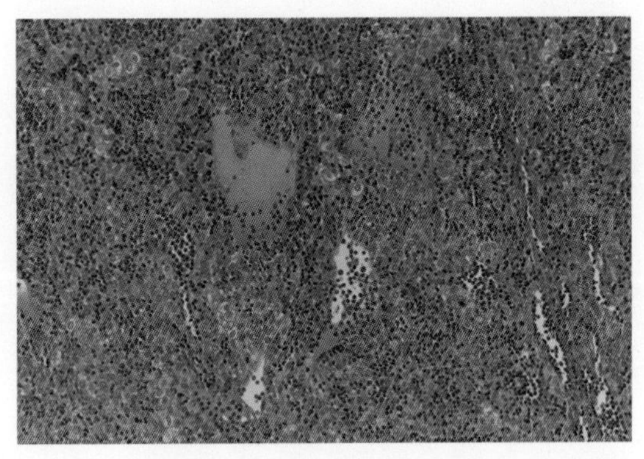

图 41-2 高倍镜下见轻度异型性上皮样细胞细胞核圆形,核仁不明显,混杂一些小淋巴细胞。HE, 200×

免疫组化检查结果:CD1a(+), CD34(-), CD3(+), CD117(-), CD20(-), CD5(+), CK19(++), Ki-67(90%阳性), P63(+), TdT(+)。

病理诊断:胸腺瘤(B3 型)。

诊断依据:B3 型胸腺瘤发病平均年龄 45~50 岁,性别上没有显著差异,占所有胸腺瘤 7%~25%。约 14%以上皮性成分为主或几乎均为上皮细胞。肿瘤细胞核小呈圆形,核仁不明显;亦可表现为大细胞,胞核和核仁与 B2 型胸腺瘤相似,有轻度异型性,可有核分裂像,常具鳞状细胞特点,以片、巢状排列的上皮细胞为主,上皮细胞轻~中度异型,混杂有少量非肿瘤性未成熟 T 细胞,在伴有重症肌无力(MG)的病例可有淋巴滤泡。B3 型胸腺瘤发生浸润性生长为 80%,有 10%~77%的患者伴发重症肌无力。组织学上的典型表现,纤维分隔的小叶结构,推挤性的边缘,明显的血管周围间隙及围绕间隙栅栏状排列的上皮细胞,肿瘤细胞间无细胞间桥及角化(除偶见于胸腺小体或所谓的鳞状细胞旋涡内)。

总结它不同于其他亚型的特点:

(1) 多边形肿瘤性上皮细胞呈实性片状排列,使得低倍镜下 HE 染色呈粉红色。

(2) 少量或缺乏非肿瘤性未成熟 T 细胞。

B3 型胸腺瘤伴有 B2 型胸腺瘤的病例很多(占所有胸腺瘤的 2%～16%),几乎高于纯粹的 B3 型胸腺瘤,胸腺癌混合 B3 型胸腺瘤的病例很少(占胸腺上皮性肿瘤的 0.2%～1%)。

鉴别诊断:

(1) A 型胸腺瘤:B3 型胸腺瘤可有局灶呈梭形细胞的特征,但 A 型胸腺瘤形态更加温和,很少见到核分裂像。

(2) B2 型胸腺瘤:B2 型肿瘤组织在低倍镜下呈蓝染,而 B3 型则明显呈粉染,这是由于 B3 型缺乏淋巴细胞,以及其轻度嗜酸或有透明的大片状上皮细胞的原故。

(3) 胸腺癌:鉴别是个难点,需结合形态及免疫组化。其中该型肿瘤内淋巴细胞表达 CD4+、CD8+为 17%;相反,在胸腺癌,其 CD4+、CD8+仅为 1%。

(余　婷)

案例 42
胸腺癌

病史:患者,女性,50 岁,发现纵隔占位半月余。

巨检:灰红组织一枚,大小 4 cm×3 cm×2 cm,切面,灰红,质中,部分区灰黄,直径约 0.4 cm。

镜下显示:肿瘤组织呈浸润性生长方式,周边可见脂肪浸润,未见正常胸腺组织。肿瘤细胞为上皮样细胞,细胞呈片状或集团状排列,细胞异型性较大,圆形、卵圆形,核深染,胞质丰富,可见核仁及核分裂像,期间可见散在少量淋巴细胞。如图 42-1～图 42-3 所示。

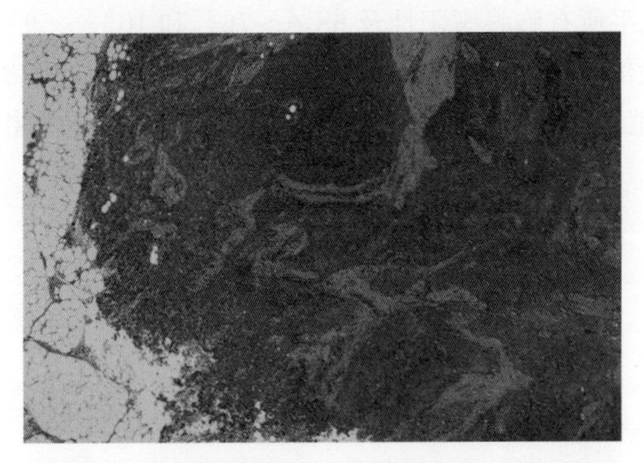

图 42-1　肿瘤组织侵犯周围脂肪组织。HE, 50×

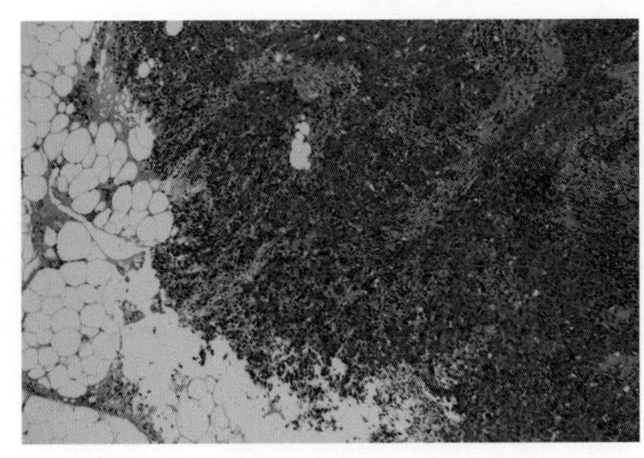

图 42-2　细胞异型性较大。HE, 100×

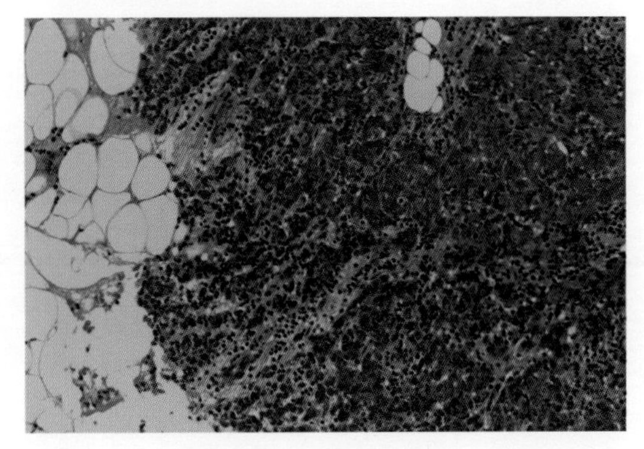

图 42-3　核仁明显,较多核分裂像。HE, 200×

免疫组化检查结果:

CD20(－), CD34(－), CD5(＋), CK19(＋), ki-67(30%＋), p63(＋), TdT(＋), CD117(＋), CD3(－), EMA(＋)

病理诊断:胸腺癌。

诊断依据:临床症状极少伴发重症肌无力或其他各种免疫介导的系统性疾病。肿瘤细胞质透明,有不典型性,不再出现胸腺瘤(A、AB、B型)的形态,如血管周间隙、灶状髓样分化、流产型胸腺小体、玫瑰花环或腺样结构。肿瘤内的淋巴细胞分化成熟,且常有浆细胞反应。形态多样,根据形态分为表皮样角化性(鳞状细胞)癌、表皮样非角化性癌、淋巴上皮瘤样癌、肉瘤样癌(癌肉瘤)、透明细胞癌、基底细胞样癌、黏液表皮样癌、乳头状癌、未分化癌,各型的组织学形态与其他部位的癌相似。胸腺癌比胸腺瘤少见,但最常见的胸腺癌是鳞状细胞癌,由于高度异型的上皮、明显的浸润性生长方式及缺乏TDT阳性T细胞使其不难诊断。免疫组化主要是CD5、CD117、P53、Bcl-2阳性表达,还可表达神经内分泌标记。

鉴别诊断:

(1) 胸腺鳞状细胞癌主要与B3型胸腺瘤鉴别,除了生长方式不同,B3型一般含有少量的TDT阳性T细胞,而胸腺癌的间质会含有大量炎性细胞。免疫组化具有重要诊断价值,CD5、CD117、GLUT1和MUC1经常在胸腺癌阳性,而其他胸腺瘤很少。当然,由于GLUT1和MUC1的相关报道很有限,诊断价值有待进一步研究。另外,蛋白酶体亚单位在胸腺癌阴性,而B型胸腺瘤通常阳性。胸腺癌还会局部表达神经内分泌的标记物(64%的病例),而胸腺瘤则很少表达。但一切诊断的基础仍然是组织形态学,对于形态学典型的病例即使CD5和CD117或GLUT1和MUC1阳性,也不要随便推翻B3型胸腺瘤的诊断。

(2) 与肺鳞状细胞癌的鉴别也需结合免疫标记。胸腺瘤除了常用角蛋白外,大部分p63和PAX8阳性。FOXN1和CD205几乎所有胸腺瘤阳性及68%~76%和10%~59%的胸腺癌阳性,因为这些抗体几乎在非胸腺起源的鳞状细胞癌均阴性,所以它们对鉴别胸腺起源的肿瘤有诊断价值。

(3) 还须与转移癌、生殖细胞肿瘤和具有上皮样特征的间叶源性肿瘤相鉴别。

(余　婷)

案例 43
化生性胸腺瘤

病史：患者，男性，57 岁，发作性胸闷半月。CT 检查示：前上纵隔左侧见一异常密度阴影，大小约 7.3 cm×3.4 cm，边界较清楚。

巨检：胸腺组织，大小 10 cm×8 cm×4.5 cm，已剖开，切面见一结节状肿物，大小 8 cm×7 cm×3.5 cm，肿物切面灰白色质嫩。

镜下显示：低倍镜下见一典型的生长方式，两种组织形态的细胞分别是上皮样细胞及梭形细胞，上皮样细胞呈梁状生长互相连接吻合，其间交错束状排列着梭形细胞，高倍镜下上皮样细胞呈岛状生长，核卵圆形，可见核仁及核沟，梭形细胞大小相对一致，胞质丰富，核呈短梭形，细胞异型性小，未见核分裂像。

免疫组化检查结果：CK19(＋)，CK20(－)，P63(少量＋)，P53(－)，CD117(－)，CD3(淋巴细胞＋)，CD5(淋巴细胞＋)，Vim(＋)，EMA(＋)，HBME－1(－)，[肌]钙网蛋白(calretinin)(－)，WT－1(－)，D2－40(－)，CD34(－)，Ki－67(20％阳性)，Des(－)，SMA(－)。

图 43－1　低倍镜下梁状排列的上皮样细胞与梭形细胞交错排列。HE，50×

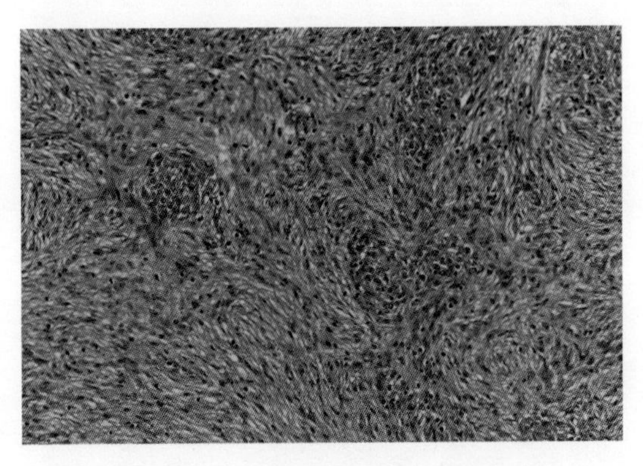

图 43－2　上皮样细胞岛与梭形细胞交错排列。HE，200×

病理诊断：化生性胸腺瘤。

诊断依据：发生在成人，中位年龄 53 岁，男性多见。目前认为它属良性或具有低度恶性潜能的肿瘤。主要位于前上纵隔，易压迫食管和气管，患者有显著的症状，如吞咽困难和胸闷气短。组织学上化生性胸腺瘤有特殊的形态改变，瘤细胞双向分化为上皮和梭形细胞。宽小梁吻合的岛状上皮细胞与束状短梭形细胞呈逐浪状相互缠绕分布，两者之间有过渡。上皮性瘤细胞核呈多边形及卵圆形，较肥大，核仁易见，核沟显著，核内包涵体使核呈泡状。瘤细胞间分界不清，似合体细胞。短梭形细胞核呈细棒状，核膜光滑，核大小一致。两种瘤细胞形态温和，核分裂少见(＜3 个/50HPF)，ki－67 核阳性细胞指数<5%。免疫组织化学标记有利于化生性胸腺瘤的诊断和鉴别诊断。肿瘤上皮细胞岛 CKp 和 EMA 阳性，Vim 和 SMA 阴性，梭形细胞 CKp 和 EMA 阴性，Vim 和 SMA 阳性，明确肿瘤双向分化的特点。

鉴别诊断：

（1）A、AB 和 B 型胸腺瘤：化生性胸腺瘤 CD5，CD20 和 TdT 肿瘤组织内无阳性细胞，肿瘤边缘有少量 TdT 阳性小淋巴细胞，使其明显区分于含有多量淋巴细胞的 A、AB 和 B 型胸腺瘤。

（2）化生性胸腺瘤与胸腺癌肉瘤鉴别：从肿瘤分期看，化生性胸腺瘤 Masaoka 分期多属Ⅰ期，约占 75%，国内 6 例则均属 MasaokaⅠ期。癌肉瘤多属Ⅱ期和Ⅲ期。从组织结构看，化生性胸腺瘤两种细胞形态温和，无坏死，ki-67 核阳性细胞指数<5%，核分裂像少见。而癌肉瘤上皮和梭形细胞均有显著异型性，核分裂多见，ki-67 核阳性细胞指数>5%。瘤组织内有显著坏死。

（余　婷）

案例 44

成熟性囊性畸胎瘤

病史：患者，女性，21 岁，体检发现胸腺占位 1 月余。纵隔平扫＋增强 MRI 检查：右前纵隔可见一类圆形异常信号，内见分隔影，大小约 4.6 cm×3.3 cm，边界尚清，增强后边缘可见强化，与周围血管界限清楚。

巨检：灰白色带包膜肿物，大小 5 cm×4 cm×2 cm，切面呈囊实性，囊性区壁厚 0.1～0.3 cm 不等，内容物已流失，内壁部分区散在灰黄色针尖样物，实性区大小 3 cm×1.5 cm×1.5 cm，切面灰白，质软。

镜下显示：纤维囊壁组织，囊壁内衬部分区黏液性腺上皮，部分区为鳞形上皮，囊壁间见胰腺、平滑肌等组织，周围可见残留的正常胸腺组织。如图 44－1、图 44－2 所示。

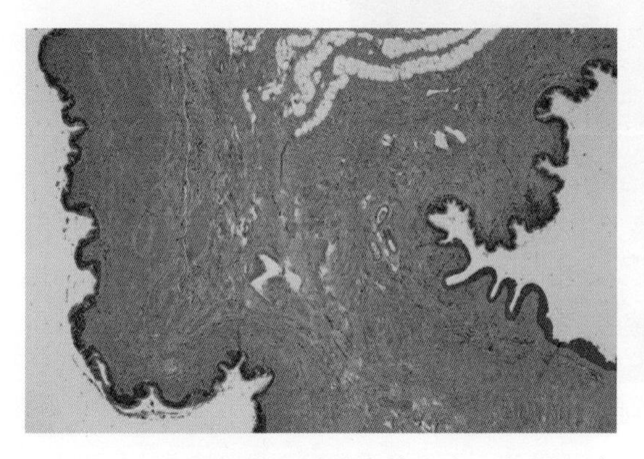

图 44－1 纤维囊壁内衬黏液腺上皮及柱状上皮。HE，50×

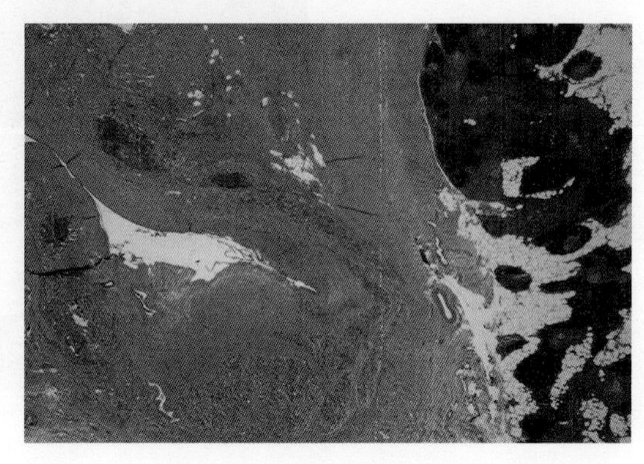

图 44－2 囊壁间见平滑肌及胰腺组织，周围可见残留的胸腺组织。HE，100×

病理诊断：成熟性囊性畸胎瘤。

诊断依据：成熟性囊性畸胎瘤是纵隔生殖细胞肿瘤最常见的类型。80％的畸胎瘤好发于前纵隔。多见于成人，平均发病年龄 28 岁，在儿童中，一岁以前畸胎瘤是主要的纵隔肿瘤，并且早在妊娠 28 周的胎儿就可以出现。巨检切面以囊性为主，其中可含有皮脂类物质、毛发、牙齿等。镜下可见两个胚层以上的组织，与较常见的卵巢成熟性囊性畸胎瘤相似。囊肿内衬覆复层鳞状上皮且含有皮脂腺及毛囊，其他常见的有神经组织、胃肠道组织、软骨及呼吸道结构，在这个部位，胰腺组织尤其常见。本例镜下显示：囊壁内侧被覆鳞状上皮和腺上皮，可见软骨、脂肪、平滑肌和胰腺组织，符合成熟性囊性畸胎瘤的诊断。

鉴别诊断：须与前肠囊肿及未成熟性畸胎瘤相鉴别。鉴别要点首先为取材须到位，观察镜下形态全面，寻找到多胚层组织的证据，可排除前肠囊肿，当发现未成熟的神经外胚层组织时，可排除成熟性畸胎瘤。

（余　婷）

案例 45

未成熟性畸胎瘤

病史：患者，女性，45 岁，咳嗽伴胸闷 3 月余。CT 检查：前纵隔见巨块状混杂密度影，范围约 13.6 cm×8 cm，以液性密度为主，内见脂性密度及条索影。

巨检：囊性肿物 1 枚，大小 8 cm×7 cm×6 cm，囊壁尚光滑，内含清亮液体。囊壁厚薄不均，直径0.3～4 cm，壁厚区切面部分呈灰黄色，部分呈灰白色多房囊性。

镜下显示：纤维囊壁组织，囊内壁衬覆黏液柱状上皮及纤毛柱状上皮，囊壁内可见幼稚的间叶组织及大量未成熟的腺体结构，部分区还可见脑组织、神经管样结构。如图 45－1～图 45－3 所示。

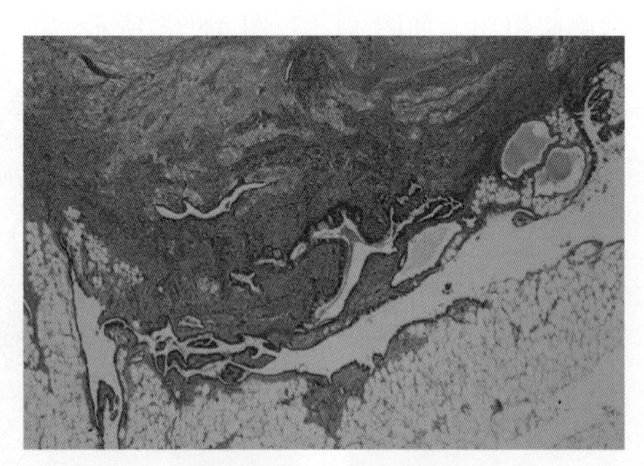

图 45－1　HE，100×

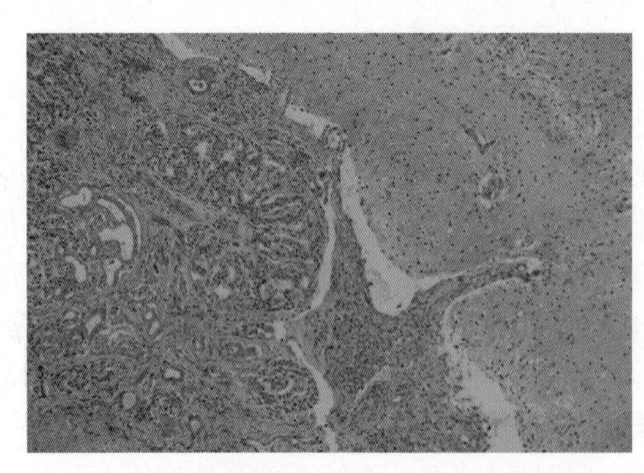

图 45－2　HE，200×

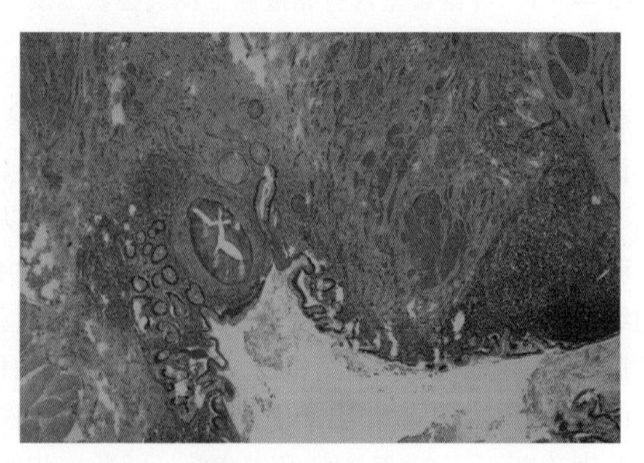

图 45－3　HE，100×

免疫组化检查结果：CK 广(散在＋)，EMA(散在＋)，AFP(散在＋)，GFAP(散在＋)，HCG(散在＋)，Ki－67(5%阳性)，CEA(散在＋)，S－100(散在＋)，CHG(散在＋)，Syn(散在＋)。

病理诊断:未成熟性畸胎瘤。

诊断依据:纵隔的未成熟性畸胎瘤少见,多见于男性,以压迫周围脏器而引起的症状为主。它的形态学特征为含有来自不同胚层的胚胎组织或胎儿组织,可以见到不成熟腺体、胎儿肺组织、未成熟软骨和骨组织、横纹肌母细胞、类胚胎、间质细胞,最常见的是神经外胚层组织,形态上神经上皮细胞形成管状结构、菊形团结构或视网膜原基,最重要的是这些成分不包含具有恶性形态的成分。未成熟畸胎瘤治疗以手术切除并辅以放、化疗为主,预后较差。

鉴别诊断:未成熟畸胎瘤主要须与成熟畸胎瘤恶变及畸胎癌相鉴别,成熟畸胎瘤恶变镜下除见成熟畸胎瘤的成分外,恶变成分常为一种组织,并以鳞状上皮恶变多见。畸胎癌镜下除有未成熟畸胎瘤成分外,还可见有胚胎性癌成分。

（余　婷）

案例 46
神经鞘瘤

病史：患者，男性，46 岁，体检发现左胸腔占位 4 天。MRI 检查示左侧后纵隔见一大小约 10 cm×7.5 cm×6.4 cm 的肿块影，边界清楚，包膜完整，神经源性肿瘤来源较胸膜孤立性纤维瘤机会大。

巨检：灰褐色带包膜肿物一枚，大小 11 cm×7.5 cm×6.5 cm，切面灰白灰黄，质软，局部见囊腔形成。

镜下显示：肿瘤组织排列成密集区及稀疏区两种区域，密集区梭形肿瘤细胞呈短束状平行栅栏状及旋涡状排列，细胞丰富，形态一致，未见核分裂像，疏松区背景呈黏液样，可见间质较多泡沫样组织细胞。如图 46－1、图 46－2 所示。

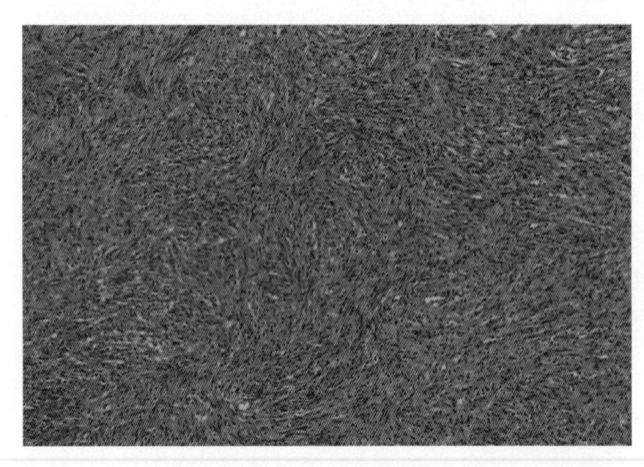

图 46－1　肿瘤组织排列成密集区及稀疏区两种区域，密集区梭形肿瘤细胞呈栅栏状及旋涡状排列。HE，100×

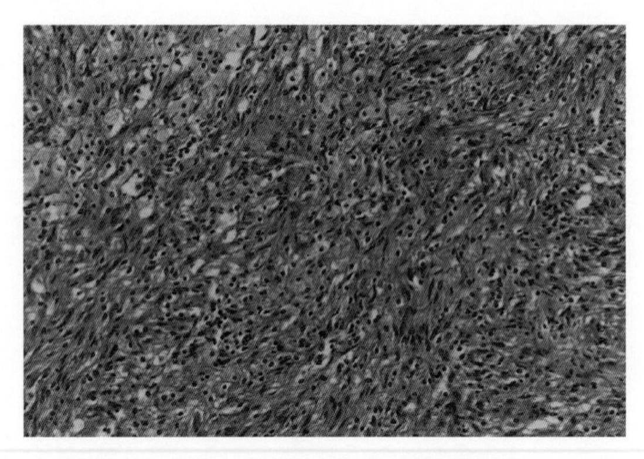

图 46－2　稀疏区见较多泡沫样组织细胞。HE，200×

免疫组化检查结果：

CD34(－)，SMA(－)，S－100(＋＋)，CD99(－)，bcl－2(＋/－)，EMA(＋)，Des(－)，ki－67(5%＋)，Vim(＋＋)。

病理诊断：神经鞘瘤。

诊断依据：神经组织来源的肿瘤在纵隔肿瘤中较为常见，其发生率仅次于胸腺来源肿瘤和生殖细胞来源肿瘤，占纵隔肿瘤的 19%～39%，且几乎全部发生于中纵隔和后纵隔，是该部位最常见的肿瘤。外周神经肿瘤中以神经鞘瘤最多见。本例发生在后纵隔，为好发部位。神经鞘瘤病理形态学上可见典型特征，即 Antoni A 区和 Antoni B 区，Antoni A 区表现为梭形肿瘤细胞呈短束状平行排列，细胞核一端尖细，核仁不明显，呈栅栏状排列，有时还可呈旋涡状或洋葱皮样结构；Antoni B 区表现为疏松的黏液样组织及微囊形成。瘤中还可见扩张、玻璃样变性的厚壁血管，有时还可见泡沫样组织细胞反应，含铁血黄素性沉积，还有一些退行性改变，如脂肪变性、出血及囊肿形成等。免疫组化特征的为S－100胞质及胞核阳性，还可表达VIM、Len7和PGP9.5。

鉴别诊断：

（1）孤立性纤维性肿瘤：也可由细胞疏松区和密集区相间排列，间质可见胶原纤维，部分胶原纤维肥大，可呈瘢痕疙瘩样结构；并可见薄壁血管分支呈鹿角样，形成血管外皮瘤样结构。肿瘤细胞vim、CD34、CD99和bcl－2阳性，而神经标记物阴性。

（2）纤维瘤病与纤维肉瘤：由形态一致的梭形细胞排列呈“人”字形或鱼脊样的结构。免组组化仅vim阳性，神经标记物为阴性。

（3）炎症性肌纤维母细胞瘤：由梭形肌纤维母细胞、纤维母细胞和炎细胞构成。免疫组化vim和SMA阳性，20% DES阳性，神经标记物阴性。

（余　婷）

案例 47

孤立性纤维性肿瘤(SFT)

病史:患者,男性,53 岁,体检发现胸膜占位。PET/CT 检查示:右侧胸膜糖代谢轻度增高的占位,考虑为良性或低度恶性病变(间皮瘤?)。

巨检:灰白色带包膜肿物一枚,大小 4 cm×3.5 cm×1.5 cm,切面灰白色,质韧。

镜下显示:低倍镜下见细胞稀疏区与细胞密集区交错排列,期间分布大量分支鹿角状的薄壁血管。高倍镜下密集区细胞为短梭形细胞,人字形、席纹状、车幅状排列,细胞温和,未见明显异型性,稀疏区为高度胶原化组织。

免疫组化检查结果:BCL-2(+),B-cat(+),CD117(-),CD68(-),SMA(-),Des(-),CK广(-),CD34(+),S-100(-),ki-67(5%阳性)。

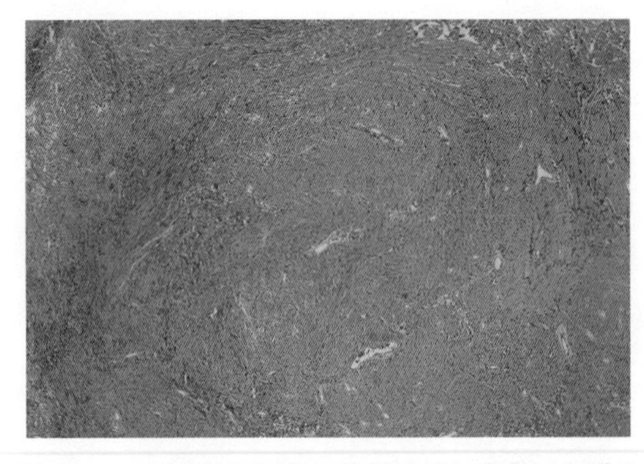

图 47-1　低倍镜下可见细胞稀疏区与密集区交错排列,并见鹿角状血管。HE,50×

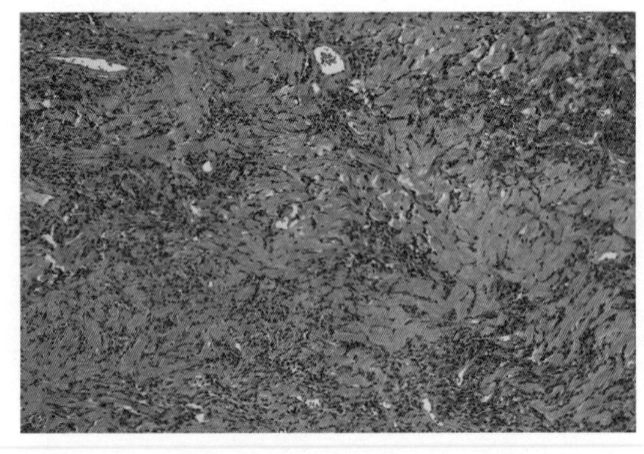

图 47-2　密集区细胞短梭形,呈人字形、席纹状排列,稀疏区大量胶原增生。HE,200×

病理诊断:孤立性纤维性肿瘤(SFT)。

诊断依据:孤立性纤维性肿瘤(SFT)发病高峰在 40~60 岁,女性多见,好发于胸膜。本例为 53 岁女性,胸壁肿块均符合临床特征。组织学形态多样,梭形肿瘤细胞与胶原纤维以不同比例混合构成细胞密集区及细胞稀疏区。密集区梭形细胞可排列呈人字形、席纹状、车幅状、栅栏状、波浪状等结构,部分区域可富于鹿角状血管并形成血管外皮瘤样构型;稀疏区可高度胶原化,可伴黏液样变或微囊性变;部分病例肿瘤细胞呈成簇的上皮样小圆形细胞,部分病例局部肿瘤细胞可表现为多形性及巨细胞。核分裂像较少,一般无出血及坏死。免疫组化:梭形细胞常表达 vim、CD34、bcl-2 和 CD99,SMA 灶性或弱阳性表达。CD34 是目前认为诊断 SFT 最有价值的免疫标记,常呈胞质弥漫强阳性表达,但也可灶性表达或无表达。SFT 大部分为良性临床病理,一般手术完整切除预后良好。

鉴别诊断：

(1) 血管外皮瘤：真正的血管外皮瘤非常少见，组织学上表现为圆形或短梭形的肿瘤细胞、内有薄壁分支状血管并形成所谓鹿角状的典型图像，免疫组化显示大多数呈 actin 及 desmin 阴性，仅 CD34 及 CD99 阳性。认为血管外皮瘤与 SFT 两者有重叠之处，但血管外皮瘤组织形态较单一，而 SFT 的血管外皮瘤样改变只占肿瘤的一部分，不构成肿瘤的主体。

(2) 单相型滑膜肉瘤：常发生在四肢大关节附近，瘤细胞常呈鱼骨样排列。免疫组化 CK、EMA 常阳性，CD34 阴性。采用 FISH 或反转录聚合酶联反应(RT - PCR)方法检测 SYT - SSX 融合基因，有助于鉴别。

(3) 间皮瘤：免疫组化 CK5/6、calretinin、D2 - 40 通常阳性，而 CD34 阴性。

(4) 皮肤隆突性纤维肉瘤：多位于皮肤真皮层内，瘤细胞呈特征性的车辐状排列，无血管外皮瘤样结构、玻璃样变性的血管及粗大的胶原纤维。

(5) 神经鞘瘤或神经纤维瘤：肿瘤细胞呈波纹状，免疫组化 S - 100 阳性，CD34 阴性。

(6) 平滑肌肿瘤：肿瘤细胞梭形，胞质丰富，核杆状，两端钝圆。免疫组化肌源性标记结蛋白(desmin)、SMA 阳性，CD34 阴性。

(余 婷)

案例 48

混合性生殖细胞肿瘤

病史：患者，男性，25 岁，胸闷气促 2 月，CT 检查提示："前中纵隔占位"。

巨检：灰红组织一枚，11 cm×9 cm×6 cm，局部破损，切面灰白灰红，大部分区坏死。

镜下显示：肿瘤组织呈侵袭性生长方式，肿瘤细胞有呈实性片状生长方式，有呈微囊状、钉突状生长方式，细胞异型性较大，可见明显核仁及核分裂像，胞质丰富，嗜碱性。如图 48-1、图 48-2 所示。

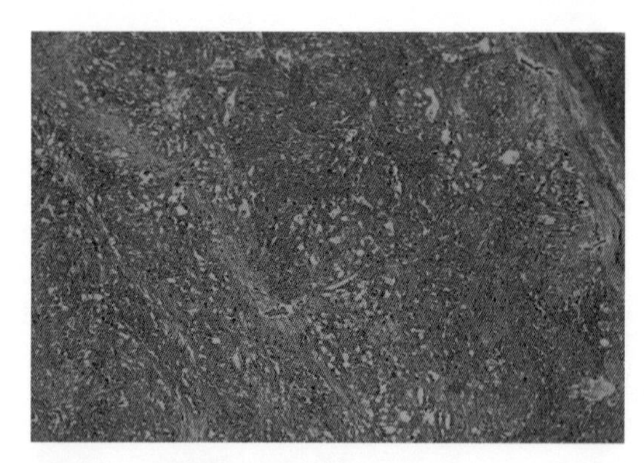

图 48-1 肿瘤部分区呈实性片状，部分区可见微囊状结构。HE，50×

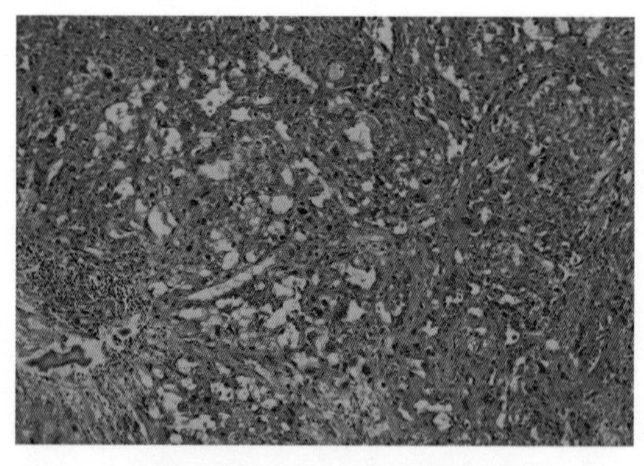

图 48-2 细胞异型性较大，胞质丰富，嗜碱性，可见较多核分裂像。HE，200×

免疫组化检查结果：

CKp(＋＋＋)，SPA(－)，TTF1(－)，CK7(－)，VIM(－)，CD34(－)，CD30(－)，p63(－)，CD68(－)，AFP(部分＋)，EMA(－)，CEA(－)，PLAP(部分＋)，CD117(部分＋)，HCG(－)，CK19(＋＋＋)，CK18(＋＋＋)，HCK(－)。

病理诊断：混合性生殖细胞肿瘤——胚胎性癌为主(约占 60%)，伴有卵黄囊瘤(约占 35%)，精原细胞瘤(约占 5%)。

诊断依据：在成人所有纵隔生殖细胞肿瘤中，混合性生殖细胞肿瘤占 13%～25%，仅次于畸胎瘤，所有患者均为男性。组织学形态上不同类型的生殖细胞肿瘤可以任意形式组织出现，其各自形态与单纯性生殖细胞肿瘤类似。在成人中，两种最常见的成分是畸胎瘤与胚胎性癌，其次是卵黄囊瘤、精原细胞瘤和绒毛膜癌，未成熟畸胎瘤成分较成熟更常见。在做诊断时，首先需保证取材到位，全面，其次是镜下观察全面，确定各种混合的生殖细胞肿瘤成分，并需描述其大概比例。根据其典型的发生部位及镜下原始生殖细胞多向分化的特点，混合性生殖细胞肿瘤的诊断并不困难，病理诊断时更为重要的是需注明所含肿瘤成分和占优势的成分。因为不同成分混合性生殖细胞肿瘤的生物学行为和预后不同，其治疗方案也有差异。如未成熟性畸胎瘤合并精原细胞瘤(或无性细胞瘤)不影响预后，而合并胚胎性癌或绒毛膜上皮癌时预后较差，另外，在伴有间质细胞增生的病例中预后也较差。免疫组化 CK 及 CEA 为上皮性标记物，在上皮成分及向上皮方向分化的组织中为阳性表达，如胚胎性癌、绒癌、卵黄囊瘤及未成熟性畸胎瘤中上皮成分。PLAP 在所有的生殖细胞源性肿瘤中均有不同程度的表达，AFP 主要表达于卵黄囊瘤中，CD117 在精原细胞瘤，CD30 表达于胚胎性癌。

鉴别诊断：腺癌、恶性胸腺瘤、胶质瘤、间变性大细胞淋巴瘤。

（余　婷）

案例 49

精原细胞瘤

病史：患者，男性，27 岁，体检发现纵隔肿物 2 周。CT 检查示：前中纵隔见软组织密度影，直径 5.3 cm×3.6 cm，呈分叶状，增强后不均匀强化。

巨检：灰黄灰红色组织一枚，大小 10 cm×7.5 cm×2.3 cm，切面见一囊实性肿块，大小 5 cm×4 cm×3 cm，囊腔直径 2.5 cm，内含暗褐色液体，壁厚 0.2 cm。

镜下显示：弥漫成片的肿瘤细胞，细胞大小基本一致，圆形或多角形，胞质较丰富、透亮，核大深染明显，间质可见明显的淋巴细胞浸润，伴纤维组织增生。如图 49－1、图 49－2 所示。

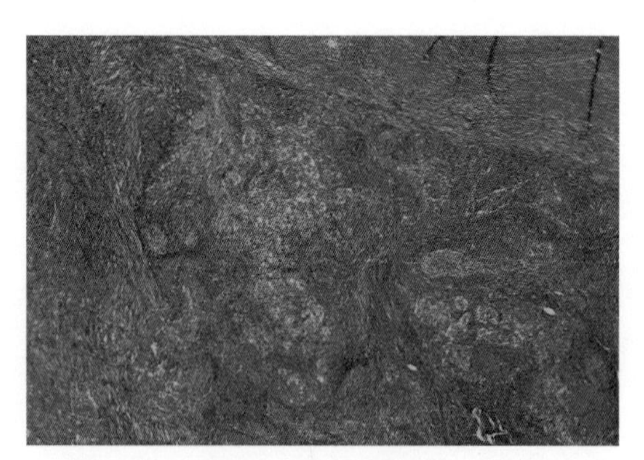

图 49－1　弥漫成片的肿瘤细胞。HE，50×

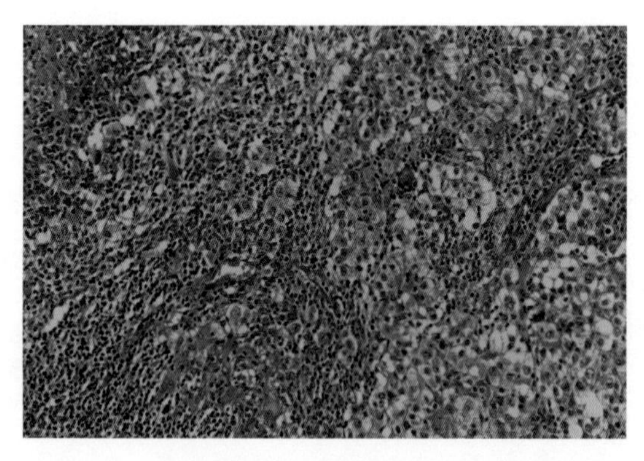

图 49－2　肿瘤细胞大小一致，期间可见较多淋巴细胞浸润。HE，200×

免疫组化检查结果：

CD30(－)，p63(上皮＋)，EMA(局灶＋)，TdT(－)，CD3(淋巴细胞＋)，CD5(淋巴细胞＋)，CD20(淋巴细胞＋)，ki－67(80%＋)，p53(30%＋)，CD117(＋＋)，CD10(＋＋)，MUM－1(－)，ALK－1(－)，LCA(淋巴细胞＋)，PLAP(部分＋)，CD15(－)，CD79*a*(淋巴细胞＋)，PAX－5(部分＋)，bcl－6(－)，CD56(－)。

病理诊断：精原细胞瘤。

诊断依据：精原细胞瘤是一种罕见的纵隔生殖细胞肿瘤。典型的发生于前纵隔，也有少量发生于后纵隔。在形态上与性腺精原细胞瘤相同。肿瘤细胞呈巢状，不形成腺腔，细胞大小基本一致，呈圆形或多角形，有明显胞界，胞质较丰富、透亮，核大深染，位于中央，呈圆形或卵圆形，间质内部分区域有纤维组织增生，并可见明显的炎症细胞背景，主要为成熟小淋巴细胞、浆细胞浸润，偶见嗜酸性粒细胞，这种浸润在纤维间隔内及其周围较密集，但也可与瘤细胞混杂。可见炎性肉芽反应，包括界限不清的上皮性组织细胞团及界限清楚并含有朗格汉斯巨细胞的上皮肉芽肿。可以伴有出血、坏死。免疫组化相对特异的相关性标记物 CD117 和 PLAP 阳性。

鉴别诊断：与胸腺瘤、大细胞性淋巴瘤鉴别，如果纤维性间隔内出现淋巴细胞和浆细胞浸润、上皮样肉芽肿、多量生发中心，肿瘤细胞胞质内糖原丰富并可见不规则的线球状核仁，免疫组化 CD117 和 PLAP 阳性可以支持精原细胞瘤的诊断。

（余　婷）

案例 50

胸膜恶性间皮瘤

病史：患者，男性，80 岁，反复胸闷气促 4 月余。56 年前行甲状腺结节切除术，15 年前因“胆囊炎”行胆囊切除术，8 年前有膀胱癌病史。PET/CT 检查示左侧胸膜多发糖代谢异常增高，炎性病变可能，MT 不除外。

巨检：灰白色组织 1 枚，大小 0.5 cm×0.5 cm×0.3 cm。

镜下显示：增生纤维组织见增生上皮样细胞，弥漫分布，胞质丰富，嗜酸性，核偏位，有异型性，可见核分裂像。如图 50－1、图 50－2 所示。

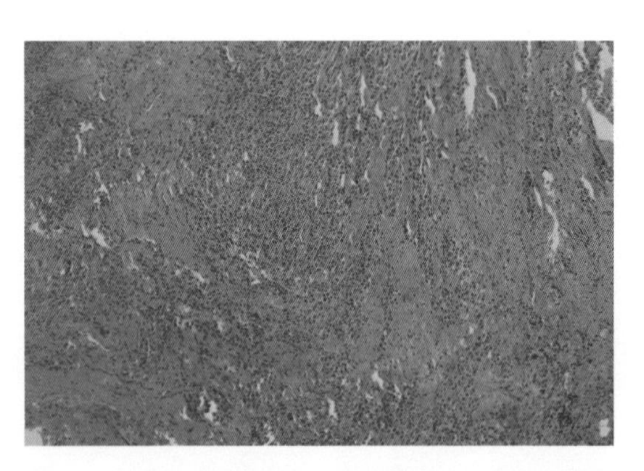

图 50－1 增生纤维组织间见弥漫分布上皮样细胞。HE，100×

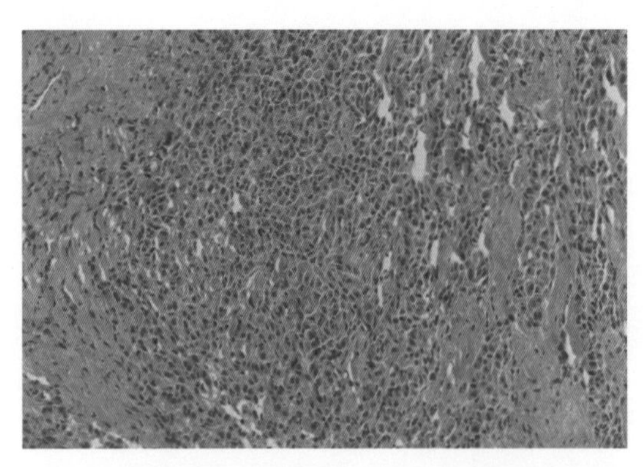

图 50－2 肿瘤细胞胞质嗜酸性，核偏位，可见核分裂像。HE，200×

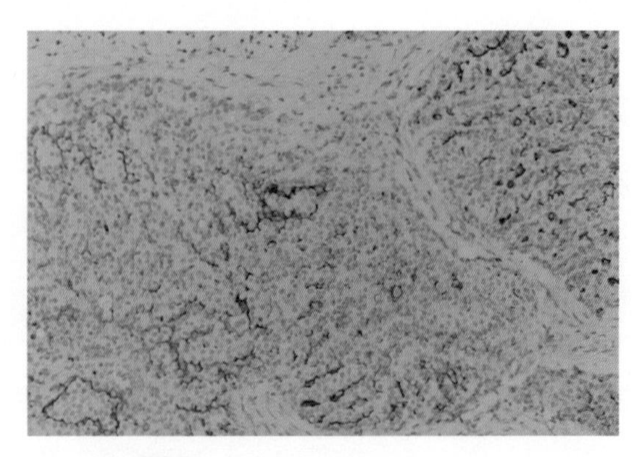

图 50－3 D2－40 IHC，100×

免疫组化检查结果：calretinin(局灶＋)，CD68(组织细胞＋)，CEA(－)，CK19(＋)，CK5/6(－)，CK7(＋)，CK 广(＋)，D2－40(＋)，Des(－)，HBME－1(部分＋)，Ki－67(20%阳性)，P63(－)，SPA(－)，TTF－1(－)，vim(部分＋)。如图 50－3 所示。

病理诊断：胸膜恶性间皮瘤。

诊断依据：胸膜恶性间皮瘤是一种少见的原发于胸膜的恶性肿瘤，约占整个胸膜肿瘤的 5%，男性多于女性，恶性间皮瘤按其生长特点分为局限型和弥漫浸润型，局限型多为潜在恶性或低度恶性，包膜完整，生长缓慢，以压迫症状为主，手术易于切除，预后较好，但容易复发。弥漫型多为高度恶性，无包膜，生长快，胸腔内形成多发性结节，或胸膜弥漫性增厚，引起血性胸腔积液。组织学分类包括上皮型、肉瘤样型、混合型和促结缔组织增生型，以上皮型最多见。本例为上皮型恶性间皮瘤，光镜下肿瘤细胞排列方式多样，呈腺管状、乳头状或实性片状、巢状。管状、乳头状结构是胸膜恶性间皮瘤最常见的形态。细胞圆形或卵圆形，核通常为单个，居中或稍偏位，核仁 1～2 个，有较丰富的嗜酸性胞质。在高分化的恶性间皮瘤核分裂少见，分化差的间皮瘤核分裂像多见，可见坏死，少数伴有沙砾体形成，偶见单个巨核瘤细胞。免疫组化表达间皮标记(CK5/6、D2－40、calretinin)。胸膜恶性间皮瘤的诊断主要基于其临床表现、影像学检查和组织病理学检查，三者的诊断符合率最终决定诊断的正确性。本例临床所见为胸膜增厚，表面多发小结节以及影像学观察到胸膜弥漫多发结节影，支持本诊断。

鉴别诊断：

(1) 胸膜转移性肺癌：肺细支气管肺泡癌组织学形态与上皮型恶性间皮瘤相似，影像学检查可发现肺的占位性病变，免疫组化 TTF－1、CEA 阳性表达，vim、calretinin 阴性。

(2) 来源于消化道腺癌的转移：胃、十二指肠壶腹部癌晚期可浸润或转移到胸膜，但首先以消化道症状为首发症状，胃镜和肠镜可直接发现肿瘤的原发部位。组织学上消化道的腺癌以黏液腺癌为主，乳头样结构少见，免疫组化 CK 8/18、CK 20 阳性表达。vim 和 calretinin 则阴性。

(3) 肉瘤样间皮瘤与其他肉瘤：肉瘤样间皮瘤与其他类型肉瘤的鉴别困难，以下几点有助于从光镜方面诊断此瘤：①结合该瘤发生的特殊部位；②寻找肿瘤双向分化，尤其是当怀疑此瘤时应多取材制片观察；③瘤细胞移行过度现象；④多种不同类型瘤细胞混合存在；⑤临床表现危重，但瘤细胞核分裂像较少见；⑥相关抗体的应用也有助于鉴别其他类型的肉瘤。

（余　婷）

案例 51

霍奇金淋巴瘤

病史:患者,男性,29 岁,胸闷伴乏力感 3 月余。MRI 检查:前纵隔内见一分叶状的囊实性病灶,上至主动脉弓上方水平,下至心脏右前方,病灶与血管分界尚清。

巨检:灰褐色肿块一枚,大小 14 cm×11 cm×10 cm,切面灰黄囊实性,见清亮液体,实性区灰白灰红质中偏硬,周围见脂肪样组织范围 6 cm×4 cm×1 cm。

镜下显示:病变区呈多房囊性,囊壁内纤维组织明显增生,其间见大量增生的淋巴组织,可见弥漫分布的小-中等大淋巴细胞,期间散在分布大的淋巴样细胞,大细胞核仁明显,胞质淡染,可见双核及多核细胞。还可见嗜酸性粒细胞浸润。如图 51-1、图 51-2 所示。

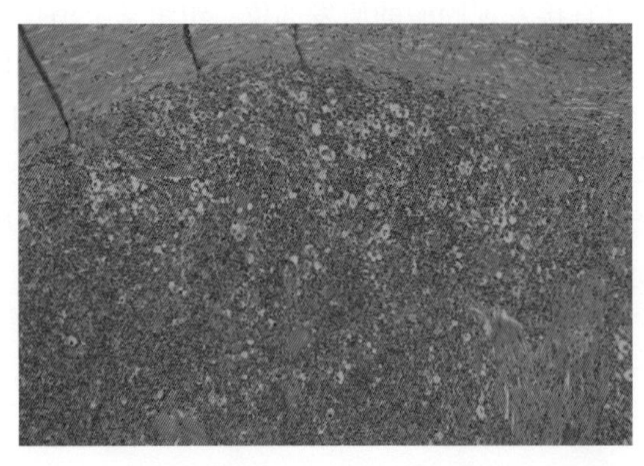

图 51-1 弥漫分布的小-中等大淋巴细胞,期间散在胞质透亮的大细胞。HE, 100×

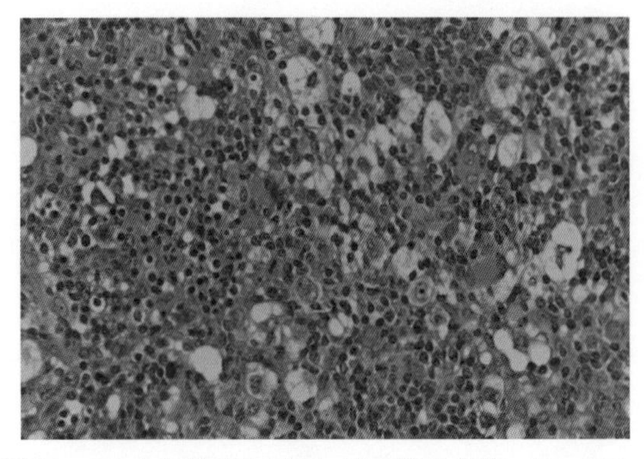

图 51-2 大细胞核仁明显,见双核及多核。HE, 200×

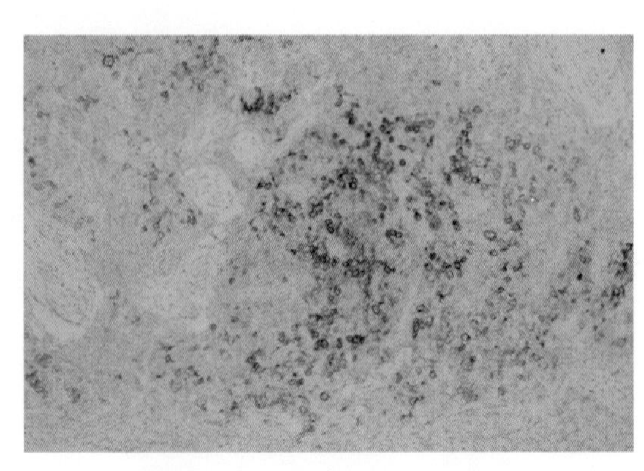

图 51-3 CD30 IHC, 100×

免疫组化检查结果：CD30(++)，CD15(−)，CD20(小淋巴细胞+)，CD79a(弱+)，CD3(部分+)，CD5(部分+)，PAX-5(+)，ki-67(30%+)，EMA(部分+)，CD10(局灶+)，CD68(组织细胞+)，PLAP(−)，LCA(++)，MUM-1(局灶+)，CK广(上皮+)，bcl-6(部分+)，bcl-2(部分+)。如图51-3所示。

病理诊断：霍奇金淋巴瘤。

诊断依据：纵隔霍奇金淋巴瘤好发于年轻成人。几乎均为结节硬化型，同时胸腺是霍奇金淋巴瘤唯一结外好发的部位。组织形态上正常结构被结节性浸润破坏，肿瘤性浸润由伴有丰富炎性背景(淋巴细胞、红细胞、嗜酸性粒细胞)的数量不等的霍奇金细胞和R-S细胞组成。典型R-S细胞为明显双核或多核的大细胞，胞质丰富，嗜酸性染色或双染，胞核圆，染色质苍白，至少两个嗜酸性核仁。单核型瘤细胞为霍奇金细胞，还可以有木乃伊细胞，即一些肿瘤细胞含浓缩胞质和固缩核，或隐窝型R-S细胞即胞核相对小，分叶状，可见小核仁，染色淡。间质硬化是它的特点，硬化纤维带将肿瘤分隔成大小不等的结节。常见局灶性坏死。免疫组化最具特征性的指标为CD15、CD30、PAX-5，但CD15阳性率低。

鉴别诊断：

(1) 胸腺瘤：纤维条索与肿瘤结节之间的间区通常是明显的，细胞结节的轮廓大多为多角形而不是圆形，同时无特征性的R-S细胞，免疫组化CD15、CD30、PAX-5阴性。

(2) 生殖细胞肿瘤：免疫组化CD30、CD15以及相关生殖细胞肿瘤的标记可以很好地鉴别出两者。

(3) 硬化性纵隔炎：当仅见到非特异性慢性炎性浸润和纤维化时，需注意取材是否全面，镜下观察是否到位，是否有遗漏更重的病变，明确这些以后才可考虑此诊断。

(余　婷)

案例 52

非霍奇金淋巴瘤(弥漫大 B 细胞型)

病史:患者,女性,54 岁,胸痛 1 月余,胸部 CT 检查:前纵隔占位,侵袭性胸腺瘤可能大,左头臂静脉可疑受侵,心包积液,纵隔淋巴结增大。

巨检:肿物一枚,大小 11.5 cm×11 cm×5.8 cm,表面包膜尚完整,切面灰白,质中偏嫩,局部区灰黄。周围附少量脂肪样组织。

镜下显示:弥漫成片的肿瘤细胞,为中-大淋巴样细胞,细胞圆形,卵圆形,泡状核,染色质细腻,部分肿瘤细胞内可见 2～4 个核仁。核仁明显,嗜双色性或嗜碱性,可见核分裂像。如图 52-1、图 52-2 所示。

图 52-1 弥漫成片的淋巴样细胞。HE, 100×

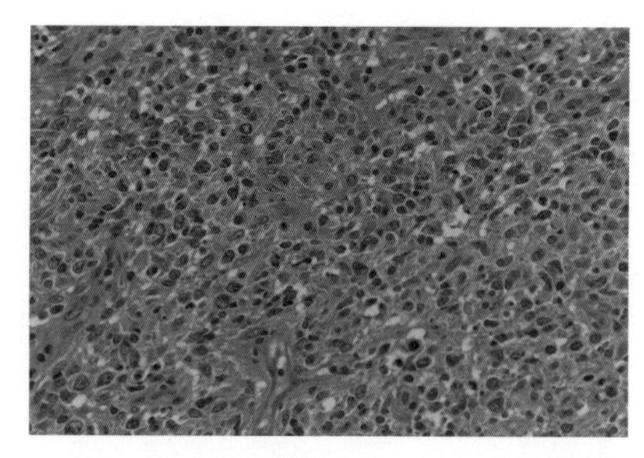

图 52-2 高倍镜肿瘤细胞中-大,可见核分裂像。HE, 200×

免疫组化检查结果:CK 广(－), LCA(＋＋＋), vim(＋＋＋), CD3(淋巴细胞＋), CD20(＋＋＋), CD79a(＋＋＋), CD56(－), ki-67(70%阳性), CD5(小淋巴细胞＋), CD68(组织细胞＋), CD21(个别细胞＋), bcl-2(＋), bcl-6(＋), CD10(个别细胞＋), MUM-1(－), PAX-5(＋＋), CD30(散在少量＋), CD43(部分＋), CD15(－),原位杂交:EBER(－)。如图 52-3、图 52-4 所示。

病理诊断:非霍奇金淋巴瘤(弥漫大 B 细胞型)

诊断依据:发病年龄段较广(中位年龄 60～70 岁)。组织学形态主要表现为硬化性纤维间质背景下大量的大型淋巴样细胞增生。肿瘤细胞中等偏大,胞质丰富透亮,胞核圆或卵圆形,部分可见多形性或多叶状核的大细胞。瘤细胞陷入胸腺内及胸腺周围脂肪中,浸润血管壁、胸膜或肺,纤维化不仅表现为玻璃样变的宽带状,而且呈细网格状,其内网格可见单个瘤细胞。偶尔,肿瘤细胞显示生发中心趋向性。免疫组化肿瘤细胞 B 细胞抗原如 CD19、CD20、CD22、CD79a,间变性大细胞瘤细胞 CD30(80%)、IRF4/MUM1(75%)、CD23(70%)、bcl-6(45%～100%)和 bcl-2(55%～80%)阳性,CD5、CD10、

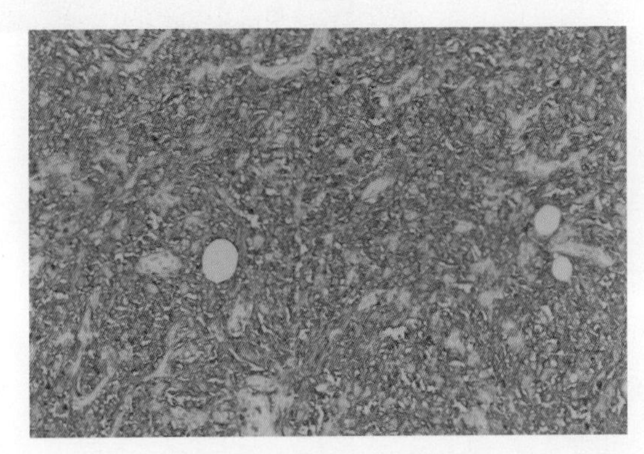

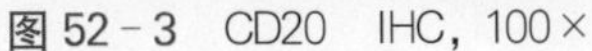

图 52-3　CD20　IHC，100×

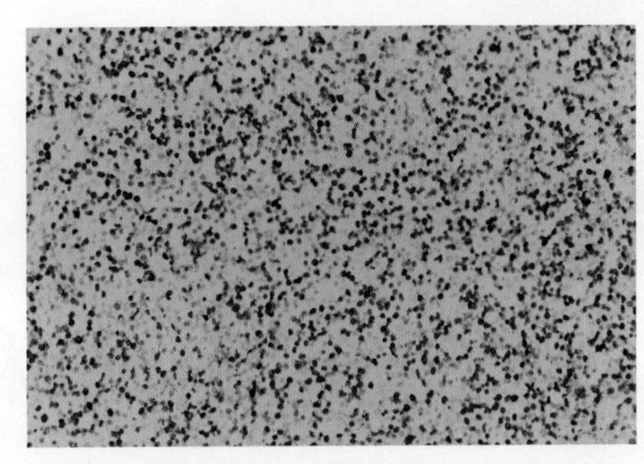

图 52-4　ki-67　IHC，100×

CD15 及 CD21 通常阴性。

鉴别诊断：

(1) 原发纵隔霍奇金淋巴瘤(结节硬化型)：两种疾病在发病年龄、性别及组织所见上均相似，结节硬化型霍奇金淋巴瘤特征性的陷窝细胞常常与纵隔弥漫大 B 细胞淋巴瘤的瘤细胞相似。但结节硬化型霍奇金淋巴瘤的背景嗜酸细胞明显，且免疫组化 CD15 阳性。

(2) T 淋巴母细胞性淋巴瘤：多发生于青少年男性，也常表现为纵隔肿块。但 T 淋巴母细胞性淋巴瘤间质纤维化少见，且免疫组化染色 TdT 阳性，遗传学检测表现为 T 细胞受体基因重排。

(3) 原发性纵隔精原细胞瘤：是最常见的恶性纵隔生殖细胞肿瘤，主要见于年轻男性，也可表现为纤维间质分隔，肿瘤细胞胞质丰富透亮。原发性纵隔精原细胞瘤患者均有淋巴细胞浸润，且可出现上皮样肉芽肿、生发中心、大量的细胞质糖原和不规则绞纱样核仁。免疫组化检查示胎盘碱性磷酸酶(PLAP)、CD117、CD57 阳性，CK 点状阳性。OCT4 免疫染色和免疫荧光检测 12p 染色体异常有助于纵隔精原细胞瘤的诊断。

(余　婷)

案例 53

T 淋巴母细胞性淋巴瘤

病史:患者,女性,27 岁,发现颈部肿块半月余,CT 检查:颈部、上纵隔多发类圆形肿块影,较大的直径约 11.2 cm,气管受压明显,向右侧移位,纵隔右移。

巨检:灰黄条索状组织两条,长分别为 1.2 cm 和 1.5 cm,直径 0.1 cm。

镜下显示:弥漫分布的幼稚的小淋巴样细胞,细胞胞质稀少,核染色质细腻,浓染,未见核仁。如图 53-1 所示。

免疫组化检查结果:CD3(+),CD20(少量+),CD5(+),TdT(+),ki-67(80%+),CD1a(-),CD34(-),CD99(少量+),CD56(-),CD117(-),CK 广(-),vim(+)。如图 53-2 所示。

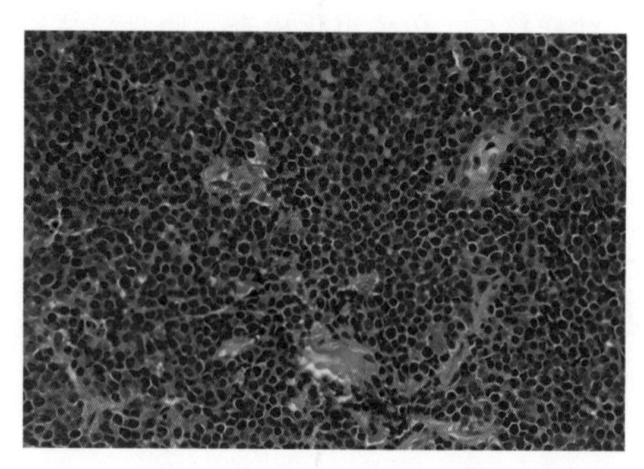

图 53-1 镜下见弥漫分布核深染,幼稚的小淋巴样细胞。HE,200×

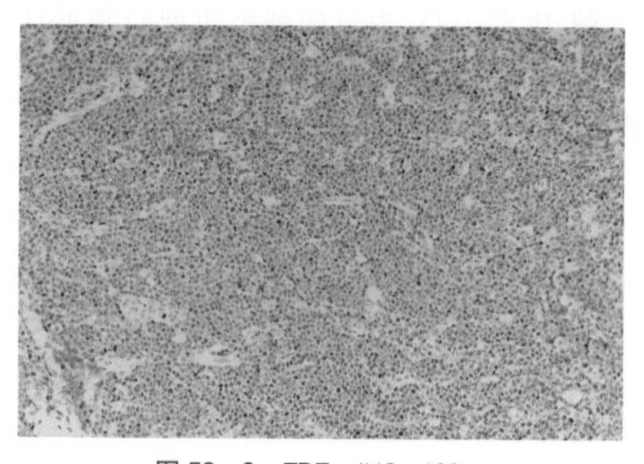

图 53-2 TDT IHC,100×

病理诊断:T 淋巴母细胞性淋巴瘤。

诊断依据:最常见于大龄儿童,青少年和青壮年。在成人非霍奇金淋巴瘤中仅占 2%。临床患者常伴有胸腔或心包积液,常见气道受损,表现为内科急症。病理形态上典型的是由小到中等大小的母细胞组成,核圆形、卵圆形或扭曲状,胞质少,染色质中等致密或分散,核仁不清。偶见巨细胞可累及骨髓、血液等。免疫组化几乎 TDT 均阳性表达,不同程度表达 CD2、CD7、表面或胞质 CD3、CD5、CD1a、CD4 和(或)CD8。

鉴别诊断:伴显著未成熟 T 细胞的胸腺瘤(B1 或 B2 胸腺瘤)。在形态上有时很难鉴别,主要通过免疫组化(前者 TDT 几乎均为阳性)及分子检测相鉴别。

(俞 婷)

案例 54

慢性活动性肝炎

病史：患者，男性，49 岁，肝癌肝移植术后 7 年，肝功能异常 3 天，患者有乙肝和丙肝病史。

巨检：灰黄色条索状组织 2 条，长度分别 1.2 cm 和 1.5 cm，直径均 0.1 cm。

镜下显示：穿刺组织见 10 余个肝小叶范围，肝小叶内可见散在点灶状坏死；汇管区见大量浆细胞浸润伴界面性肝炎形成，纤维组织明显增生，假小叶形成。如图 54-1、图 54-2 所示。

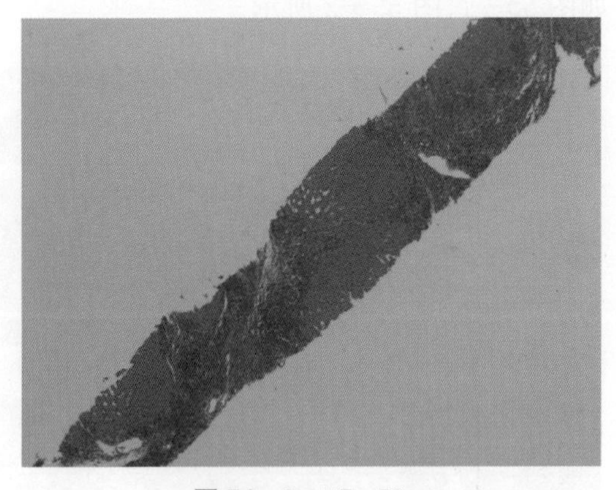

图 54-1　HE, 50×

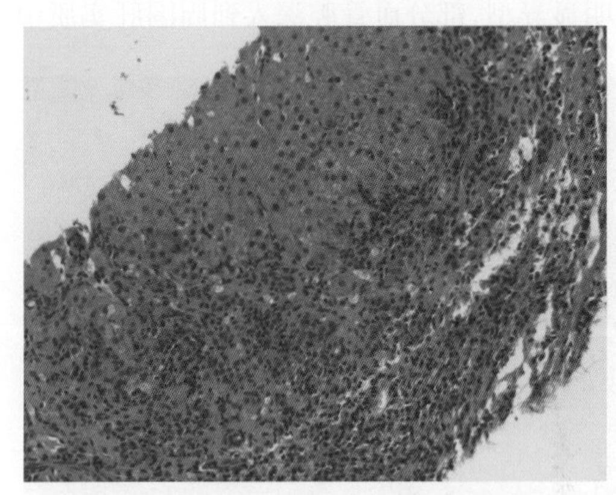

图 54-2　HE, 200×

病理诊断：慢性活动性肝炎。

诊断依据：慢性肝炎的主要病理表现为点灶状坏死、融合性坏死、汇管区炎症、界面性肝炎、纤维化和肝硬化。在免疫抑制规范化治疗的时代，活动性被用来区分伴有低度活动性的坏死性炎症的轻型（慢性持续性肝炎，CPH）和坏死性炎症较重的重型（慢性活动性肝炎，CAH）。CPH 和 CAH 不是独立的疾病，只是疾病活动程度不同而已。在慢性乙型病毒性肝炎中可连续出现 CPH 和 CAH 的表现。本例患者有慢性乙型肝炎的病史，组织学上有重度的汇管区炎症和显著的界面性肝炎伴有纤维化及假小叶形成，符合慢性活动性肝炎的诊断。

鉴别诊断：

(1) 急性重型肝炎：大体上肝脏显著缩小，以肝左叶明显质地柔软，切面呈黄褐色与红色相间或以黄褐色为主。镜下病变区主要见于中央带，肝细胞弥漫性大块性或亚大块性坏死，仅在小叶周边残留少量肝细胞。其间散在较多组织细胞、淋巴细胞、中性粒细胞及少量嗜酸性粒细胞，网状纤维染色显示网状支架存在。

(2) 亚急性重症肝炎：出现新旧不等的坏死，坏死面积≤50%；小叶周边出现团块状再生图像；小胆等增生，常与增生肝细胞相连；重度淤胆。

（纪　元）

案例 55

肝海绵状血管瘤

病史：患者，女性，36 岁，无明显自觉症状，体检发现肝海绵状血管瘤 1 年，增大 1 月。

巨检：部分肝脏切除标本，大小 12 cm×8 cm×4.5 cm，切面见肿物 1 枚，大小 6.5 cm×6 cm×3.5 cm，肿物切面呈暗红色，质地软，呈蜂窝状，境界欠清楚。

镜下显示：肿瘤边界不清，肿瘤由相互吻合的血管腔构成，管腔内充满红细胞，管腔内衬内皮细胞，细胞无明显异型，部分血管腔深入到周围肝实质中。如图 55-1、图 55-2 所示。

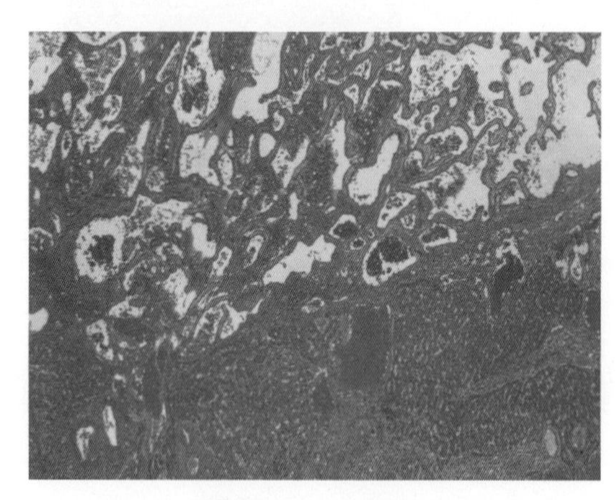

图 55-1　HE，50×

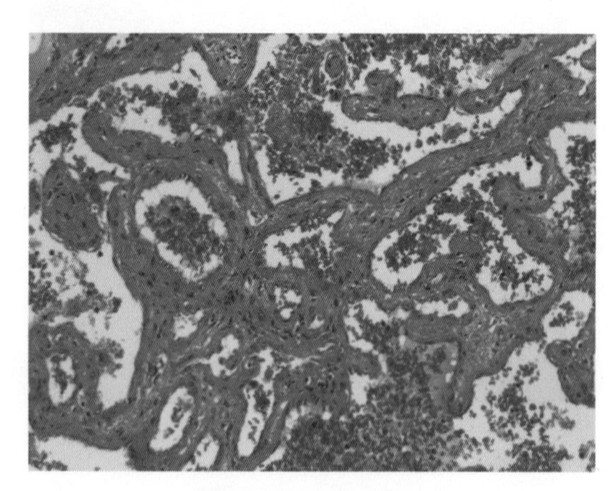

图 55-2　HE，200×

病理诊断：肝海绵状血管瘤。

诊断依据：海绵状血管瘤可以发生在很多部位，肝脏是最常见的发病部位，本例发生在肝脏，是其好发部位。大体上肿瘤的体积差异大，从几毫米到占据全部肝脏，触之柔软，呈暗红色。镜下由大小不等的血管腔组成，腔内充满血液，可见厚薄不等的纤维分隔，管腔内衬扁平血管内皮细胞，细胞无明显异型。本例病例的显微镜下的表现均符合以上特点。

鉴别诊断：弥漫性多发性的病变十分罕见，常累及多个器官，需要和肝紫癜和毛细血管扩张肿瘤相鉴别。

（纪　元）

案例 56

炎性假瘤

病史：患者，女性，74 岁，反复发热近 3 月，抗感染治疗后恢复正常，影像学检查发现肝占位。

巨检：部分肝脏切除标本，大小 10 cm×7.5 cm×7 cm，切面见结节状肿物 1 枚，大小 5 cm×5 cm×4 cm，肿物有包膜，切面灰黄色，质地中等。

镜下显示：病变区可见纤维型包膜，包膜内可见混合性炎症细胞浸润，可见大量中性粒细胞浸润形成的微脓肿，部分区可见淋巴细胞浸润，部分区泡沫组织细胞聚集，类似黄色瘤，部分区纤维组织伴胶原沉积。如图 56-1～图 56-4 所示。

图 56-1　大量中性粒细胞聚集。HE，200×

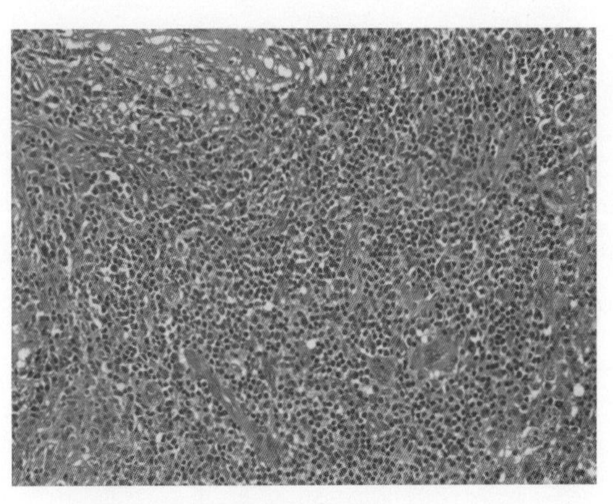

图 56-2　淋巴浆细胞浸润。HE，200×

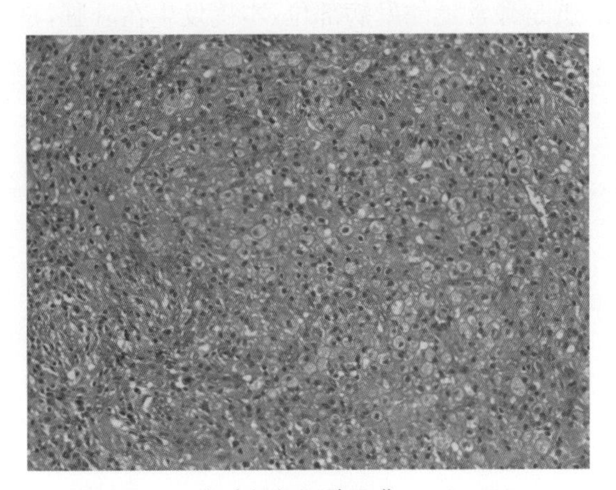

图 56-3　泡沫组织细胞聚集。HE，200×

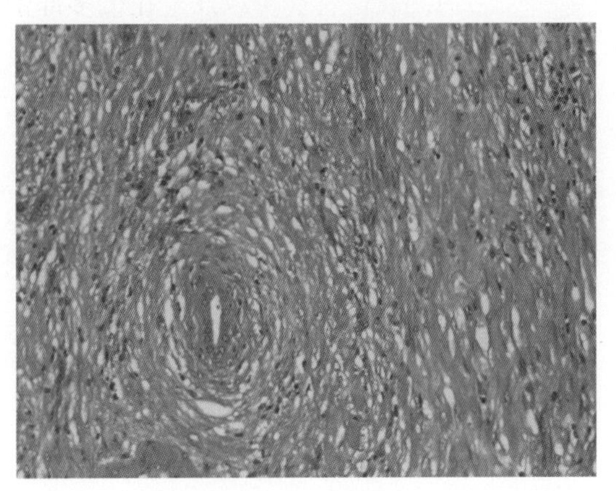

图 56-4　纤维组织增生，胶原沉积。HE，200×

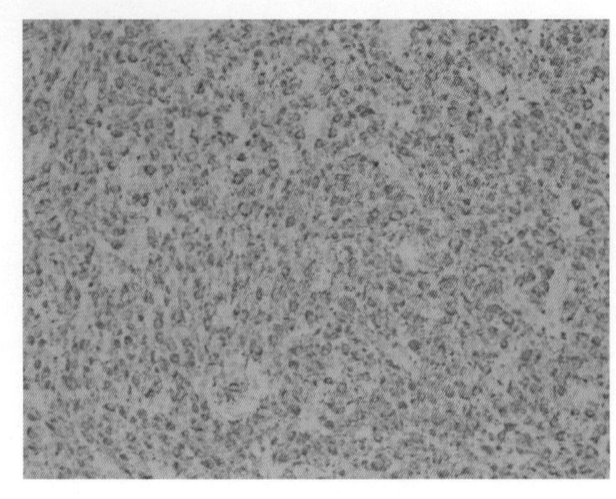

图 56-5 CD68 200×

免疫组化检查：泡沫细胞聚集区 CD68 弥漫阳性，如图 56-5 所示。

病理诊断：炎性假瘤。

诊断依据：本病多发生于儿童和成人，常出现发热和上腹部疼痛。大体上病变表现多样，可出现坏死和出血区。显微镜下病变区由炎症细胞和散在其间的梭形细胞两部分组成。炎症细胞种类多种多样，可以出现以中性粒细胞聚集为主，形成微脓肿；可以出现灶性的淋巴细胞聚集；也可以出现大量组织细胞聚集形成所谓黄色肉芽肿样的改变。梭形细胞可有纤维母/肌纤维母细胞等，部分区可出现胶原样物沉积。免疫组化检查结果没有特异性，出现大量泡沫细胞时，CD68 阳性。当病变区梭形细胞表达 SMA 和 ALK-1 时需考虑炎症性肌纤维母细胞肿瘤，而当梭形细胞表达 CD21 和 CD35 时需考虑滤泡树突细胞肉瘤的诊断，且这两种病变常出现 EBV 克隆性增生。本例病例免疫组化结果中仅 CD68 阳性，且无 EBV 的克隆性增生，故诊断为炎性假瘤。

鉴别诊断：本病要与炎症性肌纤维母细胞性肿瘤、滤泡树突细胞肉瘤及 IgG4 相关性硬化相鉴别，如果出现大量的泡沫样组织细胞，还需要与 Rosai-Dorfman 病相鉴别。

（纪　元）

案例 57

肝局灶结节性增生(FNH)

病史:患者,女性,75 岁,发热 10 余天,上腹部不适,CT 检查发现肝脏占位,考虑 FNH 可能。

巨检:部分肝脏切除标本,大小 11 cm×6 cm×5 cm,切面见肿物 1 枚,大小 6 cm×5 cm×5 cm,切面淡黄色,和肝脏质地相等,境界清楚,中央可见一纤维性瘢痕。

镜下显示:病变区由增生的肝细胞构成,肝细胞呈单排排列,细胞无异型性,病变中央可见纤维性瘢痕,并由瘢痕处伸出纤维,将增生肝细胞分割成结节状,增生纤维周围可见小胆管阻塞。病灶周边可见厚壁偏心的血管。如图 57-1、图 57-2 所示。

图 57-1 肝细胞与纤维分割区小胆管增生。HE, 50×

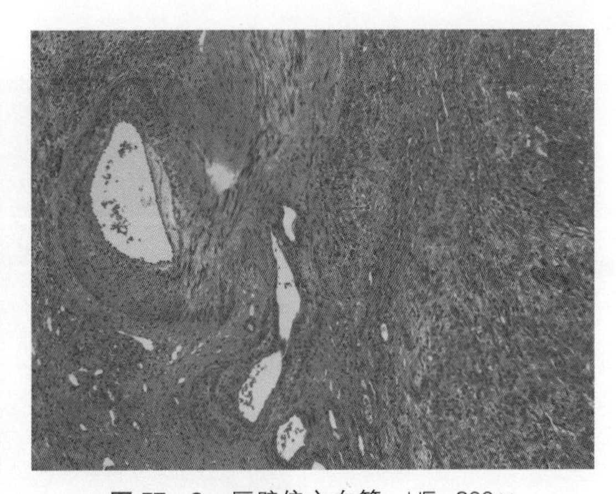

图 57-2 厚壁偏心血管。HE, 200×

病理诊断:肝局灶结节性增生(FNH)。

诊断依据:局灶结节性增生可以发生在任何年龄段,高发年龄为 21~50 岁,女性多见,约 80%的患者术前无明显症状。本例患者是一位老年女性,是相对少见的病例。FNH 通常是单发病例,约 20%的病例呈现多中心性,尤其是儿童多见。本例患者为单发肿块。大体上通常表现为被膜下实性肿块,肿块中央可见放射状的纤维性瘢痕。显微镜下正常肝组织的所有成分均可见到,肝细胞无异型性。在正常肝细胞和纤维性分割区可见到小胆管增生,这是重要的诊断线索。在纤维性分割区也可见厚壁偏心血管。本例病例中可以见到明显的纤维分割,及纤维分割区增生小胆管和厚壁偏心血管,故诊断为局灶结节性增生。

鉴别诊断:FNH 主要鉴别的疾病有肝硬化、再生性肝细胞结节、肝细胞腺瘤和高分化肝细胞肝癌。

(纪 元)

案例 58

经典型混合型肝细胞癌–胆管细胞癌

病史：患者，男性，56 岁，体检发现肝脏占位 1 周，外院 B 超检查提示血管瘤可能，患者否认乙肝病史。

巨检：部分肝脏切除标本，大小 13.5 cm×9 cm×4.5 cm，切面见结节状肿物 1 枚，大小 5.5 cm×4.5 cm×4.5 cm，肿物切面呈灰白色、灰绿色，质地中等，境界不清；肿物周围可见子灶。

镜下显示：肿物由两种部分构成，其中一部分肿瘤细胞呈梁状、巢团状排列，胞质丰富红染，细胞核异型明显；另一部分肿瘤细胞呈腺样排列，胞质稍淡，异型性明显，两部分肿瘤界限明显。如图 58 - 1 所示。

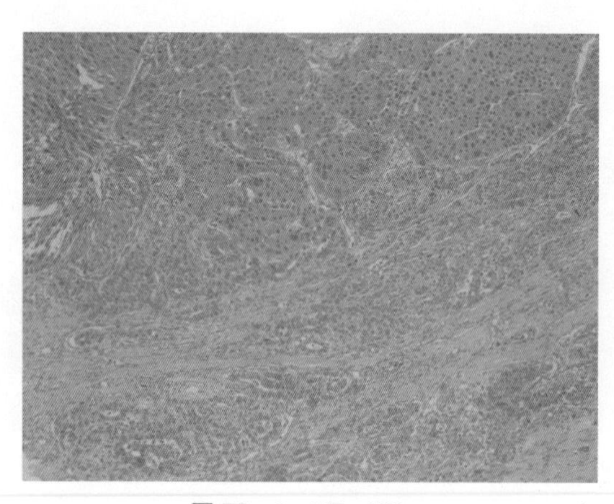

图 58 - 1　HE，100×

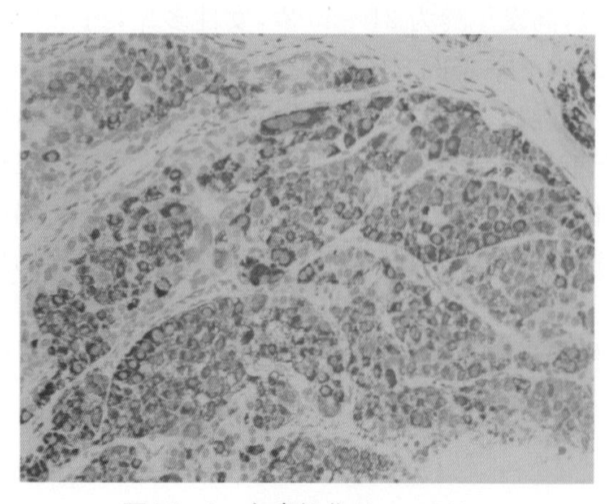

图 58 - 2　免疫组化 Hepa，200×

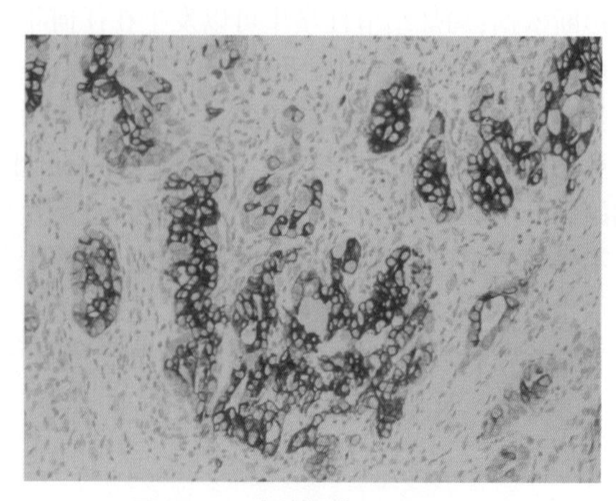

图 58 - 3　免疫组化 CK7，200×

免疫组化检查结果：肝细胞肝癌成分 Hepa、AFP、Arg-1 阳性。胆管细胞癌 CK7、CK19 阳性，干细胞标记 CD56、CD117、EpCAM 阳性。

病理诊断：经典型混合型肝细胞癌-胆管细胞癌。

诊断依据：混合型肝细胞癌-胆管细胞癌的经典形式是包含有经典的肝细胞肝癌和典型的胆管细胞癌的区域。免疫组化检查：其中典型的肝细胞肝癌的区域表达 Hepa，典型的胆管细胞癌区域表达角蛋白 CK7 和 CK19。本例病例可见见到上述两种典型的形态，且免疫组化结果也符合，故诊断为经典型混合型肝细胞癌-胆管细胞癌。

鉴别诊断：本病例主要和伴有干细胞特征的混合型肝细胞癌-胆管细胞癌及同时合并有肝细胞肝癌和胆管细胞癌的碰撞瘤相区别，前者具有干细胞或祖细胞的表型或免疫特征，可同时表达干细胞标记 CD56、CD117 及 EpCAM，后者是同时发生于肝的独立的肝细胞肝癌和胆管细胞癌。

（纪　元）

案例 59

肝细胞腺瘤

病史：患者，男性，88 岁，体检发现肝脏占位，无乙肝、丙肝病史。

巨检：部分肝脏切除标本，大小 14 cm×11 cm×9 cm，切面见肿物一枚，大小 11 cm×9 cm×9 cm，肿物境界清楚，切面呈灰黄色和灰褐色，可见大片出血。

镜下显示：病变区肝细胞弥漫性增生，异型不明显，其内未见残留汇管区结构，部分区肿瘤细胞间可见炎症细胞浸润，部分区出血呈紫癜样改变，周围肝组织内未见肝硬化改变。如图 59－1、图 59－2 所示。

免疫组化检查结果：CRP(＋)，FLABP(＋)，β-联蛋白(catenin)(－)，如图 59－3 所示。

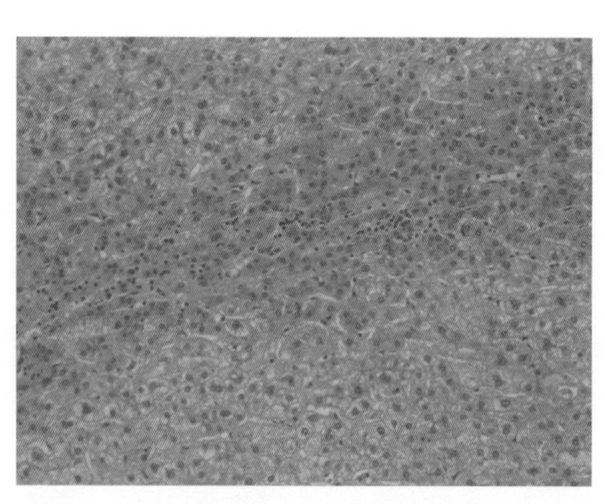

图 59－1　示肿瘤细胞内炎症细胞浸润。HE，200×

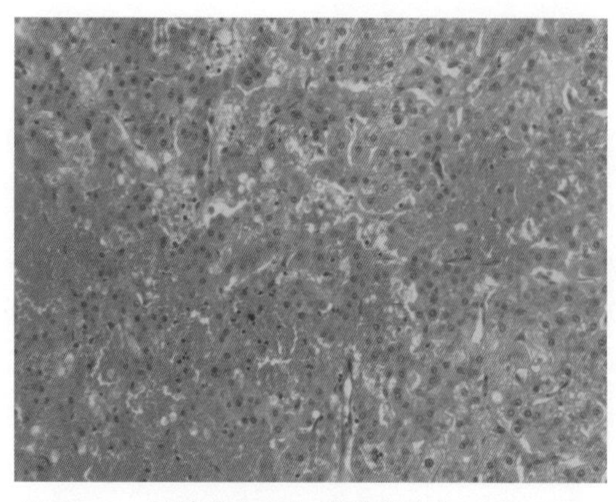

图 59－2　示肿瘤内出血，紫癜样改变。HE，200×

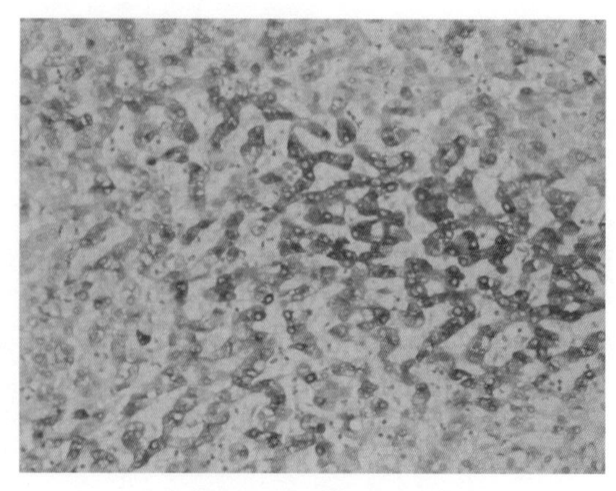

图 59－3　CRP 200×

病理诊断：肝细胞腺瘤（炎症型）。

诊断依据：肝细胞腺瘤极为少见，女性患者明显多见，国外文献报道发病机制可能与口服避孕药相关，其他相关因素有肥胖、糖原累积症等。发病年龄与 FNH 相似，好发年龄 21～50 岁，儿童中也可见到，尤其是合并糖原累积症的患者。70%的患者是单发病例，个别病例出现 10 个以上病灶，甚至可以弥漫全肝，称之为肝腺瘤病。患者通常术前出现症状，甚至可以是致死性的腹腔出血。本例患者是一位老年男性，是相对少见的情况。大体上肿瘤具有被膜，颜色与周围肝细胞略有差异，无纤维性瘢痕。显微镜下肿瘤由分化良好的肝细胞构成，其间无汇管区或中央静脉。根据组织形态和基因突变结果，肝细胞腺瘤可以分为以下 4 种类型。

(1) HNF1α 突变型：占 30%～50%，具有 NHF1α 等位基因的失活突变。形态上常常出现显著的脂肪变性，细胞无非典型性，无炎症细胞浸润。免疫组化 FLABP 缺失表达。

(2) CTNNB1 突变型：占 10%～15%，具有 CTNNB1 基因突变，免疫组化 β-联蛋白（catenin）阳性。形态上常常出现细胞的非典型性和假腺样结构。恶变率较高。

(3) 炎症型：约占 35%，不具有上述两种基因突变。形态上常常出现炎症细胞浸润和毛细血管扩张症。免疫组化检查 CRP 阳性。

(4) 非特异型：占 10%～15%，不具备上述基因突变和形态学改变。

本例形态上可见炎症细胞浸润和出血，免疫组化 CRP 阳性，FLABP 阳性，β-catenin 阴性，故诊断为肝细胞腺瘤（炎症型）。

鉴别诊断：本病要与分化好的肝细胞肝癌和局灶结节性增生相鉴别。

（纪 元）

案例 60

肝脏上皮样血管平滑肌脂肪瘤

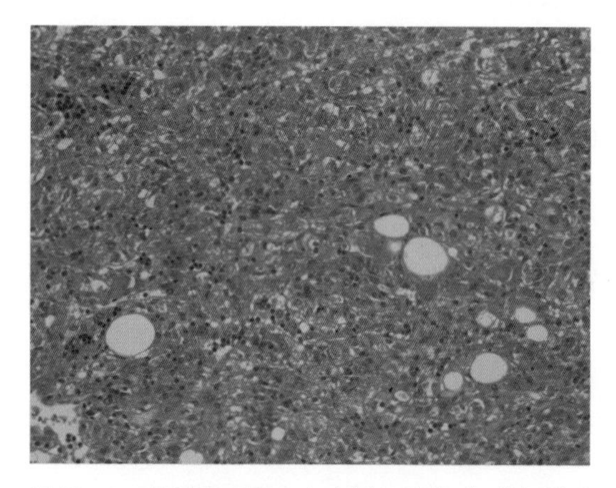

图60-1　示肿瘤主要由上皮样细胞构成，其间散在脂肪组织。HE，200×

病史：患者，女性、41岁，体检发现肝占位1年余，近半月出现右上腹疼痛伴明显腹胀。患者否认乙肝、丙肝病史。

巨检：肿物1枚，大小20 cm×16 cm×10 cm，肿物有包膜，切面灰黄灰红色，质地软，部分区可见坏死。肿物周围仅附着少许肝组织。

镜下显示：肿瘤组织由3种成分构成，其中大部分为胞质红染的的上皮样细胞构成，细胞胞质丰富，红染，呈颗粒状；细胞核大，核形状不规则，可见核仁。上皮样细胞间散在脂肪样细胞和少许厚壁血管。如图60-1所示。

免疫组化检查结果：HMB45(＋)，SMA(＋)，如图60-2、图60-3所示。

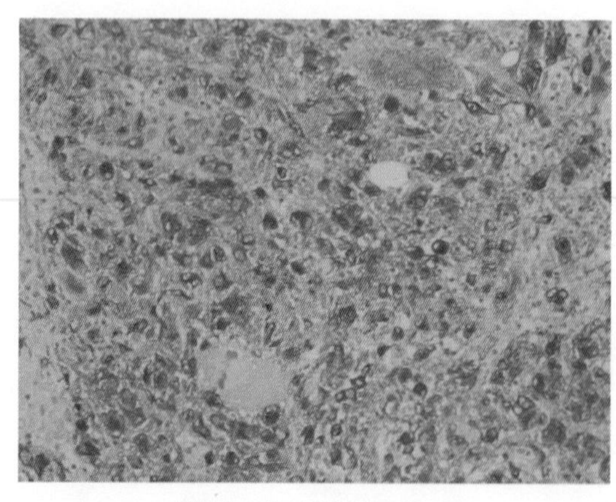

图 60-2　HMB45 200×

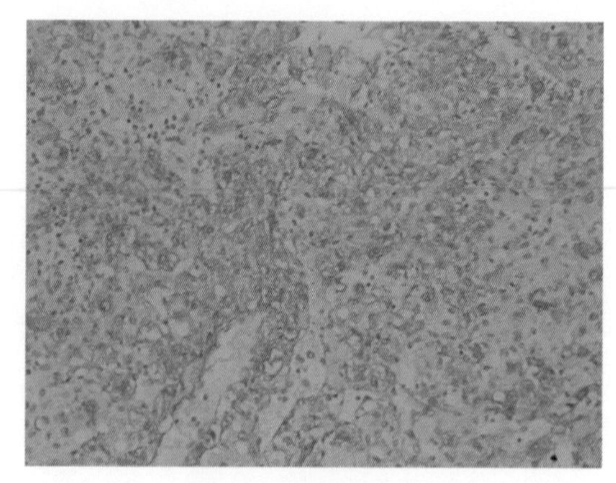

图 60-3　SMA 200×

病理诊断：肝脏上皮样血管平滑肌脂肪瘤。

诊断依据：血管平滑肌脂肪瘤是指由血管、平滑肌(梭形或上皮样)和脂肪组织以混合比例构成的肿瘤，具有血管周上皮样细胞分化。主要见于成人，发病年龄10～86岁。本例患者41岁，是其好发年龄。男性多见，通常无症状。

此类肿瘤通常单发，直径0.6～36 cm不等，切面颜色和质地依据脂肪成分的不同而不同，质地从鱼肉样到较硬，颜色从黄色到褐色。肿瘤体积较大时，可出现出血坏死。本例患者肿瘤体积较大，脂肪成分较少，大体上表现为灰红色肿块，有坏死。

形态上肿瘤由排列紊乱的平滑肌、脂肪组织和厚壁血管以不同的比例混合而成，其中平滑肌成分是最具有诊断意义的成分，呈束状排列的梭形细胞或呈席纹状排列的上皮样细胞。上皮样细胞可呈多形性，胞质丰富、红染、颗粒状。本例平滑肌成分为上皮样形态，其间可见散在脂肪组织和厚壁血管。

免疫组化检查结果：平滑肌成分表达黑色素标记 HMB45、Melan A 和 PNL2，部分表达 S100、SMA、desmin、vim 等。本例表达 HMB45、Melan A 和 PNL2 和 SMA。

综上所述，故诊断为上皮样血管平滑肌脂肪瘤。

鉴别诊断：本病须与肝细胞肝癌、肾上腺皮质癌和肉瘤等疾病相鉴别。

（纪　元）

案例 61

胰腺实性假乳头状肿瘤

病史:患者,女性,17 岁,上腹部疼痛 1 周,护胃治疗无效,CT 及 MRI 检查均提示胰腺实性假乳头状肿瘤可能。

巨检:胰体尾切除标本,大小 9 cm×7 cm×5 cm,切面胰腺内见囊实性肿物 1 枚,肿物大小 5.5 cm×4 cm×4 cm,内见灰红色液体,实性区切面呈灰白灰红色,质地软。

镜下显示:肿瘤呈实性梁状生长,间质血窦丰富,可见纤维性分割,与胰腺实质境界不清楚。高倍镜下肿瘤围绕血管生长,胞质丰富、淡粉染,细胞核异型性不明显,呈圆形,大小一致,未见明显核仁。部分区组织疏松呈乳头样结构。如图 61-1、图 61-2 所示。

图 61-1 HE, 50×

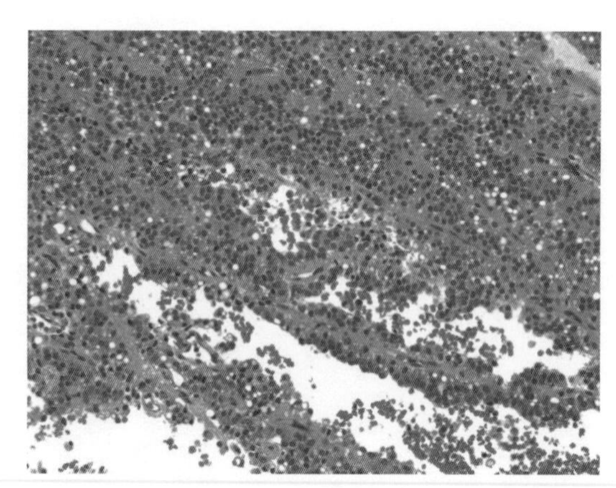

图 61-2 HE, 200×

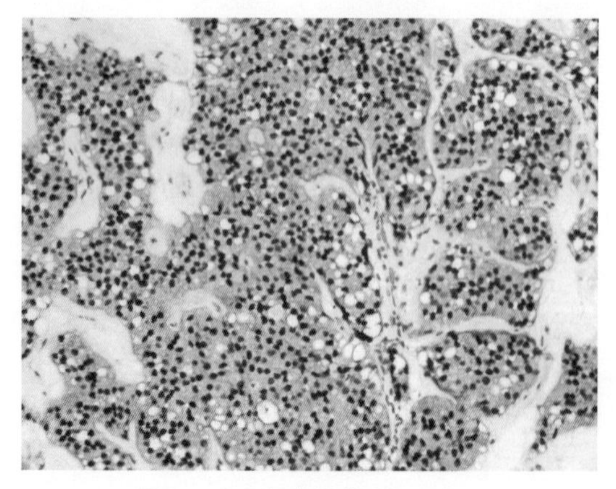

图 61-3 免疫组化 PR, 200×

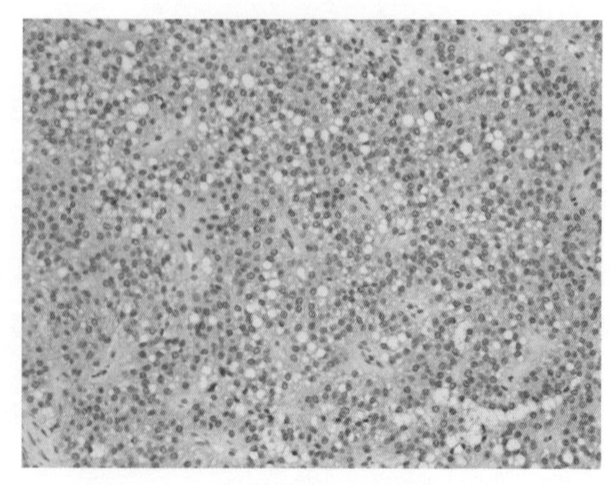

图 61-4 免疫组化 β-catenin, 200×

病理诊断:胰腺实性假乳头状肿瘤。

诊断依据:本病好发于青少年及年青女性,平均发病年龄28岁,男性罕见。本例患者为17岁女性,是其高发年龄。

大体上:肿瘤为巨大的圆形、实性肿物,平均直径10 cm,最大为25 cm。常出现出血、坏死及囊性变。本例肿瘤为直径5.5 cm的实性肿瘤。

形态上:生长方式多样,表现为实性、假乳头状、出血囊性变。当肿瘤体积较大、坏死较为广泛时,仅在周边见到少量实性细胞成分。在实性区可见到形态一致的黏附性差的肿瘤细胞,其间可见丰富的薄壁小血管。远离血管的黏附性差的肿瘤细胞出现退变脱落,形成围绕血管的假乳头结构。

免疫组化检查结果:肿瘤细胞绝大部分表达CD10、PR、CD56、Vim、NSE阳性,以及β-catenin核阳性。Syn、CEA和CA199表达不一,不表达CgA。上皮标记角蛋白通常不表达或局灶弱阳性。本例患者CD10、PR、CD56、Vim、Syn阳性及β-catenin核阳性,CgA和CK_{pan}阴性,如图61-3、图61-4所示。故符合实性假乳头状肿瘤的诊断。

鉴别诊断:本病主要和分化好的神经内分泌肿瘤和腺泡细胞癌相鉴别。

(纪 元)

案例 62

肝脏上皮样血管内皮瘤

病史：患者，女性，49 岁，全身不适、乏力 3 月，体检发现肝脏占位。患者否认肝炎病史。

巨检：部分肝脏切除标本，大小 15 cm×12 cm×6 cm，切面见类圆形结节 7 枚，直径 1～3.5 cm 不等，肿物切面呈灰白、灰红色，质地中等，境界不清。

镜下显示：低倍镜下肿瘤细胞呈弥漫性生长，与肝实质境界不清，高倍镜下肿瘤细胞核呈梭形，细胞异型性明显，部分细胞可见细胞内空泡，部分细胞形成单个细胞内管腔，腔内可见红细胞。肿瘤间可见较多胶原沉积。如图 62－1、图 62－2 所示。

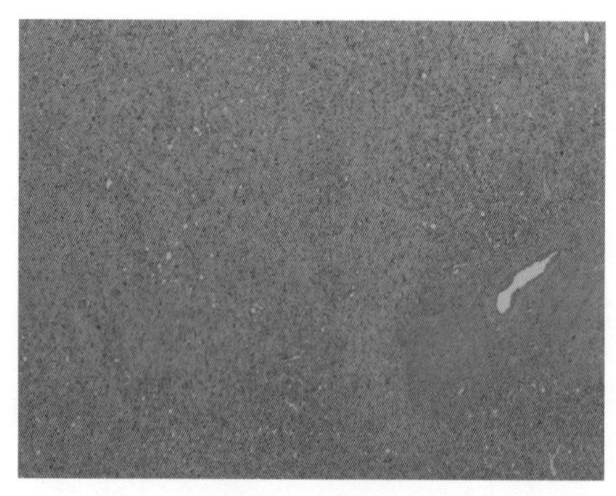

图 62－1　HE，50×

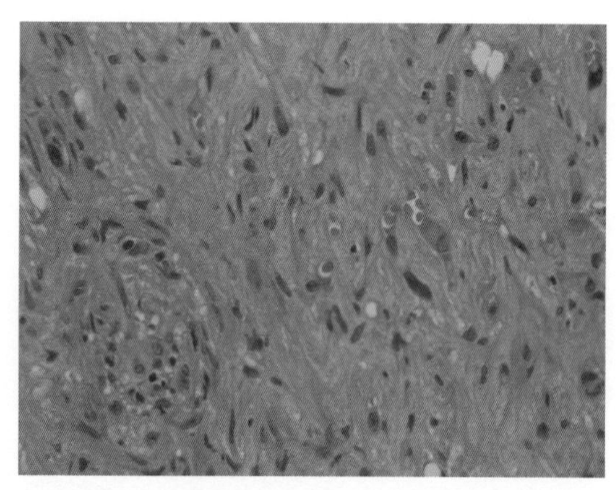

图 62－2　HE，200×

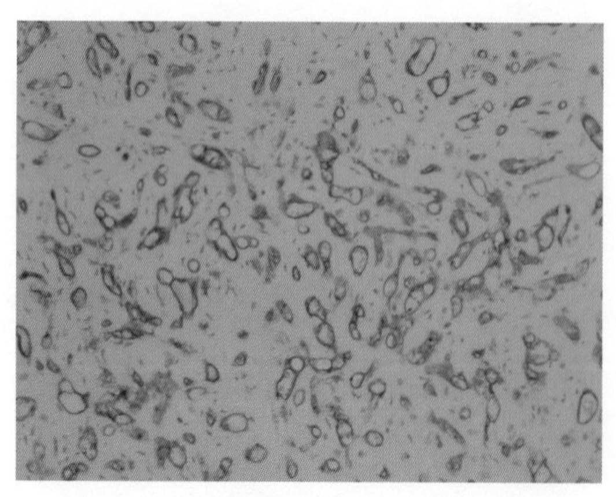

图 62－3　免疫组化　CD34 阳性　200×

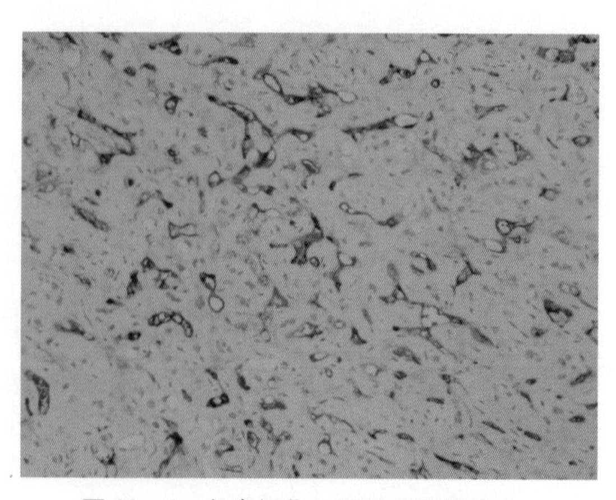

图 62－4　免疫组化 F Ⅷ因子阳性 200×

病理诊断：肝脏上皮样血管内皮瘤。

诊断依据：上皮样血管内皮瘤是由梭形细胞或上皮样细胞通过形成新生血管构成的肿瘤，归为低度恶性肿瘤。该病少见，发病年龄 12～86 岁，女性多见，临床上常出现门脉高压、布加综合征和肝衰竭。本例患者为 49 岁女性，是其高发年龄。

大体上：为具有浸润性边界的结节，切面呈灰白色或白色，质地硬，多发病例直径 0.2～14 cm。本例为多发病例，大体上符合上述改变。

形态上：肿瘤细胞呈上皮样，梭形或者中间型，典型细胞呈印戒样，出现胞质空泡，胞质内空泡的出现表明细胞内血管腔的形成，部分腔内可见红细胞。本例肿瘤细胞可见梭形和上皮样的形态，明显的胞质内空泡和腔内红细胞，符合上皮样血管内皮瘤的诊断。

免疫组化检查结果：表达血管内皮细胞标记 CD34、CD31、F Ⅷ因子和 Vim，如图 62 - 3、图 62 - 4 所示。其中 CD34 是最具有诊断意义的的标记，本例上述标记均阳性。

综上所述，故诊断为上皮样血管内皮瘤。

鉴别诊断：本病需要和其他血管源性肿瘤、印戒细胞癌和分化差的胆管细胞癌相鉴别。

（纪　元）

案例 63

间叶性错构瘤

病史：患者，女性，33 岁，体检发现肝占位 10 年，进行性增大近半年，患者否认肝炎病史。

巨检：部分肝脏切除标本，大小 10 cm×10 cm×5.5 cm，切面见一肿物，大小 8 cm×5 cm，肿物切面呈半透明灰红色，质地较韧，境界清楚。

镜下显示：肿物大部分区为疏松黏液背景，其间可见增生厚壁血管伴管壁玻璃样变，病变边缘见较多增生小胆管和少量胰腺组织。如图 63-1～图 63-3 所示。

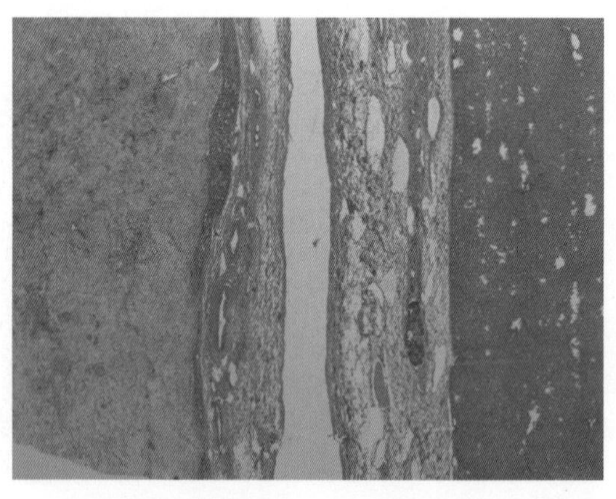

图 63-1　HE，25×

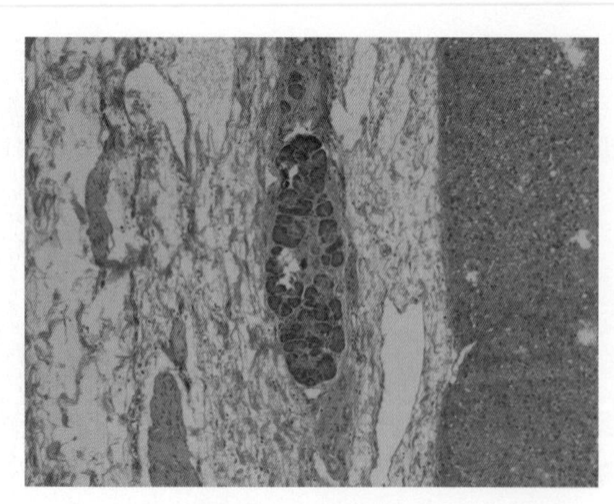

图 63-2　HE，100×

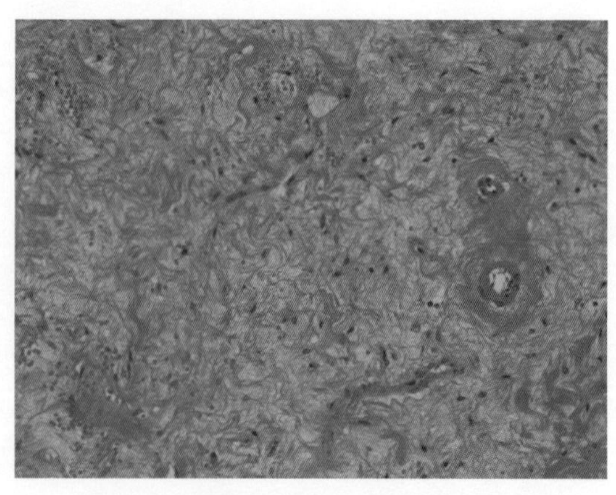

图 63-3　HE，200×

病理诊断：间叶性错构瘤。

诊断依据：间叶性错构瘤是一种先天性良性瘤样病变，约85%的病例发生在3岁以前，男性患儿多见。本例患者为33岁男性，发病年龄相对少见。

大体上：为边界清楚的肿块，约60%的病例为囊性，40%的病例为实性。本例肿块为边界清楚的实性肿块。

形态上：有不同比例的结缔组织和胆管样结构构成，间质水肿呈黏液样或富于胶原，围绕在胆管周围。胆管上皮常排列成胆管板样结构。本例病变区大部分为胶原沉积伴间质水肿，在病变的周边可见增生的胆管样结构，另见少量胰腺腺泡。故本例诊断为间叶性错构瘤。

鉴别诊断：本病主要须与炎性假瘤性病变和其他间叶性肿瘤相鉴别。

（纪 元）

案例 64

恶性间皮瘤

病史：患者，男性，56 岁，乏力、消瘦 1 个月。腹部超声检查示：腹腔内见中等量游离无回声区，最深处 70 mm，内见细小光点。腹部、盆腔 CT＋增强检查示：腹膜及网膜增厚伴小结节及腹水，炎性病变较转移机会大。

巨检：灰白色碎组织 3 枚，共计大小 0.7 cm×0.5 cm×0.3 cm。

镜下显示：见弥漫成片的上皮样细胞，与脂肪组织界限不清，细胞中等大小，较一致，胞质丰富，核分裂像不易找到。如图 64－1、图 64－2 所示。

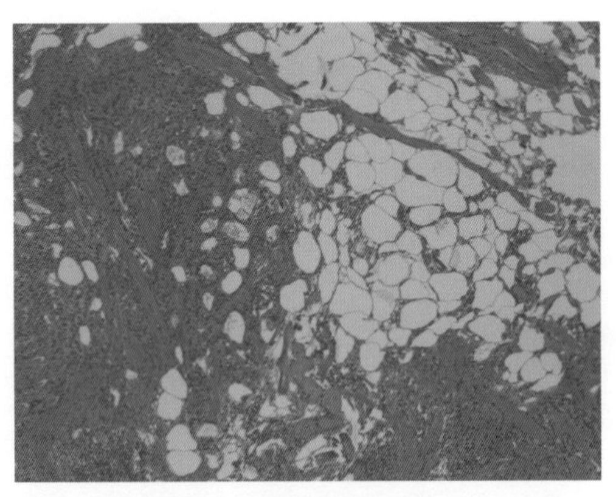

图 64－1　肿瘤组织与脂肪组织界限不清。HE，100×

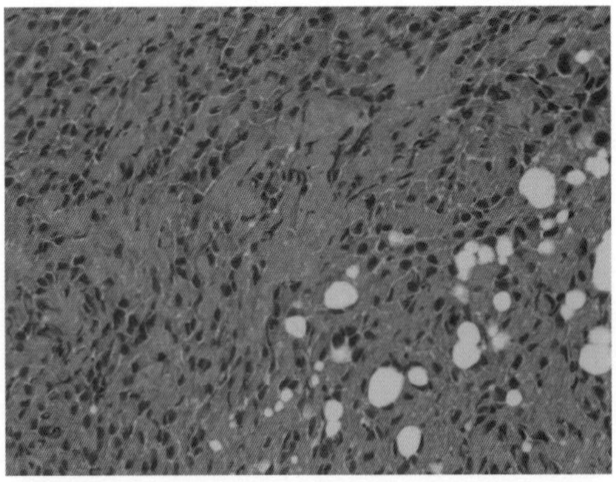

图 64－2　弥漫分布的上皮样细胞。HE，400×

免疫组化检查结果：calretinin（＋），HBME－1（＋），D2－40（＋），vim（＋），CK 广（＋），LCA（－），DES（－），S100（－）。如图 64－3、图 64－4 所示。

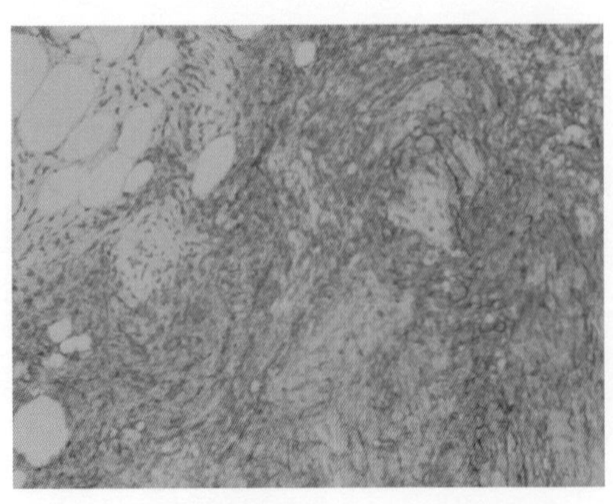

图 64－3　细胞弥漫阳性。D2－40　200×

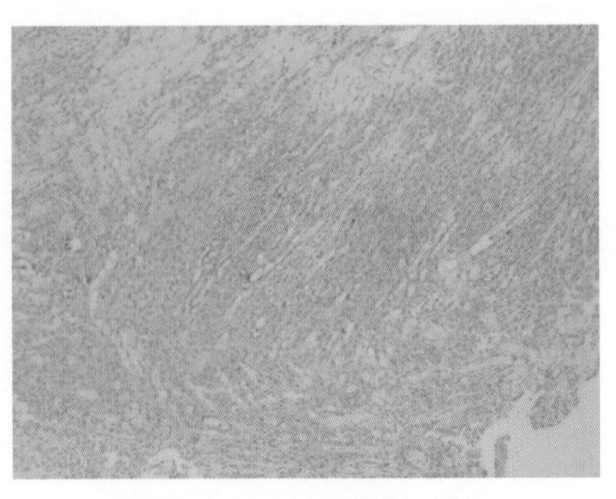

图 64－4　calretnin 阳性　100×

病理诊断：恶性间皮瘤。

诊断依据：

(1) 腹膜间皮瘤可分为良性和恶性。真正的间皮瘤大多表现为：或者是孤立良性的，或者是弥漫恶性的，但也有少数孤立恶性或弥漫良性的例外情况发生。本例影像学检查示腹膜、网膜增厚伴小结节形成，病灶较弥漫。

(2) 恶性间皮瘤多发生在40岁以上的患者，但也见于年轻人、儿童，甚至新生儿。主要发生于男性。本例男性，56岁，为好发人群及年龄段。

(3) 恶性间皮瘤约有半数病例有石棉接触史。本例无石棉接触史。

(4) 恶性间皮瘤临床表现是反复发生腹水，可伴有腹壁痉挛性疼痛及腹围增加。间断性不完全肠梗阻常见。一些情况下，腹股沟或颈部淋巴结转移是腹膜恶性间皮瘤的首发症状；亦可表现为局部急性炎症。本例患者消瘦、乏力，超声、影像学检查均查见腹水。

(5) 大体上：恶性间皮瘤表现为腹膜散在的多发性斑块和结节，可以伴有腹腔内严重的粘连及肠系膜缩短。罕见情况下表现为孤立性肿块。本例腹膜、网膜增厚伴小结节形成。

(6) 组织学特点：恶性间皮瘤形态多样，最常见的是被覆非典型性间皮细胞的乳头或管状结构，其他还可呈间皮样细胞与肉瘤样梭形细胞混合存在(双向分化性)，泡沫状细胞，罕见情况可见灶状软骨或其他类型的间叶组织化生。本例为腹膜活检组织，镜下为弥漫成片的间皮样细胞。

(7) 免疫组织化学染色：钙视网膜蛋白(calretinin)、WT1、HBME－1、角蛋白、波形蛋白(vimentin)等阳性。

鉴别诊断：

(1) 转移性腺癌：恶性间皮瘤肿瘤细胞常呈上皮样，需与转移型腺癌相鉴别，尤其是苗勒氏管型的浆液性腺癌，两者均可具有乳头状结构，两者形态难以鉴别，可以借助免疫组织化学染色：calretinin、WT1阳性对间皮瘤的诊断有帮助。

(2) 间皮增生：腹膜表面的间皮在受到刺激时具有很强的增生能力，这种增生可以表现为全腹膜弥漫性增生。增生的间皮细胞可表现为乳头状突起、实性巢或腺管结构，故反应性间皮增生与间皮瘤鉴别很困难。大体可见结节或乳头，核呈明显的非典型性，核质比例增加，以及纤维组织增生区域内出现坏死，均支持恶性间皮瘤的诊断。

（徐　晨）

案例 65

腹膜子宫内膜异位症

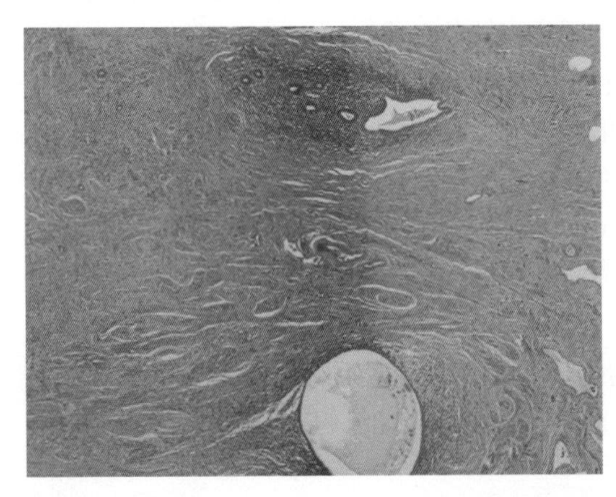

图65－1　HE，50×　纤维间质中可见内膜腺体及内膜间质

病史：患者，女性，61岁，卵巢癌术后。

巨检：送检盆底腹膜组织为灰白色脂肪组织，大小8 cm×5 cm×4 cm，部分区质韧。

镜下显示：内膜腺体及内膜间质散在分布于纤维间质中。如图65－1所示。

病理诊断：腹膜子宫内膜异位症。

诊断依据：

（1）子宫内膜异位症（endometriosis）是指子宫内膜组织出现在子宫以外的部位，异位的子宫内膜由子宫内膜功能层组成，经历类似于正常子宫内膜的增生期、分泌期及月经期变化。可发生于子宫颈、阴道、外阴、直肠阴道隔、卵巢、输卵管、子宫韧带、阑尾、小肠、大肠、膀胱、输尿管、盆腔腹膜、淋巴结、肾、皮肤等部位，罕见情况可发生于骨骼肌、胸膜、肺及鼻腔等。本例发生于盆底腹膜。

（2）大体上：子宫内膜异位组织常表现为紫蓝色小结节，周围常有纤维化，个别情况表现为息肉样肿物，本例因是腹膜组织，大多数为脂肪组织，病灶不易辨认。

（3）镜下特点：可见埋于纤维团块之中的子宫内膜腺体和间质，其中可见新鲜和陈旧性出血，可以出现其他形态学变型，包括微小结节间质型、间质弹力纤维变性、黏液变及神经受累等。异位的子宫内膜可发生化生性、增生性和非典型性改变，甚至可发生恶变，最常见恶变为子宫内膜样癌和透明细胞癌。子宫内膜异位症相关性肿瘤最常见发生部位为卵巢、盆底腹膜、直肠阴道隔及肠壁。本例临床考虑卵巢高级别浆液性腺癌伴盆腔广泛累及患者的盆腔腹膜，镜下致密的纤维间质中见子宫内膜腺体及间质，为典型的盆底腹膜子宫内膜异位症，而非肿瘤播散。

鉴别诊断：发生于腹膜的子宫内膜异位症需与腹腔其他部位腺癌转移（累及）相鉴别：异位的子宫内膜主要为子宫内膜腺体，间质很少或发生肌化、黏液变性甚至缺如的情况下，与腹腔其他部位腺癌、黏液腺癌较难鉴别，腺癌转移（累及）腹腔的情况不少见，一般会有明确的腺癌病史，还需仔细观察病变，寻找有无子宫内膜间质线索，必要凭借免疫组织化学染色如CK7、CK20、ER、PR等。

（徐　晨）

案例 66

嗜铬细胞瘤

病史：患者，女性，58 岁，冠心病支架介入术后，体检意外发现左侧肾上腺占位 4 月，平素无血压升高，无头晕头痛，无胸闷心悸，无腰酸腰痛等不适。

巨检：带包膜肿物 1 枚，大小 10 cm×7 cm×5 cm，切面见一钙化区，范围 4 cm×2.5 cm，其余区域灰红、灰褐色，质中。

镜下显示：可见一厚包膜，与周围组织界限清楚，局部可见肿瘤侵犯；肿瘤中可见纤维分隔，巢团状分布，肿瘤细胞中等大小，较一致，胞质丰富，部分区细胞丰富，异形性大，核分裂像不易找见。如图 66-1～图 66-3 所示。

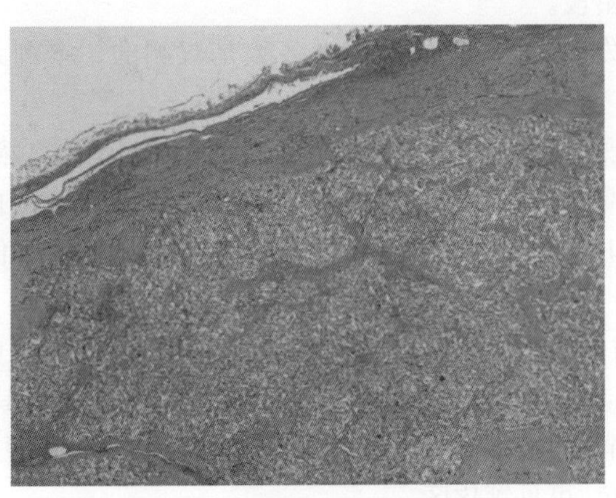

图 66-1　肿瘤厚包膜。HE，50×

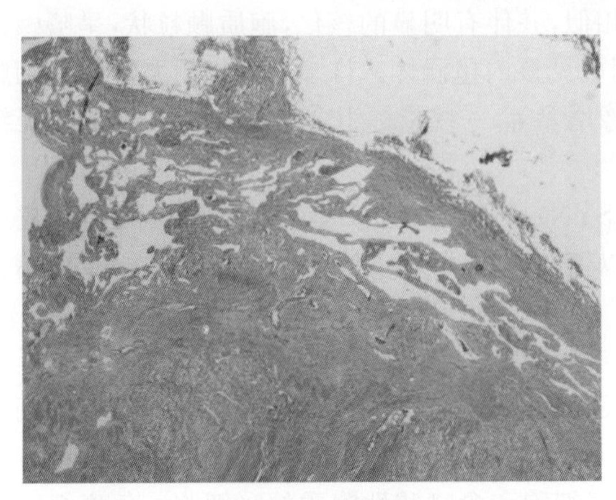

图 66-2　局部可见包膜侵犯。HE，25×

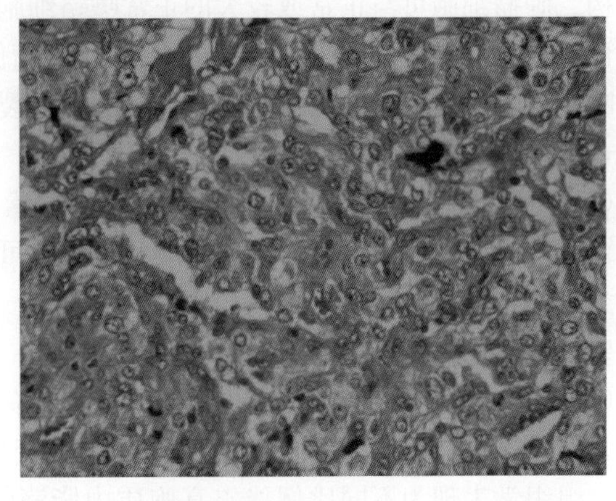

图 66-3　肿瘤细胞巢团状、梁状分布，可见核仁，核分裂像不易找到。HE，400×

免疫组化检查结果：A103(+)，CD56(+++)，SYN(+++)，CHG(+++)，VIM(+++)。如图 66－4 所示。

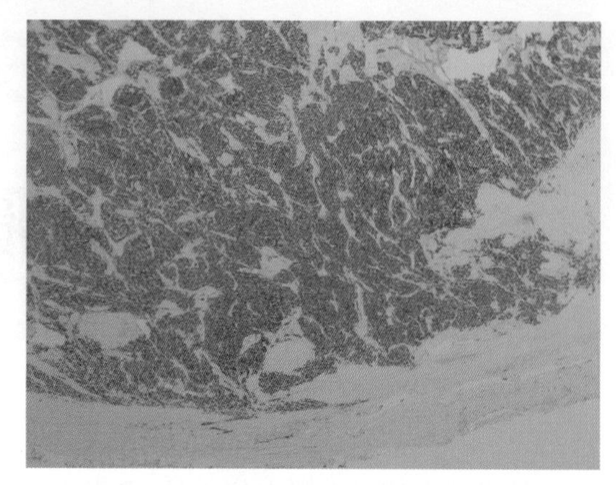

图 66－4 突触素 SYN 弥漫强阳性。25×

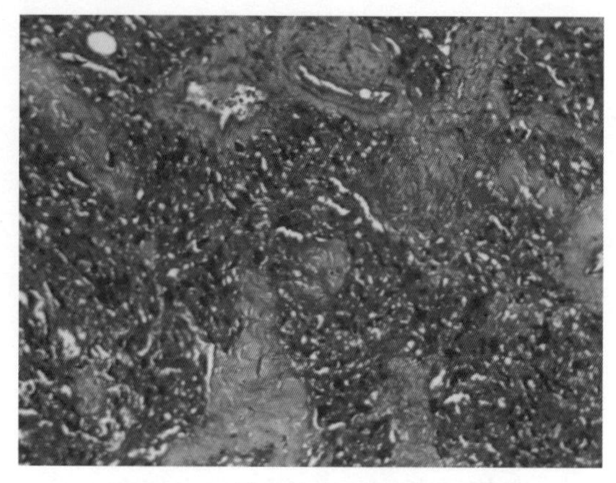

图 66－5 特殊染色：嗜铬染色阳性

特殊染色：嗜铬染色(+)，如图 66－5 所示。

病理诊断：嗜铬细胞瘤。

诊断依据：嗜铬细胞瘤是肾上腺髓质嗜铬细胞发生的肿瘤，可以为良性、恶性，恶性嗜铬细胞瘤占所有嗜铬细胞瘤的 10%。

(1) 嗜铬细胞瘤可发生于任何年龄，最常见是在 40～50 岁，家族性肿瘤更常见于年轻人；无性别差异。本例 58 岁，接近高发年龄段。

(2) 散发病变一般为单发的，而家族性病变大多数是双侧的。本例无家族史，为散发病例，左侧单发。

(3) 嗜铬细胞瘤临床表现为血循环中过剩儿茶酚胺的药理作用：突然发作的跳动性头痛，全身出汗，心悸，忧虑、胸痛和腹痛；高血压(阵发性或持续性)、直立性低血压、苍白、视网膜病、震颤和发热。此外，亦可表现为 2 型糖尿病和(或)肽类激素分泌导致的副肿瘤综合征。本例为体检时无意中发现，无高血压、头痛等表现。

(4) 大体上：嗜铬细胞瘤一般是肾上腺内带包膜肿物，直径 3～5 cm，也可大于 10 cm，恶性肿瘤较良性肿瘤大。本例最大径 10 cm，大体检查时须怀疑恶性，须充分取材，尤其须注意与包膜的关系。

(5) 一般切面是灰白色至棕色，肿瘤暴露于空气中后可变为黑色，可见灶性出血、中央变性、囊性变或钙化。本例切面灰红灰褐色，可见钙化区。

(6) 镜下特点通常为明显的巢状或梁状结构，亦可是两种结构相混合，肿瘤细胞密集排列可呈实体性结构。肿瘤细胞可与正常或较大的正常嗜铬细胞相似，并伴有明显的核仁，胞质颗粒状，呈嗜碱性或嗜双色性。可见明显的瘤细胞和核多形性，一些病例可见核内包涵体。许多研究提出恶性嗜铬细胞瘤的诊断标准，包括包膜侵犯、血管侵犯、坏死、核分裂像增多等，一些指标组合已被采纳，但是至今无统一结论，转移是较其他指标更为公认的恶性指标。

(7) 免疫组织化学染色：嗜铬素(CgA)、突触素(SYN)呈阳性反应，EMA 阴性反应，可以与皮质肿瘤、转移性肿瘤相区别；传统的嗜铬反应和银染色可以辅助诊断，但均不特异。本例 CgA、SYN、嗜铬染色均为阳性，支持诊断。

鉴别诊断：

(1) 皮质肿瘤：肾上腺皮质细胞发生的肿瘤，临床症状为皮质激素分泌亢进所致，如向心性肥胖、满月脸、骨质疏松症、机会性和真菌感染、生殖功能变化等，大体检查多呈鲜黄色至棕黄色，少数可表现为黑色。组织学表现为不同比例伴丰富胞质内脂滴的亮细胞和含嗜酸性胞质的暗细胞。免疫组织化学

CgA 染色阴性，具有鉴别意义。

（2）转移性神经内分泌肿瘤：胃肠道或其他部位神经内分泌肿瘤可转移至肾上腺，组织学表现与嗜铬细胞瘤相似，免疫表型相似，需加以鉴别。神经内分泌肿瘤转移至肾上腺没有嗜铬细胞瘤患者相应的症状与体征，而是胃肠道或其他部位的占位性病变病史，肿瘤细胞均匀一致，细胞和核的多形性罕见，排列成巢状、小梁状或假菊形团状。

（3）肾细胞癌：肾上腺与肾解剖结构上接近，有时甚至不能区分肿块是肾原发还是肾上腺原发，肿瘤在镜下均可表现为上皮样、间质血窦丰富，故需加以鉴别。肾细胞癌为上皮源性恶性肿瘤，上皮标记阳性，而嗜铬细胞瘤是非上皮源性肿瘤，上皮标记阴性，EMA 可以加以鉴别，超微结构亦可帮助鉴别。

（徐　晨）

案例 67

高分化脂肪肉瘤

病史:患者,男性,64 岁,发现盆腔包块 1 月余。

巨检:多结节状肿物 6 枚,大小分别为 7 cm×4 cm×4 cm, 10 cm×5 cm×5 cm, 11 cm×7 cm×5 cm, 13 cm×10 cm×6 cm, 17 cm×10 cm×4 cm, 30 cm×28 cm×10 cm,肿物大部分区均见包膜,切面大部分区呈灰黄色,质软油腻,部分区灰白色胶冻状,似软骨样,质硬,部分区似钙化。

镜下显示:肿瘤区域可见明显的两个部分,即脂肪瘤样区和梭形细胞区。脂肪瘤样区可见纤维组织穿插于脂肪细胞间,脂肪细胞间可见一些细胞丰富区,高倍镜下可见脂肪母细胞。梭形细胞区细胞排列成束状,细胞异形性不大。如图 67 - 1～图 67 - 3 所示。

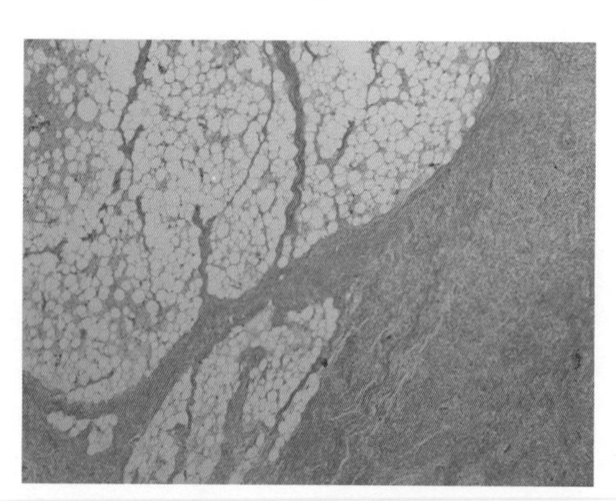

图 67 - 1 脂肪瘤样区与硬化区分界清晰。HE, 25×

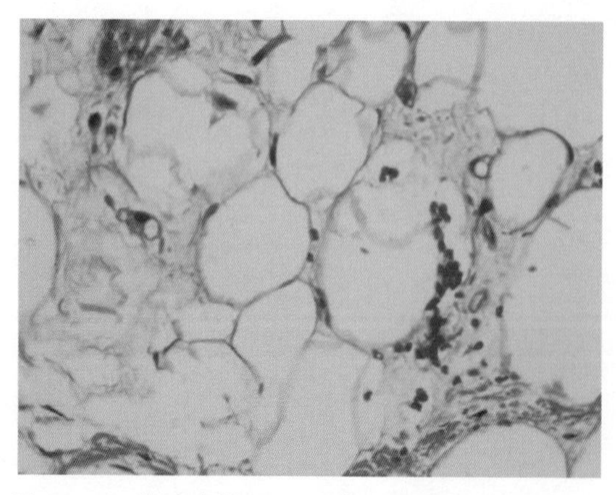

图 67 - 2 脂肪瘤样区,可见脂肪母细胞。HE, 400×

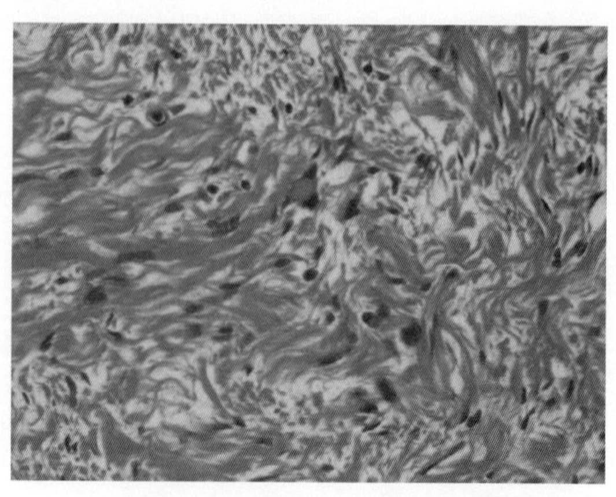

图 67 - 3 硬化区。HE, 400×

免疫组化检查结果：S100(＋)，VIM(＋)。如图 67－4 所示。

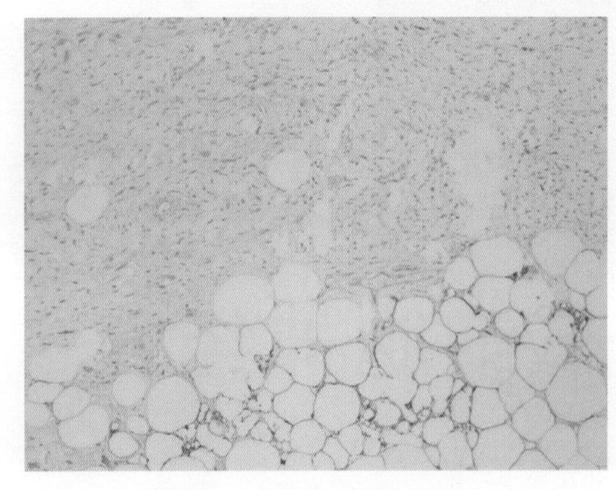

图 67－4　S100　阳性，100×

病理诊断：高分化脂肪肉瘤。

诊断依据：高分化脂肪肉瘤是一种由近似成熟脂肪细胞组成的肿瘤，有时可见核深染的异形梭形细胞和脂肪母细胞。

(1) 临床多发生于 60 岁以上的老年人，偶可发生于青少年，无性别差异，但是解剖部位不同，好发人群有差异，如腹膜后女性多见，腹股沟男性多见，最好发于大腿，其次为腹膜后和睾丸旁；本例男性，64 岁，为好发年龄段，发生在盆腔。

(2) 临床表现为深部软组织内缓慢生长的无痛性肿块，体积可以很大，特别是位于腹膜后者，超过 20 cm，但是临床上可无任何症状。本例为盆腔多发性肿瘤，最大者直径为 30 cm，临床上因腹胀发现盆腔肿块。

(3) 大体上：肿瘤体积多巨大，多结节状或分叶状，有菲薄的纤维包膜，位于腹膜后者有时除大肿块外，尚含有多个大小不一的卫星结节。切面黄色，似脂肪瘤，可伴有出血和梗死等继发性病变。硬化性脂肪肉瘤切面灰白色，质地坚韧，纤维样。本例为 6 枚多结节状肿物，大部分区见包膜，切面灰黄色，有油腻感，似脂肪瘤样；部分区灰白色，质硬。

(4) 组织学上分为 4 个亚型：脂肪瘤样、硬化性、梭形细胞型和炎症型。脂肪瘤样型主要由成熟脂肪组织和少量散在的脂肪母细胞组成，并由纤维组织分隔成大小不等的小叶；硬化性脂肪肉瘤在镜下主要由致密的胶原纤维化区域组成，其内梭形细胞有一定异形性，并可见核深染的畸形细胞及少量的多泡状脂肪母细胞；炎症型是在脂肪瘤样或硬化性脂肪肉瘤内含有数量不等的淋巴细胞和浆细胞浸润，常形成结节状的聚集灶或生发中心，有时脂肪成分可被炎症背景所掩盖；梭形细胞脂肪肉瘤有条束状排列的纤维母细胞样梭形细胞和脂肪瘤样脂肪肉瘤组成，梭形细胞无明显的异型性，间质可伴有程度不等的胶原变性或黏液样变性。本例肿瘤主要分为两个区域：脂肪瘤样区——肿瘤细胞类似成熟脂肪组织，高倍镜下可找到脂肪母细胞；梭形细胞区——可见束状排列的梭形细胞，细胞异形小，高倍镜下可见到脂肪母细胞。

(5) 免疫组织化学染色：脂肪母细胞表达 S－100 蛋白，细胞遗传学 MDM2、CDK4 基因扩增。本例 S－100 蛋白强阳性，MDM2 基因扩增。

鉴别诊断：

(1) 脂肪瘤：脂肪瘤可有多种类型，包括梭形细胞(多形性)、软骨样、脂肪母细胞瘤等，临床亦表现为缓慢生长的无痛性肿块，镜下由成熟的脂肪细胞构成，与周围正常脂肪组织相似，分叶状。多发生于浅表部位，深部软组织、骨旁或关节旁亦可发生。而脂肪肉瘤绝大多数发生于深部软组织，体积多较大，常达 10 cm 以上，脂肪小叶大小不等，脂肪细胞大小不一，小叶间见纤维间隔，其内可见核深染的梭形细胞、不规则细胞或畸形细胞。MDM2、CDK4 基因检测有助于鉴别诊断。

(2) 脂肪坏死：是由于脂肪酶的作用或脂肪细胞破裂引起酶解性或创伤性脂肪坏死，是一种液化性坏死，坏死后释放的脂肪酸和钙离子结合，形成肉眼可见的灰白色钙化灶。

(3) 脂肪肉芽肿：是一种异物肉芽肿，常由于注射油剂或不溶性脂类液体，组织对其产生的反应。

（徐　晨）

案例 68

节细胞神经瘤

病史：患者，男性，26 岁，体检发现左侧后腹膜占位 1 月。

巨检：灰白色带包膜肿物 1 枚，大小 12 cm×9 cm×7 cm，切面灰白灰黄色，质韧，其间见小灶性钙化。

镜下显示：镜下肿瘤由成片的梭形细胞组成，梭形细胞间散在富含胞质的大细胞。高倍镜下见梭形细胞排列成束状，细胞异形小，大细胞胞质丰富，嗜酸性，核偏于一侧，核仁明显。如图 68－1、图 68－2 所示。

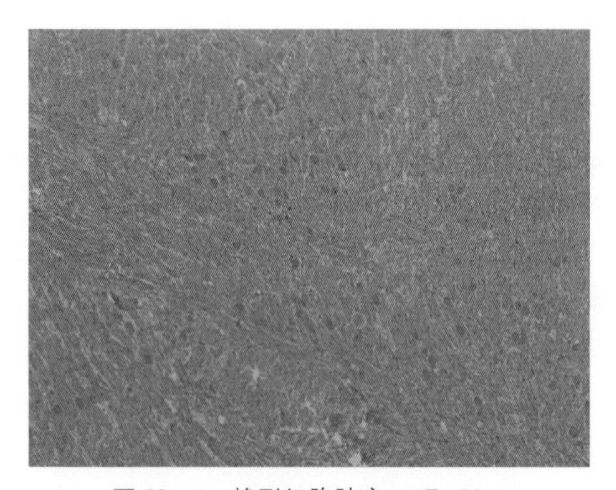

图 68－1　梭形细胞肿瘤。HE，50×

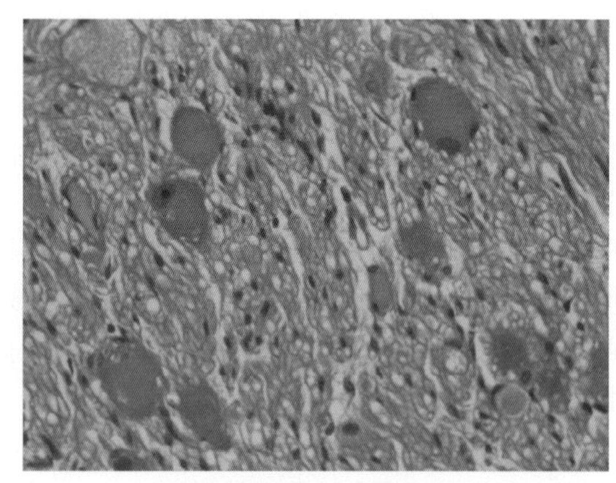

图 68－2　散在节细胞胞质丰富，核偏于一侧。HE，400×

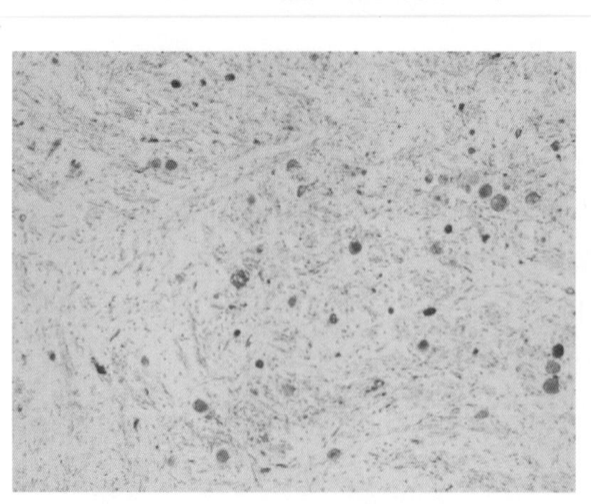

图 68－3　SYN 节细胞阳性，200×

免疫组化检查结果：S100(＋＋)，VIM(＋＋)，CK 广(－)，SYN(节细胞＋)(见图 68－3)，SMA(－)，des(－)。

病理诊断：节细胞神经瘤。

诊断依据：

(1) 节细胞神经瘤(ganglioneuroma)为罕见的良性肿瘤，起源于成熟的交感神经细胞，可发生于任何年龄，以青年以上成人居多，主要发生于自主神经系统，任何部位均可发生。本例男性，26 岁，左侧腹膜后占位。

(2) 节细胞神经瘤有两种分类：成熟中型和成熟型。成熟中型为富于节细胞神经瘤基质内散在分布分化的神经母细胞和节细胞。成熟型由成熟的 Schwannian 基质和节细胞构成。本例在梭形 Schwannian 基质内散在 SYN 阳性的成熟节细胞。

鉴别诊断：节细胞神经瘤需与其他神经母细胞瘤相鉴别。神经母细胞瘤是所有类型的神经母细胞肿瘤的综合性名词，是不同级别神经母细胞分化和不同程度 Schwannian 基质发育为特点的特殊类型神经母细胞肿瘤。国际神经母细胞瘤病理学会提出了主要 4 种神经母细胞肿瘤类型：神经母细胞瘤（Schwannian 基质少）、节细胞神经母细胞瘤（混合型，富于 Schwannian 基质优势）、节细胞神经瘤（Schwannian 基质优势）、节细胞神经母细胞瘤（结节型，混合，富于 Schwannian 基质/基质优势和基质少）。本例为节细胞神经瘤（Schwannian 基质优势），预后较好，临床行局部切除即可。而其他三类具有不同比例的不同程度分化的神经母细胞，预后较节细胞神经瘤差，故诊断节细胞神经瘤时应充分取材，必要时全部取材，排查有无神经母细胞分化。

（徐　晨）

案例 69

腹膜假黏液瘤

病史：患者，女性，58 岁，反复腹胀 2 月余。外院 MRI 检查：肠系膜肿胀，右下腹少至中等量腹水，局部结构紊乱。

巨检：灰黄色碎组织，直径 1 cm，其间可见灰白胶冻样物。

镜下显示：镜下见黏液及胶原纤维组织，黏液中见上皮细胞。如图 69 - 1、图 69 - 2 所示。

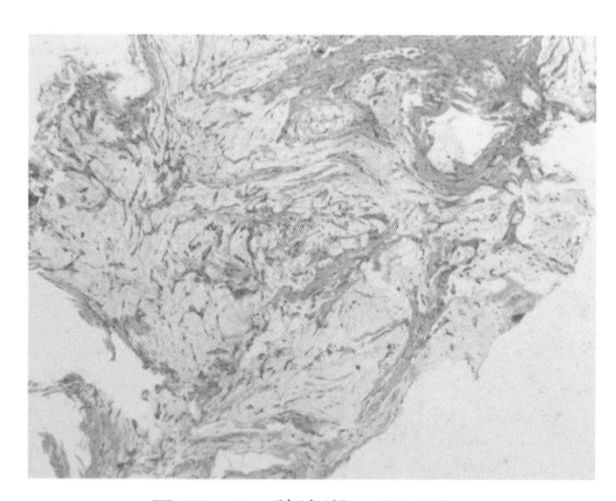

图 69 - 1　黏液湖。HE，50×

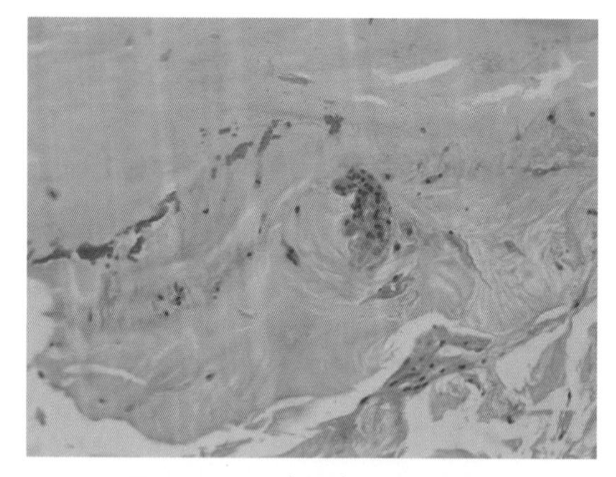

图 69 - 2　上皮细胞。HE，200×

病理诊断：腹膜假黏液瘤。

诊断依据：腹膜假黏液瘤(psedomyxoma peritonei)是肿瘤种植的一种特殊形式，表现为腹腔内含有大量的黏液物质。研究证实在绝大部分男性和女性患者中，阑尾是腹膜假黏液瘤的原发部位。组织学表现为大黏液池伴血管充血和慢性炎症细胞浸润，必须在黏液中找到明确的腺上皮细胞才能诊断腹膜假黏液瘤。腺上皮细胞通常有看似良性的形态，并且没有浸润，但是，腹膜假黏液瘤的诊断提示患者具有低级别恶性肿瘤的特性。

鉴别诊断：

(1) 胃肠道浸润性黏液腺癌腹膜转移(种植)：腺癌细胞具有异型性，可有浸润。结合胃肠道恶性肿瘤的病史，可以做出诊断。

(2) 囊性黏液性肿瘤：发生在女性肠系膜和腹膜后间隙的良性、交界性囊性黏液性肿瘤已有报道，与卵巢的同名肿瘤在各个方面相似，可以看做是卵巢黏液性肿瘤的腹膜对应物。

(3) 卵巢和阑尾的黏液性囊腺瘤破裂其内容物释放进入腹腔：镜下为大片黏液，缺少肿瘤细胞，需与腹膜假黏液瘤相鉴别。

(徐　晨)

案例 70

胃肠间质瘤

病史:患者,女性,72岁,肠系膜间质瘤术后5年余,发现右下腹肿块4月余。患者5年前于当地县医院确诊为大网膜肿瘤,行剖腹探查+部分大网膜切除术。术中见8 cm×7 cm大小肿块,边界清,质韧,包膜完整,活动可。患者4个月前无明显诱因下突发手术切口周围疼痛,持续性,无放射痛,10 min后自行缓解。随后患者自检发现手术切口下缘(右下腹)肿块。彩超检查发现:右下腹近膀胱顶部有一实性肿块,大小约4 cm×4 cm。

巨检:灰红色肿块1枚,大小6 cm×4.5 cm×2 cm,切面灰红色,质软,囊实性,界尚清。

镜下显示:镜下见弥漫成片的梭形细胞,细胞核中等大小,细胞丰富,核染色质细腻,胞质淡染,可见核分裂像11个/50HPF。如图70-1、图70-2所示。

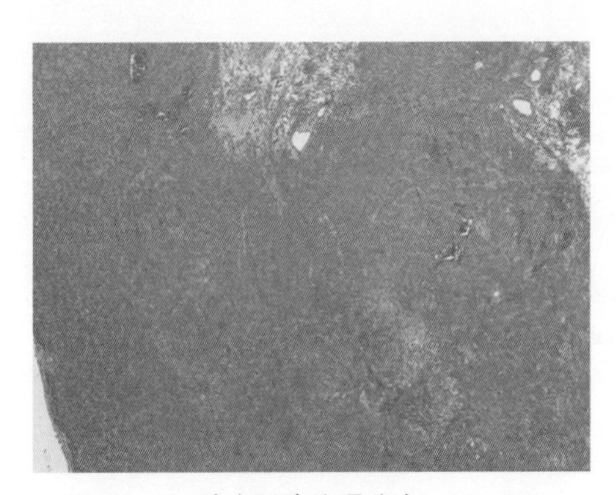

图70-1 肿瘤细胞弥漫分布。HE, 50×

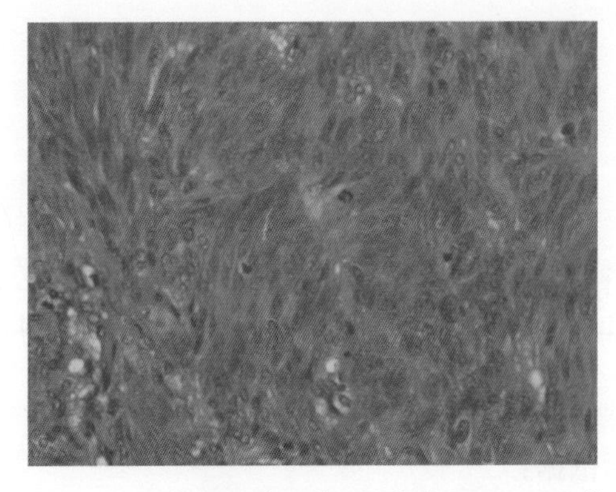

图70-2 肿瘤细胞呈梭形,中度异形,可见核分裂像。HE, 400×

免疫组化检查结果:CD117(+)(见图70-3),DOG-1(+)(见图70-4),CD34(+)(见图70-5),SDHA(+),SDHB(+)。

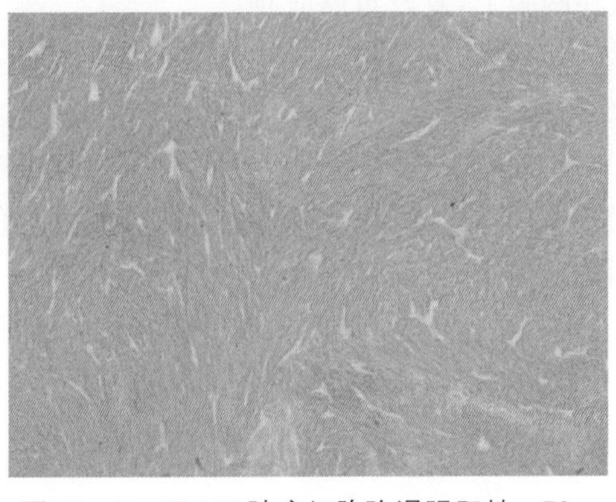

图70-3 CD117肿瘤细胞弥漫强阳性。50×

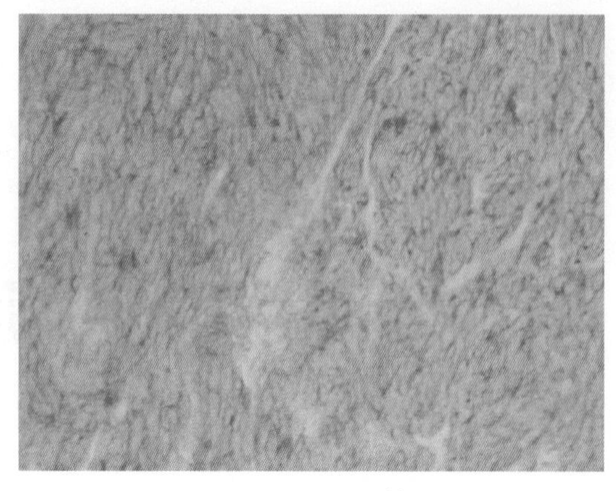
图 70－4 DOG－1 阳性，200×

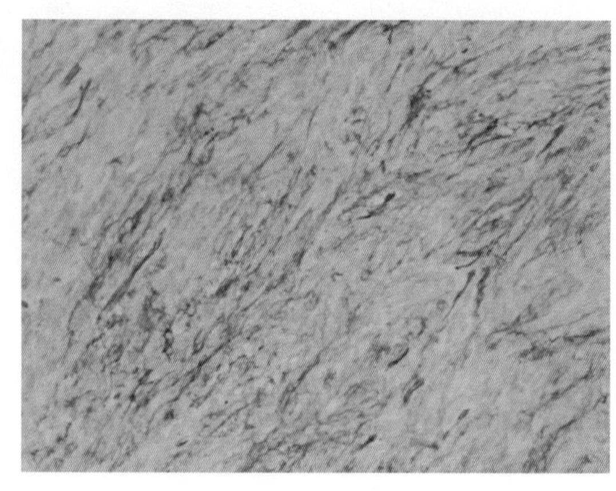
图 70－5 CD34 阳性，200×

基因检测：如图 70－6 所示

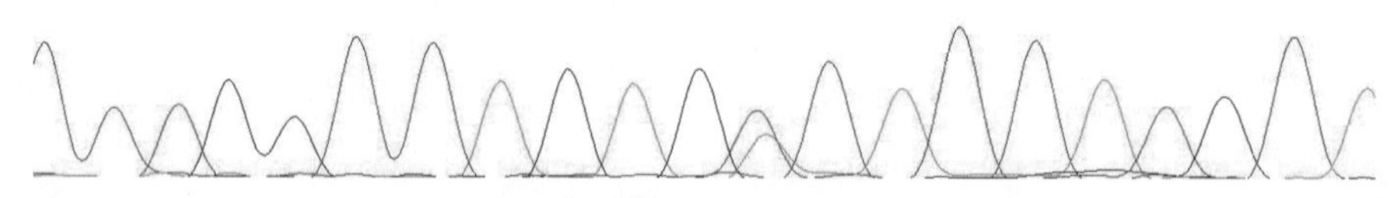
图 70－6 PDGFRA 基因 Sanger 测序(第 18 外显子)

病理诊断：胃肠间质瘤。

诊断依据：

(1) 胃肠间质瘤(gastrointestinal stromal tumors，GISTs)可发生于消化道自食管至直肠的任何部位，但其分布并不均匀。胃 GIST 最常见，小肠次之，分别占各部位的约 60%和 30%，仅 5%发生于直肠，食管和结肠 GIST 极为罕见。除消化道外，具有 GIST 形态学、免疫表型和分子遗传学特征的肿瘤也可原发于腹腔、肠系膜或腹膜后，以及其他脏器，称为“EGIST(extra-gastrointestinal stromal tumors)”，约占 5%。本例首发在网膜上，复发近膀胱顶。

(2) GIST 发病高峰年龄为 50～70 岁，40 岁以前少见，男女发病率基本无差异，男性略多于女性，本例为老年女性，肿瘤首发年龄 67 岁。

(3) 大体上：GIST 起源于胃肠道壁，通常表现为胃肠壁肌层内膨胀性生长的肿块，大多数肿瘤境界清楚、孤立性，肿块呈圆形或椭圆形，偶为多发性，切面灰白、灰红或暗红色。本例为最大径 6 cm 的单发的囊实性肿块，切面灰红色，界限清楚。

(4) 组织学特点：GIST 主要由梭形细胞和圆形或多角形上皮样细胞组成。梭形瘤细胞界不清楚，胞质轻度或中度嗜伊红色，可呈纤细长梭形、胖梭形、短梭形或卵圆形。核梭形，核端钝圆或平钝，随胞体而变短变胖，核膜薄，染色质细，均匀分布或集中于核膜下，多数可见 1～2 个紫红的小核仁，位于中央或贴于核膜下。上皮样瘤细胞多数胞界清楚，细胞呈圆形、卵圆形或多边形，胞质丰富，轻度至中度嗜伊红色、略嗜碱或淡染、透明空亮，细胞核呈圆形、卵圆形、不规则形或镰刀形。本例肿瘤细胞主要为梭形细胞，细胞中等大小，核呈卵圆形，两端钝圆，胞质轻度嗜伊红，可见核分裂像。

(5) GIST与c-kit基因、PDGFRA的基因突变关系密切，相对应的蛋白标记物CD117是诊断GIST较特异的指标，其他如CD34、DOG-1等标记对GIST的诊断具有指导意义。本例CD117、DOG-1弥漫阳性，CD34局部阳性，基因检测显示c-kit基因无突变；PDGFRA基因第18外显子第842位密码子GCA(Asp)突变为GTC(Val)。

鉴别诊断：梭形细胞型胃肠间质瘤需与平滑肌瘤、神经鞘瘤相鉴别；上皮样细胞为主GIST需与其他软组织肿瘤、恶性上皮源性肿瘤、淋巴瘤等相鉴别。

（徐 晨）

案例 71

平滑肌肉瘤

病史：患者，男性，46 岁，发现右下腹肿块 1 月。

巨检：灰白色碎组织，共计直径 11 cm，切面灰白色质嫩，部分区域呈囊性，囊内含胶冻样物。

镜下显示：肿瘤细胞由交织束状排列的嗜伊红短梭形细胞组成，部分区呈上皮样，胞质丰富，核深染居中，染色质粗颗粒状，核仁明显，瘤细胞异型性和多形性较大，局部区域可见散在核深染形状不规则的瘤巨细胞，核分裂像约 80 个/50HPF，肿瘤内见凝固性坏死。如图 71－1～图 71－4 所示。

图 71－1　肿瘤细胞弥漫分布，HE，100×

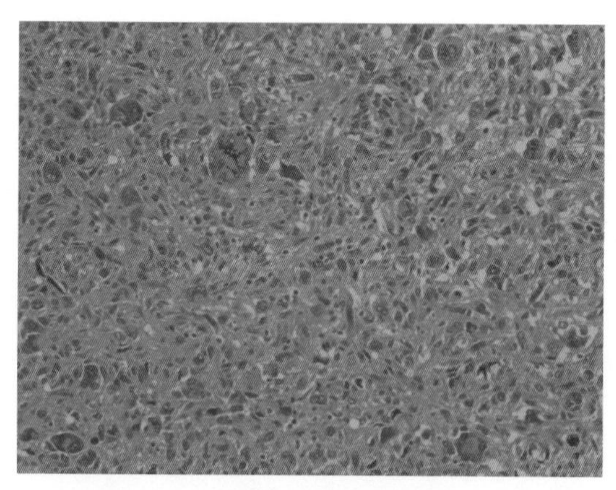
图 71－2　细胞异形性明显，HE，200×

图 71－3　肿瘤性坏死，HE，100×

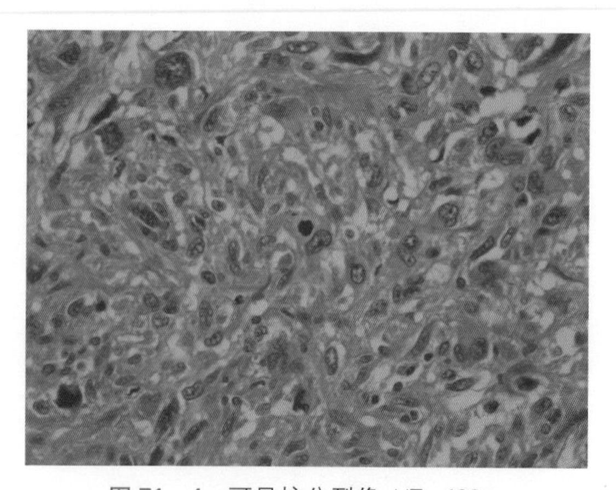
图 71－4　可见核分裂像，HE，400×

免疫组化检查结果：SMA（＋）（见图 71－5），CD117（－），CD34（－），S100（－），S100（－），

MyoD1(－)，Myogenin(－)。

病理诊断：平滑肌肉瘤。

诊断依据：

(1) 腹腔软组织平滑肌肉瘤多发生于中老年人，儿童和青少年也可以发生，但比较少见。绝大多数病例(75%)发生于盆腔腹膜后或腹腔，本例为好发部位，少数病例位于四肢和躯干，偶尔可见于睾丸旁、肺、胃肠道、膀胱、前列腺、卵巢、头颈部和骨等处。约 2/3 的腹膜后平滑肌肉瘤发生于女性，中位发病年龄 60 岁。临床症状包括腹胀、腹痛和腹部包块，常累及周围组织，不能完整切除。本例表现为右下腹部肿块，局部疼痛，肿胀感，有放射痛。

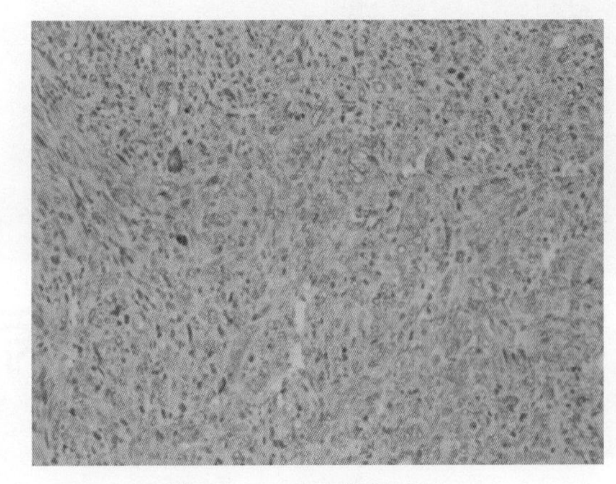

图 71－5　SMA 阳性，200×

(2) 腹膜后平滑肌肉瘤大体肿块体积较大，直径 7.5～35 cm，平均 16 cm，本例为 11 cm，切面灰白色，鱼肉状，伴灶性出血、坏死或囊性变。部分肿瘤质韧、漩涡状或编织状。

(3) 组织学上，分化较好和分化中等的平滑肌肉瘤由交织条束状或平行束状排列的嗜伊红梭形细胞组成，瘤细胞胞质丰富，深嗜伊红色，含纵行肌丝，胞核居中，呈雪茄样，局部区域可见散在核深染形状不规则的瘤巨细胞。核分裂像多少不等，80%以上≥5 个/50HPF，肿瘤内多富于血管，常见凝固性坏死。部分病例可呈栅栏状排列。可以综合肿瘤大小、细胞异型性、是否伴有坏死和核分裂像等指标有助于确立肿瘤的组织学分级。

(4) 瘤细胞免疫组化 SMA 常呈弥漫强阳性，本例 SMA 阳性。

鉴别诊断：胃肠道间质瘤，恶性神经鞘膜瘤，间皮肉瘤，腹腔内纤维瘤病，脂肪肉瘤，孤立性纤维性肿瘤。上述肿瘤基本不表达平滑肌标记 SMA、Des、肌钙调样蛋白(calponin)。

(徐　晨)

案例 72

侵袭性纤维瘤病

病史：患者，男性，46 岁，CT 检查发现右下腹髂腰肌旁肿块 1 个月。患者 1 个月前发现右下腹部肿块，局部疼痛，肿胀感，可放射至阴囊，夜间可疼醒，白天活动后加重，未予治疗。4 天前在当地医院行 CT 检查，示：右侧髂腰肌旁占位伴右侧输尿管中段受累，右侧输尿管及右肾积水，左肾缩小。

巨检：灰白色碎组织，共计直径 11 cm，切面灰白色质韧，部分区域呈囊性，囊内含胶冻样物；另送血管 1 段，长 1 cm，直径 0.5 cm，部分区灰白色，质实。

镜下显示：肿瘤边界尚清楚，肿瘤细胞梭形，平行状排列，胞核染色质稀疏，胞质界限不清楚，间质见细小胶原纤维伴黏液样变性，未见核分裂像。如图 72－1～图 72－2 所示：

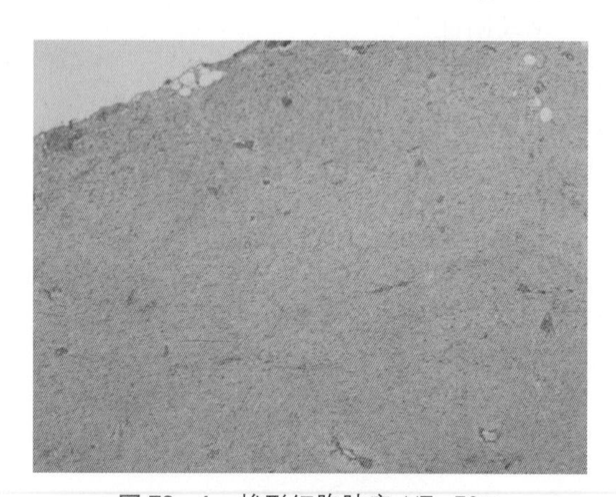

图 72－1　梭形细胞肿瘤，HE，50×

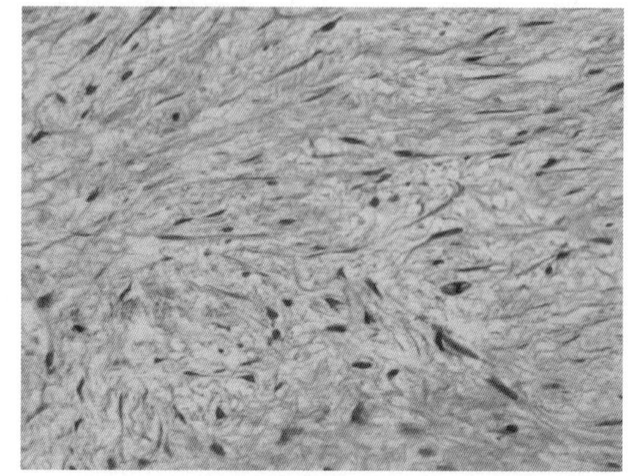

图 72－2　肿瘤细胞胞质界限不清，间质黏液样变，HE，400×

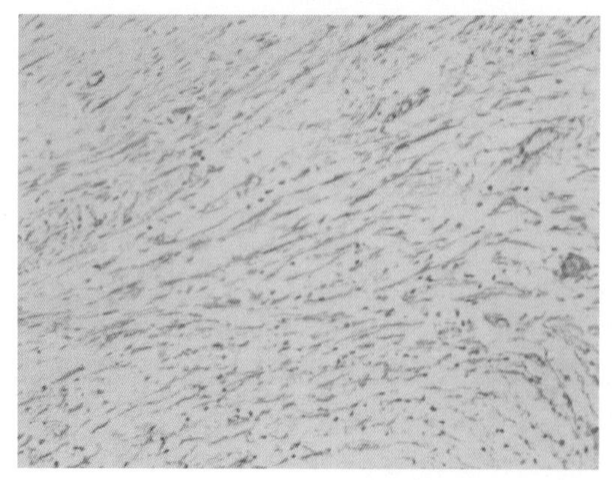

图 72－3　SMA 阳性，200×

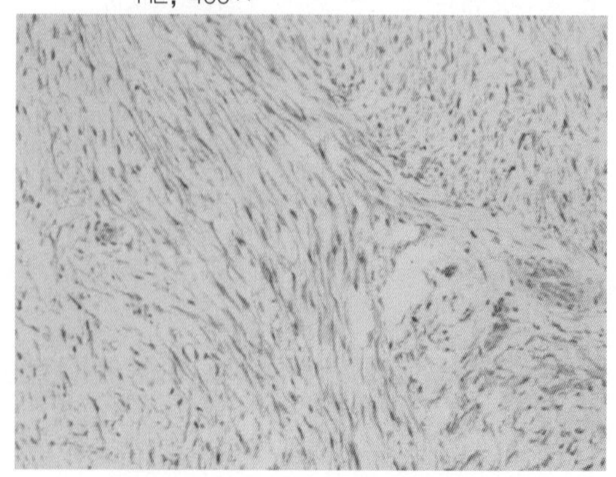

图 72－4　B-联蛋白(catenin)肿瘤细胞核阳性表达，200×

免疫组化检查结果：SMA(+)(见图 72-3)，CD117(-)，CD34(-)，S100(-)，S100(-)，MyoD1(-)，肌细胞生成素(myogenin)(-)，B-联蛋白(catenin)(核+)(见图 72-4)。

病理诊断：侵袭性纤维瘤病。

诊断依据：侵袭性纤维瘤病(aggressive fibromatosis)也称韧带样瘤，是一种发生于深部软组织的纤维组织过度增生，常向邻近的肌肉组织或脂肪组织内浸润性生长，切除不净极易复发。

(1) 根据肿瘤发生部位，分为腹壁纤维瘤病、腹壁外纤维瘤病、腹腔内和肠系膜纤维瘤病三大类。本例发生在右下腹髂腰肌旁，为腹腔内纤维瘤病。

(2) 腹腔内和肠系膜纤维瘤病占 10%～20%，年龄范围 14～75 岁，男性略多见。早期无症状，肿块增大时可被触及并引起腹痛，少数病例可表现为下消化道出血或急腹症，部分病例在行其他原因的剖腹手术或尸解中偶然发现。本例男性，46 岁，因肿块增大肿胀、腹痛伴阴囊放射痛就诊。

(3) 大体上：腹腔内或肠系膜纤维瘤病多为单个结节状肿块，少数为多灶性，界清或不清，直径 3～45 cm，平均 14 cm。切面灰白色，质韧。本例肿块易破碎，直径 11 cm，切面灰白色，质韧。

(4) 组织学特点：肿瘤周界不清，常浸润至邻近的软组织，由增生的纤细梭形纤维母细胞和胶原纤维组成，在不同区域内两者比例不一。纤维母细胞核染色质稀疏或呈空泡状，可见 1～2 个小核仁，核分裂像罕见或不见，细胞多呈平行状或波浪状排列。少数病例内间质可出现黏液样变性。

(5) 免疫组织化学染色：vimentin 阳性，表明该肿瘤为间叶源性肿瘤，不同程度表达 SMA、MSA、结蛋白(desmin)，不表达 CD34 和 S-100 蛋白，文献报道深部纤维瘤病均表达 B-catenin(核染色)，而其他良性和恶性纤维母细胞/肌纤维母细胞病变无 B-catenin 的核表达，故 B-catenin 对鉴别诊断有意义。本例肿瘤细胞 B-catenin 核表达，支持侵袭性纤维瘤病的诊断。

鉴别诊断：

(1) 结节性筋膜炎：主要是由梭形和星形细胞的肌纤维母细胞组成，细胞排列紊乱无方向性，背景疏松，黏液水肿样，可见微囊腔，间质内常见多少不等的慢性炎症细胞浸润和红细胞外渗，常弥漫、强阳性表达 SMA。

(2) 神经纤维瘤：多发生于真皮内或皮下，瘤细胞纤细、蝌蚪样或逗点样，排列疏松，间质可呈黏液样，瘤细胞表达 S-100 和 NF 等神经标记。

(3) 胃肠间质瘤(GIST)：腹腔内纤维瘤病与 GIST 最主要鉴别点在于，纤维瘤病中的瘤细胞形态较为一致，异型性不如 GIST 明显，细胞密度低于 GIST。高倍镜下，纤维瘤病的瘤细胞再现纤维母细胞/肌纤维母细胞的特点，表现为染色质稀疏，可见小核仁。免疫组化检查显示纤维瘤病中瘤细胞表达 B-catenin，而 CD117 一般为阴性。

(4) 特发性腹膜后纤维化：好发于成年男性，约 1/3 病例见于服用二甲麦角新碱的患者，组织学特点为由宽大、玻璃样变的胶原纤维组成，胶原之间伴有淋巴细胞和浆细胞浸润。

(徐　晨)

案例 73

间皮乳头状增生

病史：患者，女性，27 岁，腹痛 3 月余。超声检查示：胆囊息肉，胆囊壁稍毛糙。

巨检：送检腹膜结节，灰白灰褐色碎组织，共计大小 2 cm×1 cm×0.5 cm。

镜下显示：见病灶区较多乳头状结构，乳头表面被覆一层间皮细胞（间皮标记强阳性），细胞呈上皮样，核卵圆形，染色质细腻，可见小核仁；胞质嗜伊红，稍丰富，未见核分裂像。如图 73－1、图 73－2 所示。

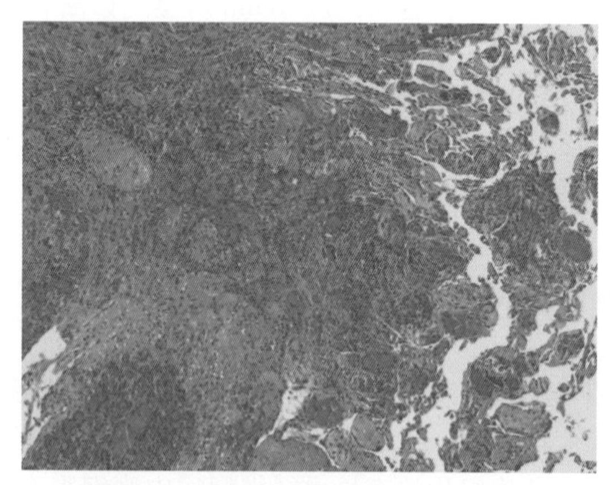

图 73－1　可见较多乳头结构，HE，100×

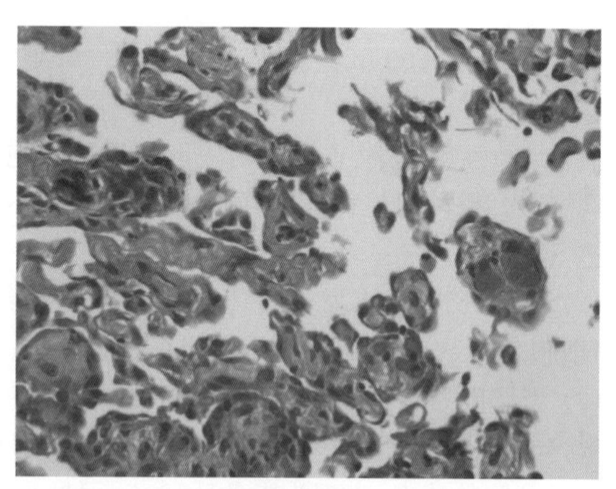

图 73－2　乳头表面被覆间皮细胞，HE，400×

免疫组化检查结果：HBME－1（＋）（见图 73－3），D2－40（＋）（见图 73－4），WT－1（＋）。

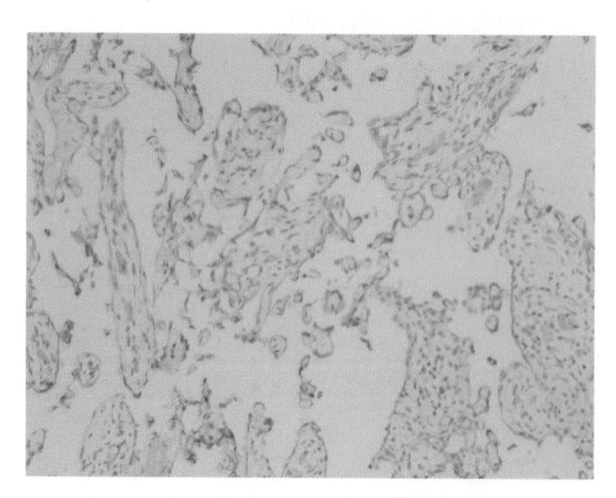

图 73－3　HBME－1 间皮细胞阳性，200×

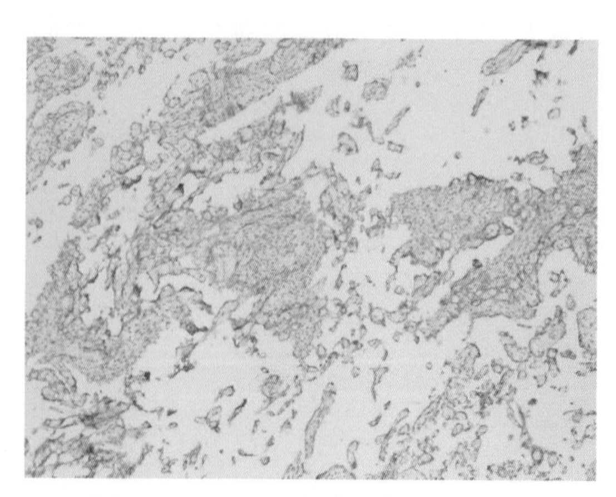

图 73－4　D2－40 间皮细胞阳性，100×

病理诊断：间皮乳头状增生。

诊断依据：

(1) 腹膜表面的间皮在受到刺激时具有很强的增生能力。这种增生可以表现为全腹膜腔弥漫性增生，见于肝硬化、胶原血管性疾病（如红斑狼疮）和病毒感染。实际上，任何原因引起的长期渗出均可伴有间皮增生；也可以局部形式发生，作为对损伤的反应。急性阑尾炎、输卵管异位妊娠破裂、钳闭或某些机械性损伤均可引起间皮增生。本例为年轻女性，腹痛就诊，检查发现胆囊结石，活检组织镜下见大量间皮乳头状增生。

(2) 间皮增生性变化在镜下可表现为乳头状突起、实性巢或腺管状结构。它们可以向表面突起或向下生长与间质构成复杂图像而类似于浸润。在乳头状结构的间质中可能出现沙砾体。细胞呈空泡状或完全透明，这些空泡黏液或脂肪染色阴性。本例主要为乳头状增生，乳头表面被覆一层间皮细胞。

鉴别诊断：

(1) 间皮瘤：反应性间皮增生与间皮瘤鉴别很困难。大体可见结节或乳头，核呈明显的非典型性，核质比例增加，以及纤维组织增生区域内出现坏死，均支持恶性间皮瘤的诊断。

(2) 腹腔其他软组织肿瘤、淋巴瘤等：免疫组织化学染色具有辅助诊断意义。

(3) 上皮源性肿瘤：因其乳头状结构，要警惕腺癌转移（种植）到腹腔，临床病史及免疫组织化学染色非常有必要。

（徐　晨）

案例 74

IgG4 相关硬化性疾病

病史：患者，女性，54 岁，左腰背部酸胀伴发现腹膜后肿块 1 月余。

巨检：囊性肿块 1 枚，大小 6 cm×5 cm×4 cm，未见内容物，囊壁厚 0.2～0.6 cm，部分区包绕管腔一段，长 3 cm，直径 0.5 cm，界尚清。

镜下显示：病变区域弥漫性淋巴细胞、浆细胞浸润，间质广泛纤维化及硬化，伴闭塞性脉管炎，出现大量的 IgG4 阳性浆细胞。如图 74－1～图 74－5 所示。

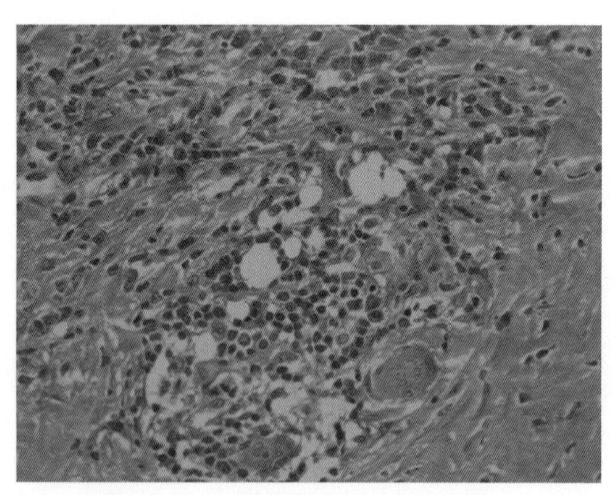

图 74－1　大量浆细胞浸润，HE，400×

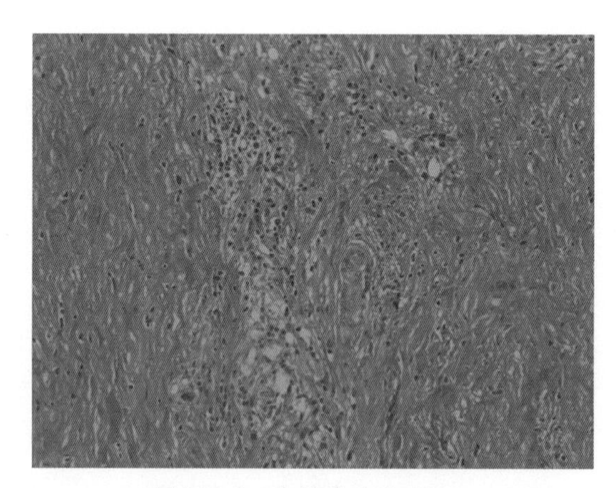

图 74－2　血管炎，HE，200×

图 74－3　硬化的背景，HE，50×

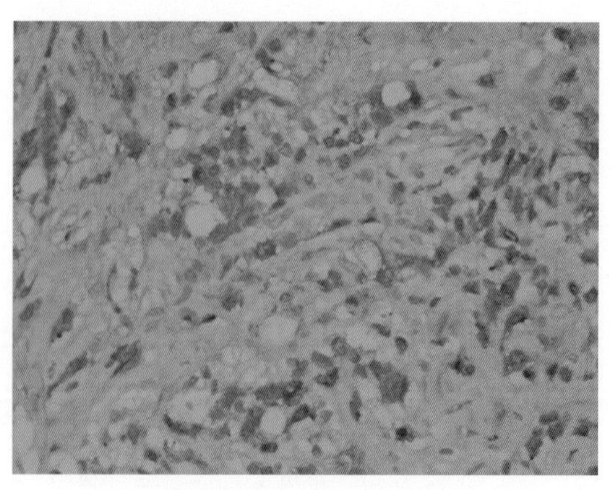

图 74－4　IgG 阳性，400×

病理诊断：IgG4 相关硬化性疾病。

诊断依据：

(1) IgG4 相关硬化性疾病(IgG4-related sclerosing disease，IgG4-SD)是近年来认识的一种新型自身免疫性疾病，好发于中老年男性，男、女比例为 2.8∶1，年龄多超过 50 岁，中位发病年龄 58 岁，本例 54 岁，为高发年龄段。

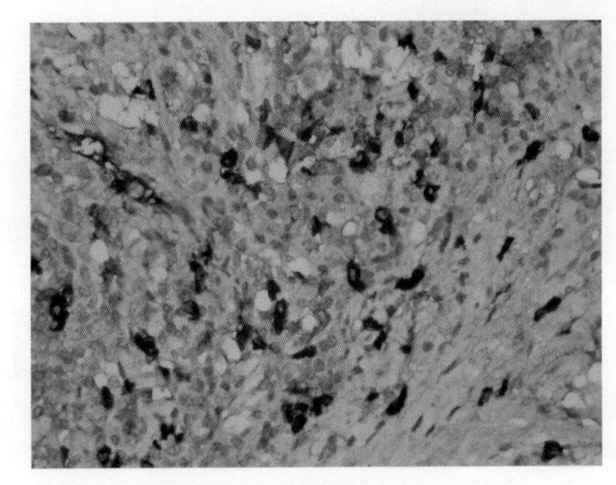

图 74-5　IgG4 阳性，400×

(2) IgG4-SD 病程进展缓慢。日本报道该病发病率为(2.8～10.8)人/100 万人。临床上以血清 IgG4 水平显著升高、受累组织纤维化、血栓闭塞性脉管炎、IgG 阳性浆细胞浸润为主要特点，可累及全身多个器官或组织，包括胰腺、涎腺、胆管、肝、肺、胃、肾、前列腺、乳腺、膀胱、眼及其附属器、淋巴结、腹膜后及皮肤等多器官和部位。本例发生于腹膜后，为好发部位。IgG4 相关硬化性疾病发病机制尚未明确，遗传、幽门螺杆菌感染及自身免疫均可能参与发病。

日本学术界联合发表了 IgG4 相关疾病综合分类标准：①1 个或多个器官出现弥漫性/局限性肿胀或肿块的临床表现；②血清 IgG4 浓度≥135 mg/dl(1.35 g/L)；③组织病理学检查：显著的淋巴细胞、浆细胞浸润和纤维化；IgG4 阳性浆细胞浸润：IgG4 阳性/IgG 阳性细胞＞40%，且 IgG4 阳性浆细胞＞10 个/HPF。符合以上 3 点可确诊；符合①和③为很可能诊断；符合①和②为可能诊断。此外，要特别注意和肿瘤、类似疾病，如干燥综合征、原发性硬化性胆管炎、Castleman 病、继发性腹膜后纤维化、韦格纳肉芽肿、结节病、Churg-strauss 综合征等的鉴别诊断。若符合器官特异性的 IgG4 相关疾病诊断标准，即使不满足综合诊断标准亦可诊断。

国际病理学界发表了 IgG4 相关疾病病理表现诊断共识：①诊断 IgG4 相关疾病依赖其组织病理学特征，次要标准是组织内 IgG4 阳性细胞计数及 IgG4 阳性/IgG 阳性细胞比；②IgG4 组织病理特征包括大量淋巴浆细胞浸润、纤维化、特征性的形态为席纹状、闭塞性静脉炎。IgG4 阳性/IgG 阳性细胞＞40%是 IgG4 相关疾病诊断的必要条件，但不能作为充分条件。

IgG4-SD 病理组织学的共同特点是病变区域弥漫性淋巴细胞、浆细胞浸润，间质广泛纤维化、硬化，伴闭塞性脉管炎，而出现大量的 IgG4 阳性浆细胞是其显著特征。病变中浸润的淋巴细胞多为 CD3 阳性的 T 细胞，且大量表达 CD4 和 CD8。CD20 阳性的 B 细胞较少。本例满足各项诊断标准：B 超检查提示腹膜后肿块；血清 IgG4 浓度≥1.35 g/L(本例血清 IgG4 浓度为 40.41 g/L)；组织病理学见显著的淋巴细胞、浆细胞浸润和纤维化；IgG4 阳性浆细胞浸润：IgG4 阳性/IgG 阳性细胞＞40%，且 IgG4 阳性浆细胞＞10 个/HPF。

本例腹膜后囊性肿物，镜下为硬化的纤维间质背景，伴大量的浆细胞浸润，并可见闭塞性血管炎。免疫组织化学染色 IgG4 阳性数目明显增多(＞10 个/HPF)，且 IgG4/IgG＞40%。

鉴别诊断：应与胰腺癌、慢性非特异性胰腺炎、涎石病、原发性硬化性胆管炎、非 IgG4 硬化的相关性疾病的炎性假瘤等相鉴别。不同的组织器官 IgG4 相关硬化性疾病还应与该组织器官相应病变鉴别，如肝脏和肺脏非特异性炎、前列腺炎、淋巴瘤等。均可借助 IgG4 免疫组织化学和血清学检查。

(徐　晨)

案例 75

去分化脂肪肉瘤

病史：患者，男性，45 岁，右上腹疼痛 1 周余。

巨检：后腹膜肿块＋部分肠管＋一侧肾切除标本，灰白灰黄色分叶状组织一枚，大小 16 cm×14 cm×9 cm，切面灰黄灰白，部分区质韧，部分区呈灰红色，切面可见直径 1.5 cm 囊性区域，质软，肿块一端为一侧肾脏，肾脂肪囊易剥离，大小 10 cm×6 cm×5 cm，附输尿管长 4.5 cm，直径 0.6 cm，输尿管上段近肾盂部分扩张，直径 1.2 cm，肿块与肾脏界清，未见黏连，肿块另一端黏连部分肠管，肠管长 23 cm，回肠切直径1.5 cm，结肠直肠 2 cm，肠壁黏膜未见特殊，回盲部附阑尾，长 6 cm，直径 0.7 cm，肠管与肿块未见明显粘连。

镜下显示：肿瘤细胞部分区分化差，细胞异形大，排列紊乱；部分区可见脂肪瘤样结构，纤维间隔内可见梭形细胞，细胞较温和，异形小，形似高分化脂肪肉瘤。核分裂像可见，约 33 个/50HPF。如图 75 - 1～图 75 - 4 所示。

图 75 - 1　肿瘤性坏死，HE，50×

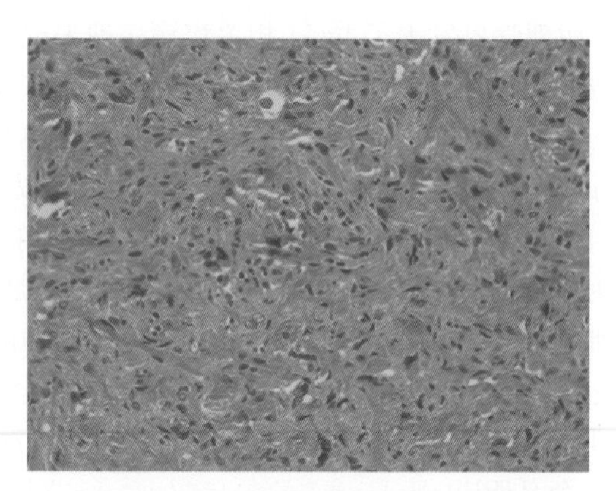

图 75 - 2　去分化区，HE，100×

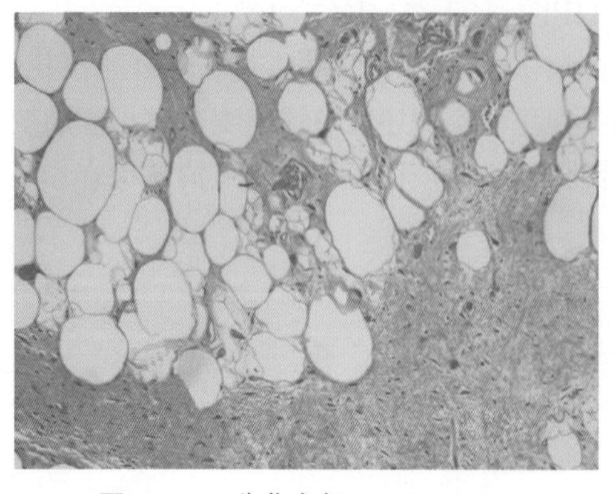

图 75 - 3　分化良好区，HE，100×

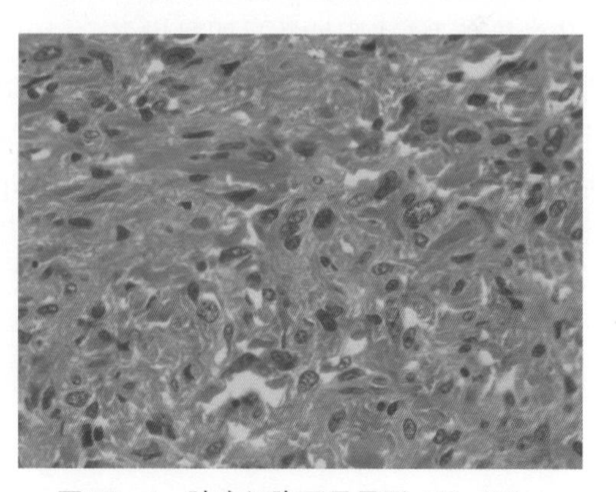

图 75 - 4　肿瘤细胞可见异形，HE，400×

免疫组化检查结果：S－100（去分化区－，分化良好区＋），Vim（＋）。

病理诊断：去分化脂肪肉瘤。

诊断依据：

（1）去分化脂肪肉瘤（dedifferentiated liposarcoma）是一种含有两种不同分化和形态结构的脂肪肉瘤，分化性成分多为分化良好的脂肪瘤样脂肪肉瘤，去分化成分为非脂肪性梭形细胞肉瘤，多呈多形性未分化肉瘤（多形性恶性纤维组织细胞瘤）或纤维肉瘤（包括黏液纤维肉瘤）形态，少数情况下可含有横纹肌肉瘤或高度恶性的平滑肌肉瘤样成分。本例去分化区考虑为恶性纤维组织细胞瘤，分化良好区域为脂肪瘤样脂肪肉瘤。

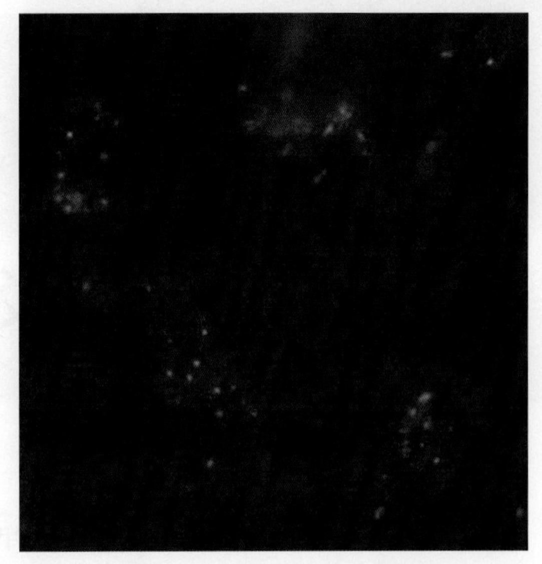

图 75－5 MDM2（FISH）基因扩增

（2）去分化脂肪肉瘤多发生于 60～70 岁的老年性患者，男性略多见。75％的病例发生于盆腔腹膜后、腹股沟和精索旁，15％的病例位于肢体，7％位于躯干。肿瘤多位于深部软组织，少数病例也可位于皮下。本例男性，45 岁，后腹膜巨大占位，最大径达 16 cm。

（3）大体上：肿瘤常为多结节状肿块，分化好区域灰黄色，去分化区域灰白色，质韧或硬，常有坏死。

（4）组织学形态特点为由两种不同分化和形态结构的成分所组成，分化性成分多为分化良好型脂肪肉瘤，去分化成分可分成高度恶性和低度恶性两种，前者呈多形性未分化肉瘤样或纤维肉瘤样，后者呈纤维瘤病样或黏液纤维肉瘤样。去分化成分中也可含有异源性成分，如横纹肌肉瘤、平滑肌肉瘤、软骨肉瘤等。脂肪肉瘤与去分化成分多有清楚的界限，或呈镶嵌状，少数可见到逐渐移行的现象。细胞遗传学方面与分化良好脂肪肉瘤相似，显示 12q12～21 区扩增。本例用荧光原位杂交检测 MDM2 和 DDIT3 基因，显示 MDM2 基因扩增，如图 75－5 所示。

鉴别诊断：

（1）恶性间叶源性肿瘤：去分化脂肪肉瘤去分化成分占主导、分化好区域极少时诊断有困难，需鉴别多种间叶源性恶性肿瘤。

（2）多形性脂肪瘤：含有小的、核深染的梭形和圆形细胞以及细胞核放射状排列的"花环状"多核巨细胞，而去分化脂肪肉瘤表现为细胞的多形性、异形性。

（3）脂肪平滑肌肉瘤：也称伴有平滑肌肉瘤分化的分化良好的脂肪肉瘤，罕见，镜下由脂肪和平滑肌两种成分组成，前者为分化良好的脂肪肉瘤，形态上呈脂肪瘤样脂肪肉瘤或硬化性脂肪肉瘤，后者由分化良好的平滑肌组成，呈散在的束状或小的结节状分布，偶可聚集成片状。

（徐 晨）

案例 76

亚急性甲状腺炎

病史：患者，女性，49 岁。检查发现双侧甲状腺结节 1 月余。

巨检：甲状腺组织一块，大小 4 cm×3 cm×1 cm，切面见一结节，大小 2 cm×1 cm×1 cm，呈灰红、灰白色，质中偏韧。

镜下显示：甲状腺局部滤泡破坏，残留胶质周围见多核巨细胞或吞噬细胞聚集，间质纤维增生，较多淋巴细胞、浆细胞浸润。如图 76－1、图 76－2 所示。

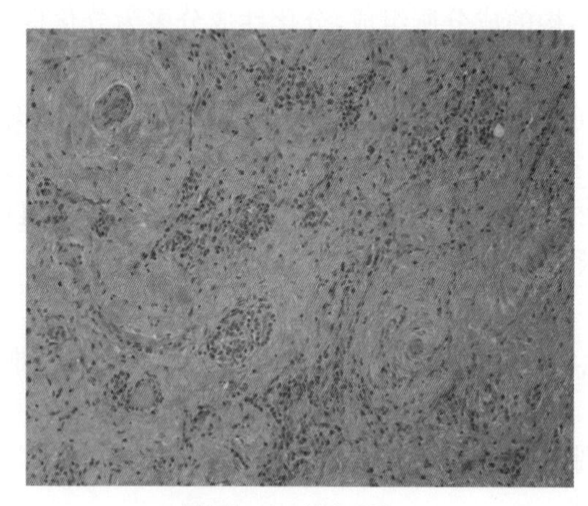

图 76－1　HE，100×

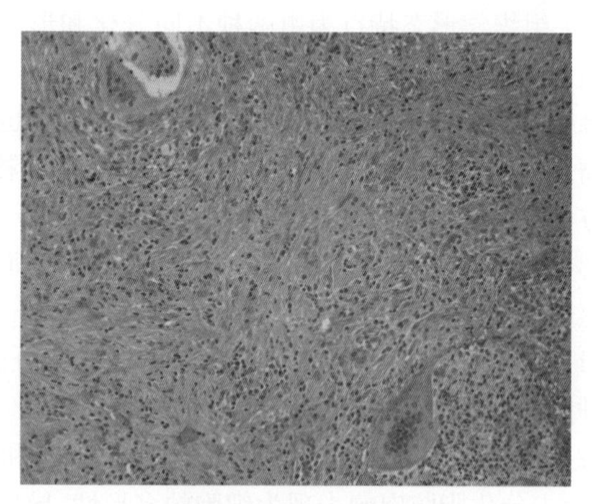

图 76－2　HE，100×

病理诊断：亚急性甲状腺炎。

诊断依据：亚急性甲状腺炎又称肉芽肿性甲状腺炎，典型者发生于中年妇女，常伴有咽喉痛，吞咽痛，及触诊时甲状腺区明显压痛，大多数病例症状可以完全消退。巨检时病变通常累及整个腺体，但常呈不对称增大。在疾病的后期，受累的腺体质地坚硬。镜下可见明显的炎症和含有异物巨细胞的肉芽肿区域。肉芽肿围绕滤泡，没有干酪样坏死，多核巨细胞吞噬类胶质，还可见到纤维化区域。在同一腺体中可以见到不同阶段的病变。

鉴别诊断：主要和其他肉芽肿性炎鉴别，如触诊性甲状腺炎、甲状腺结核、结节病等。触诊性甲状腺炎被认为是腺体轻微外伤造成的，有时因体格检查时触摸甲状腺太重引起。镜下见滤泡腔内聚集组织细胞、淋巴细胞和少量多核巨细胞，有时可延伸至滤泡周围。甲状腺结核的镜下表现与发生于其他部位的结核相同，可见特征性的肉芽肿及有时出现的干酪样坏死。系统性结节病患者可累及甲状腺，其肉芽肿是以间质性而非滤泡中心性出现的。

（袁　菲）

案例 77

桥本甲状腺炎

病史：患者，女性，48 岁。发现双侧甲状腺肿大 3 个月。

巨检：甲状腺组织一块，大小 10.5 cm×6 cm×3 cm，切面灰红、灰白色，质韧。

镜下显示：甲状腺滤泡上皮嗜酸性变，间质纤维组织增生，较多淋巴细胞浸润，淋巴滤泡形成。如图 77－1、图 77－2 所示。

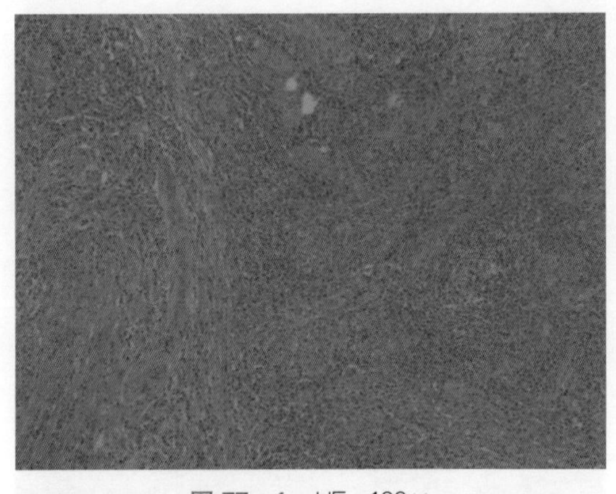

图 77－1　HE，100×

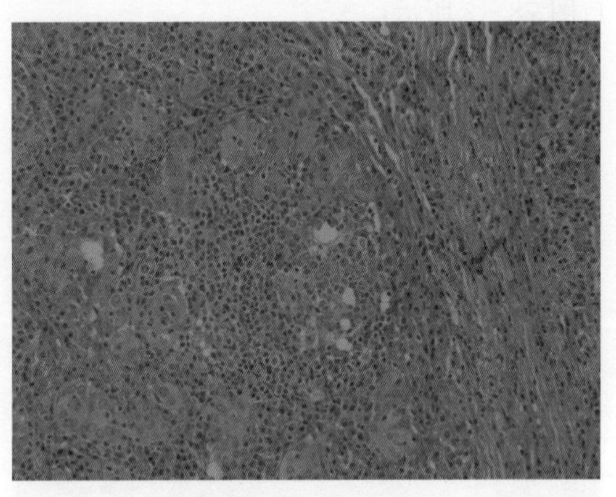

图 77－2　HE，200×

病理诊断：桥本甲状腺炎。

诊断依据：桥本甲状腺炎实际上是器官特异性免疫介导的炎症性疾病，其主要特征是能产生改变甲状腺功能的自身抗体。主要发生于 40 岁以上的女性，初期可能伴有轻度甲状腺功能亢进，随后出现甲状腺功能低下。表现为甲状腺弥漫性增大，与周围结构无黏连。巨检时典型者弥漫增大，一些病例则呈多结节状外观，黄灰色，质地“牛肉样”。镜下可见滤泡上皮嗜酸性变和间质淋巴细胞浸润。淋巴组织增生明显，可见具有显著生发中心的淋巴滤泡。免疫组化和基因重组提示淋巴细胞多克隆性。甲状腺滤泡萎缩，核可能增大并深染，或出现类似于甲状腺乳头状癌核所见。

鉴别诊断：如甲状腺乳头状癌、嗜酸细胞性肿瘤及淋巴瘤等。

（袁　菲）

案例 78

结节性甲状腺肿

病史：患者，女性，76 岁。发现左甲状腺结节 10 余年。

巨检：甲状腺组织一块，大小 8 cm×7 cm×4.5 cm，切面多结节状，直径 0.5～4.5 cm，灰红，质软，最大者中央囊性变。

镜下显示：甲状腺滤泡增生，大小不一，间质纤维增生，分隔滤泡结节状。局部出血、囊性变。如图 78－1、图 78－2 所示：

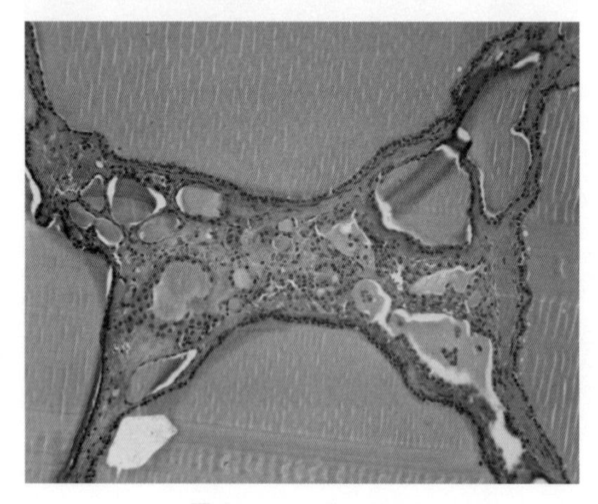

图 78－1　HE，100×

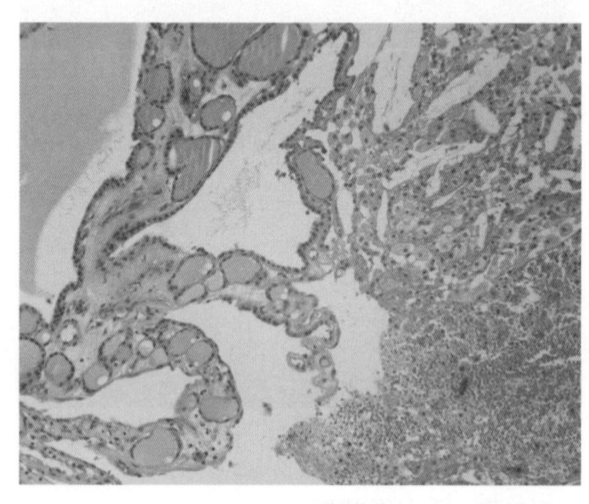

图 78－2　HE，100×

病理诊断：结节性甲状腺肿。

诊断依据：临床上多数患者甲状腺功能正常。肉眼观甲状腺增大，切面呈多结节状，常见继发性改变，表现为出血、囊性变和钙化等。镜下改变多样，滤泡大小不一，细胞可增生，或嗜酸性，或形成乳头状突起。

鉴别诊断：若有乳头状突起，注意与甲状腺乳头状癌鉴别。后者为真性乳头，乳头中央纤维血管轴心，有典型的细胞学特征。

（袁　菲）

案例 79

甲状腺乳头状癌

病史:患者,女性,33 岁。体检发现甲状腺占位 4 周。

巨检:甲状腺组织一块,大小 5 cm×2 cm×1 cm,切面见一灰白结节,直径 1 cm,质偏硬,界不清。

镜下显示:肿瘤组织乳头状生长,细胞排列紧密,核重叠,毛玻璃样,可见核沟,并见钙化。如图 79-1、图 79-2 所示。

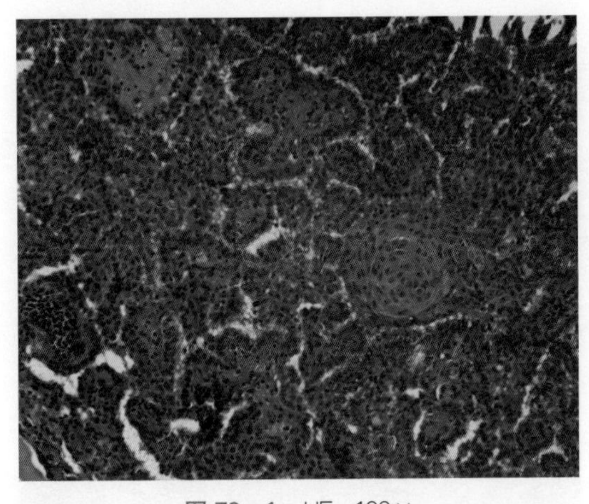

图 79-1 HE, 100×

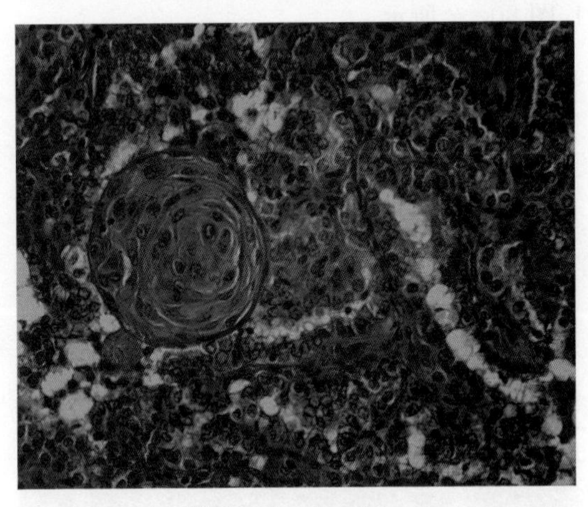

图 79-2 HE, 200×

病理诊断:甲状腺乳头状癌。

诊断依据:乳头状癌是最常见的甲状腺恶性肿瘤,可以发生于任何年龄,女性比男性多见。巨检肿瘤大小不一,大多数肿瘤实性,灰白,质硬,"蟹足样"浸润性生长,部分有包膜,有时肉眼可见明显的乳头状结构。镜下典型者含有真正的乳头,复杂,分支,具有纤维血管轴心;衬覆细胞具有特征性的核的改变,包括毛玻璃状细胞核、核内假包涵体、核沟;另外可见纤维化及沙砾体。主要的分子改变是 RET 改变,最重要的是 RET/PTC1, RET/PTC3, RET/PTC2,与肿瘤的组织学亚型有关。

鉴别诊断:具有乳头结构的乳头状癌需与由于出血囊性变形成乳头结构的结节性甲状腺肿鉴别。前者为真性乳头,具有纤维血管轴心。而滤泡型乳头状癌由于缺乏典型乳头结构,需与滤泡性肿瘤,如滤泡性腺瘤、滤泡性癌相鉴别。前者具有特征性的核的改变。

(袁　菲)

案例 80

甲状腺髓样癌

病史：患者，女性，65 岁。体检发现甲状腺结节 1 月余。

巨检：全甲状腺切除标本，左叶大小 5 cm×2 cm×1 cm，切面见 2 枚灰黄结节，直径 0.7～1.7 cm，界尚清，大者质实偏硬。

镜下显示：肿瘤细胞圆形，多角形，胞质嗜双染，间质胶原化及玻璃样变，伴淀粉样物质沉积。如图 80－1、图 80－2 所示。

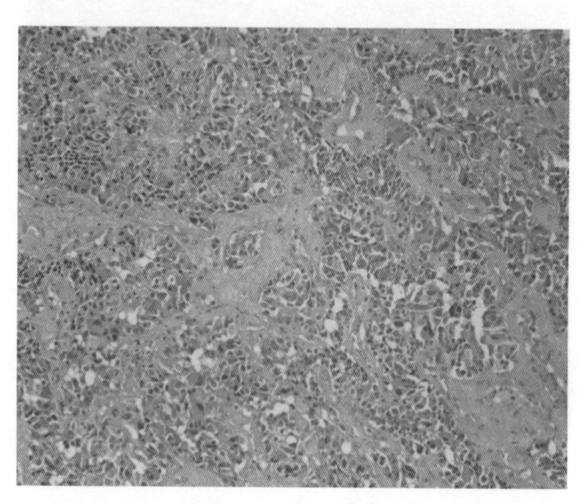

图 80－1　HE，100×

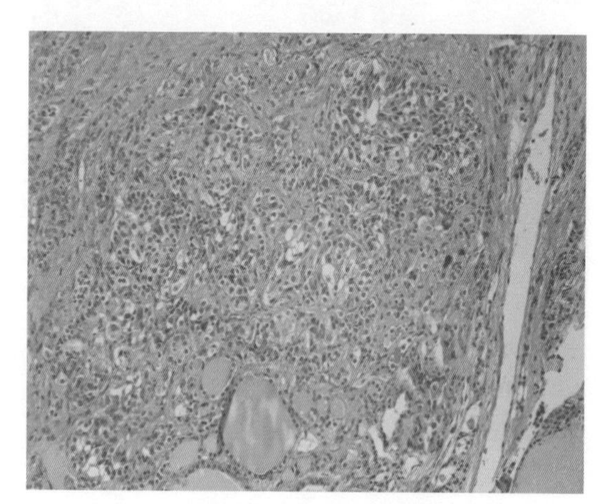

图 80－2　HE，100×

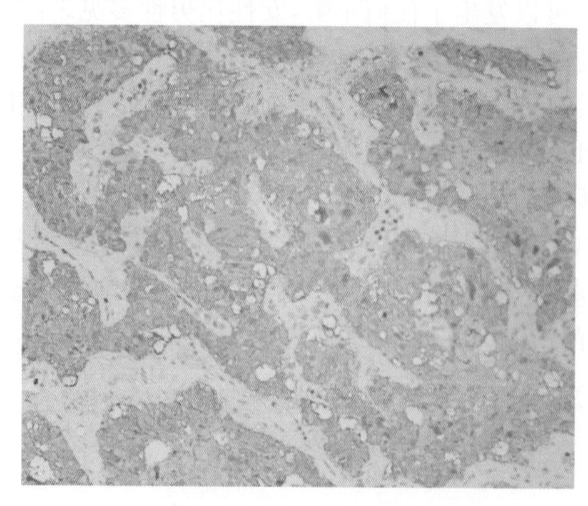

图 80－3　IHC：CEA(＋)

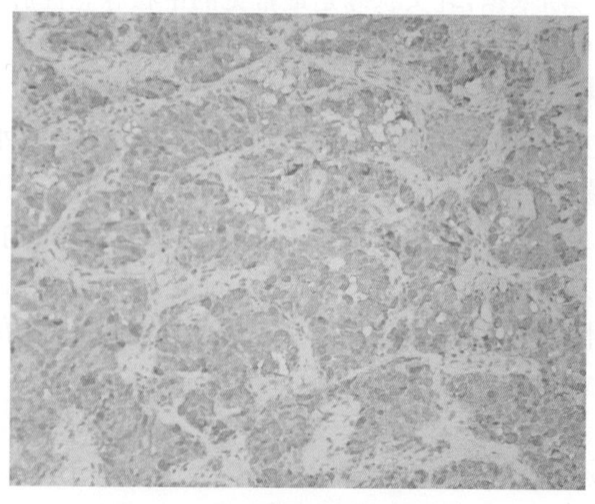

图 80－4　IHC：降钙素(calcitonin)(＋)

病理诊断：甲状腺髓样癌。

诊断依据：髓样癌是由 C 细胞构成的一种特殊类型的甲状腺恶性肿瘤，包括散发性和家族性两类，后者多数是 2 型多发性内分泌肿瘤的一个组成部分。肉眼观实性，质硬，境界相对清楚，切面灰黄色。镜下肿瘤细胞圆形，多角形，胞质颗粒，嗜双染，肿瘤间质富含血管，胶原化及玻璃样变，淀粉样物质沉积，常见显著钙化。肿瘤生长方式可为小梁状、腺样、类癌样、副节瘤样、假乳头状。免疫组化肿瘤细胞表达 CEA(见图 80-3)，降钙素(calcitonin)(见图 80-4)，以及上皮性标记、神经内分泌标记等。

鉴别诊断：主要包括透明度梁状肿瘤、低分化癌、伴梁状结构的滤泡癌、甲状腺原发或罕见的来自其他器官的神经内分泌癌的转移。

（袁　菲）

案例 81

甲状腺滤泡癌

病史:患者,女性,52 岁。体检发现颈部左侧结节。

巨检:甲状腺组织一块,大小 5 cm×3 cm×2 cm,切面见一结节,直径 1.2 cm,灰红、质实。

镜下显示:甲状腺滤泡上皮高度增生,密集排列,细胞有异型,核分裂像罕见,局部向周围正常甲状腺组织中浸润性生长。如图 81-1、图 81-2 所示。

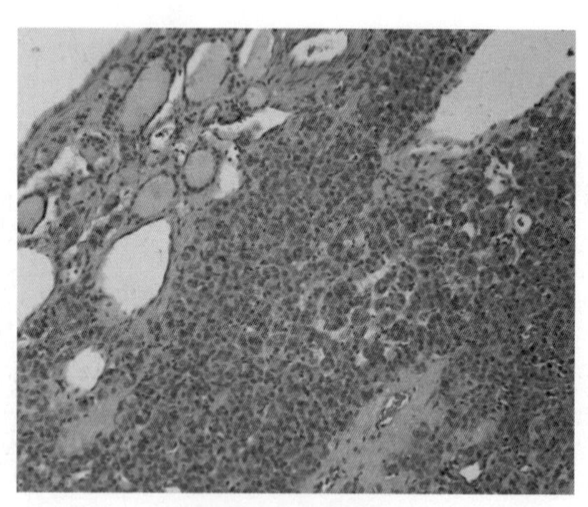

图 81-1 HE, 100×

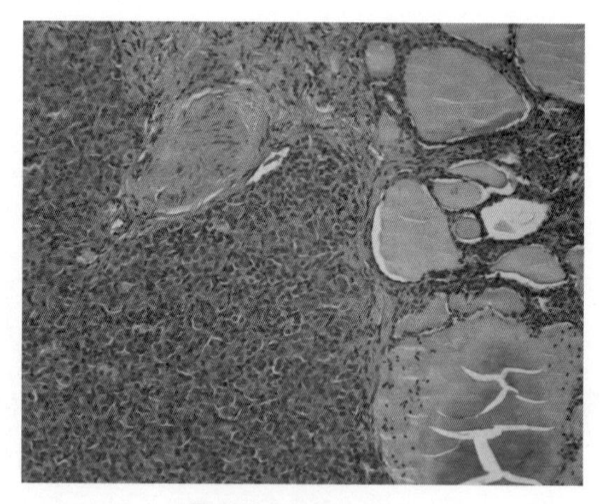

图 81-2 HE, 100×

病理诊断:甲状腺滤泡癌。

诊断依据:滤泡癌好发于女性,通常血行转移(尤其是肺和骨)。肉眼观切面实性,肉质感,镜下表现变异很大,从分化良好的滤泡到分化差的滤泡,以及筛状区域或小梁状结构,核分裂像与核的非典型性通常可见,但诊断主要是根据出现被膜、血管或邻近甲状腺组织的侵犯。根据浸润程度可以分为微小浸润性和广泛浸润性。

鉴别诊断:需与甲状腺滤泡性腺瘤、滤泡型乳头状癌和腺病样结节性甲状腺肿鉴别。滤泡性腺病是良性滤泡性肿瘤,具有完整包膜,与周围甲状腺分界清楚,无包膜及包膜外血管侵犯。滤泡型乳头状癌虽然乳头结构不典型,但核的特征性改变具有鉴别诊断意义。腺病样结节性甲状腺肿则一定具有结节性甲状腺肿的基础病理改变。

(袁 菲)

案例 82
肾上腺皮质腺瘤

病史：患者，女性，61 岁。发现血压升高 14 年，伴反复低血钾 5 年。

巨检：送检金黄色结节一枚，大小 1.8 cm×1.5 cm×1 cm，表面包膜完整，结节旁附少量肾上腺组织，大小 4.5 cm×1.5 cm×0.5 cm。

镜下显示：肿瘤结节主要由透明细胞构成，细胞大小基本一致，核圆形，未见核分裂像，间质血窦丰富。如图 82-1、图 82-2 所示。

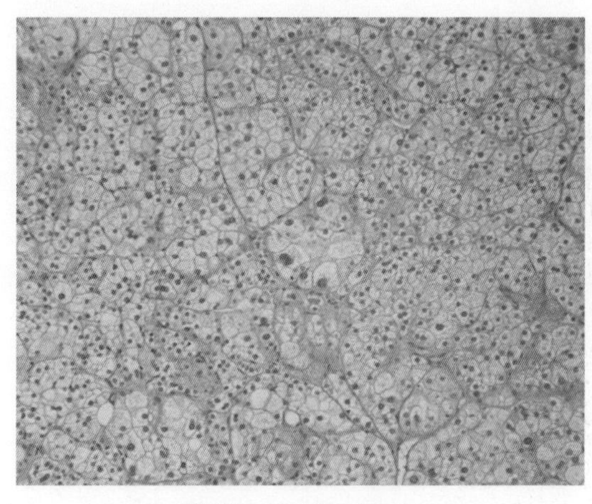

图 82-1　HE，100×

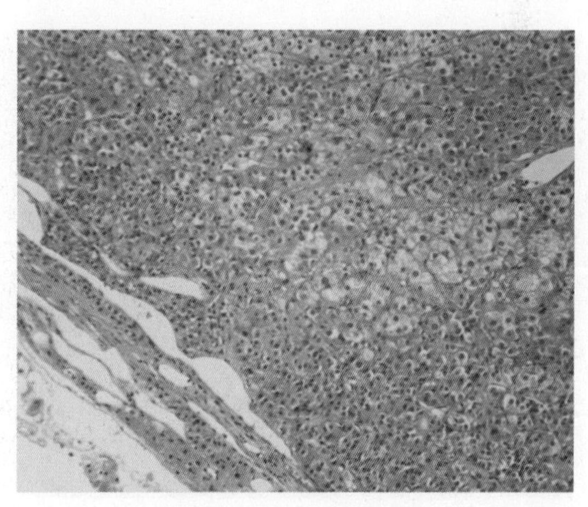

图 82-2　HE，100×

病理诊断：肾上腺皮质腺瘤。

诊断依据：患者大多数为成人，可能由于激素功能失调相关的症状或体征而被检查出，CT 扫描是最有用的检查技术。肉眼观腺瘤通常为孤立性，最大径一般不超过 5 cm 或重量不大于 50 g。腺瘤具有完整包膜，切面通常实性，灰黄色，均质。镜下腺瘤常常兼具束状带，球状带的表现，核分裂像极其罕见或缺乏。

鉴别诊断：需与肾上腺皮质结节状增生相鉴别。

增生多为双侧性，或单侧多结节状。

（袁　菲）

案例 83

肾上腺皮质癌

病史：患者，男性，40 岁。体检发现左肾上腺占位 4 月余。

巨检：肿物一枚，大小 10 cm×10 cm×7 cm，包膜尚完整，切面灰红，质嫩，中央出血坏死，附少许脂肪组织，大小 4 cm×3 cm×1 cm。

镜下显示：嗜酸性细胞增生，弥漫分布，灶性坏死，细胞胞质丰富，核异型明显，核分裂像可见，间质血窦丰富。如图 83-1、图 83-2 所示。

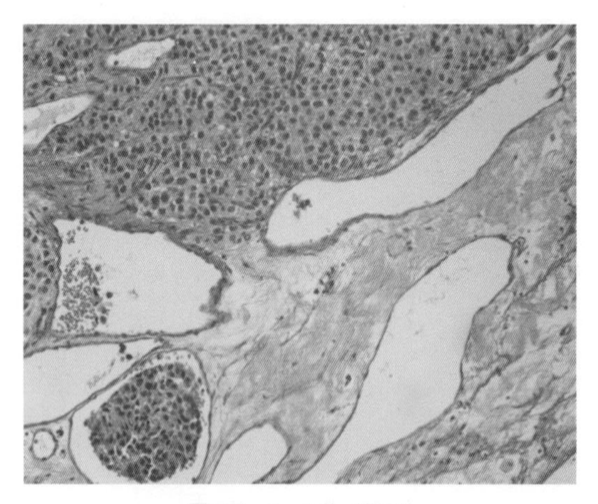

图 83-1　HE，100×

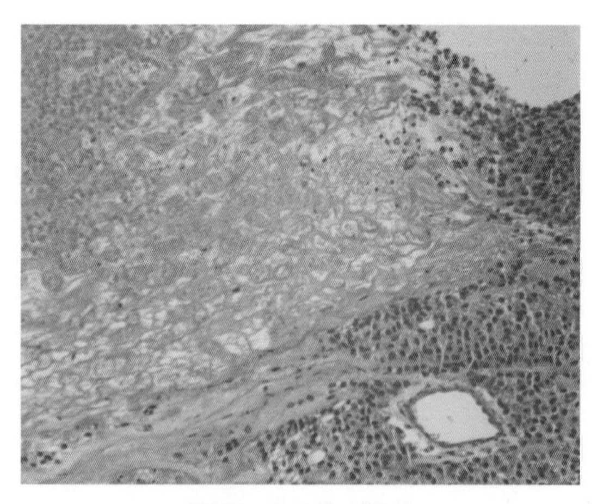

图 83-2　HE，100×

图 83-3　IHC：Inhibin(+)

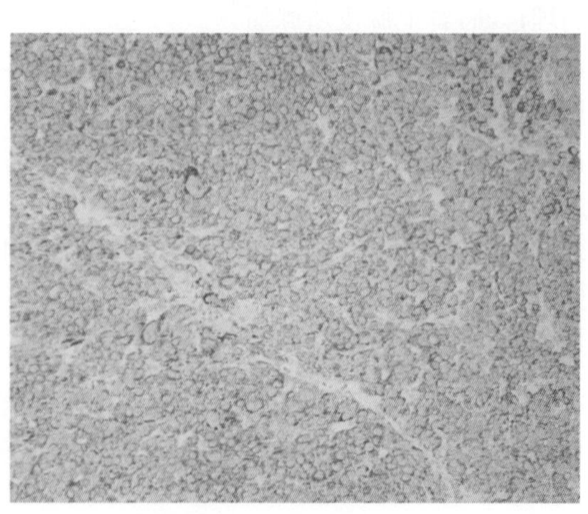

图 83-4　IHC：MelanA(+)

病理诊断：肾上腺皮质癌。

诊断依据：与肾上腺皮质腺瘤相同，患者大多数为成人，可能由于激素功能失调相关的症状或体征而被检查出，或是由于肿块而被发现。CT是最有用的检查技术，几乎所有可触摸到的肾上腺皮质肿瘤都是恶性的。肉眼观肿瘤通常为孤立性，包膜可有，但常被浸润，出血坏死常见。镜下肿瘤分化高低不等，从难以与腺瘤区别的高分化癌到有大量嗜酸性胞质和怪异深染核巨细胞组成的完全未分化性肿瘤。

鉴别诊断：主要与肾上腺皮质腺瘤鉴别诊断，符合4条或4条以上的Weiss组织学诊断标准提示为肾上腺皮质癌，但综合评估临床特征、肿瘤大小或重量、组织学表现及免疫组化/分子遗传学资料是必要的。另外要注意和肾细胞癌及肾上腺髓质肿瘤鉴别。

（袁　菲）

案例 84

肾上腺嗜铬细胞瘤

病史：患者，女性，41 岁。发现后腹膜左肾上腺区占位 2 个月余。

巨检：肿物一枚，大小 6 cm×5 cm×3.5 cm，表面光滑，切面灰红，质嫩。其旁附少许肾上腺组织，大小 2.5 cm×1 cm×0.2 cm。

镜下显示：肿瘤组织腺泡状及巢状排列，胞质丰富，嗜碱，间质血窦丰富伴出血，肿瘤周围纤维包膜完整，未见包膜及血管侵犯。如图 84－1、图 84－2 所示：

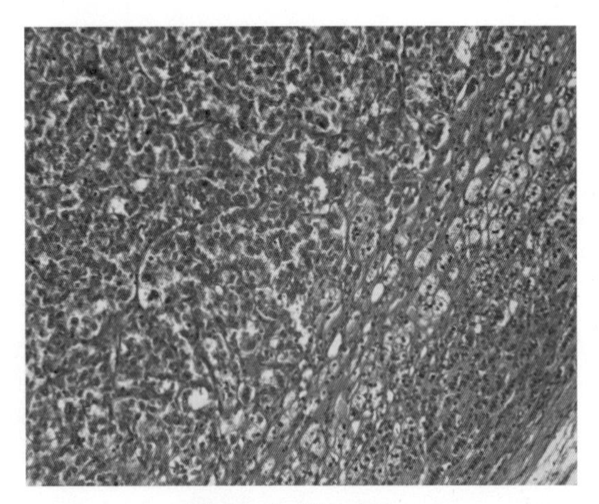

图 84－1　HE，100×

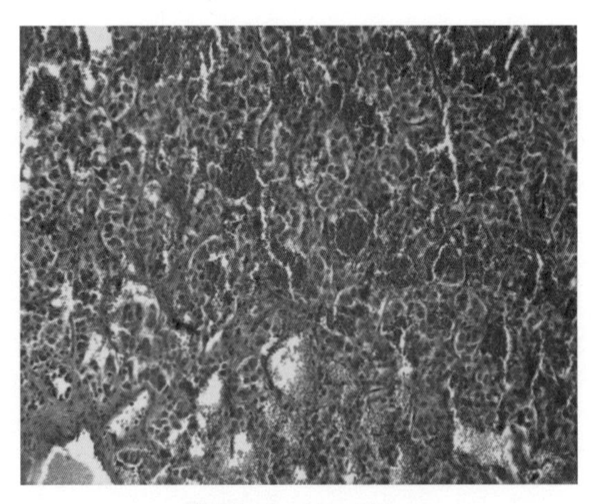

图 84－2　HE，100×

图 84－3　IHC：CgA(＋)

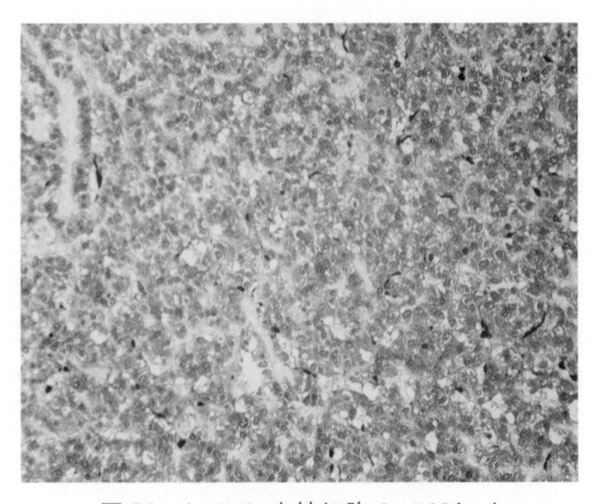

图 84－4　IHC：支持细胞 S－100(＋)

免疫组化结构：CgA 阴性是嗜铬细胞瘤与肾上腺皮质肿瘤及其他非神经内分泌肿瘤鉴别最有价值的特征，其他如 Syn 等亦有不同程度阴性表达。肿瘤中的支持细胞 S-100 阳性。

病理诊断：肾上腺嗜铬细胞瘤。

诊断依据：患者通常为间断性高血压发作，大汗淋漓、心动过速和头痛三联征通常对嗜铬细胞瘤具有诊断意义。肿瘤有包膜，切面黄白至红棕色，较大者经常具有区域性坏死、出血和囊肿形成。镜下肿瘤细胞大小形态变化很大，胞质嗜碱性或嗜双色性，核圆形，卵圆形，核仁明显。巨核及深染核常见，但不是恶性依据。

鉴别诊断：对于肾上腺嗜铬细胞肿瘤良恶性的鉴别，大多数人认为除了出现转移，并无可靠的形态学标记物。

（袁　菲）

案例 85

胰腺胰岛素瘤

病史：患者，男性，63 岁，反复发作性意识丧失 1 年。

巨检："胰腺肿瘤"肿物一枚，大小 2.5 cm×2.8 cm×1.2 cm，切面灰红，质嫩。

镜下显示：肿瘤组织呈菊形团样或腺样结构排列，肿瘤细胞圆形，形态大小较一致，核染色质细腻，核分裂像罕见（<2 个/10HPF），间质见少量血管轴心。如图 85-1、图 85-2 所示。

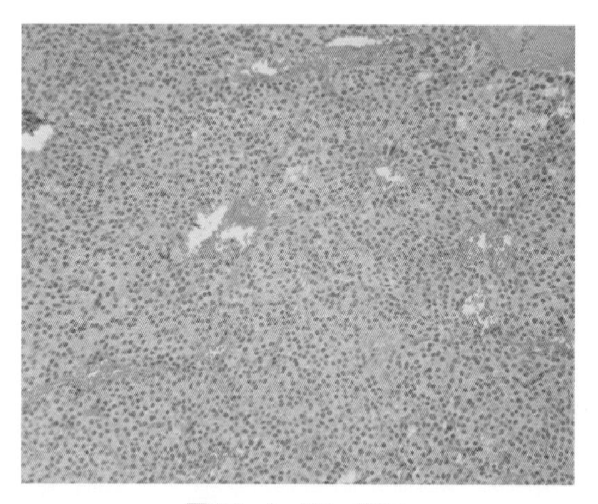

图 85-1　HE，100×

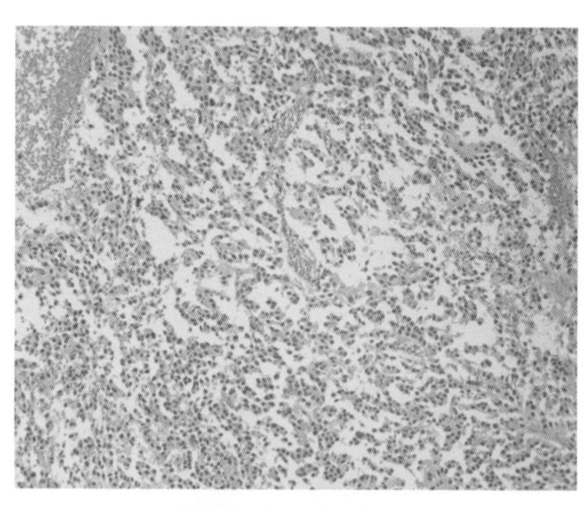

图 85-2　HE，100×

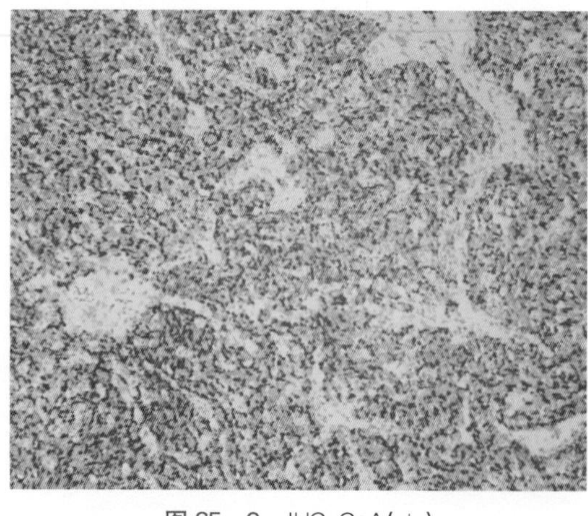

图 85-3　IHC：CgA(+)

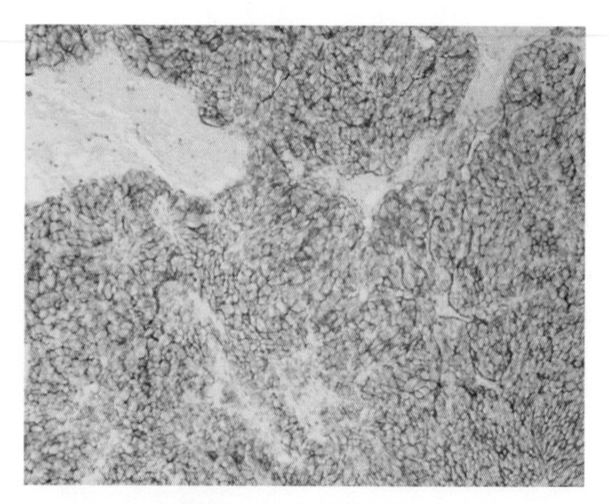

图 85-4　IHC：Syn(+)

免疫组化检查结果：几乎所有的胰岛素瘤胰岛素（insulin）阴性，将近一半肿瘤是多激素表达。作为神经内分泌肿瘤，胰岛素瘤 Syn、CgA 一段阳性，Ki-67 常规用于肿瘤增殖指数的评估。

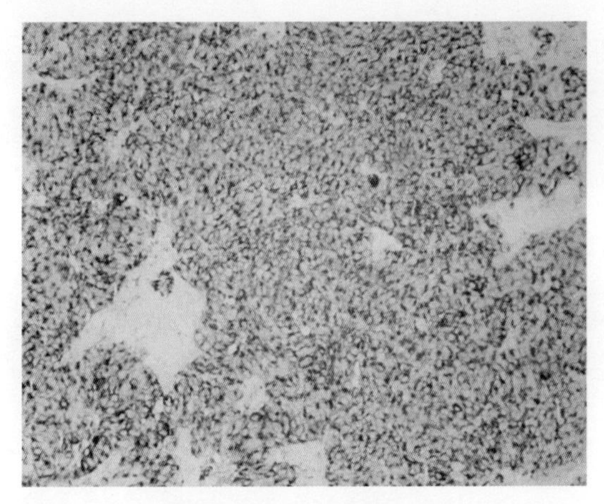

图 85-5 IHC：insulin(+)

图 85-6 IHC：ki-67(1%+)

病理诊断：胰腺胰岛素瘤。

诊断依据：胰腺神经内分泌肿瘤可以是无功能的，但更常见的是因为分泌一种或多种激素导致患者的内分泌功能异常。肿瘤最常见的部位是胰腺的体尾部，肉眼观肿瘤呈粉红色，病程较长者可有纤维化、钙化或骨化。镜下肿瘤通常由小而相对一致的立方细胞构成，胞质细颗粒状，核居中，染色质细腻，核分裂像罕见，生长方式包括实体型、脑回型、腺型或菊形团型等，间质血管丰富。

鉴别诊断：主要与实性假乳头状肿瘤鉴别，后者大部分见于年轻女性，肿瘤有完整包膜，切面局灶出血及坏死，镜下最显著的特点是出现假乳头，粗大的纤维血管轴心常呈明显的黏液变性，免疫组化可检测到孕激素受体(见图 85-3～图 85-6)。

（袁 菲）

案例 86

慢性肾盂肾炎

病史：患者，女性，77 岁，右侧输尿管结石术后 3 年，发现无功能肾 2 个月。

巨检：右肾切除标本，9 cm×5 cm×3 cm，切面多房性，皮髓质萎缩，厚度为 0.3～1 cm，皮髓质界限不清，肾乳头萎缩，肾盏和肾盂变形，肾盂黏膜粗糙，输尿管长 4 cm，上端见囊性扩张区 4 cm×2 cm。

镜下显示：大多数肾小球玻璃样变，肾小管扩张，内含大量透明管型形成，呈甲状腺滤泡样，间质内见大量淋巴细胞、浆细胞浸润。细、小动脉玻璃样变。如图 86－1、图 86－2 所示。

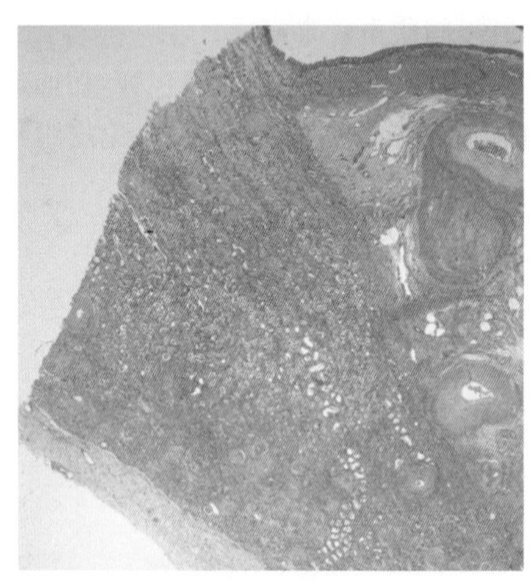

图 86－1　HE，20×

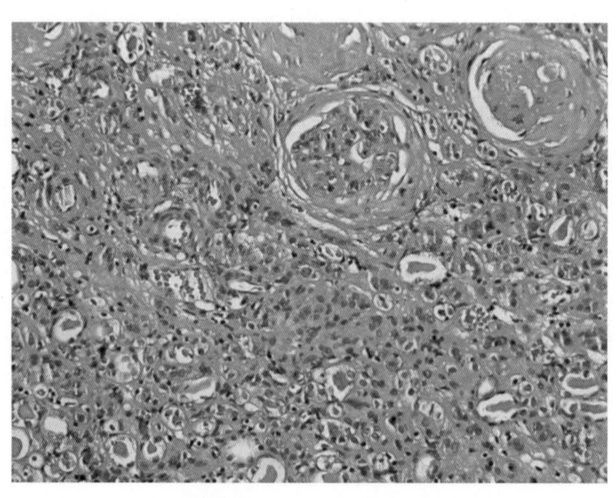

图 86－2　HE，200×

病理诊断：慢性肾盂肾炎。

诊断依据：肾盂肾炎主要由大肠杆菌上行性感染造成，少数可由血行感染。慢性肾盂肾炎可经未治愈的急性肾盂肾炎转变而来，或由尿路梗阻等诱因未及时解决、反复发作而成，病变由髓质向皮质逐层延伸。本例就是因反复发作的输尿管结石，导致肾积水和慢性肾盂肾炎，最后造成颗粒固缩肾。组织切片见多数肾小球纤维化、透明变性。相应肾小管消失，代之以大量纤维组织增生并有多量淋巴细胞及少许中性粒细胞浸润，部分肾小球呈代偿性肥大，相应肾小管高度扩张，管腔内见管型。

鉴别诊断：慢性肾盂肾炎主要须与急性肾盂肾炎进行鉴别。急性肾盂肾炎大体上肾脏增大，表面充血，有散在、隆起的黄白色脓肿，周围见紫红色充血带。病灶可弥漫或局限，多个病灶融合可形成大脓肿。切面肾髓质内见黄色条纹，并向皮质延伸，肾盂黏膜充血水肿，表面有脓性渗出物。镜下主要表现为肾间质急性化脓性炎症和肾小管的坏死，肾小管内见脓性渗出物。

（陈忠清）

案例 87
肾结核

病史:患者,女性,46 岁,发现肾积水 8 年,抗痨治疗 18 月余。

巨检:左肾切除标本,大小 13 cm×6.5 cm×3.5 cm,切面呈多房性,内含干酪样物。

镜下显示:病变呈囊性结构,囊内为彻底的凝固性坏死,囊壁为残留的肾组织,呈慢性肾盂肾炎改变,内见类上皮细胞和典型的郎格汉斯巨细胞。如图 87-1、图 87-2 所示。

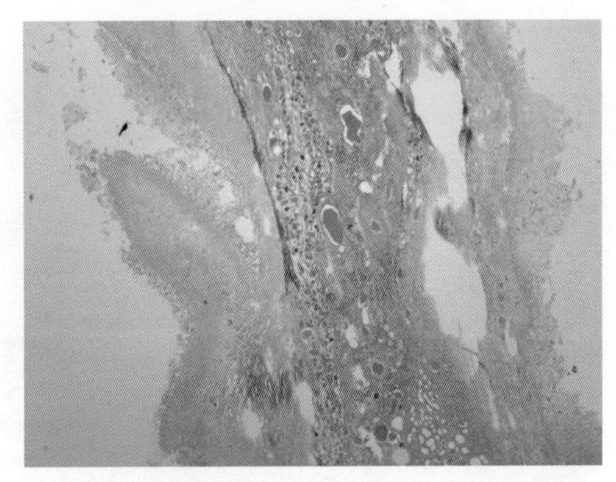

图 87-1 HE, 20×

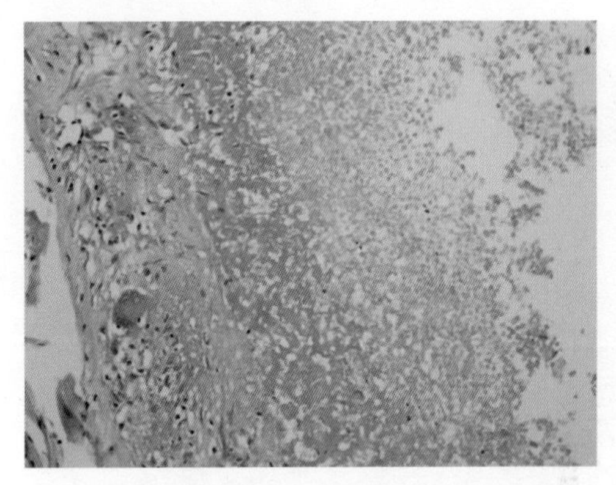

图 87-2 HE, 200×

特殊染色:抗酸染色(—),银染(—)。

病理诊断:肾结核。

诊断依据:肾结核绝大多数由血源性感染引起,原发病灶主要位于肺。结核杆菌随血流侵入肾脏而形成的感染灶,90%位于皮质,10%位于髓质。若皮质感染未能及时控制,则进展侵犯髓质,形成干酪样坏死或结核性脓肿,脓肿可破入肾盏,坏死物排出可形成空洞。空洞壁为结核性肉芽肿:由类上皮细胞和急慢性炎细胞组成,可见典型的郎格汉斯巨细胞,未经抗痨治疗的坏死性肉芽肿中通过抗酸染色可找见结核分枝杆菌,本例因经长期抗痨治疗,故未能检出结核分枝杆菌。

鉴别诊断:肾结核需与黄色肉芽肿性肾盂肾炎、非结核性肾积水及多囊肾鉴别。

(1) 黄色肉芽肿性肾盂肾炎:主要由大片或弥漫散在、充满类脂质的巨噬细胞组成,无明显的肉芽肿形成。

(2) 非结核性肾积水:主要因尿路结石引起,主要表现为非特殊性的肾盂肾炎和肾积水,无干酪样坏死和肉芽肿形成。

(3) 多囊肾:是一种常染色体显性遗传性肾脏疾病,表现为双侧肾脏的多囊性改变,囊肿之间可保留正常的肾单位,并无肉芽肿的形成。

(陈忠清)

案例 88

腺性膀胱炎

病史：患者，男性，47岁。体检发现膀胱占位2周，曾有尿频，尿痛史。

巨检：灰白碎组织5枚，共大1 cm×1 cm×0.3 cm。

镜下显示：膀胱黏膜固有层内明显Brunn巢增生聚集，部分Brunn巢呈腺样结构，腺腔内层细胞呈典型的柱状腺上皮，细胞无异形，外层为基底样细胞，腔内可见黏液。如图88-1、图88-2所示：

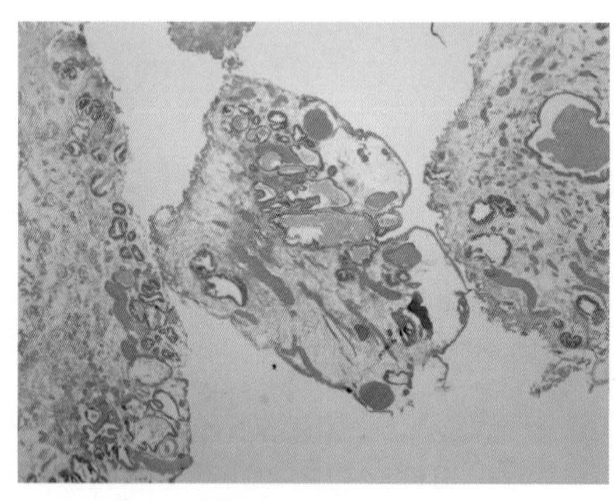

图88-1 HE，20×

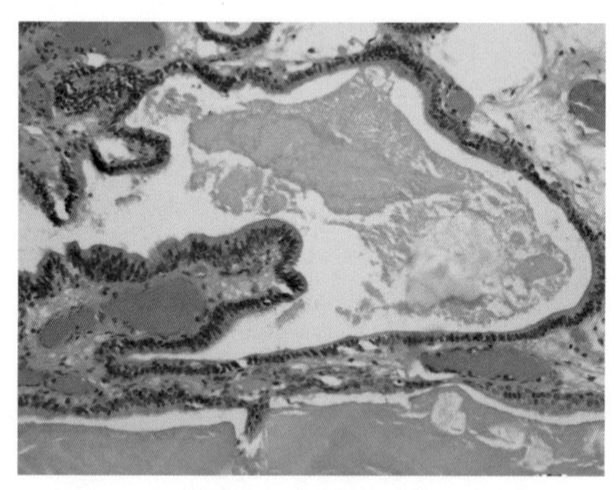

图88-2 HE，200×

免疫组化检查结果：P63(+)，CK7(+)。

病理诊断：腺性膀胱炎。

诊断依据：在常见的慢性刺激因素如感染、梗阻、物理刺激(结石、异物)和化学致癌物的作用下，尿路上皮化生为腺上皮，分泌黏液而达到自身保护目的。大多数腺性膀胱炎都发生在尿路感染和尿路梗阻的患者。腺性膀胱炎的发生与发展是一个渐变的过程：尿路上皮单纯增生-Brunn's巢-囊性膀胱炎-腺性膀胱炎。行膀胱镜检时可发现膀胱黏膜表面灶性隆起，可呈息肉状或乳头状。

鉴别诊断：腺性膀胱炎主要须与腺癌和囊性膀胱炎相鉴别。腺癌肠腺上皮中含有恶性细胞，黏液池中有非典型细胞，而且浸润性也更强，一般会侵犯至黏膜下层甚至肌层。囊性膀胱炎的细胞保留着尿路上皮的特点，并且有细胞内黏蛋白，而腺性膀胱炎为腺上皮并含有细胞外黏蛋白。

(陈忠清)

案例 89

膀胱内翻性乳头状瘤

病史：患者，男性，48 岁。无痛性肉眼血尿 10 天。

巨检：灰白乳头状肿物 2 cm×1.2 cm×0.5 cm。

镜下显示：表面可见基本正常的尿路上皮被覆，分化好的尿上皮细胞巢、细胞索向黏膜下呈推进式生长，巢索中央为胞质丰富的尿路上皮表层细胞，外层为胞质极少的基底细胞，并可见黏液性腺腔。如图 89－1、图 89－2 所示：

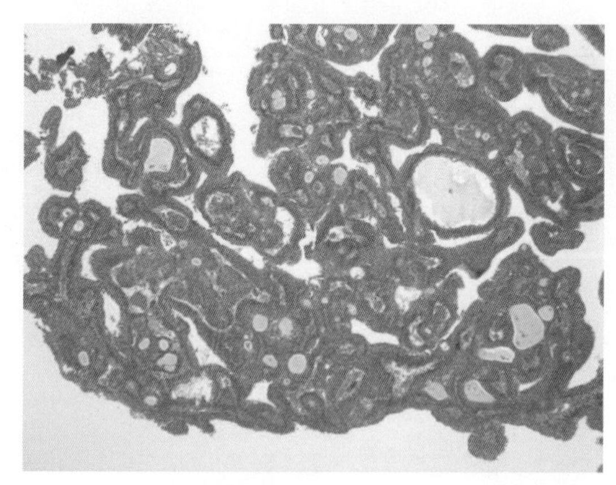

图 89－1　HE，20×

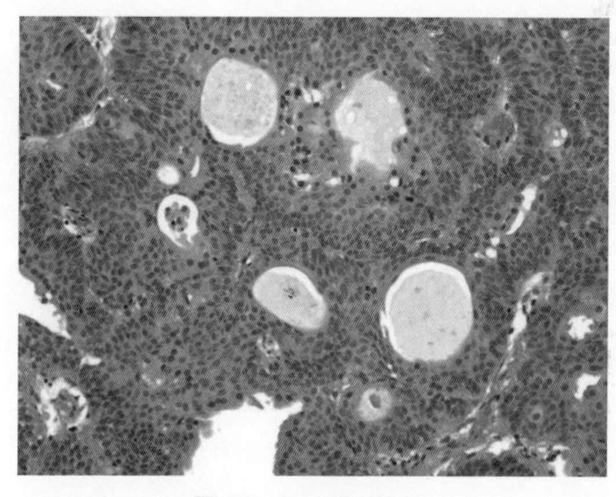

图 89－2　HE，200×

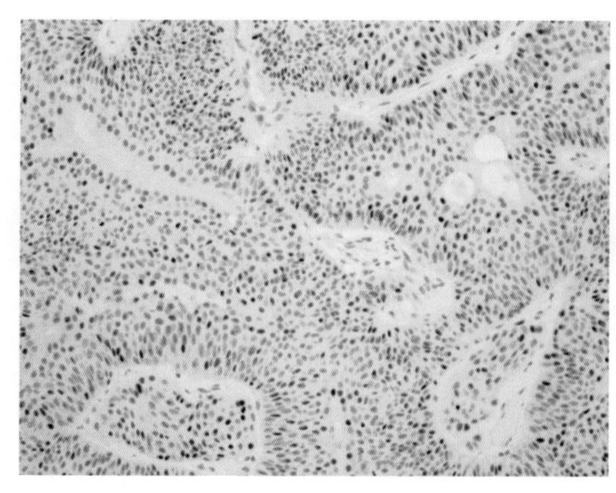

图 89－3　p53 近基底部细胞核阳性

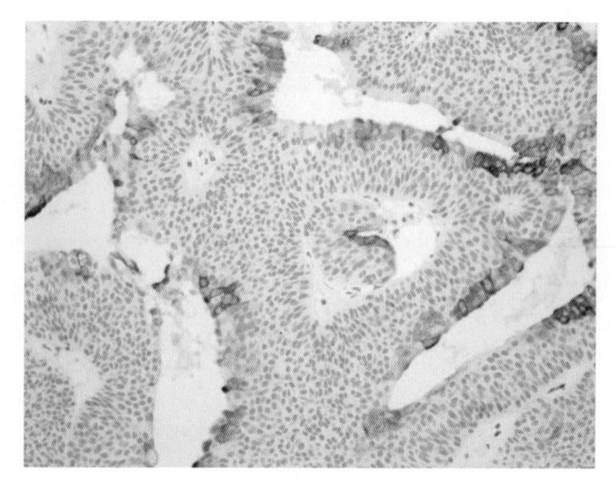

图 89－4　CK20 腔面的伞细胞胞质阳性

免疫组化检查结果：ki－67(5%＋)，p53(＋)，CK(＋)，p63(＋)，CK20(伞细胞＋)。

病理诊断：膀胱内翻性乳头状瘤。

诊断依据：膀胱内翻性乳头状瘤占膀胱尿路上皮肿瘤的不到1%，大多发生于40～50岁，以男性患者多见，男：女为5.8∶1，本例患者为男性48岁，属典型病例。大多数病例的临床表现为血尿，少量可有尿路刺激和梗阻症状。最好发的部位是膀胱颈部，其次是膀胱三角区。膀胱镜检为隆起的带蒂或息肉状病变，表面光滑。镜下肿瘤呈现梁状的生长方式，有时可有囊性变伴囊腔形成而和囊性膀胱炎或腺性膀胱炎有着相似的结构。起始于表面上皮的小梁基本等宽，小梁周围为基底样细胞，内层为发育良好的尿路上皮，有时可有腺上皮和鳞状上皮化生，细胞无明显异形。

鉴别诊断：内翻性乳头状瘤要与腺性膀胱炎或囊性膀胱炎及浸润性尿路上皮癌鉴别。腺性膀胱炎或囊性膀胱炎往往有多少不等的炎细胞浸润，Brunn巢弥漫分布，不形成瘤块。浸润性尿路上皮癌的癌细胞有一定的异形性，并可见肿瘤呈条索状或斑片状向深部浸润的现象。

（陈忠清）

案例 90

膀胱乳头状尿路上皮癌(低级别)

病史:患者,男性,65 岁,无痛性血尿 2 周。

巨检:乳头状肿物直径 0.8 cm。

镜下显示:肿瘤呈分枝状,中央为纤细的纤维血管中心柱,围绕中心柱生长的肿瘤细胞层次明显增多,肿瘤与固有层之间有完整的基底膜分割。高倍镜下见肿瘤的极性消失,细胞核外形不规则,核多形性明显,中间层细胞内见核分裂像。如图 90－1、图 90－2 所示。

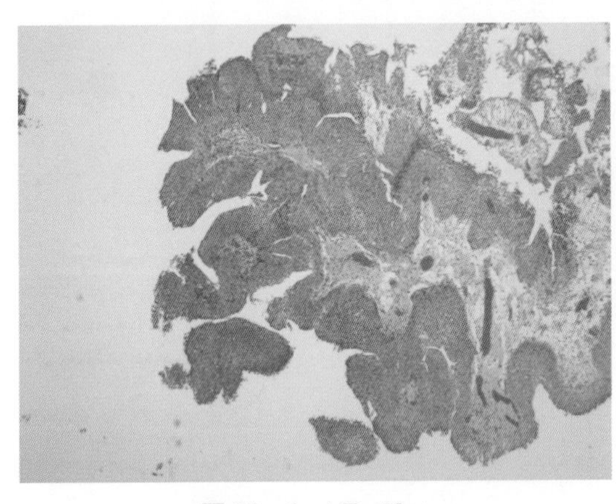

图 90－1　HE, 40×

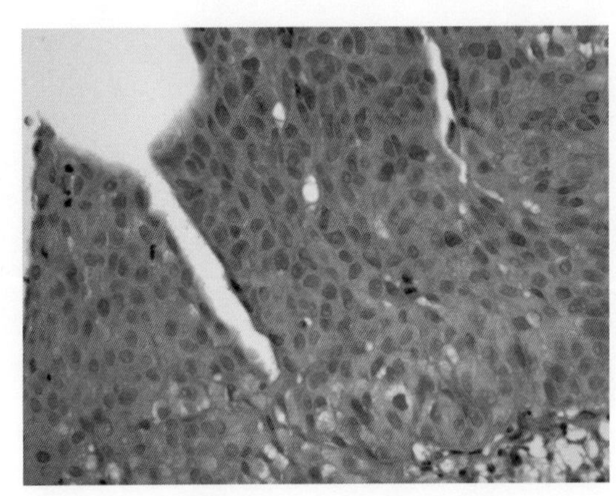

图 90－2　HE, 400×

免疫组化检查结果:CK7(＋), p63(＋), CK20(＋)。

病理诊断:膀胱乳头状尿路上皮癌(低级别)。

诊断依据:约 70%的尿路上皮癌为非浸润性乳头状癌,男∶女约为 3∶1,发病中位年龄为 70 岁。其中一半左右为低级别的尿路上皮癌,易复发,但进展为浸润性肿瘤的比率<15%。最常见的临床表现为无痛性的中段血尿,好发部位为膀胱侧壁和后壁。膀胱镜下表现为外生性肿物,单发或多发,大小差别迥异。非浸润性乳头状尿路上皮癌镜下表现为围绕纤细纤维血管中心柱生长的肿瘤性尿路上皮,细胞层次可增多或减少。低级别乳头状尿路上皮癌在低倍镜下表现为相对有序的上皮生长方式。但在高倍镜下可发现细胞极性的消失和较轻的核外形不规则及核的多形性,分裂像可见,且可在基底层细胞之外发现,但无不典型分裂像。

鉴别诊断:最需要和低级别乳头状尿路上皮癌鉴别的是高级别尿路上皮癌和低度恶性潜能的乳头状尿路上皮肿瘤。高级别肿瘤中,乳头可融合而呈现实性状,在低倍镜下就能发现细胞极性混乱、核多形性,明显的核仁和大量的核分裂像。低度恶性潜能在低倍镜下表现为乳头被覆细胞形态正常、极性有序的尿路上皮,和正常尿路上皮不同的是细胞层次增加、密度增高;高倍镜下细胞外形一致,和正常尿路上皮细胞核轻度增大，相对拥挤，核仁不易识别，核染色质分布均匀，核分裂像罕见，若有也仅限于基底层。

（陈忠清）

案例 91

膀胱浸润性尿路上皮癌(高级别)

病史:患者,男性,65 岁。无痛性血尿 1 月。

巨检:灰白、灰红碎组织一堆,直径 1.8 cm。

镜下显示:肿瘤呈浸润性生长,肿瘤细胞核质比增高,失去极性,分裂像易见。部分区呈鳞状上皮特点,另见小细胞性癌区域,肿瘤细胞间有反应性增生的间质,表面被覆尿路上皮原位癌。如图 91-1~图 91-3 所示。

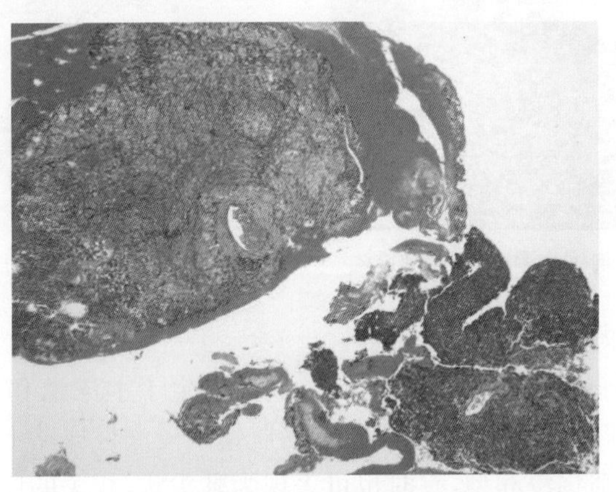

图 91-1 HE, 40×

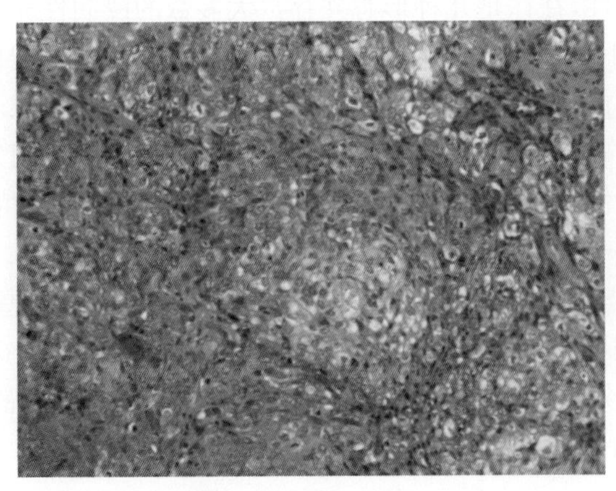

图 91-2 HE, 200×

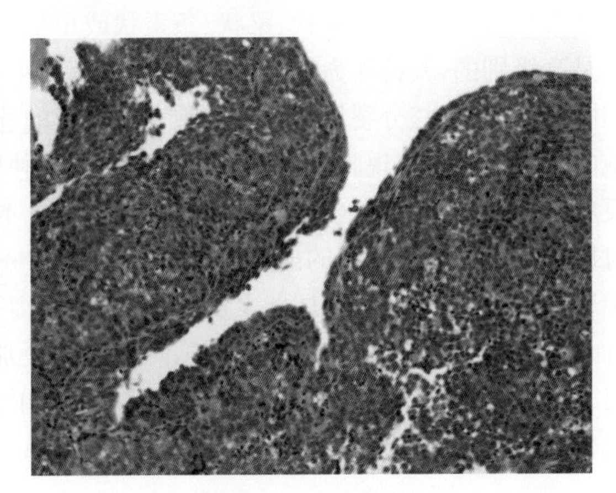

图 91-3 HE, 200×

免疫组化检查结果:CK7(+)(见图 91-4),p63(+)(见图 91-5),p53(+),CK20(+)(见图 91-6)。

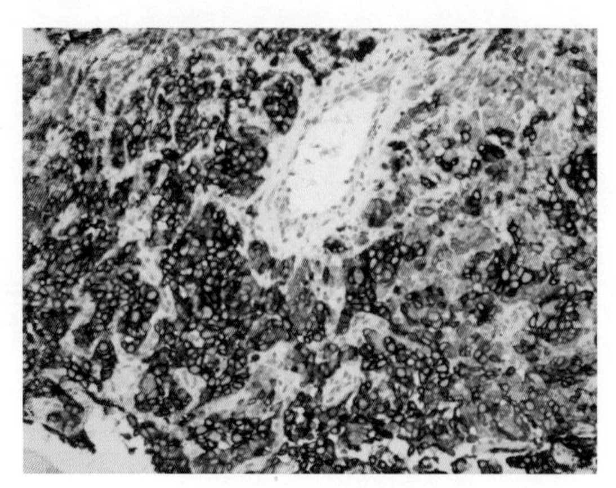

图 91 - 4 CK7 肿瘤细胞胞质弥漫强阳性，200×

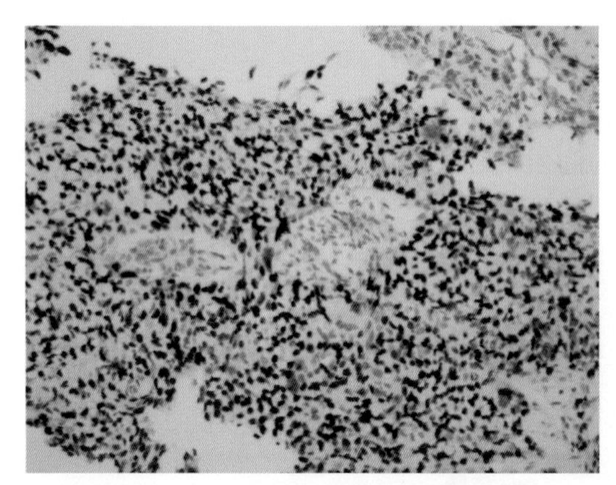

图 91 - 5 p63 肿瘤细胞胞核弥漫强阳性，200×

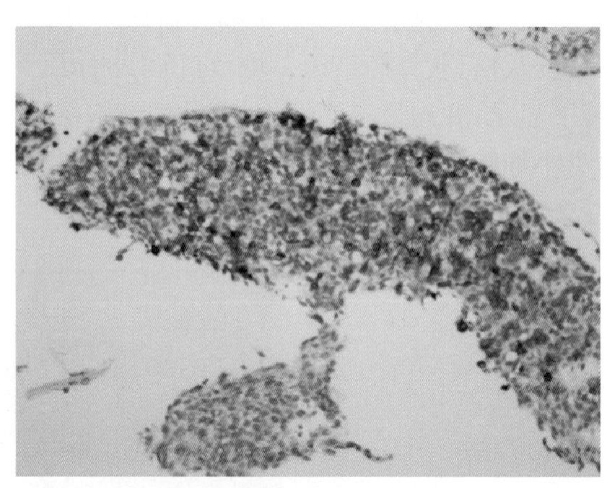

图 91 - 6 CK20 部分肿瘤细胞胞质阳性，200×

病理诊断：膀胱浸润性尿路上皮癌(高级别)。

诊断依据：超过 90%的尿路上皮癌发生于膀胱，其余发生于上尿道和下尿路。最常见的临床表现为无痛性血尿，其他表现有尿急、夜尿和排尿困难。膀胱镜下浸润性尿路上皮癌可表现为单发或多发病灶，大多数呈息肉状、广基或溃疡浸润型，有时也可表现为乳头状，相关的原位癌表现为黏膜红斑。浸润性尿路上皮癌镜下最显著的特征是其形态的多变性，有些特征与其预后有着相关性。浸润性尿路上皮癌可呈大小各异的巢状、片状、梁状、条索状或单细胞性，往往是几种形态并存。大多数的浸润性尿路上皮癌是高级别的，其特征为明显的核多形性，核大小不一、深染，核轮廓不规则，有成角现象，核分裂像易见，并可见病理性核分裂像。肿瘤细胞有中等量的苍白至嗜酸性的胞质，有时表现为鳞状细胞和腺上皮细胞的特点。也可出现胞质稀少和嗜碱性胞质的肿瘤细胞。几乎所有的浸润性尿路上皮癌都会引发间质反应，反应性间质有时会出现明显的黏液变性。本例的双相性符合浸润性尿路上皮癌多形性的特点，同时原位癌也验证了肿瘤的尿路上皮源性。

鉴别诊断：本例浸润性尿路上皮需与鳞癌、小细胞癌相鉴别。单纯性的鳞癌不应该出现其他肿瘤成分，而鳞癌的典型特点如角化珠和细胞间桥应该更加明显，免疫组化表达鳞状上皮特性的 P63(+)，而不会表达腺性特性的 CK7。小细胞癌是属于神经内分泌肿瘤范畴的，也不应该出现其他成分的癌，免疫组化应表达嗜铬粒蛋白(chromogranin) A、突触[小]泡蛋白(synaptophysin)和 TTF - 1。

(陈忠清)

案例 92

透明细胞肾细胞癌

病史：患者，女性，63 岁。入院前半月体检 B 超检查示“右肾实质性占位”，之前曾有肉眼血尿，经保守治疗后缓解。

巨检：灰黄肿块，直径 3 cm，界清，质软，部分区呈囊性。

镜下显示：肿瘤与正常肾组织有明显的界限，但无明确的包膜形成。肿瘤由胞质透明的细胞和丰富的细小血管网组成，瘤细胞体积较大，呈立方形、柱状或楔形。胞质呈透明状。细胞核呈圆形或卵圆形，染色质粗颗粒状，难以找到核仁，核分裂像不易找见。癌细胞呈实性巢索状排列，部分呈管状、腺泡状或乳头状排列，间质有丰富的毛细血管。如图 92-1、图 92-2 所示：

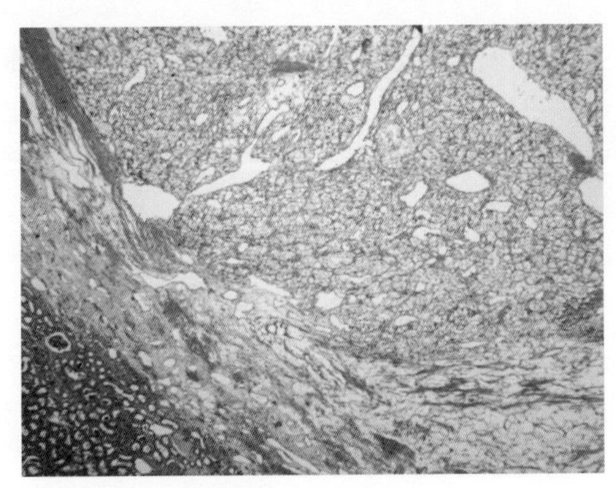

图 92-1　HE，40×

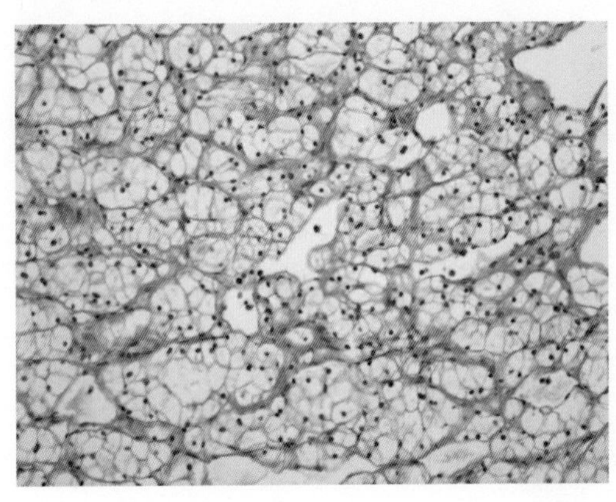

图 92-2　HE，400×

免疫组化检查结果：CK(+)(见图 92-3)，波形蛋白(vimentin)(+)(见图 92-4)，CD10(+)，CK7(−)。

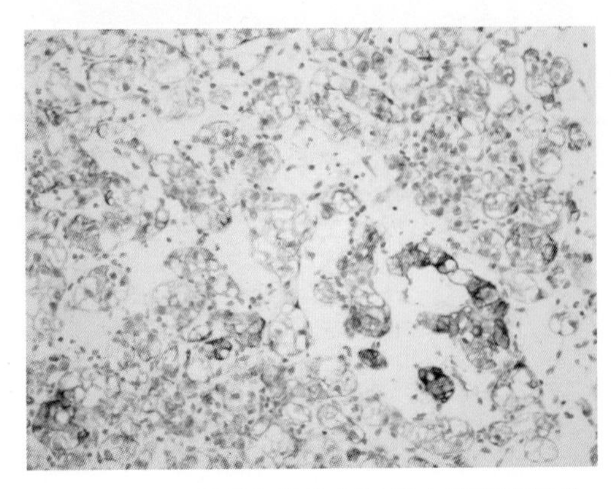

图 92-3　CK 肿瘤细胞弥漫胞质中等强度阳性，200×

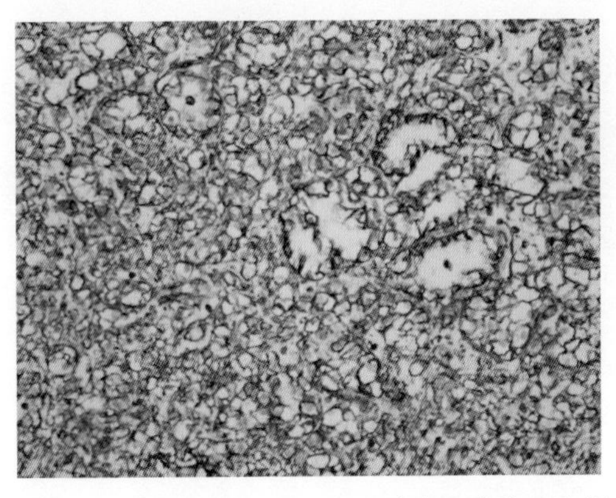

图 92-4　波形蛋白(vimentin)肿瘤细胞胞质弥漫强阳性，200×

病理诊断：透明细胞肾细胞癌（clear cell renal cell carcinoma，ccRCC），Ⅰ级。

诊断依据：ccRCC 占肾癌的 65%～70%，是最常见的肾散发性恶性肿瘤。60%～80%的肾癌是经影像学检查时偶然发现的，有症状的患者常表现为血尿和腰背部疼痛。ccRCC 一般为孤立性的皮质肿瘤，双侧肾脏的发生概率均等。多灶性和发生双侧肾脏肾癌的概率不超过 5%，多灶、双侧和年轻患者常有遗传性癌症综合征，如 VH－L 综合征。标本大体常为发生于肾皮质的球形肿瘤，与正常肾组织有明确的分界，常有假包膜存在，肾脏内的弥漫浸润少见。在巨大肿瘤中可见肾窦和肾静脉的累及。ccRCC 因肿瘤细胞富含脂质而表现为金黄色，坏死、囊性变和出血常见。镜下最常见的结构为实性腺泡状伴有规则的薄壁小血管网，腺泡可扩张形成微囊或巨囊结构。肿瘤细胞的胞质富含脂质和糖原，在制片过程中被二甲苯溶解而形成空泡，在高级别肿瘤中胞质嗜酸性增强。细胞核圆形或椭圆形，染色质分布均匀。根据肿瘤的级别，核仁可依次分为不明显、小核仁到大而明显。高级别肾癌可出现肉瘤样和横纹肌样改变。

鉴别诊断：ccRCC 形态上要与嫌色细胞癌、经典的肾脏透明细胞肉瘤、呈透明细胞的乳头状肾细胞癌、上皮型肾血管平滑肌脂肪瘤、转移性软组织透明细胞肉瘤相鉴别。

（1）嫌色细胞癌：呈单一的实性巢状结构，肿瘤细胞包膜厚似植物细胞的细胞壁，核皱缩呈葡萄干样，有核周空晕，胞质呈毛玻璃样，Hale 胶状铁染色阳性。

（2）透明细胞肉瘤：发生于儿童，免疫组化 CK（－），vimentin（＋）。

（3）呈透明细胞状的乳头状癌：乳头状癌 CK7（＋），而透明细胞癌 CD10（＋）。

（4）上皮型肾血管平滑肌脂肪瘤：上皮性标记阴性，而 HMB45（＋）。

（5）软组织透明细胞肉瘤：巢状结构不明显，免疫组化 CK（－），S－100（＋），HMB45（＋）。

（陈忠清）

案例 93
肾嫌色细胞癌

病史：患者，男性，46 岁。右腰酸痛不适半年余，行 CT 增强检查示右肾上极囊实性占位。

巨检：右肾根治标本 11 cm×6 cm×2.5 cm，紧靠上极见棕黄色肿块 6 cm×6 cm×2.5 cm，呈分叶状，质软，界尚清，肿瘤中心见瘢痕。

镜下显示：肿瘤细胞呈实性巢团状排列，中心区见玻璃样变的纤维增生区域。肿瘤细胞呈大圆形或多边形，包膜厚，细胞界限清楚，犹如植物细胞；有丰富的毛玻璃胞质，染色淡，呈嫌色特点；细胞核皱缩，核周有空晕。如图 93－1～图 93－2 所示：

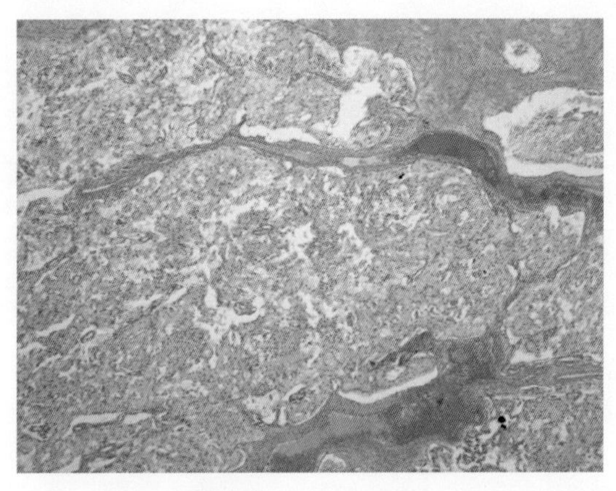

图 93－1　HE，40×

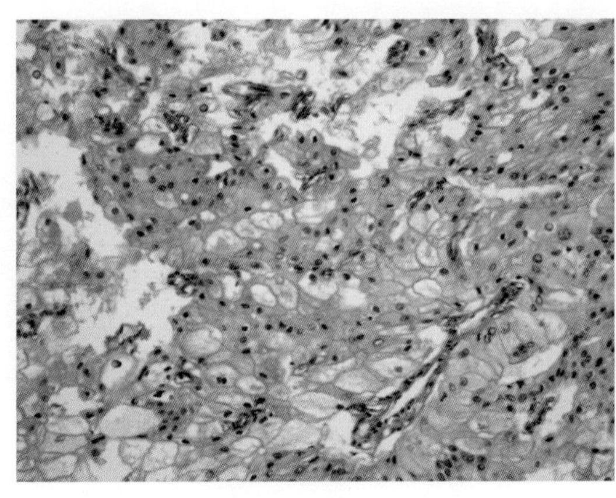

图 93－2　HE，200×

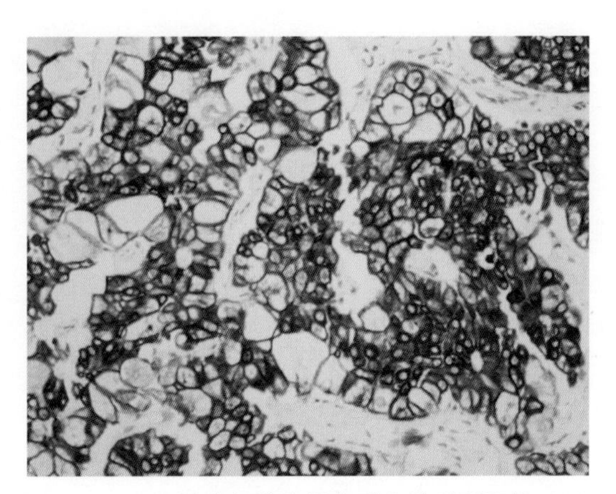

图 93－3　CK7 肿瘤细胞弥漫包膜和胞质强阳性，200×

免疫组化检查结果：CK7(＋)(见图 93－3)，VIM(局部弱＋)，CD10(－)。

病理诊断：肾嫌色细胞癌(chromophobe renal cell carcinoma，ChRCC)。

诊断依据：ChRCC 约占肾细胞癌的 6%，散发性，多发于 50 岁左右的男性。无特异性临床表现，多为影像学检查时偶然发现。手术时，往往肿瘤体积较大，平均直径为 7 cm。肿瘤边界清，但无包膜，呈淡黄色至棕色，有时肿瘤中心可见瘢痕。镜下见肿瘤细胞呈实性片状排列，由玻璃样变的血管分割。也可见小巢状、管状、微囊状、梁状和灶性乳头状结构。肿瘤主要由两种形态的细胞组成：大而淡染的细胞和小而嗜酸性强的细胞，小细胞在巢团的中央，大细胞围绕在其周围。大细胞胞核皱缩呈葡萄干状，染色质粗，常见双核，伴有核周空晕。

鉴别诊断：肾嫌色细胞癌须与肾透明细胞癌和肾嗜酸细胞腺瘤相鉴别。

(1) 肾透明细胞癌：胞质更透明，而嫌色细胞癌的胞质呈毛玻璃样，包膜厚。免疫组化肾透明细胞癌 CK(＋)，vimentin(＋)，CD10(＋)，而嫌色细胞癌 CK7(＋)，vimentin(－)。

(2) 嗜酸细胞腺瘤：大体切面呈红褐色，镜下瘤细胞胞质呈嗜酸性颗粒状，泡状细胞核，可见小核仁。而嫌色细胞癌大体切面呈棕黄色，镜下胞质呈毛玻璃状，包膜厚，核皱缩，核仁不可见，有核周空晕。

(陈忠清)

案例 94
肾血管平滑肌脂肪瘤

病史：患者，女性，54 岁。患者左肾区间断性疼痛不适 5 年余，无血尿。增强 CT 检查示：左肾结节，范围约 2.3 cm×1.9 cm，边界尚清。

巨检：灰褐色碎组织一堆，大小 4 cm×3 cm×1.5 cm，黄白相间，局部有出血。

镜下显示：肿瘤由畸形血管、平滑肌和脂肪组织构成。血管管壁厚薄不均，内弹力膜消失，管腔大小不等。平滑肌无正常的一致排列方向，局部区呈上皮样。脂肪由成熟的脂肪泡构成，大小一致。如图 94-1～图 94-3 所示。

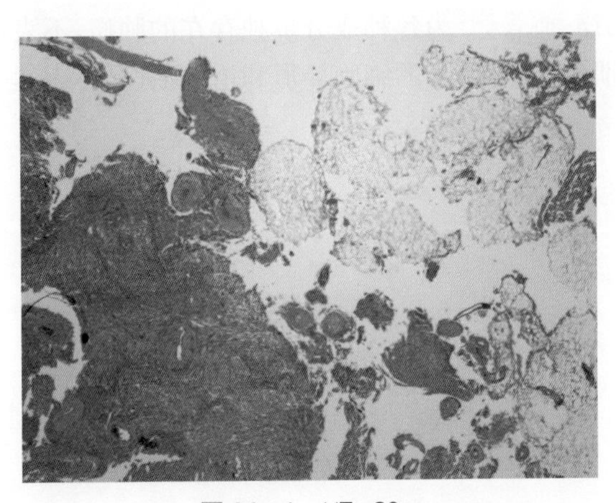

图 94-1 HE，20×

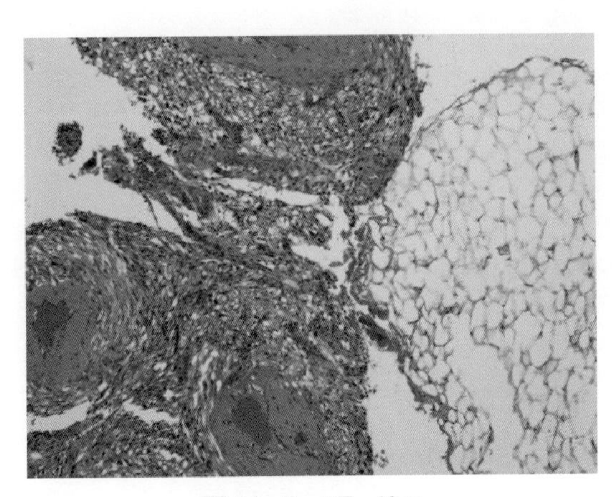

图 94-2 HE，40×

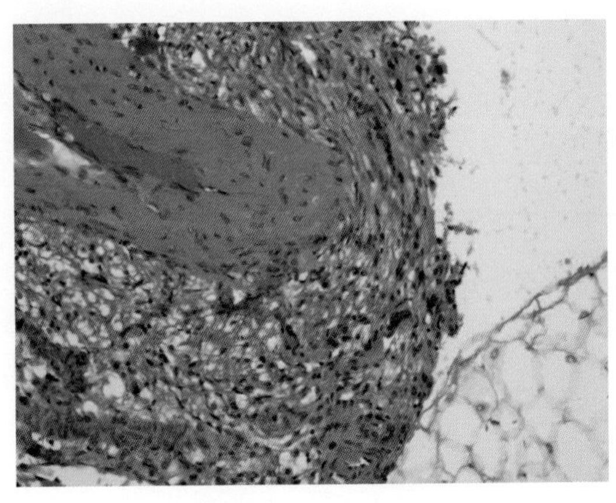

图 94-3 HE，200×

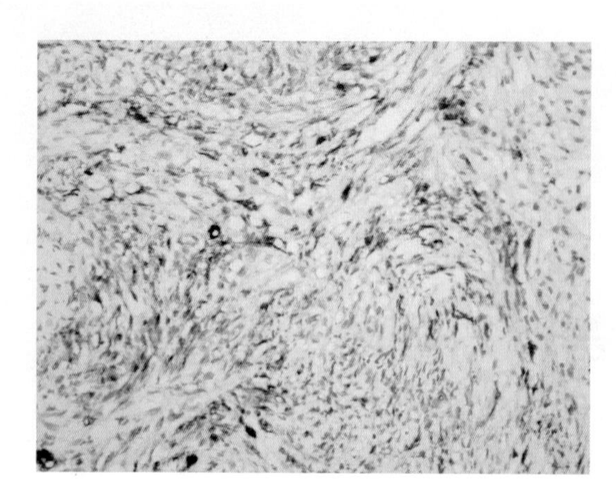
图 94-4 平滑肌成分胞质 HMB45 阳性，200×

免疫组化检查结果：平滑肌成分 SMA(+)，DES(+)，calponin(+)，HMB45(+)(见图 94-4)。

病理诊断：肾血管平滑肌脂肪瘤。

诊断依据：血管平滑肌脂肪瘤开始被当作是错构瘤，但后来研究发现其实质上是克隆性的增生，因而是真性肿瘤。分子、免疫组化及超微研究也支持其向血管周上皮样细胞分化的观点。血管平滑肌脂肪瘤可发生于肾脏的皮质或髓质，也可发生于后腹膜的软组织，可以是多发性的，后者提示患者有结节性硬化的可能。临床表现和是否伴有结节性硬化而异，一般为腰背部疼痛、血尿和可触及的肿块。巨检可见血管平滑肌脂肪瘤和肿瘤肾组织分界明显，但无包膜。颜色依据其 3 种成分的不同比例而异，可从黄色到红褐色。肿瘤巨大时可突入周围脂肪组织。镜下显示肿瘤由畸形血管、平滑肌和成熟脂肪 3 种成分按不同比例混合组成。肿瘤呈膨胀性生长，周围可见陷入的肾小管。平滑肌围绕血管呈放射状生长，大多为梭形细胞，有时呈圆形上皮样。

鉴别诊断：肾血管平滑肌脂肪瘤须与间胚叶母细胞肾瘤、平滑肌瘤、脂肪瘤、血管瘤、平滑肌肉瘤或横纹肌肉瘤相鉴别。

(1) 间胚叶母细胞肾瘤：主要发生于婴幼儿，成分单一，与肾小球和肾小管混杂存在。

(2) 肾的平滑肌瘤、脂肪瘤、血管瘤：为各种成分单独存在的肿瘤，不表达 HMB45。

(3) 平滑肌肉瘤和横纹肌肉瘤：有明显的细胞异形和增殖活性，不表达 HMB45。

(陈忠清)

案例 95
睾丸精原细胞瘤

病史：患者，男性，45岁。体检发现右侧睾丸增大20天。B超检查提示右侧睾丸实质性占位，肿瘤标记物：AFP 1.93 μg/L；hCG 4.35 IU/L，LDH 197 IU/L。

巨检：睾丸大小为6 cm×5 cm×4 cm，切面见一淡黄色、质地均一的分叶状肿块，大小5 cm×3 cm×3 cm。

镜下显示：肿瘤呈片状排列，肿瘤细胞大小一致，核大、圆形、核分裂像易见，胞质透亮。间质中有数量不等的淋巴细胞浸润，与纤维组织一起分隔肿瘤细胞。如图95-1、图95-2所示。

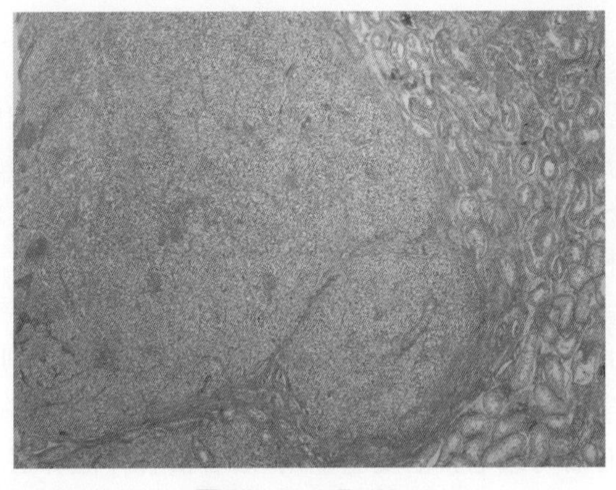

图95-1 HE，40×

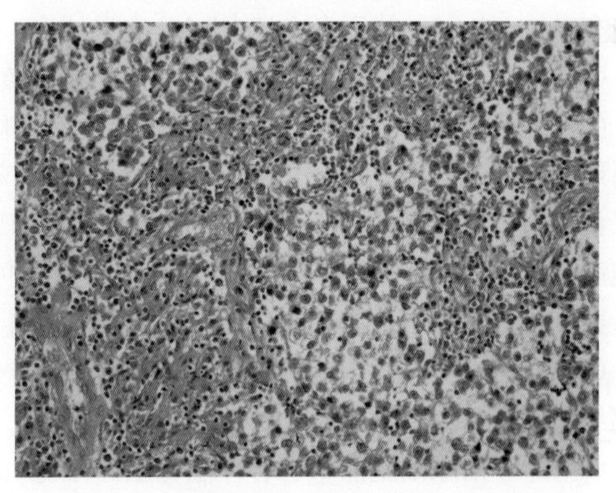

图95-2 HE，200×

特殊染色：PAS(＋)，如图95-3所示。

免疫组化检查结果：PLAP(＋)，CD117(＋)，OCT4(＋)，如图95-4～图95-6所示。

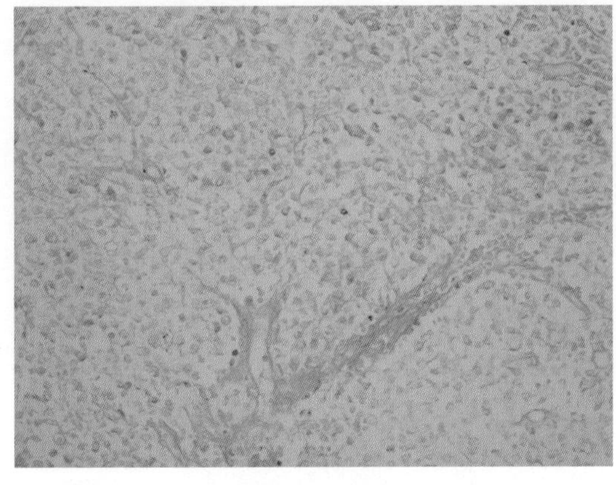

图95-3 PAS肿瘤细胞胞质内着色，200×

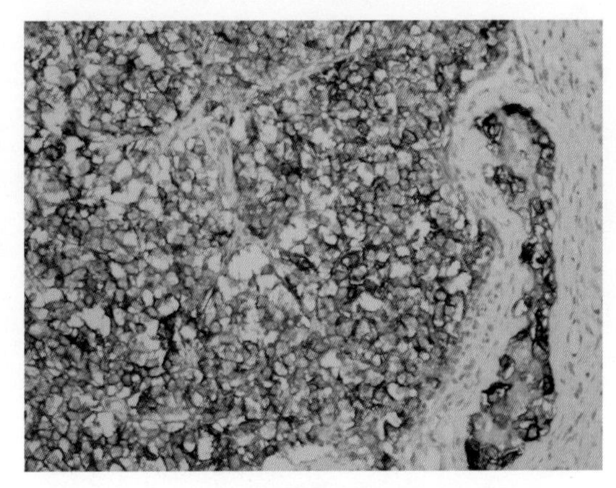

图95-4 PLAP肿瘤细胞胞膜弥漫阳性，200×

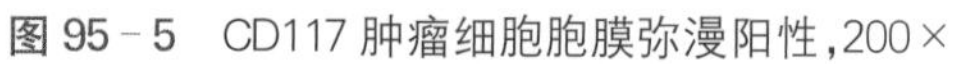

图 95－5　CD117 肿瘤细胞胞膜弥漫阳性，200×

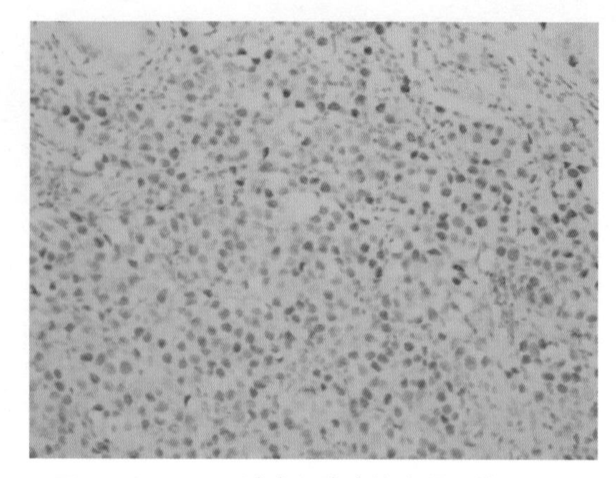

图 95－6　OCT4 肿瘤细胞胞核弥漫阳性，200×

病理诊断：睾丸精原细胞瘤。

诊断依据：

(1) 精原细胞瘤是最常见的睾丸生殖细胞肿瘤，约占所有生殖细胞肿瘤的一半。发病年龄多见于30～49岁，未见于青春期前儿童，除非患者有性发育异常，罕见于年龄超过70岁的男性。临床表现大多为睾丸肿块，有时可伴有局部疼痛，后背痛提示后腹膜淋巴结转移。精原细胞瘤患者血清AFP无明显升高，10%～20%肿瘤中有合体滋养细胞成分的患者会有hCG升高，血清LDH在80%的进展期患者中有升高，约50%的患者血清PLAP水平增高。

(2) 巨检：精原细胞瘤一般为实性、分叶状淡黄至灰白色肿块。

(3) 镜下表现为弥漫分布的苍白细胞被富含淋巴细胞的纤维血管分隔，瘤细胞大小一致，瘤细胞核大圆形、中央位，核膜清楚，核内含有一两个核仁，核分裂像常见。胞质丰富，多数透明，部分可嗜酸性或嗜双色性，透明胞质是由大量糖原颗粒沉积所致，PAS染色可证实。超过85%的病例中可见原位精原细胞瘤。几乎所有的病例均有明显的淋巴细胞浸润外，超过一半的病例中可见到肉芽肿性反应。

鉴别诊断：需与胚胎性癌和绒毛膜上皮癌鉴别。

(1) 当精原细胞瘤出现腺样、巢样和条索状排列时易与胚胎性癌相混淆，后者肿瘤异形性更明显，免疫组化CK(＋)、CD30(＋)、CD117(－)。

(2) 部分精原细胞瘤中含合体滋养层巨细胞，此时需与绒毛膜上皮癌鉴别，后者由合体滋养层和细胞滋养层两种细胞构成。

(陈忠清)

案例 96
睾丸胚胎性癌

病史：患者，男性，34 岁。体检发现 AFP 升高 533 ng/ml，增强 CT 检查提示右侧睾丸增大、腹膜后软组织结节灶。

巨检：睾丸大小为 8 cm×5 cm×2.5 cm，切面见灰白肿块 2.5 cm×2 cm。

镜下显示：肿瘤细胞多形性，细胞核大而不规则，染色质粗颗粒状，分布不均，部分细胞核呈空泡状，核仁明显，核膜厚，核分裂像多见，凋亡小体易见。胞质丰富，颗粒状，细胞境界不清。肿瘤细胞呈腺泡状、小管状、实性巢或乳头状排列，有不均匀的纤维间质。如图 96－1、图 96－2 所示。

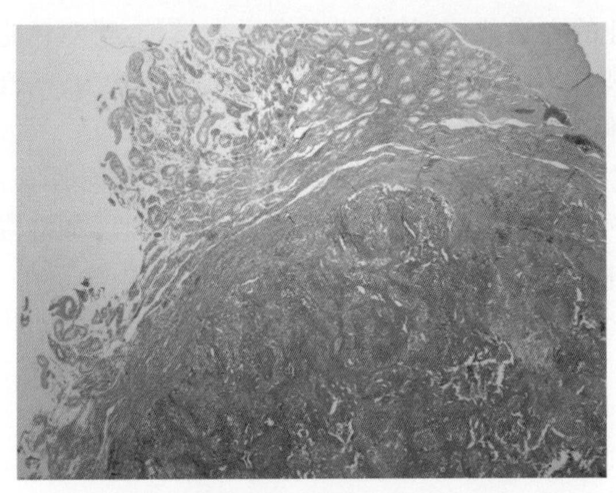

图 96－1　HE，40×

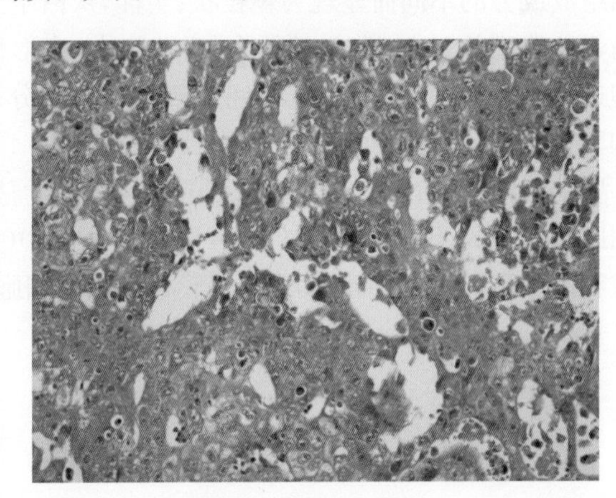

图 96－2　HE，200×

免疫组化检查结果：PLAP(＋)，CD30(＋)，CK(＋)，AFP(＋)，如图 96－3～图 96－7 所示。

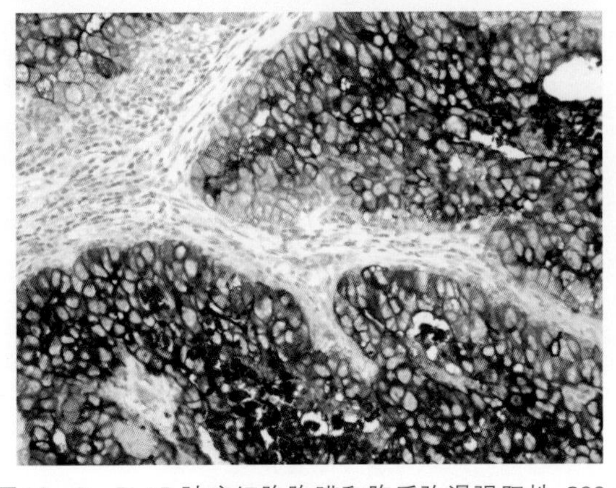

图 96－3　PLAP 肿瘤细胞胞膜和胞质弥漫强阳性，200×

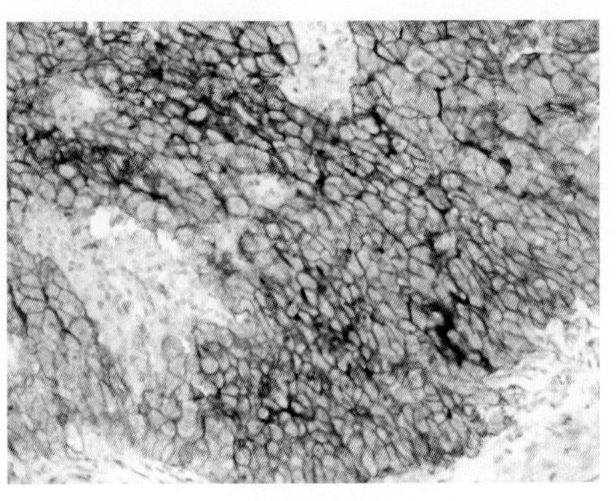

图 96－4　CD30 肿瘤细胞胞膜弥漫强阳性，200×

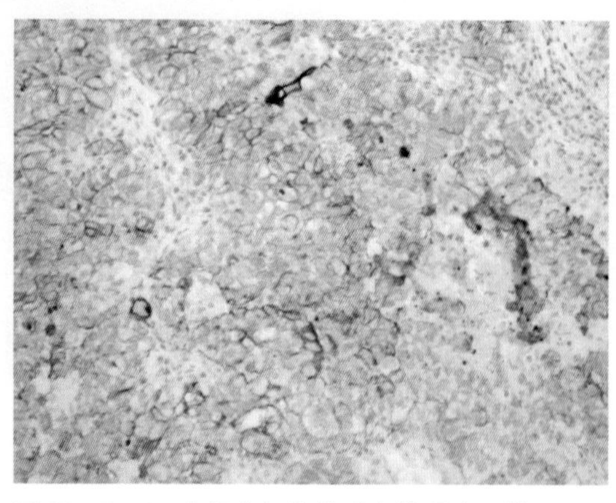

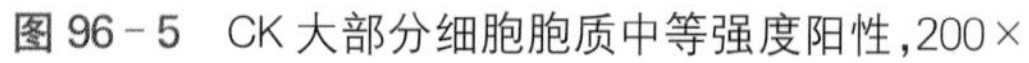

图 96-5 CK 大部分细胞胞质中等强度阳性，200×

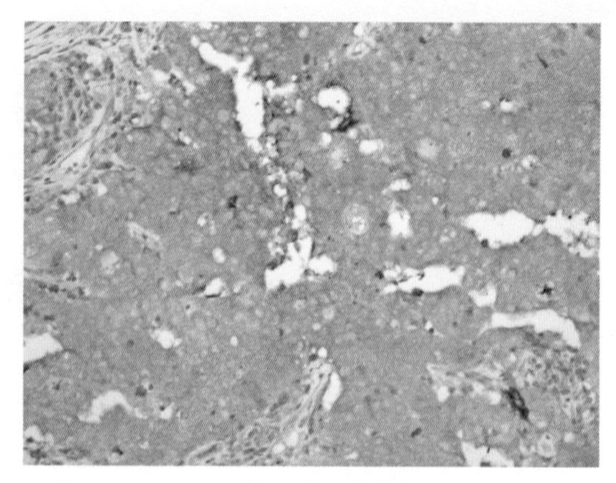

图 96-7 AFP 局灶性胞质中等强度阳性，200×

病理诊断：睾丸胚胎性癌(embryonal carcinoma，EC)。

诊断依据：EC 是继精原细胞瘤之后，第二好发于睾丸的生殖细胞肿瘤。尽管纯粹的 EC 不超过生殖细胞肿瘤的 20%，但 EC 成分可见于 40%的生殖细胞肿瘤和 87%的非精原细胞性肿瘤。单纯的 EC 好发于 20～40 岁的成年男性，罕见于儿童(除非有性发育异常)。临床表现大多为睾丸肿块，可有疼痛。血清 AFP 和 hCG 升高，提示有其他生殖细胞肿瘤成分的存在。除非伴有合体滋养层成分，否则单纯的 EC 是不会有 β-hCG 升高的。其他如 LDH、PLAP 和 CA19-9 也可升高。巨检见受累睾丸增大，切面因组成成分的不同而显现为颗粒状、实性，灰白至土黄色，伴有出血、坏死和囊性变。肿瘤可累及附睾和精索。典型的 EC 细胞学特征为：瘤细胞大，多形性的空泡状核，单个或多个巨大核仁，嗜双色胞质，细胞边界不清，核分裂像多见，并可出现不典型核分裂，以及大量的凋亡小体。常见的结构为：实性、腺样和乳头状。最有用的免疫组化是 CD30、OCT3/4 和 SOX_2。

鉴别诊断：胚胎性癌须与精原细胞瘤、卵黄囊瘤鉴别。精原细胞瘤形态单一，包膜清楚，伴明显的淋巴细胞浸润，CK 不会弥漫阳性，CD117(+)，CD30(-)。卵黄囊瘤组织学结构更加多样性，如蜂窝状、网状和内胚窦样结构，细胞间质基底膜样物质和细胞内外嗜酸性小体是其特征性结构。

(陈忠清)

案例 97

睾丸畸胎瘤

病史：患者，男性，26 岁，发现睾丸肿块 2 月余，无痛。

巨检：睾丸大小 8 cm×6 cm×6 cm，切面见灰白肿块大小 6 cm×6 cm×5 cm，部分区呈蜂窝状，边界清，内见软骨成分。

镜下显示：肿瘤由角质囊肿，软骨岛及由纤毛柱状上皮围成的腔以及间质组成，各成分细胞未见明显异形。如图 97－1～图 97－3 所示。

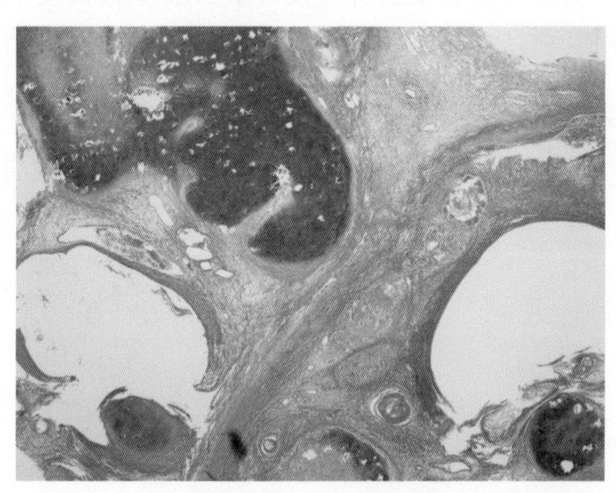

图 97－1　HE，40×

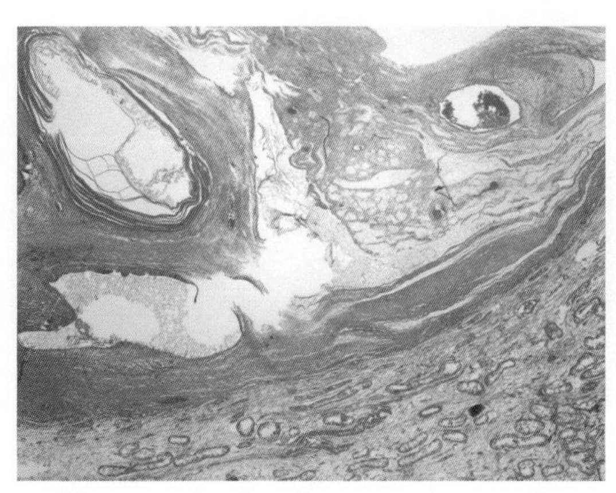

图 97－2　HE，100×

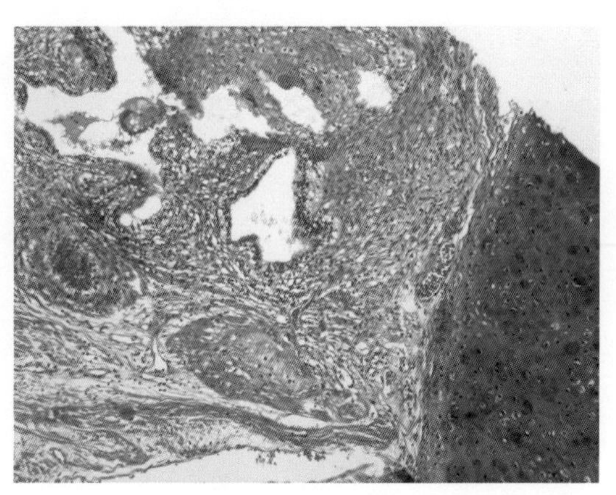

图 97－3　HE，100×

免疫组化检查结果：ki-67(3%+)，PLAP(−)，CK(上皮+)，vim(间质+)，SMA(−)，S100(部分+)，CD117(−)。

病理诊断：睾丸畸胎瘤。

诊断依据：

(1) 青春期后的畸胎瘤一般发生于年轻的成年人，单纯性畸胎瘤发生率为2.7%～7%，混合性生殖细胞肿瘤约一半病例含有畸胎瘤成分。青春期前的畸胎瘤几乎都是单纯性畸胎瘤，患儿平均年龄为20个月，大于4岁的儿童畸胎瘤罕见，儿童畸胎瘤是良性的。在成人成熟的畸胎瘤可侵及血管、淋巴管而发生转移。

(2) 大体检查可发现肿瘤呈结节状、质硬，肿瘤与周围组织界限清楚，肿瘤呈囊性或实性，囊内可填充胶样或黏液样物质，可见骨、软骨等成分。

(3) 镜下见3个胚层组织混杂分布，几乎所有上皮、间叶组织都可以见到，常见的有鳞状上皮、消化道和呼吸上皮、神经组织、骨、软骨、肌肉组织、涎腺组织、色素膜组织。器官样结构如皮肤、呼吸道、胃肠道和泌尿生殖道也可见，但在青春期后的畸胎瘤中出现的概率明显低于青春期前。在不同组分中出现不典型细胞的病例也不为少见，如上皮性的原位癌、软骨肉瘤和胚胎性神经管等。在本例中可见外胚层的鳞状上皮、中胚层的软骨和内胚层的呼吸道上皮，尽管分化良好，但因其发生于青春期后，仍然要多取材，注意有无血管、淋巴管的侵犯和远处转移。

鉴别诊断：单胚层的皮样囊肿(分化好的外胚层畸胎瘤)须与表皮囊肿鉴别：如囊肿壁仅被覆角化复层鳞状上皮，而无皮肤附属器，则诊断为表皮囊肿。皮样囊肿囊壁被覆复层鳞状上皮和皮肤附属器。畸胎瘤与混合性生殖细胞肿瘤相鉴别，后者除了畸胎瘤成分外，还有明确的精原细胞瘤、胚胎性癌、卵黄囊瘤和绒毛膜上皮癌等成分。

(陈忠清)

案例 98

前列腺癌

病史：患者，男性，77 岁。患者 3 天前因腰痛前往医院检查，发现 PSA＞1 510 ng/ml，fPSA＞39.69 ng/ml。进一步前列腺增强 MRI 检查发现前列腺周围带信号欠均匀，双侧骶髂骨及股骨多发异常信号灶。

巨检：细针穿次组织 10 条，质地欠均匀。

镜下显示：低倍镜下见残留的正常前列腺导管和腺泡间见密集的小腺泡、融合的腺泡和散在的腺上皮浸润。高倍镜下见正常的导管和腺泡有双层细胞结构，内层为腺上皮，外层为基底细胞；癌性腺泡周围不见基底细胞。肿瘤细胞核增大，可见核仁，胞质淡染。如图 98－1～图 98－4 所示。

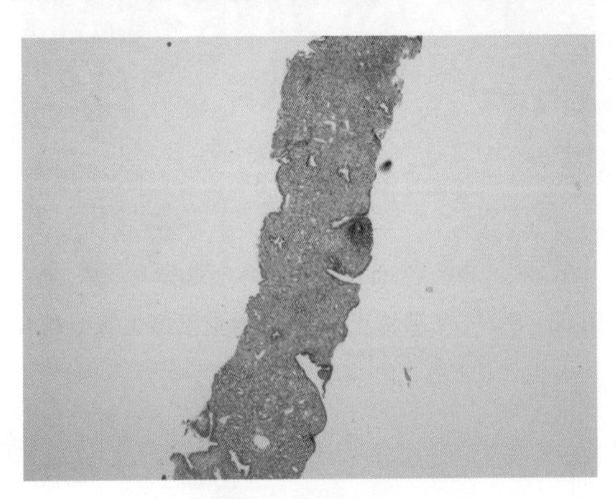

图 98－1　HE，40×

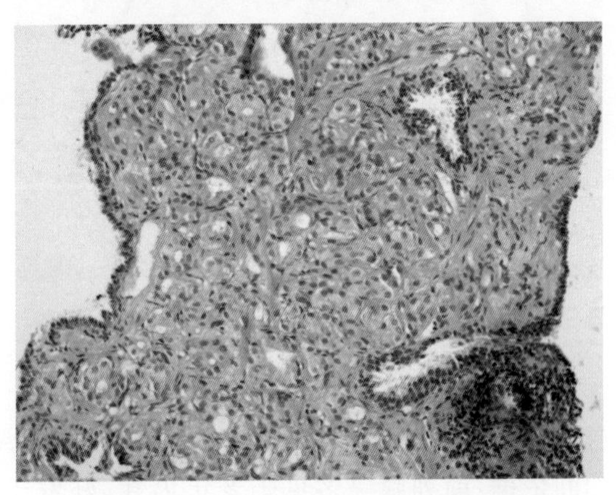

图 98－2　HE，Gleason 3 级腺癌。200×

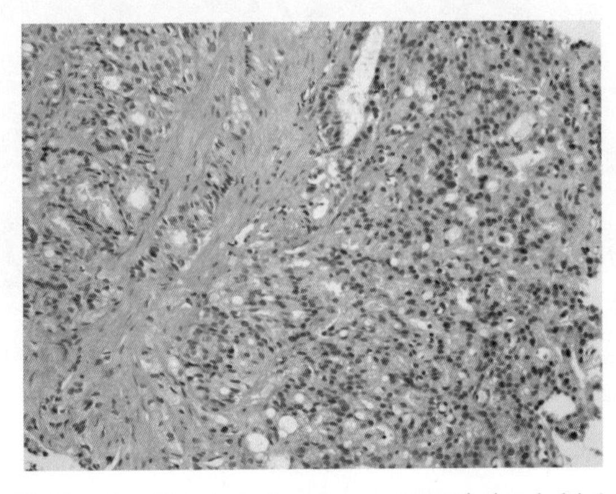

图 98－3　HE，左上为 Gleason 3 级腺癌，右侧为 Gleason 4 级腺癌。200×

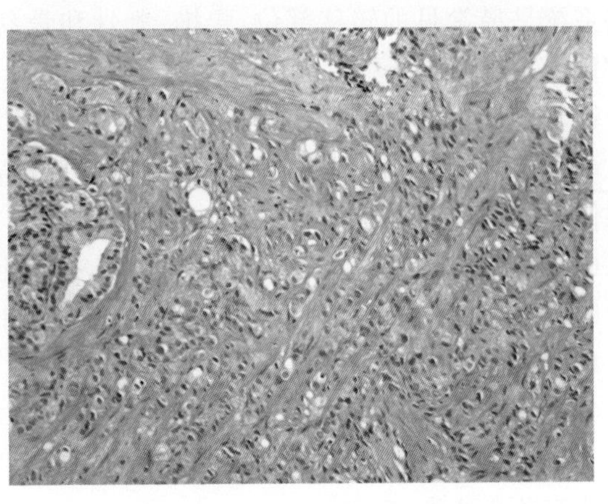

图 98－4　HE，右侧大片 Gleason 5 级腺癌，左侧少量 Gleason 4 级腺癌。400×

免疫组化检查结果：P63(－)，HCK(－)，AR(＋)，PSA(＋)，P504s(＋)，如图 98－5～图 98－9 所示。

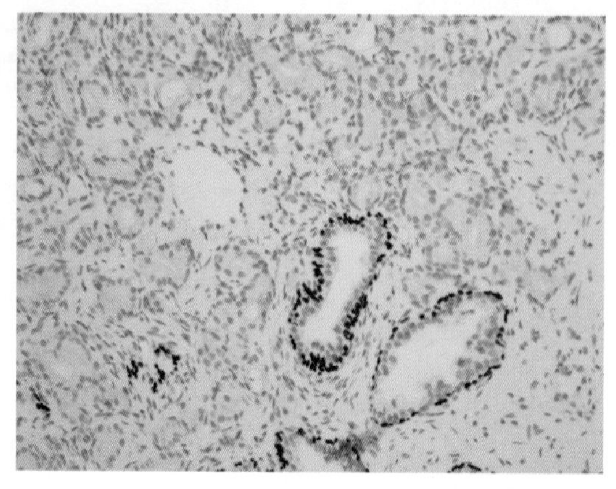

图 98－5 P63，残留的正常导管和腺泡有完整的基底细胞包绕，基底细胞核阳性，肿瘤性腺泡周围无基底细胞。200×

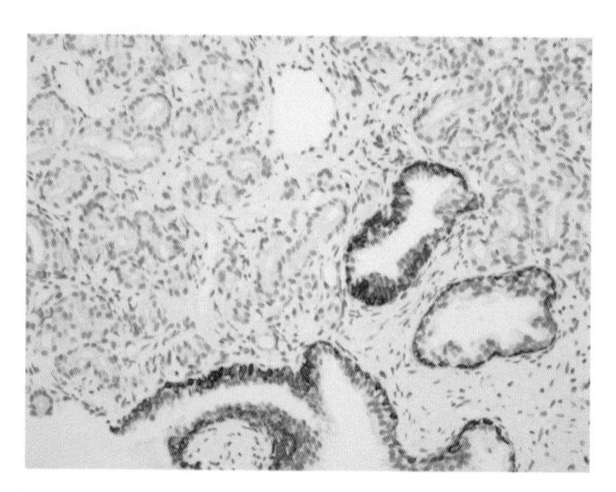

图 98－6 34βE12(HCK)，表达同 P63，基底细胞质阳性。200×

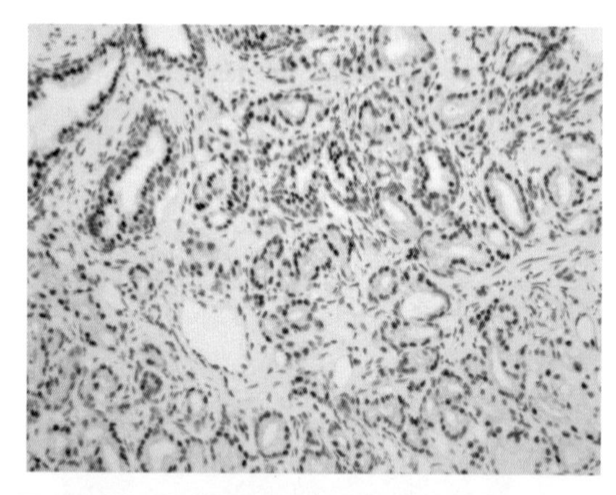

图 98－7 AR，残留的正常导管、腺泡和癌性腺泡均表达。200×

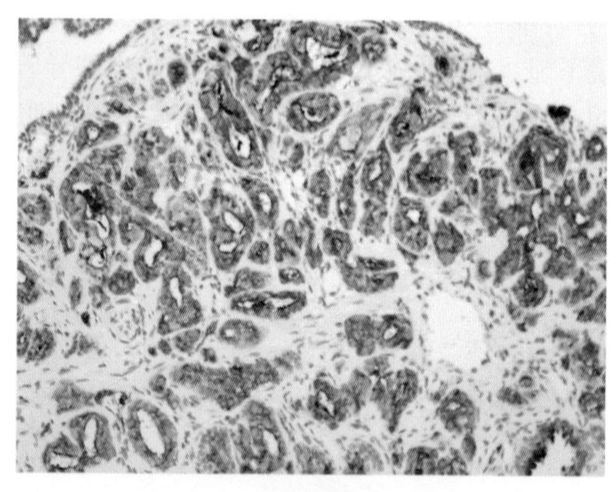

图 98－8 PSA，残留正常导管、腺泡及癌性腺泡均表达，胞质阳性。200×

病理诊断：前列腺癌腺癌，Gleason 评分 3＋5＝8。

诊断依据：前列腺癌多见于老年男性，好发于前列腺外周区，临床一般表现为尿路梗阻和血 PSA 升高。骨骼系统是最常见的转移部位，腰椎、骶骨和骨盆是好发部位。

镜下表现有以下几个特点：

(1) 结构异常：排列紧密、形态均一的小腺泡，融合的腺体或筛孔样结构，流产性腺腔或单细胞。

(2) 侵袭现象：浸润见于良性腺泡之间，瘤细胞分裂平滑肌纤维，神经周围间隙浸润，前列腺外播散和脉管内出现腺泡。

(3) 细胞学变化：核增大、染色质变粗、核膜不规则、可见单个或多个偏位的大红核仁和核分裂像可见。细胞质嗜双色或淡染、透亮。

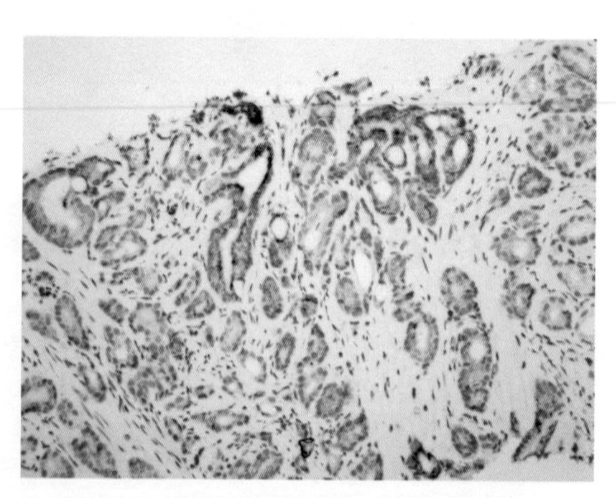

图 98－9 AMERCA(P504s)，腺癌上皮腔面胞质表达。200×

（4）腺腔内容：浅蓝色黏液，絮状红颗粒状物，类结晶，坏死物。

（5）癌性腺泡的基底细胞层缺如。

其他特点还有：胶原小结、肾小球样结构等少见，但具有特征性的改变。

常用的评级系统为Gleason评分，以穿刺组织中占比最多肿瘤的级别加上最高级别的级别数。

鉴别诊断：需要与前列腺癌鉴别的病变包括前列腺上皮内瘤变（PIN）、非典型腺瘤样增生、非典型小腺泡增生、萎缩后增生、基底细胞增生和硬化性腺病等。

（1）大腺泡癌及筛状癌与前列腺上皮内瘤变鉴别：PIN在腺泡周围有完整的基底细胞层，而癌性腺泡则完全缺乏基底细胞层。

（2）小腺泡前列腺癌与非典型腺瘤样增生鉴别：后者增生的细胞无明显的核仁，腔中没有嗜碱性黏液，存在断续的基底细胞层。

（3）在如下几种情况下宜诊断为非典型小腺泡增生：若病灶过小，仅见个别或几个腺泡异常，病灶中炎症明显、增生腺泡结构不清，浸润不能确定；细胞学改变不典型。

（4）萎缩型前列腺癌与萎缩后增生鉴别：萎缩型癌的腺泡扩张，部分肿瘤细胞的核增大，核仁明显，腺腔内含蓝染黏液，后者则无。

（5）前列腺癌与硬化性腺病鉴别：硬化性腺病中无大核仁，有完整的基底细胞层，并有增生的肌上皮，这些特点与腺癌不同，可资鉴别。

（陈忠清）

案例 99
阴茎鳞癌

病史：患者，男性，75 岁。发现阴茎肿物 10 余年，最初见龟头处绿豆大肿物，后逐渐增大，1 月前发现腹股沟淋巴结肿大。

巨检：部分远端阴茎长 4.5 cm，直径 2.5 cm，龟头处见质硬区 2 cm×1.5 cm，表面有破溃。

镜下显示：肿瘤呈浅表播散型，表面局部有溃疡形成，肿瘤细胞呈多角形，核异形明显，核染色质增粗，核仁明显，核分裂像易见。肿瘤呈浸润性生长，周围有大量的淋巴-浆细胞炎症反应伴间质反应性增生。如图 99－1、图 99－2 所示。

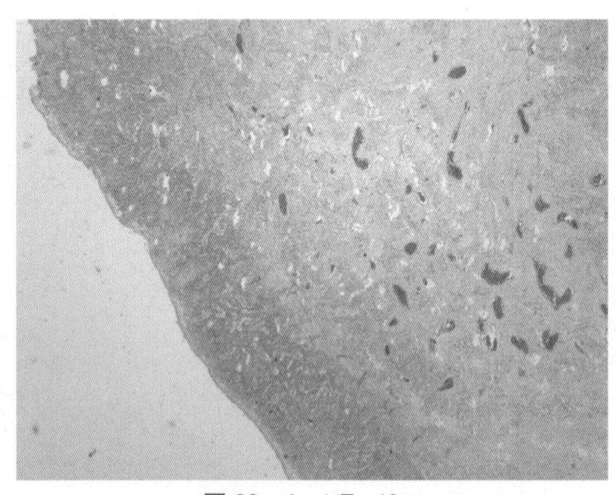

图 99－1　HE，40×

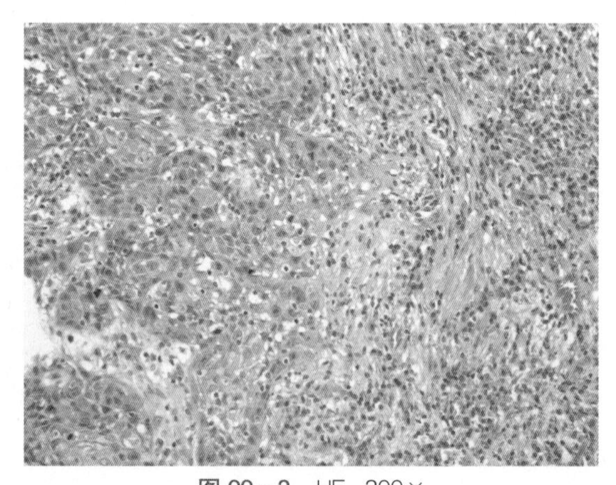

图 99－2　HE，200×

免疫组化检查结果：P63(＋)，CK(＋)，P53(＋)，CEA(灶性＋)。

病理诊断：阴茎鳞癌，分化中等。

诊断依据：阴茎鳞癌可能与阴茎慢性炎症、HPV 感染等因素有关。

(1) 发生部位：龟头(80％)、包皮黏膜(15％)及冠状沟黏膜(5％)的鳞状上皮。

(2) 生长方式：表浅播散型占 1/3，垂直生长型 20％，疣状型占 25％，混合型占 10％～15％。

(3) 组织学类型：普通型鳞癌(70％)，基底细胞样鳞癌(10％)，疣状型鳞癌(20％)。

(4) 阴茎癌通过淋巴道或血运转移，浅表腹股沟淋巴结是其前哨淋巴结，首先累及，然后波及深部腹股沟淋巴结和骨盆淋巴结，最后到达腹膜后淋巴结。

本例有阴茎龟头慢性炎症病史 10 年，巨检发现肿物呈浅表播散型伴表面破溃，镜下表现为普通型鳞癌，为未角化型中分化鳞癌，癌巢不规则，向深部浸润伴有明显的慢性炎细胞浸润。这些特点符合阴茎普通型鳞状细胞癌。

鉴别诊断：普通型鳞状细胞癌最需与阴茎假上皮瘤样增生相鉴别，后者增生的棘细胞层形成细长的上皮脚，互相融合，在切面上形似上皮巢的间质浸润，但上皮巢排列规则，细胞无明显异形，上皮巢周围呈栅栏状排列，缺乏间质反应和炎细胞浸润。

（陈忠清）

案例 100

阴囊 Paget 病

病史：患者，男性，81 岁。阴囊皮肤红痒 4 月余，期间外用药膏，无明显好转。

巨检：皮肤组织 7 cm×5 cm×1 cm，表面灰白粗糙。

镜下显示：皮肤基底膜以上及毛囊周围见见单个或成簇的大而淡染的细胞，表皮各层均有累及，真皮层有多少不等的炎症反应。如图 100－1、图 100－2 所示。

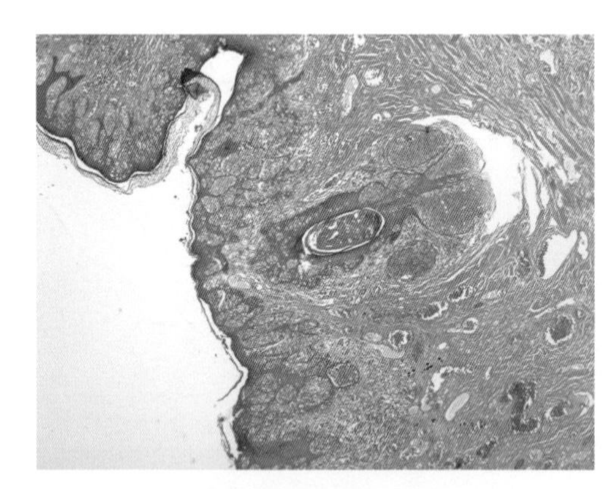

图 100－1　HE，40×

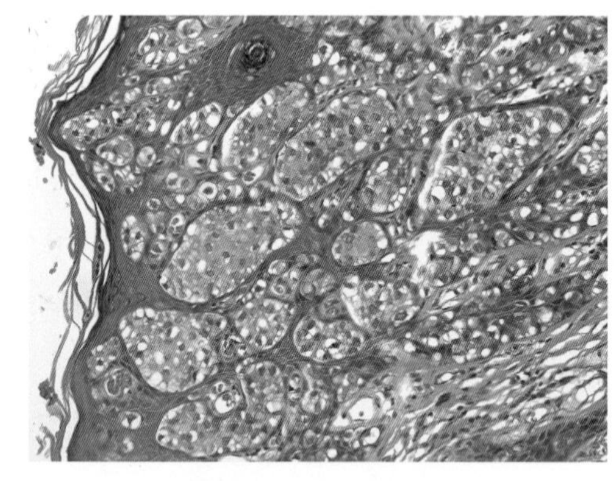

图 100－2　HE，200×

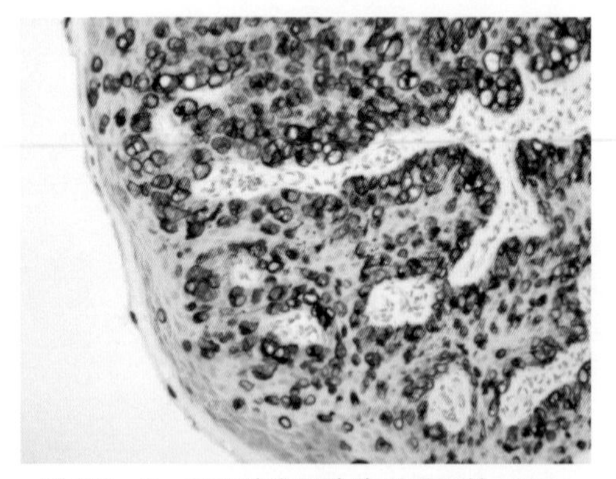

图 100－3　CK7 肿瘤细胞胞质强阳性，200×

免疫组化检查结果：CK7(＋)(见图 100－3)，S－100(－)。

病理诊断：阴囊 Paget 病。

诊断依据：阴囊是乳腺外皮肤 Paget 病的好发部位之一，多见于老年男性。瘙痒为主要症状，可发生于临床皮损出现之前，有时伴有疼痛。皮损表现为红斑、糜烂或湿疹样，后期则表现为明显的结节状。镜下表现为以阴囊表皮及皮肤附属器基底膜上的上皮内出现单个或成簇的、大而浅染的空泡状恶性肿瘤细胞，可分布于各层表皮，免疫组化 CK7(＋)表明其腺上皮特性。

鉴别诊断：阴囊 Paget 病需与发生于阴囊的浅表播散型黑色素瘤和 Bowen 病相鉴别。在 Paget 细胞中黑素细胞标记物 S－100、HMB45、Melan－A 和 MART－1 标记均为阴性，凭借此可与黑色素瘤鉴别。在 Bowen 病的肿瘤细胞中，免疫组化 CAM5.2、GCDFP－15 均阴性、特染 PAS 阴性，而 Paget 细胞则相反，以资鉴别。

（陈忠清）

案例 101

宫颈低级别鳞状上皮内病变

病史：患者，女性，32 岁。体检发现宫颈细胞涂片阳性。

巨检：（宫颈活检 3°6°9°12°）灰白色组织 4 枚，直径各 0.1～0.2 cm。

镜下显示：中表层鳞状细胞核大小不一伴核增大，深染、核膜皱缩不规则，细胞核周围出现空晕。上皮下 1/3 的细胞仅具有轻微核异型。如图 101－1～图 101－2 所示。

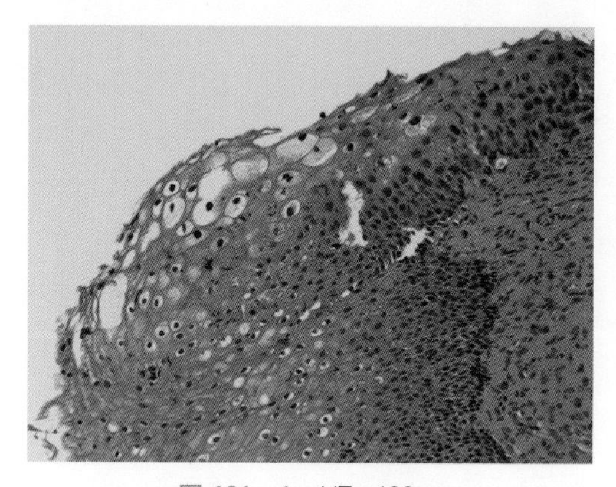
图 101－1　HE，100×

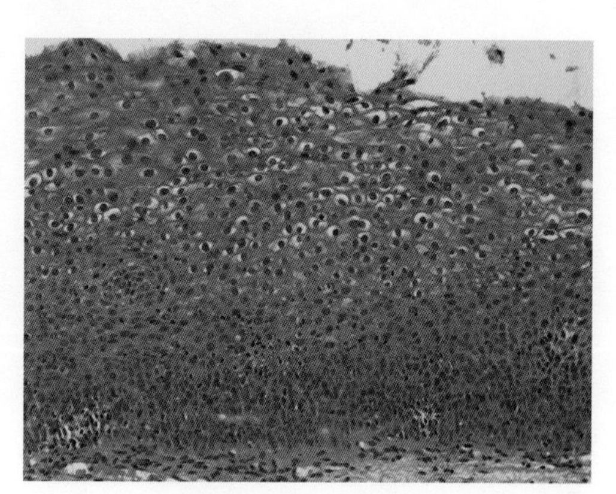
图 101－2　HE，200×

免疫组化检查结果：P16（斑片状＋）（见图 101－3、101－4），ki-67（基底层＋）（见图 101－5）。

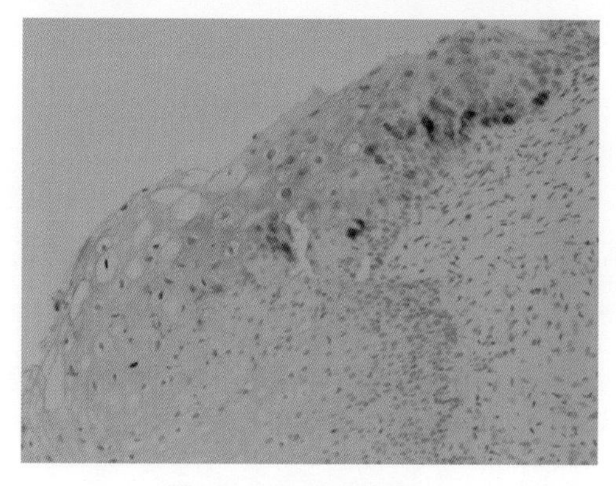
图 101－3　P16，200×

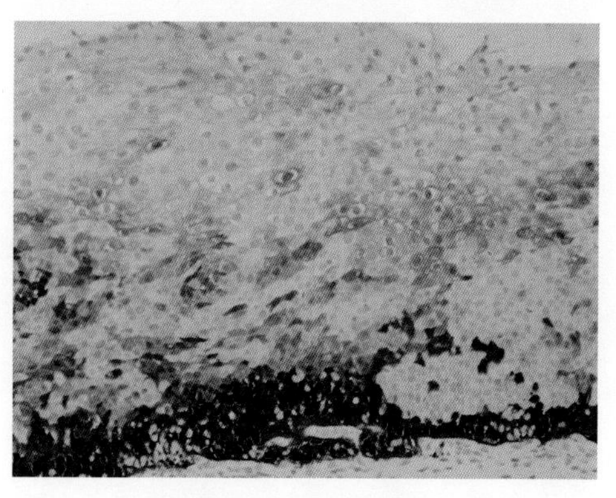
图 101－4　P16，200×

免疫组化 p16 过表达提示高危型 HPV 的转化性感染，在高级别鳞状上皮内病变中，该指标具有高度的特异性。在 LSIL 中，p16 大部分呈阴性表达，阴性表达有局灶性（斑片状、不连续）染色和没有染色两种方式，然而有 1/3 的 LSIL 有上皮下 1/3 层的 P16 阳性，不能因此诊断高级别鳞状上皮内病变。

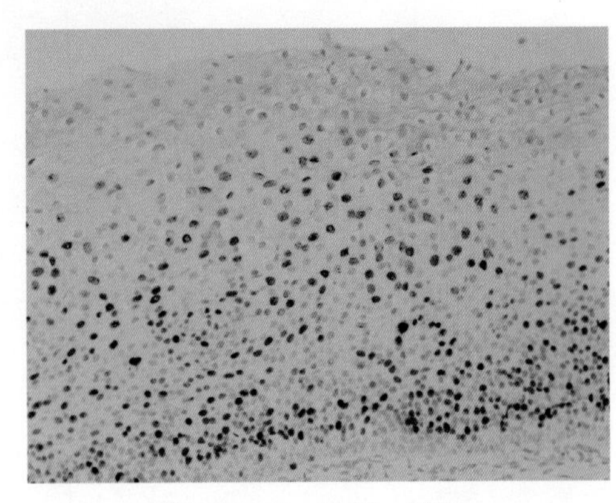
图 101－5 Ki-67，200×

LSIL 时 Ki-67 在基底层表达。

病理诊断：宫颈低级别鳞状上皮内病变。

诊断依据：

(1) 宫颈低级别鳞状上皮内病变(LSIL)是由一过性HPV感染引起的形态学改变，包括：宫颈上皮内瘤变1级(CIN 1)；鳞状上皮轻度异型增生；扁平湿疣，非典型挖空细胞；挖空细胞病。大多数LSIL可自行消退。

(2) 镜下见LSIL上皮中表层常见挖空细胞(胞质丰富、核增大深染、核膜不规则、核周常有界限清楚的空晕)，但并非所有病例都是如此。基底层及副基底层细胞轻度增生(层次<1/3)，如有核分裂像仅限于此层，表皮细胞分化，可伴角化过度或角化不全。免疫组化p16过表达提示高危型HPV的转化性感染，在高级别鳞状上皮内病变中，该指标具有高度的特异性。在LSIL中，p16大部分呈阴性表达，阴性表达有局灶性(斑片状、不连续)染色和没有染色两种方式，然而有1/3的LSIL有上皮下1/3层的P16阳性，不能因此诊断高级别鳞状上皮内病变。LSIL时Ki－67在基底层表达。

本例上皮中见许多挖空细胞伴下1/3内细胞轻度增生，故作此诊断。

(朱慧庭)

案例 102

宫颈高级别鳞状上皮内病变累及腺体

病史：患者，女性，33 岁。发现同房出血 1 月余。高危型 HPV 检测阳性。

巨检：（宫颈活检 3°6°9°12°）灰白色组织 4 枚，直径 0.1～0.2 cm。

镜下显示：不成熟的基底样细胞占据鳞状细胞全层，细胞核深染，染色质呈颗粒状，胞质稀少，核质比增大，鳞状上皮上 1/2 出现核分裂像。病变上皮累及腺体。如图 102－1～图 102－3 所示：

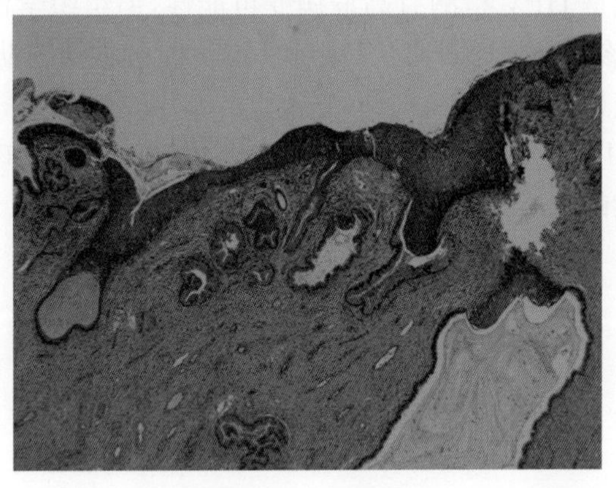

图 102－1　HE，40×

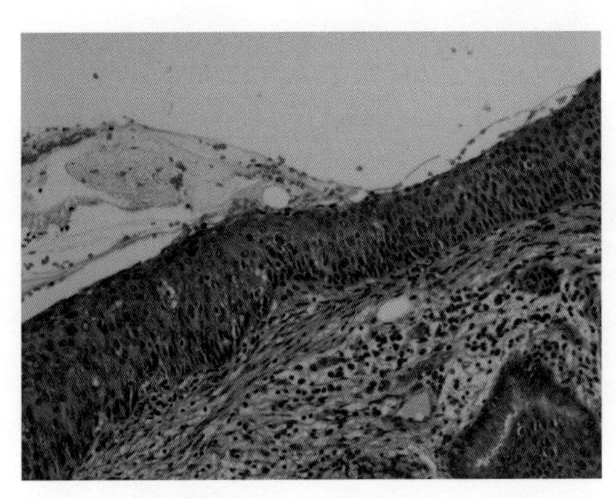

图 102－2　HE，200×

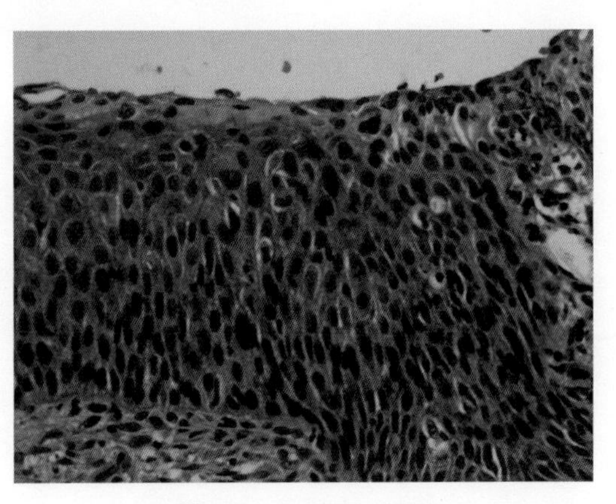

图 102－3　HE，400×

免疫组化检查结果：p16（弥漫强＋），ki-67（70％＋）。

病理诊断：宫颈高级别鳞状上皮内病变累及腺体。

诊断依据：

宫颈高级别鳞状上皮内病变(HSIL)是由高危型 HPV 持续性感染引起的鳞状上皮内病变，同义词包括 CIN2、CIN3 及更早使用的名词——中度鳞状上皮异型增生(dysplasia)、重度鳞状上皮异型增生、鳞状细胞原位癌(CIS)。如果不治疗，HSIL 具有较高的进展为浸润性鳞癌的风险。形态上表现为鳞状上皮细胞显著增生，超过上皮的 1/3 层以上或达全层，有异常的核特征：核深染、胞质减少、核质比增大，核膜不规则，核分裂比 LSIL 更加丰富，核分裂像位置上升。

本例高危型 HPV 阳性，形态表现符合上述特征。此外，在《2014 年版的女性生殖器官肿瘤 WHO 分类》中列出了 3 种 HSIL 的亚型：

(1) 薄层 HSIL：细胞厚度通常<10 层。

(2) 角化型 HSIL：表面有异常角化层，上皮显著异型，常含有角化不良细胞及多形性核。

(3) 乳头状鳞状细胞原位癌(或非浸润性乳头状鳞状-移行细胞癌)：纤细而不甚尖锐的乳头状病变，被覆上皮呈 HSIL 特征，其形态学可以类似于尿路肿瘤。只有在完整切除病变的标本上排除间质浸润之后，才能作出该诊断。

免疫组化检查：在 HSIL 中，p16 呈弥漫、连续的胞质和核强阳性表达，与组织学诊断标准相似，但更为客观，能提高病理医生诊断的准确性，有助于更为准确地预测高级别病变的风险性，美国病理学家协会/美国阴道镜宫颈病理学会推荐在以下情况下使用 p16：对 HSIL 和疑似癌前病变进行鉴别诊断时，例如不成熟鳞化、萎缩、修复性上皮增生以及一些人工操作所致的假象；有疑问的 CIN2；不同阅片人有不同诊断意见时；细胞学或是 HPV 检测有高危病变可能性，但组织学没有发现明显病变时；同时反对把 p16 免疫组化作为活检诊断明确为阴性、CIN1 和 CIN3 时的常规辅助手段。ki-67 指数明显升高。

鉴别诊断：一些良性病变如炎症反应性病变、修复性改变、非典型不成熟鳞化和生理性萎缩常常会引起诊断 HSIL 的可疑。HSIL 很少出现显著的和(或)大的核仁，一旦出现要警惕未充分取材的癌。

免疫组化 p16 弥漫、连续的胞质和核强阳性对诊断 HSIL 极有帮助。

(朱慧庭)

案例 103

宫颈微小浸润性鳞状细胞癌

病史：患者，女性，33岁。无明显诱因下阴道少量流血持续半月余。宫颈活检诊断"宫颈高级别鳞状上皮内病变"，行LEEP术。

巨检：（部分宫颈组织）灰白片状组织，大小6.5 cm×2.5 cm×1 cm。

镜下显示：宫颈高级别鳞状上皮内病变，灶性恶性肿瘤细胞突破鳞状上皮基底膜，呈舌状向间质浸润，浸润深度<2 mm，宽度<2 mm，浸润灶细胞伴异常分化。如图103-1、图103-2所示：

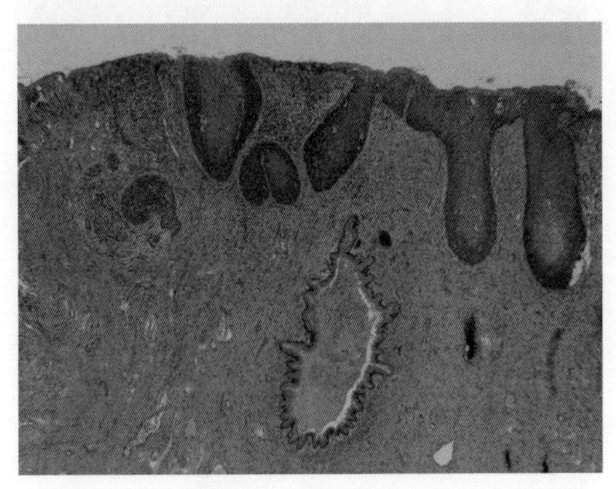

图103-1 HE，40×

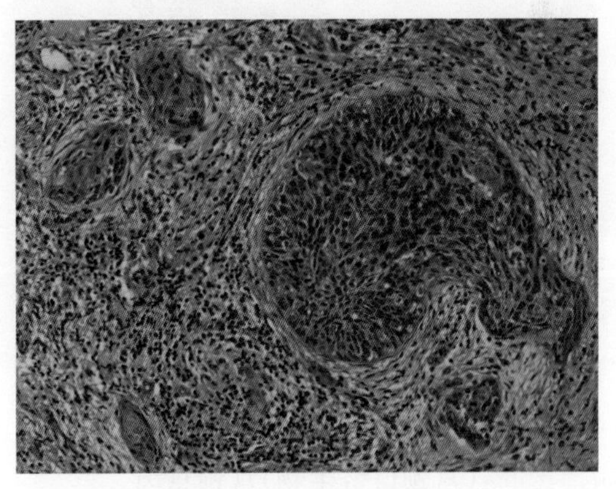

图103-2 HE，200×

病理诊断：宫颈微小浸润性鳞状细胞癌（浸润深度<2 mm，宽度<2 mm）。

诊断依据：

宫颈微小浸润性鳞状细胞癌（MICA）符合国际妇产科联盟（FIGO）宫颈癌分期ⅠA1期：间质浸润深度≤3 mm，水平宽度≤7 mm。由于活检组织较小，至少在LEEP或冷刀锥切标本且切缘没有HSIL及更重病变累及时才能作此诊断。有无癌栓不影响诊断，但看见癌栓必须说明；诊断中并需说明浸润深度和沿宫颈长轴的宽度。浸润灶组织学特点：轮廓不规则，细胞常伴异常角化，周围间质常伴促结缔组织增生反应。本病例见浸润灶，浸润深度<2 mm，宽度<2 mm，符合宫颈微小浸润性鳞状细胞癌。

鉴别诊断：鳞状上皮内病变和不成熟鳞化广泛累及腺体会产生MICA的疑惑，宫颈活检或锥切术后修复细胞常常出现核仁，并由于切面造成的上皮巢移位到间质中也貌似MICA，但都缺乏浸润时细胞巢轮廓扇贝样、细胞巢周边胞质丰富嗜酸性和周围黏液样幼稚间质反应等表现。

（朱慧庭）

案例 104

宫颈息肉

病史:患者,女性,36 岁。体检发现宫颈口赘生物。

巨检:(宫颈口赘生物)灰白色组织一枚,大小 0.5 cm×0.4 cm×0.3 cm。

镜下显示:赘生物表面呈裂隙样内折,被覆黏液上皮,间质大部分为纤维组织,内见纤维血管轴心。间质中见散在慢性炎症细胞浸润。如图 104-1、图 104-2 所示。

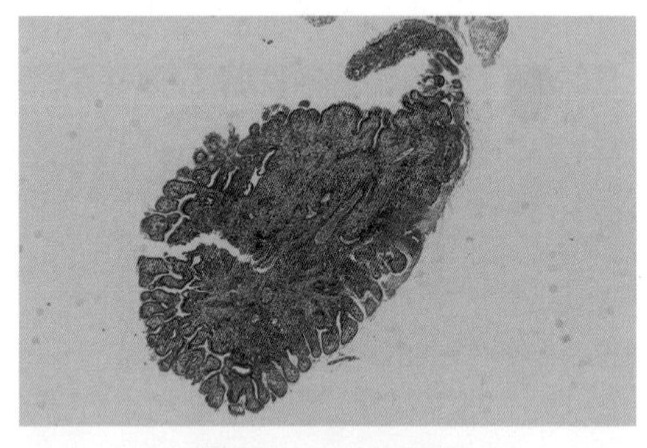

图 104-1 HE, 20×

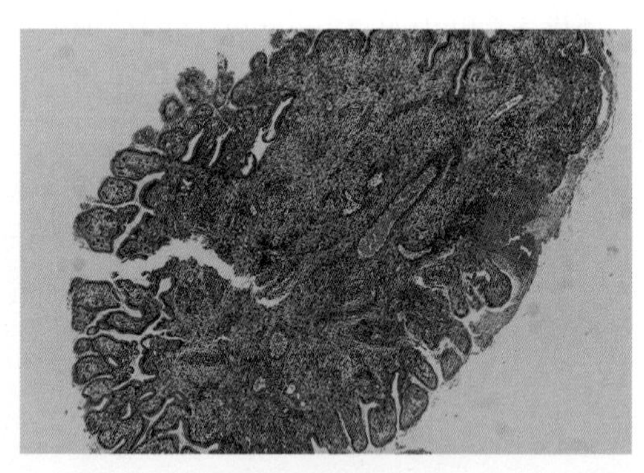

图 104-2 HE, 40×

病理诊断:(宫颈口赘生物)宫颈息肉。

诊断依据:表面被覆宫颈腺上皮,实质部分由腺体、纤维间质、血管和炎症细胞组成,蒂部为纤维组织及伸入息肉的血管。具有腺瘤样型、腺潴留囊肿型、肉芽型、血管瘤样型、鳞状化生型、纤维型、伴蜕膜反应型及高位宫颈息肉型等形态结构。本例符合血管瘤样型。

鉴别诊断:宫颈管息肉大多数易于诊断,有些情况下需要仔细鉴别。高位宫颈息肉常常会出现少量子宫内膜上皮及腺体,需要与子宫下段内膜息肉鉴别,后者也可见少量宫颈腺上皮及腺体,但主要为子宫内膜样上皮和间质。宫颈管息肉表面上皮完全鳞化时,与中胚层间质息肉需要鉴别,后者间质通常是形态温和的纤维母细胞,未见腺体,有时可以出现局灶到大量的奇异形细胞,极像葡萄状肉瘤,但是缺乏核分裂象,没有横纹肌母细胞和生发层。Muller 上皮乳头状瘤被覆 Mullerian 上皮,与宫颈息肉容易混淆,但其纤细的乳头状分支不同于息肉表面扇贝样皱褶,并且缺乏含厚壁血管的纤维轴心。妊娠时宫颈息肉间质可以伴蜕膜样反应,但是其中的腺体为宫颈管型上皮,与蜕膜患肉中的扁平上皮(受孕激素抑制的内膜腺体)不同,有时妊娠时宫颈息肉腺体可以呈 A-S 反应。偶然宫颈管息肉由于某个特征与宫颈腺肉瘤重叠而产生诊断的困扰,但后者同时有类似乳腺分叶状肿瘤的分叶状结构、裂隙状腺体、袖套样间质增生,伴核分裂像≥2 个/10HPF。

(朱慧庭)

案例 105
宫颈腺癌

病史：患者，女性，59 岁。体检发现宫颈细胞涂片阳性，宫颈活检病理诊断为腺癌，行宫颈癌根治手术。

巨检：(广泛)全子宫，宫颈 5 点钟到 9 点钟方向颈管处看见一隆起形肿块，大小 1.5 cm×1.2 cm×0.7 cm，切面灰白，较黏滑，质软、界不清。

镜下显示：宫颈腺体增生紊乱，失去正常小叶结构，局部见筛状结构或乳头状结构，被覆腺上皮呈复层排列，失去正常黏液分化，细胞柱状，核杆状、深染，类似子宫内膜，核质比大，核分裂像易见。如图 105－1～图 105－3 所示：

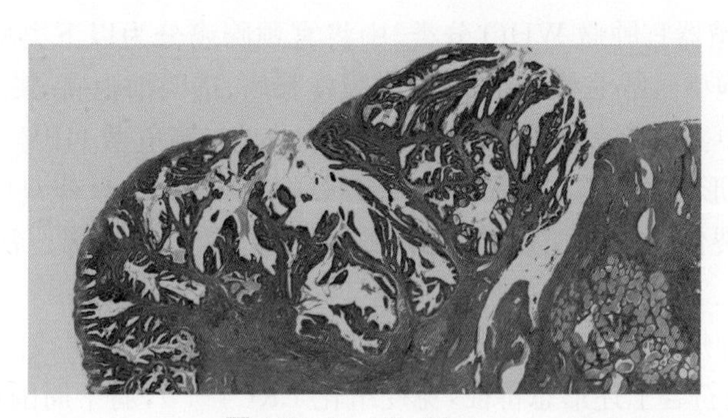

图 105－1 HE，20×

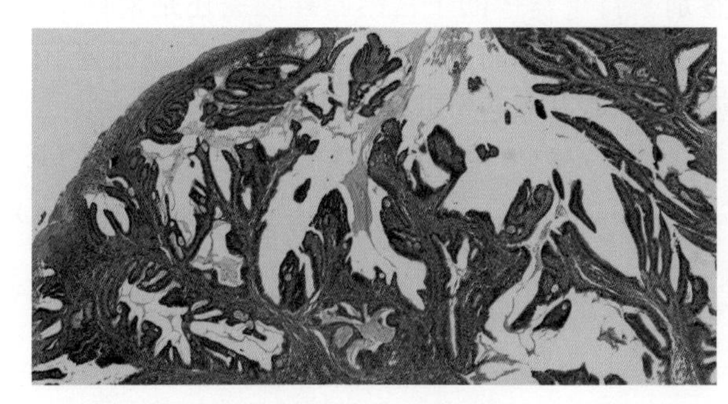

图 105－2 HE，40×

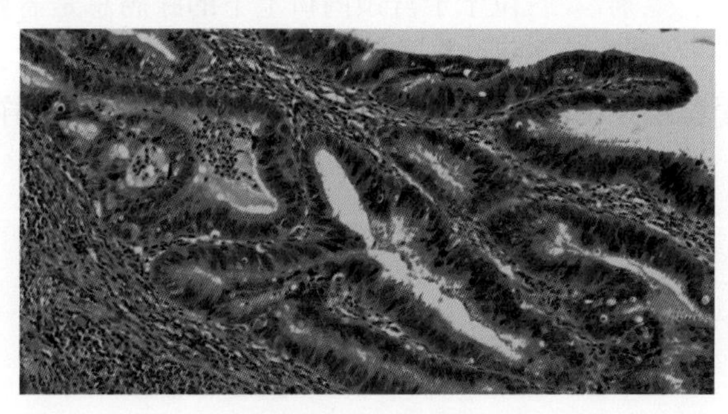

图 105－3 HE，200×

免疫组化检查结果：CK7(＋＋＋)，ER(＋＋)，Ki－67(90%＋)(见图 105－4)，P16(连续、弥漫强＋)(见图 105－5)，PR(－)(见图 105－6)。

病理诊断：宫颈腺癌，普通型(肿块大小 1.5 cm×1.2 cm×0.7 cm)，中分化。

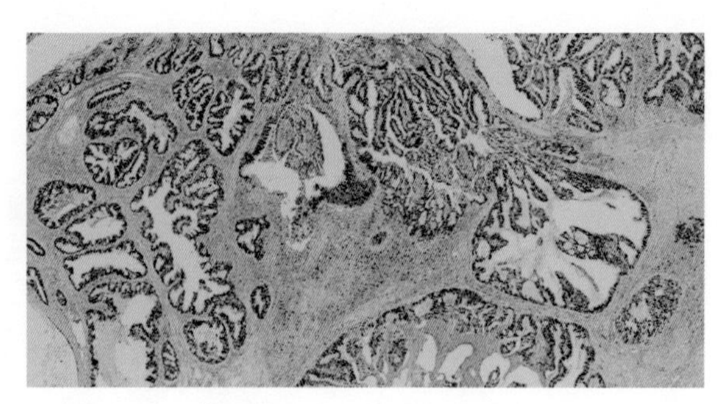

图 105－4 ki－67，100×

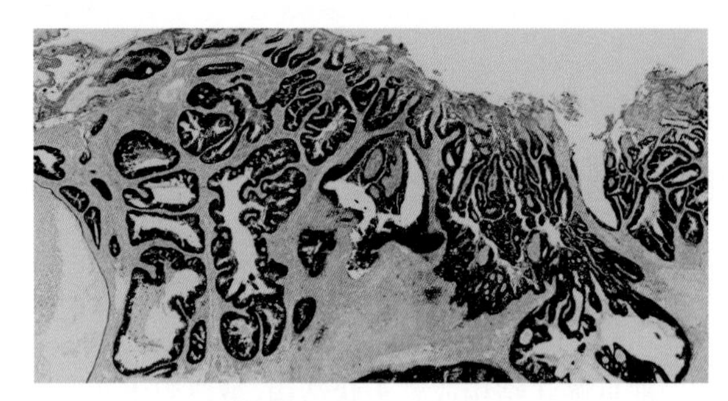

图 105－5 p16，100×

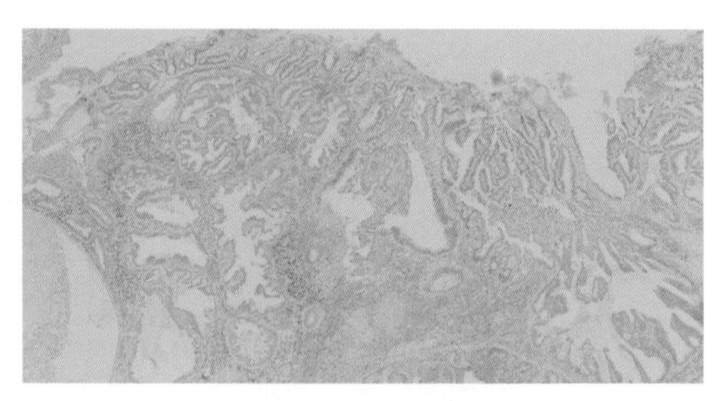

图 105－6 PR，100×

诊断依据：

《2014 年版的女性生殖器官肿瘤 WHO 分类》中将宫颈腺癌分为以下类型：宫颈腺癌普通型、黏液腺癌（胃型、肠型、印戒细胞型）、绒毛状腺癌、子宫内膜样腺癌、透明细胞癌、浆液性癌、中肾管癌、混合性腺癌-神经内分泌癌。其中普通型宫颈腺癌占 90％，几乎总是与高危型 HPV 有关。肿瘤通常为高到中等分化，结构复杂，腺体圆形或卵圆形，见筛状或乳头状结构。腺上皮呈假复层结构，失去黏液分化，核增大、拉长和深染。核分裂像位于胞质顶部（漂浮的核分裂）是一种特征。常见显著的大核仁和凋亡小体。

免疫组化检查结果：肿瘤通常呈 p16 连续、弥漫强阳性，ER 表达减弱或阴性，尤其是 PR 阴性，ki－67 高增殖指数。本例肿瘤符合上述形态特征，免疫组化 ER（＋＋），弱于周围正常腺体或间质细胞，PR（－），P16（连续、弥漫强＋），ki－67（90％＋）。因此诊断：宫颈腺癌，普通型。

鉴别诊断：位于子宫颈内口上下的腺癌总是需要鉴别来自于宫体的子宫内膜样腺癌还是来自于宫颈的腺癌，除了寻找各自的癌前病变之外，ER、PR、p16 是两者鉴别的重要免疫标记物。宫颈腺癌 p16 呈弥漫强阳性表达/ER（－）/PR（－），而子宫内膜样癌 p16 斑片状着色/ER（＋）/PR（＋）。

（朱慧庭）

案例 106

子宫内膜样腺癌Ⅰ级

病史:患者,女性,62 岁。绝经 10^+ 年后出现阴道少量褐色分泌物及小便后少量流血。

巨检:子宫后壁黏膜面见肿块,大小 2.5 cm×2 cm×0.8 cm,表面粗糙,切面灰白,质脆硬。

镜下显示:子宫内膜腺体高度增生,腺体背靠背生长并相互融合,腺上皮增生呈假复层或复层,出现筛状结构,伴桑葚样化生,异常腺体向肌层呈浸润性生长,腺上皮细胞核变圆,染色质呈空泡状,核仁明显。如图 106-1～图 106-3 所示。

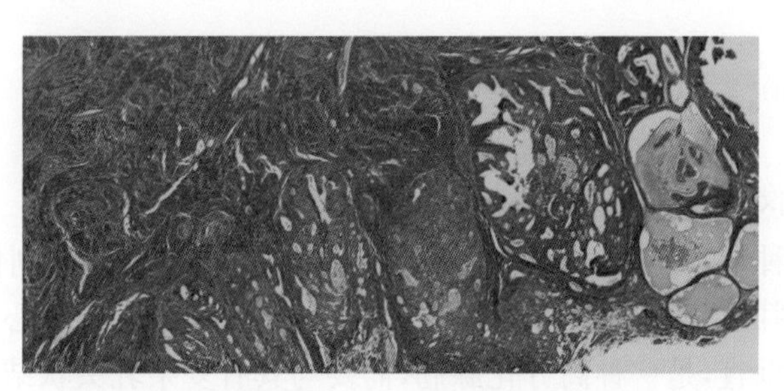

图 106-1　HE, 40×

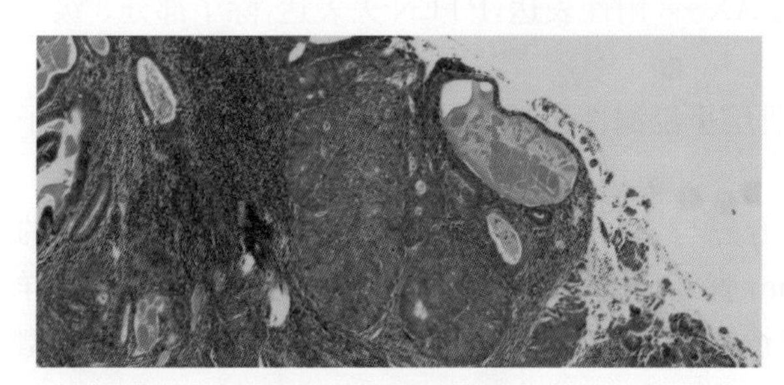

图 106-2　HE, 100×

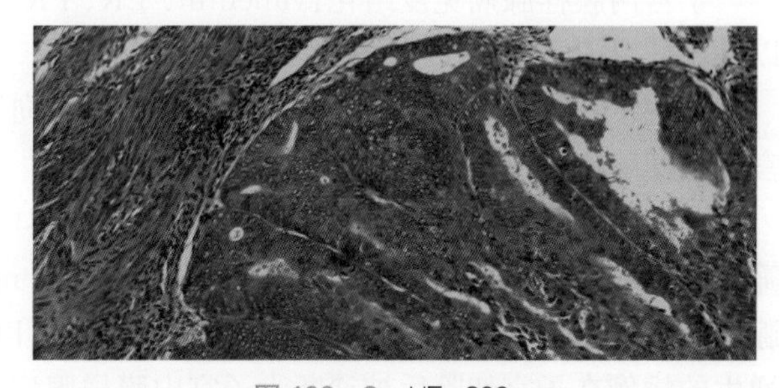

图 106-3　HE, 200×

免疫组化检查结果:CK7(+++), ER(+++)(见图 106-4), PTEN(—), vimentin(+++)(见图 106-5), PR(+++), P16(斑片+),P53(野生型表达),Pax-8(+++)(见图 106-6), CD10(间质+),ki-67(20%+)(见图 106-7)。

病理诊断:子宫内膜样腺癌Ⅰ级。

诊断依据:

子宫内膜样腺癌包括一组不同分化程度的肿瘤,高分化肿瘤呈腺性或绒毛腺性结构,衬覆复层柱状上皮,腺体拥挤融合,间质消失,腺上皮增生形成筛状结构,或呈复杂的乳头状结构,或呈实性片状结构。细胞分化程度不同,核分裂像多少不等。

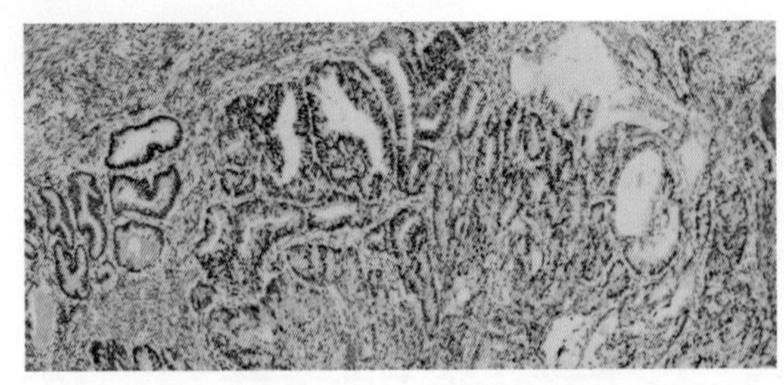
图 106-4 ER，100×

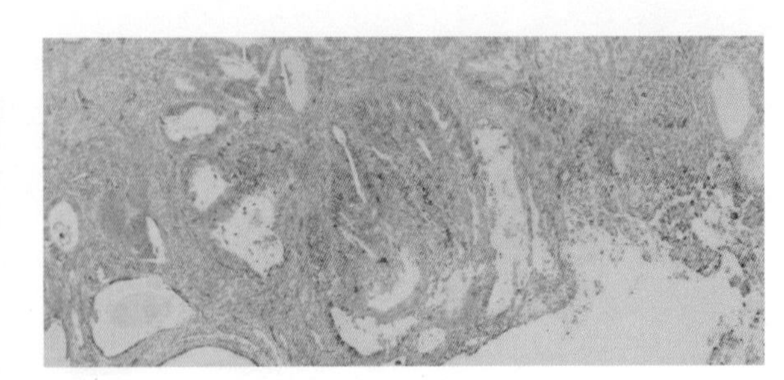
图 106-5 vimentin，100×

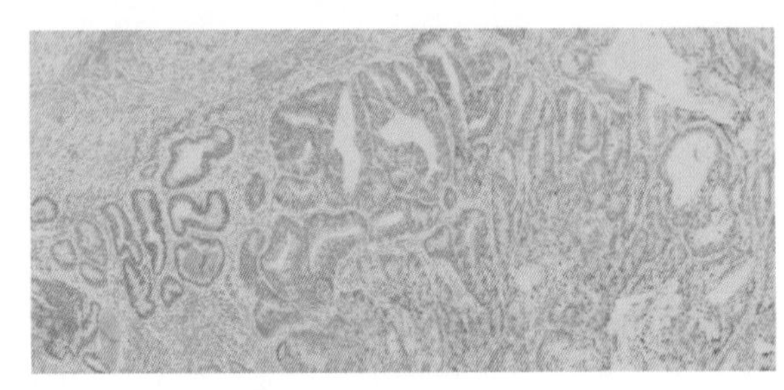
图 106-6 Pa×8，100×

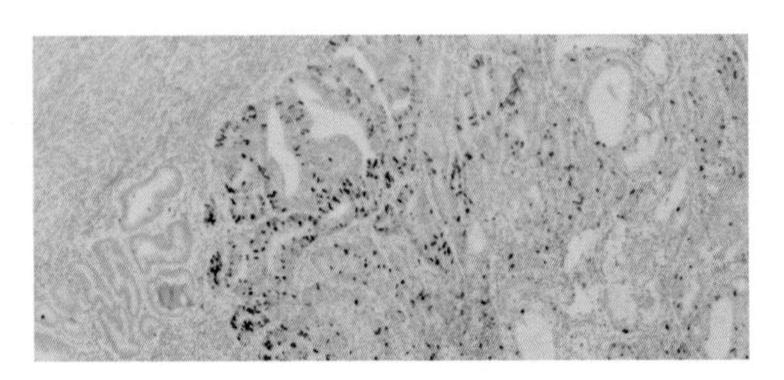
图 106-7 ki-67，100×

根据非鳞状分化实性结构占所有肿瘤百分比进行分级：

1 级：实性区≤5%。

2 级：5%<实性区≤50%。

3 级：实性区>50%。

如果核为高度异型的区域超过瘤体 50%者，则分级增加 1 级。

子宫内膜样腺癌有 3 种特殊亚型：伴鳞状分化、绒毛腺型、分泌型。识别伴鳞状分化区域的意义在于以免当成实性区而提高肿瘤分级。绒毛腺型的特点是具有多量有纤细轴心的绒毛，没有复杂分枝，被覆上皮呈杆状与绒毛表面垂直，是一种高分化腺癌，需要与具有复杂乳头状结构和高级别核特征的浆液性癌鉴别。分泌型癌胞质内含糖原空泡，细胞非典型性不明显，但仍存在癌性结构。

子宫内膜样腺癌免疫组化：vimentin、ER、PR、PAX-8 阳性表达，PTEN 失表达，除了部分 3 级癌以外，p53 野生型表达，p16 斑片状表达。

本例子宫内膜腺体相互融合，出现筛状结构，向肌层呈浸润性生长，未见明显实性区，因此诊断：子宫内膜样腺癌Ⅰ级。

鉴别诊断：最常需要鉴别的是高分化子宫内膜样腺癌与子宫内膜不典型增生，后者也可出现小灶的筛状结构和腺体融合，但只有当这些改变超过 2.1 mm 直径（尤其在诊刮标本中）才能诊断子宫内膜样腺癌，在子宫切除标本中则只要看到肌层浸润就可以诊断，因此有相当部分诊刮诊断为子宫内膜不典型增生的病例在子宫切除后被诊断为子宫内膜样腺癌。

（朱慧庭）

案例 107

卵巢高级别浆液性癌

病史：患者，女性，49 岁。半月前出现腰酸，伴乏力、食欲缺乏。B 超检查发现盆腔内囊实性占位，直径 7 cm，伴大量腹腔积液。2008 年因 HISL 行全子宫切除术。本次行肿瘤减灭术（双侧附件切除术＋盆腔病灶切除术＋大网膜切除＋阑尾切除＋乙状结肠切除并端端吻合术）。

巨检：左侧输卵管长 6 cm，直径 0.5 cm，伞端见肿块与卵巢相连，肿块大小 5 cm×3 cm×2 cm，表面结节状，包膜尚完整，切面呈实性，灰白质脆，见大量坏死。

镜下显示：肿瘤细胞成片生长，伴不规则的裂隙样腔隙，并见复杂乳头状结构。细胞核呈高级别，核增大、深染，核仁明显，核膜不规则，核分裂像多见，伴大片坏死。如图 107－1～图 107－3 所示。

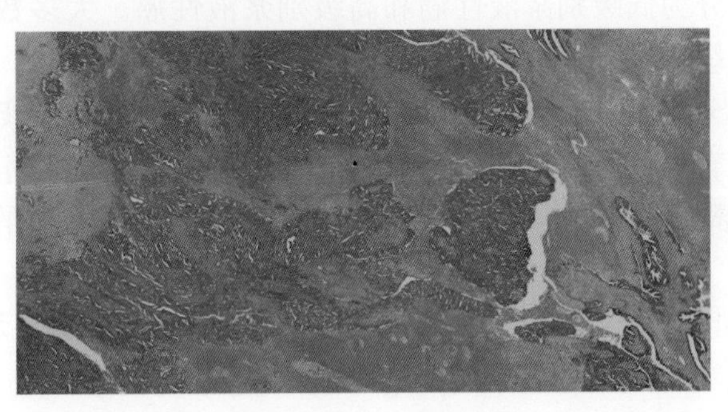

图 107－1　HE，20×

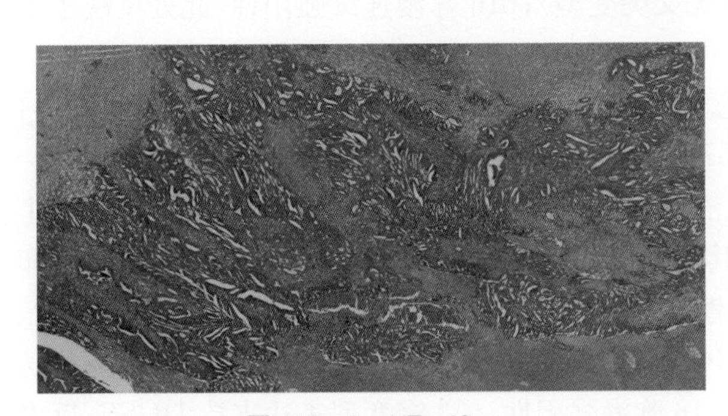

图 107－2　HE，40×

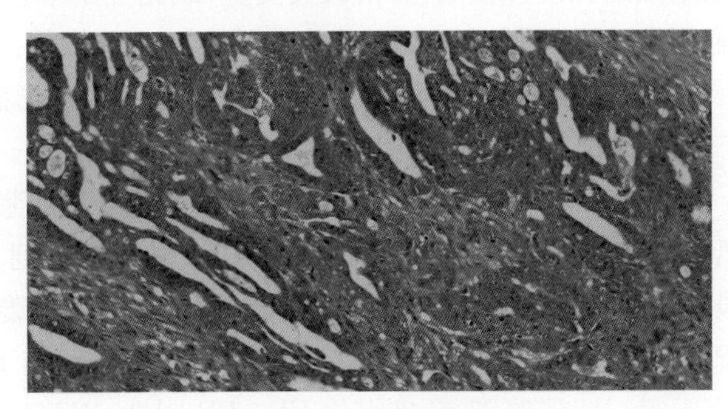

图 107－3　HE，200×

免疫组化检查结果：CK7（＋＋），CA125（＋＋）（见图 107－4），CK20（－），WT－1（＋＋）（见图 107－5），p53（错义突变型表达）（见图 107－6），ki－67（90%＋）（见图 107－7），CEA（－），p16（＋＋＋）。

病理诊断：（左侧）输卵管伞端和（双侧）卵巢高级别浆液性癌。

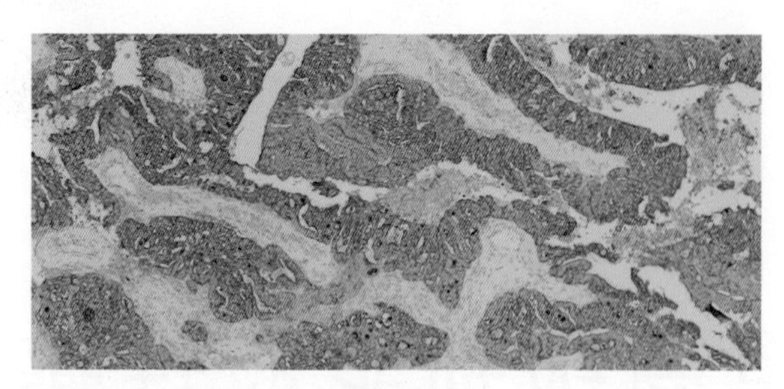

图 107-4　CA125(++)，100×

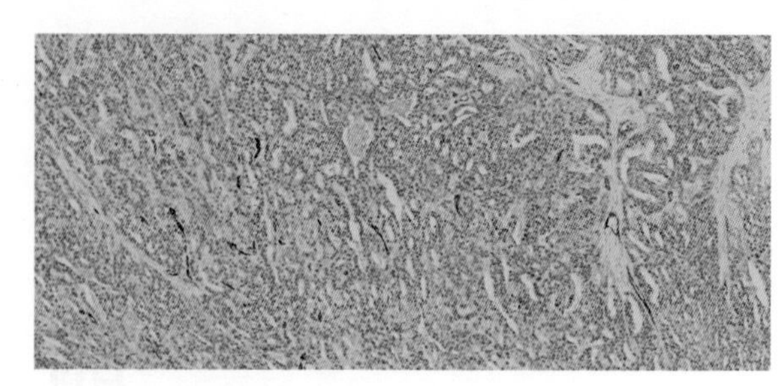

图 107-5　WT-1(++)，100×

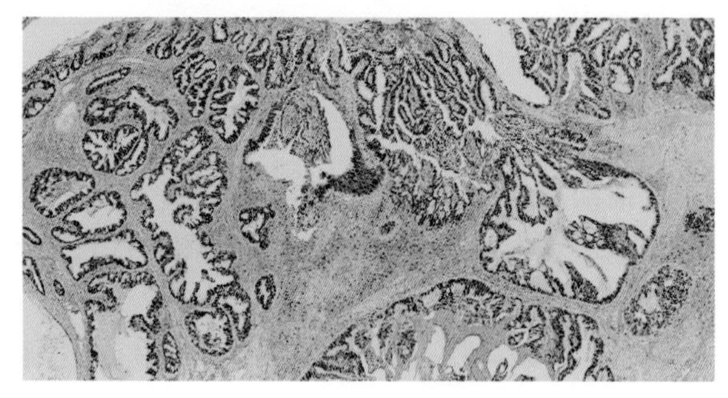

图 107-6　p53(错义突变型表达)，100×

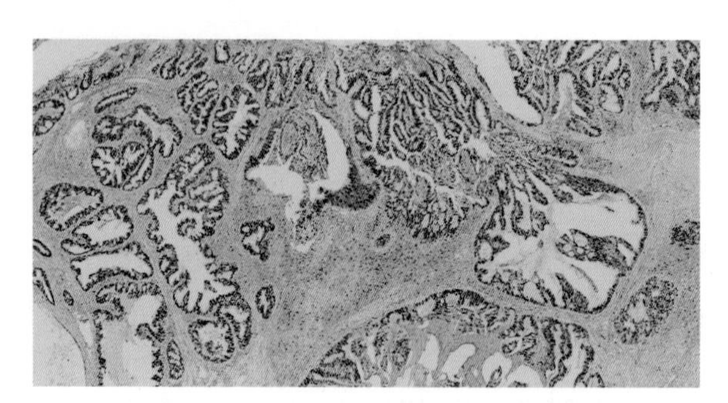

图 107-7　ki-67(90%+)，100×

诊断依据：

恶性浆液性卵巢肿瘤分为低级别浆液性癌和高级别浆液性癌。大多数低级别浆液性癌(LGSC)的肿瘤发生途径不同于高级别浆液性癌(HGSC)，它们是两种独立的疾病。低级别浆液性癌属于Ⅰ型肿瘤，具有高频的 KRAS 和 BRAF 突变，但没有 TP53 突变；高级别浆液性癌属于Ⅱ型肿瘤，以遗传学高度不稳定和几乎所有病例皆有 TP53 突变为特征。低级别浆液性癌的前驱病变是交界性浆液性肿瘤/非典型增殖性肿瘤，而高级别浆液性癌常常起源于输卵管伞端的浆液性输卵管上皮内癌(STIC)。

HGSC 由实性细胞巢组成，常有裂隙样腔隙，常有乳头状、腺样和筛状区域；坏死常见；核大深染，异型明显，常见奇异性核；核仁明显，核分裂像多见；沙砾体多少不等。

免疫组化检查结果中 CA125 阳性，WT-1 核阳性表达；p53 呈全或无表达，即 60%以上的肿瘤细胞呈强的弥漫性核染色(错义突变型)或完全不染色(无义突变型)；p16 弥漫连续强阳性(此处反映了细胞周期改变，而非与 HPV 感染相关)；ki-67 指数很高。

本例(左侧)输卵管伞端和(双侧)卵巢肿瘤，形态符合上述特征，免疫组化 CA125(++)，WT-1(++)，p53(错义突变型表达)，p16(+++)，ki-67(90%+)，因此诊断高级别浆液性癌。

鉴别诊断：低级别浆液性癌(LGSC)与高级别浆液性癌(HGSC)具有不同的发病机制，LGSC 是Ⅰ型卵巢癌，没有 TP53 突变，常常可以在肿瘤内见到其前驱病变交界性浆液性肿瘤，而 HGSC 是Ⅱ型卵巢癌，有 TP53 突变，具有高级别核特征和高度侵袭性，LGSC 免疫组化 WT-1 阳性，约 50 病倒 ER、PR 阳性，p16 阴性，p53 呈野生型，ki-67 指数低，与 HGSC 相反。HGSC 腺样和筛状区域常常需要与子宫内膜样腺癌鉴别，免疫组化 ER、PR 阴性，WT-1、p16 弥漫强阳性、p53 突变型表达支持 HGSC，反之则支持子宫内膜样腺癌，需要指出的是，子宫内膜样隙癌常常会出现比较强的 p16 染色，但总是斑片状，不连续的，不要判读为 p16 阳性。HGSC 经常有鞋钉样透明细胞，从而疑是透明细胞癌，但是透明细胞癌存在 3 种结构(片状、乳头状、管状结构)和 3 种细胞形态(鞋钉样细胞、丰富透明胞浆细胞、丰富嗜酸性胞浆细胞)中的一种以上有助于诊断，并且后者 WT-1 阴性，大部分没有 p53 突变。如果同时存在子宫内膜和卵巢的浆液性癌，需要判断原发部位在哪里，子宫常常是原发部位，尤其是双侧卵巢有病变、卵巢表面有种植灶、卵巢实质内呈多结节性病灶应该考虑卵巢为继发的，由于浆液性癌黏附性差，即使是浆液性子宫内膜上皮内癌也可以发生转移。

（朱慧庭）

案例 108

交界性浆液性肿瘤

病史：患者，女性，35 岁。妇科检查发现右侧附件包块 1 月。行腹腔镜手术。

巨检：(右侧卵巢囊肿)灰白破碎囊壁组织，大小 4 cm×3 cm×1 cm，内壁见较多乳头状赘生物，范围 2 cm×1 cm，乳头直径 0.3～0.5 cm，质软。

镜下显示：乳头呈复杂的多级分支，间质水肿，见脱落的小乳头结构。细胞轻度异型，核分裂像少见，部分可见沙砾体。如图 108－1～图 108－4 所示。

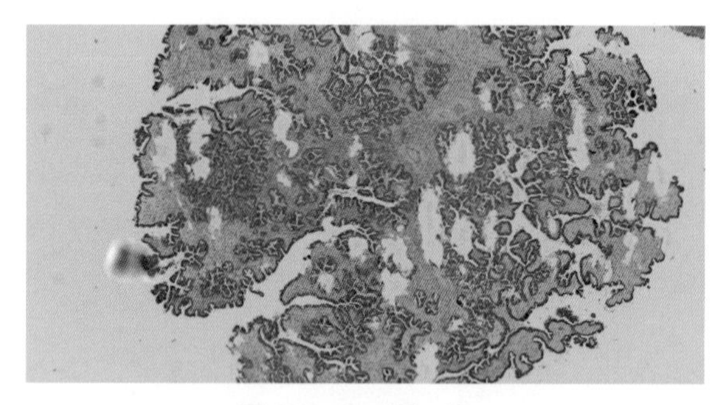

图 108－1 HE, 40×

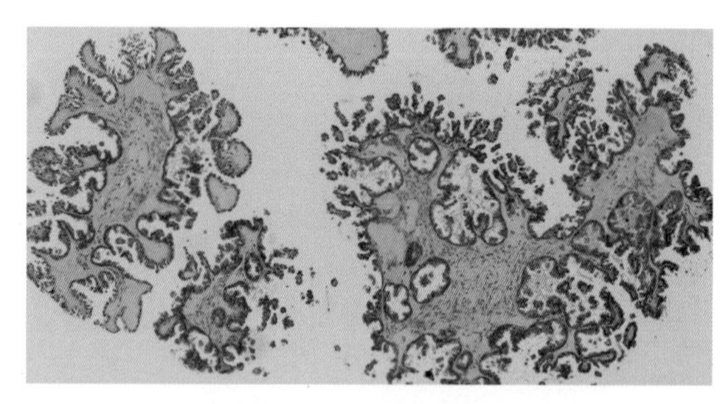

图 108－2 HE, 100×

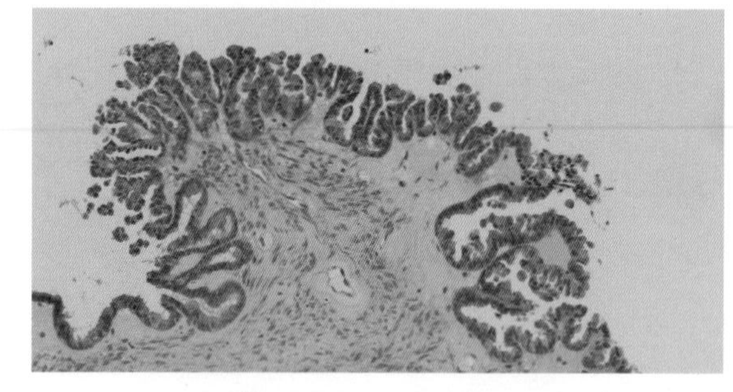

图 108－3 HE, 200×

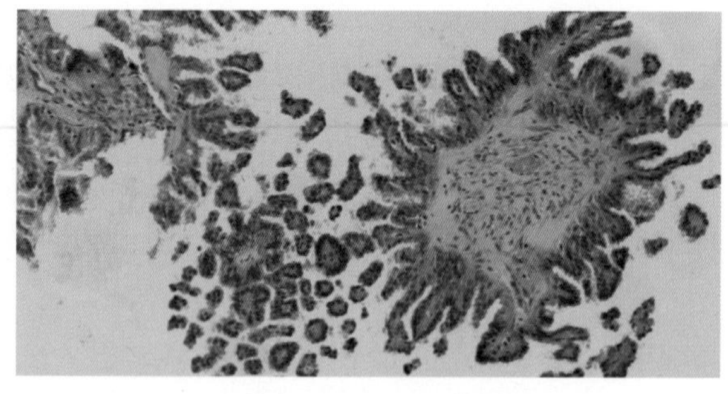

图 108－4 HE, 200×

免疫组化检查结果：CA－125(＋＋＋)(见图 108－5)，CK7(＋＋＋)，ki－67(30%＋)(见图 108－6)，P16(斑片状＋)(见图 108－7)，p53(野生型表达)(见图 108－8)。

病理诊断：(右侧卵巢)交界性浆液性肿瘤。

诊断依据：

卵巢交界性浆液性肿瘤/非典型增殖性浆液性肿瘤(SBT/APST)是非浸润性肿瘤，具有比良性浆液性肿瘤明显的上皮性增殖和细胞异型性。典型地表现为大量多级分枝状不规则乳头，最终变成脱落或

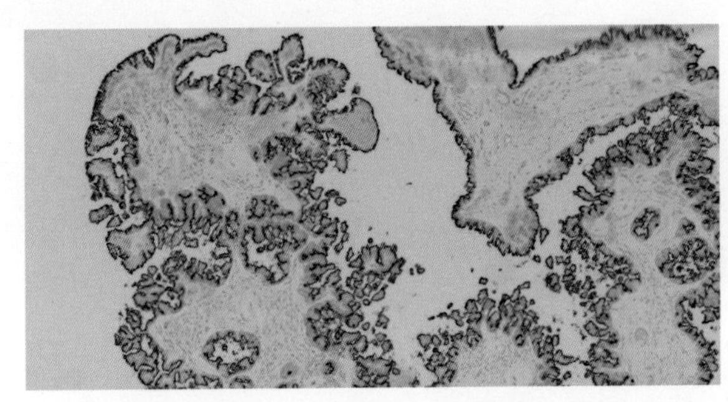
图 108－5 CA－125，100×

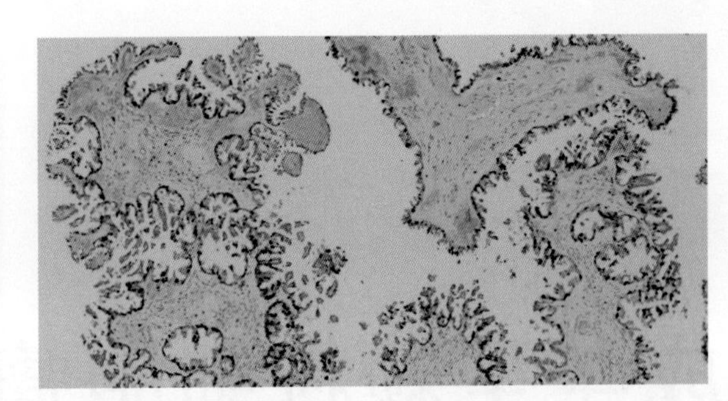
图 108－6 ki－67，100×

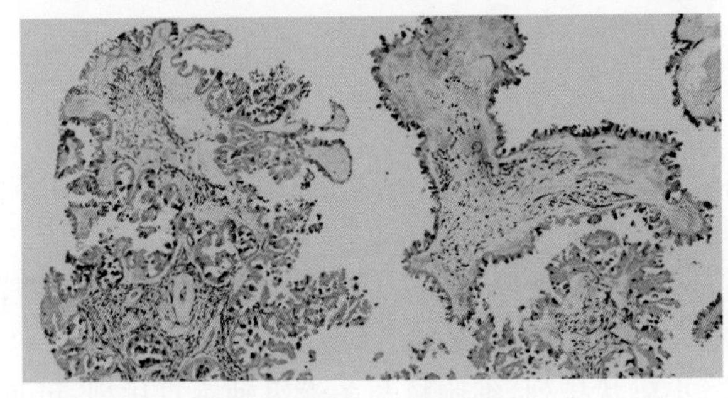
图 108－7 p16，100×

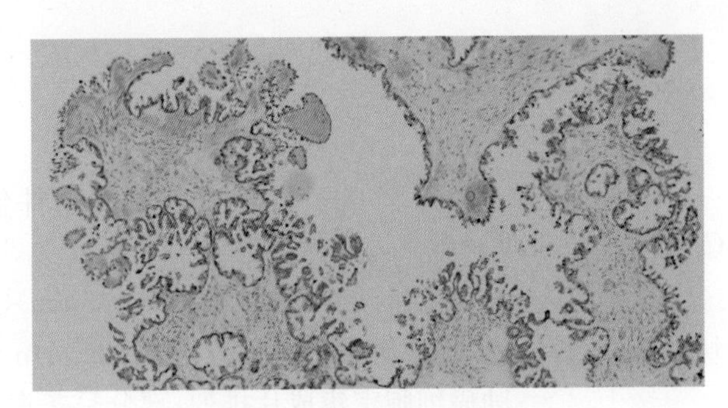
图 108－8 p53，100×

漂浮的上皮簇。乳头被覆单层或复层立方至柱状输卵管样上皮细胞，通常有纤毛，常见数量不等的多角形和靴钉样细胞伴嗜酸性胞质，核深染一致，有时有核仁，核分裂像通常少见，也可能出现胞质透明的细胞。

交界性浆液性肿瘤还有一种微乳头亚型，从通常纤维化的大的乳头上直接发散出细长的微乳头，高度通常大于宽度的 5 倍，间质轴心无或仅有少量。另外，乳头表面呈现筛状结构和(或)显示裂隙样腺体结构，以及非浸润性实性细胞巢是微乳头亚型的另两种生长方式。这 3 种生长方式必须连续生长达到 5 mm 以上才能诊断微乳头亚型，否则诊断为 SBT/APST 伴局灶微乳头特征。

SBT/APST 及微乳头亚型表达多种上皮性标记物，包括 CK(CAM5.2，AE1/AE3)、EMA、BER－EP4、CA－125、WT1 和 PAX8。ER 和 PR 通常高表达。这些肿瘤显示野生型 p53。未见弥漫性 p16 表达。SBT/APST 尤其是微乳头亚型被认为是低级别浆液性癌的前驱病变。

本例肿瘤具有典型的多级分支状乳头，见脱落的小乳头结构，被覆单层或复层立方至柱状上皮伴嗜酸性胞质，未见间质浸润，符合 SBT/APST，免疫组化结果也支持这一诊断。

鉴别诊断：卵巢交界性浆-黏液性肿瘤具有与 SBT/APST 相似的乳头状生长结构，乳头被覆的腺上皮由一种以上类型的苗勒上皮细胞组成，最常为浆液性上皮和子宫颈管型黏液性上皮，通常复层化，大约 1/3 的病例伴有子宫内膜异位症，大体仔细观察，增加不同特征区取材，就可以取到不同上皮以利诊断。即使出现腹膜种植，这些肿瘤也有较好的临床结局。

（朱慧庭）

案例 109

成年型颗粒细胞瘤

病史：患者，女性，59 岁。体检发现左侧附件包块 1^{+} 月。肿瘤指标 SCC、AFP、CEA、CA125、CA19－9 均未见异常。入院做腹腔镜手术。

巨检：(左侧)卵巢呈破碎囊壁组织，大小 5 cm×4 cm×1 cm，壁厚 0.1～0.5 cm，内壁杏黄，较粗糙，切面质嫩，外壁光；游离杏黄组织 1 枚，大小 2.5 cm×1.5 cm×0.6 cm，质嫩。

镜下显示：肿瘤细胞密集成片排列，部分呈条索状、小梁状排列，细胞核与条索纵轴垂直排列；可见巨滤泡及微滤泡结构，细胞呈放射状排列，中央见玻璃样物质和细胞碎片，形成 Call－Exner 小体。细胞胞质稀少，核均匀一致，伴纵行核沟。如图 109－1～图 109－7 所示：

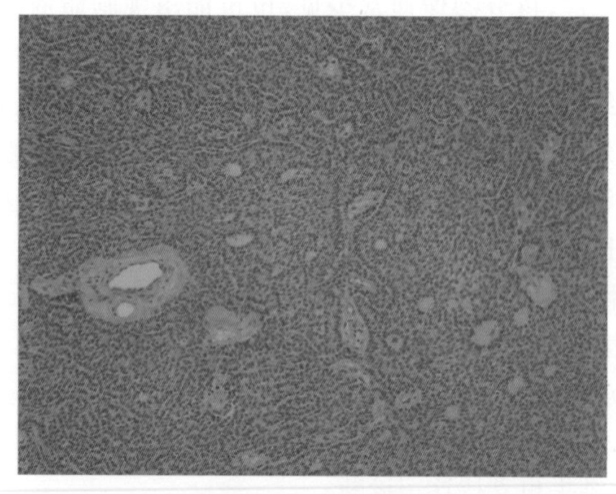
图 109－1 HE，100×

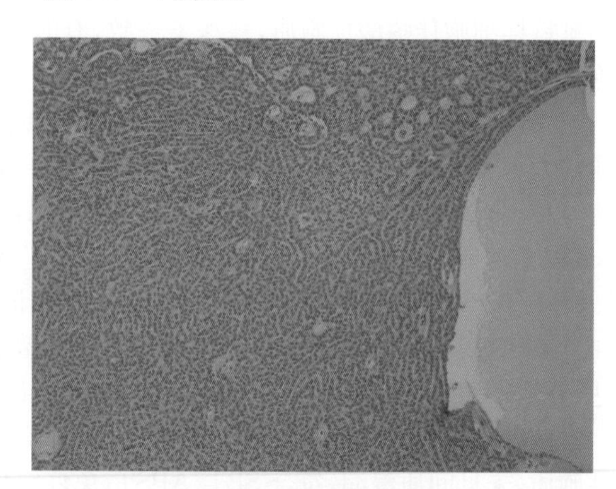
图 109－2 HE，100×

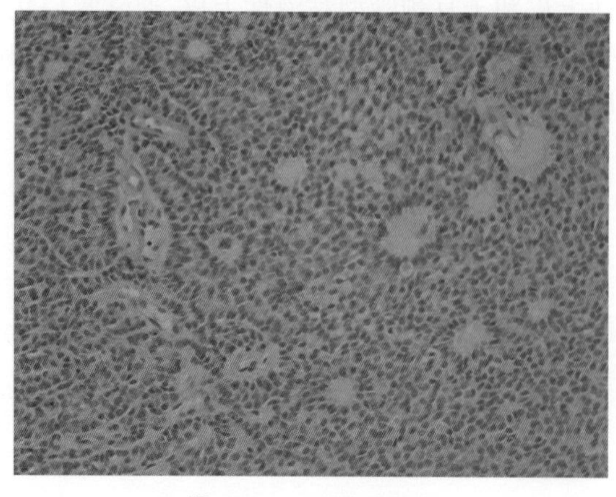
图 109－3 HE，200×

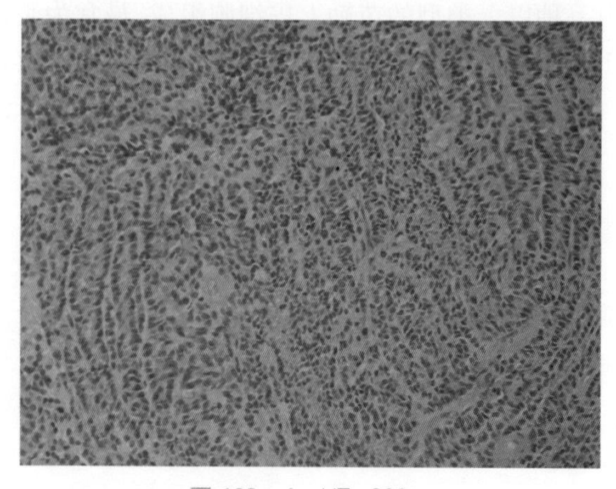
图 109－4 HE，200×

图 109-5　HE, 100×

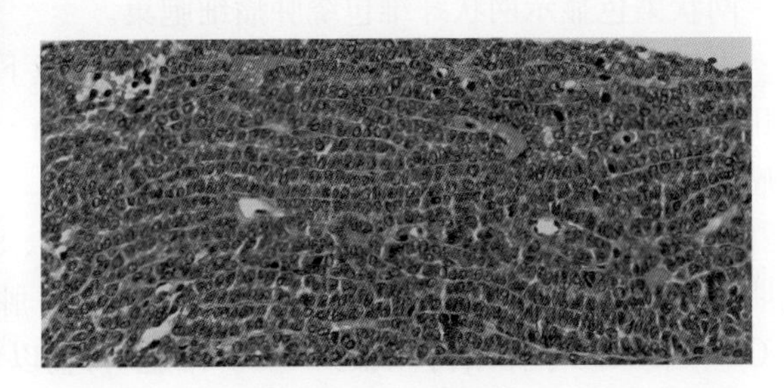

图 109-6　HE, 400×

免疫组化检查结果：CKpan(－)，EMA(－)，CD99(＋)，inhibin-α(＋＋＋)(见图 109-8)，ER(弱＋)，PR(＋＋)，p53(野生型表达)，ki-67(25%＋)，calretinin(＋＋)，CgA(－)，Syn(－)，WT-1(－)，CD56(＋＋)(见图 109-9)。

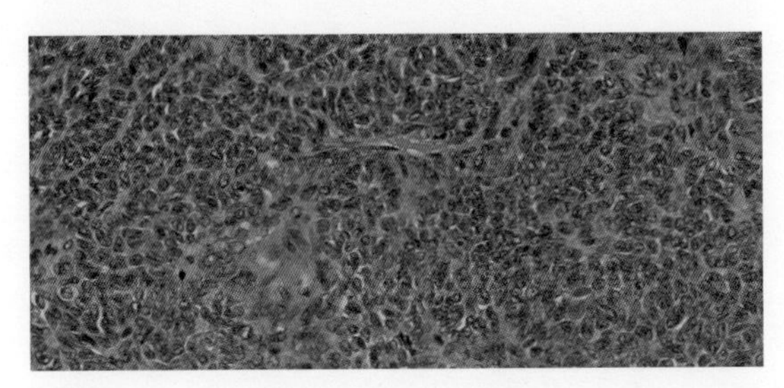

图 109-7　HE, 400×

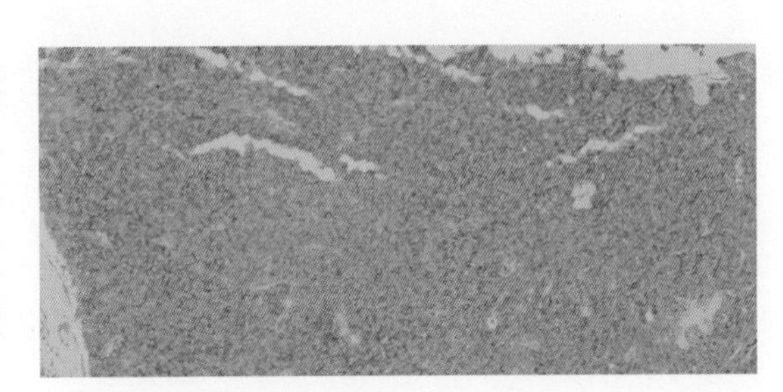

图 109-8　inhibin-α(+++), 100×

特殊染色：网状染色(＋，包绕肿瘤细胞巢)，如图 109-10 所示。

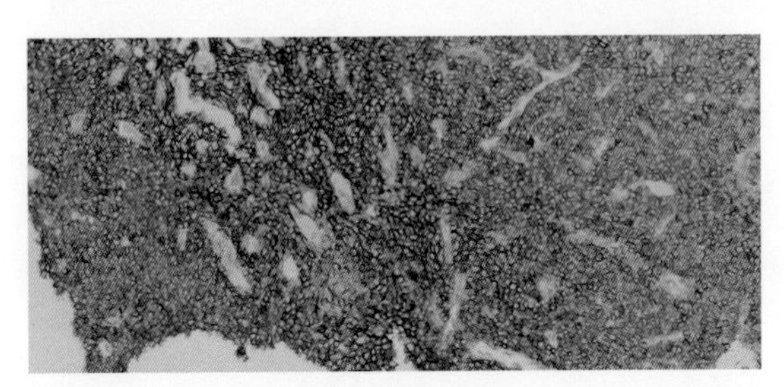

图 109-9　CD56(++), 100×

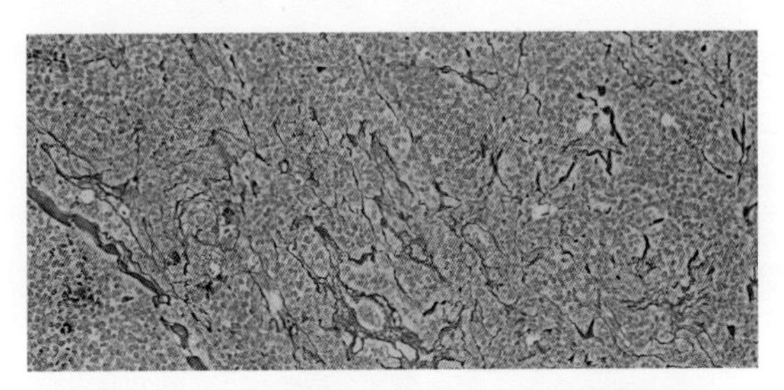

图 109-10　网状染色(+,包绕肿瘤细胞巢)

病理诊断：(左侧卵巢)成年型颗粒细胞瘤。

诊断依据：

卵巢颗粒细胞瘤是主要由卵巢颗粒细胞构成的肿瘤，根据好发年龄、形态特征及预后等因素分为成年型(AGCT)和幼年型(JGCT)两种。95%以上颗粒细胞瘤为 AGCT，这是一种低度恶性的性索肿瘤，好发于中年至绝经后女性，大体上呈特征性的杏黄到黄褐色，镜下由形态大小一致的卵圆形肿瘤细胞排列成多种生长方式，包括：弥漫型、条索状、小梁状、缎带状、脑回样、岛状、大滤泡型、微滤泡型等结构，多种结构常混合存在，细胞异型性不明显，常见核沟。颗粒细胞呈辐射状围绕小腔隙形成微滤泡结构(Call-Exner 小体)，腔内见嗜酸性分泌物，有时伴核碎屑，偶为透明变性物质，是 AGCT 的特征性结构，JGCT 中缺乏 Call-Exner 小体结构，这也是与其他肿瘤鉴别的要点之一。AGCT 常伴 FOX-L2 基因突变，JGCT 缺乏 FOX-L2 基因突变。

免疫组化检查结果：AGCT 通常呈 inhibin、calretinin、FOXL2、WT1 和 CD56 阳性。广谱 CK 和低分子量 CK(CK8 和 CK18)可能阳性，但 CK7 和 EMA 通常阴性。SMA、desmin、CD99(膜显色)和 S-100 可能阳性。

网状染色显示网状纤维包绕肿瘤细胞巢。

本例患者 59 岁，肿瘤大体呈杏黄色，质嫩，镜下见肿瘤细胞密集成片排列，部分呈条索状排列，见 Call-Exner 小体，符合 JGCT。免疫组化：Inhibin-α(+++)，CD56(+++)等，网状染色(+，包绕肿瘤细胞巢)，支持诊断。

鉴别诊断：AGCT 须与未分化癌、类癌、JGCT、Sertoli-Leydig 细胞瘤、纯间质肿瘤、卵泡囊肿、妊娠期颗粒细胞增生、类固醇细胞肿瘤等疾病鉴别。肿瘤大体杏黄色，镜下核分裂像对于癌少见，有特征性 Call-Exner 小体结构，缺乏 Leydig 细胞，再辅以免疫组化及网状染色有助于 AGCT 的诊断。

（朱慧庭）

案例 110

子宫平滑肌肉瘤

病史：患者，女性，49 岁。不规则阴道出血 3 个月。因 MRI 检查提示宫腔内巨大占位性病灶(57 mm×59 mm×65 mm)来院手术。

巨检：子宫 13 cm×11 cm×7 cm，宫腔深 10 cm，肌壁间见肿块 1 枚突向宫腔内，直径 6 cm，切面灰白灰黄，质嫩，界不清。

镜下显示：梭形肿瘤细胞密集交错排列，异型明显，浸润周围肌层，可见局灶凝固性坏死，核分裂像＞10/10HPF。如图 110－1～图 110－3 所示：

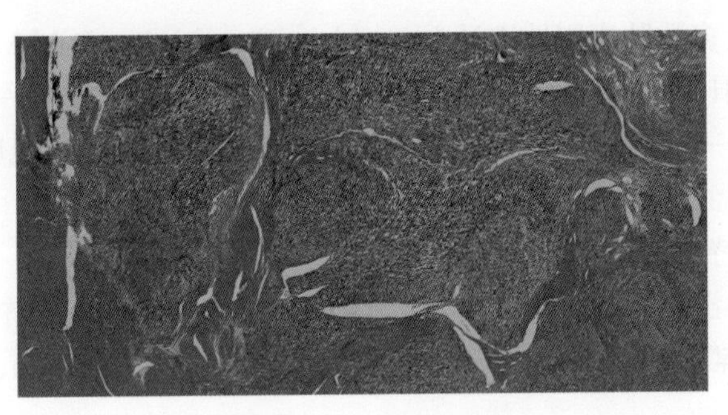

图 110－1　HE, 20×

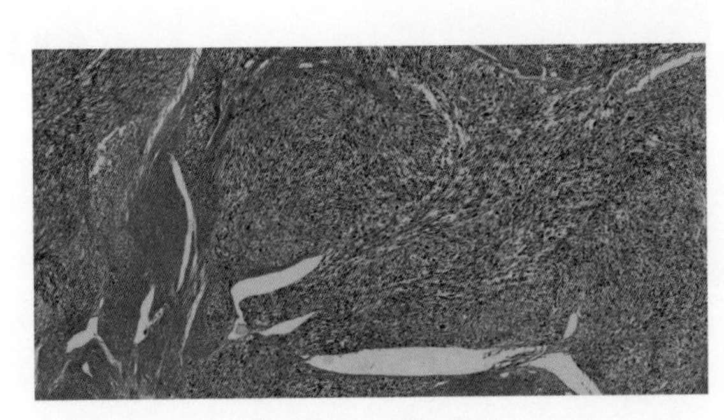

图 110－2　HE, 40×

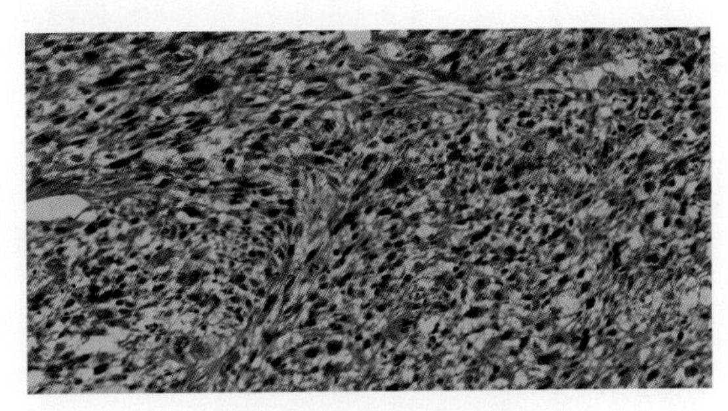

图 110－3　HE, 200×

免疫组化检查结果：CD10(＋)(见图 110－4)，caldesmon(＋＋＋)(见图 110－5)，SMA(＋＋＋)，desmin(＋＋＋)，ER(＋)，PR(－)、p53(无义突变型表达)(见图 110－6)，ki－67(90%＋)。

病理诊断：子宫平滑肌肉瘤(肿瘤直径 6 cm)。

诊断依据：子宫平滑肌肉瘤有梭形细胞型(标准平滑肌分化)、上皮样型及黏液样型 3 个亚型。梭形细胞型肿瘤细胞丰富，具有弥漫的中－重度核异型性，多形性明显；核分裂像≥10 个/10HPF；常常有凝固性坏死。当这 3 个特征至少出现出现两个就可以诊断平滑肌肉瘤。同时还常伴有肌层浸润和血管

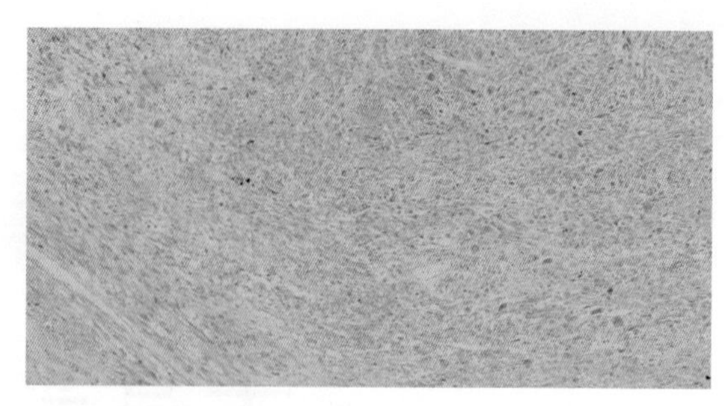
图 110-4 CD10(+),100×

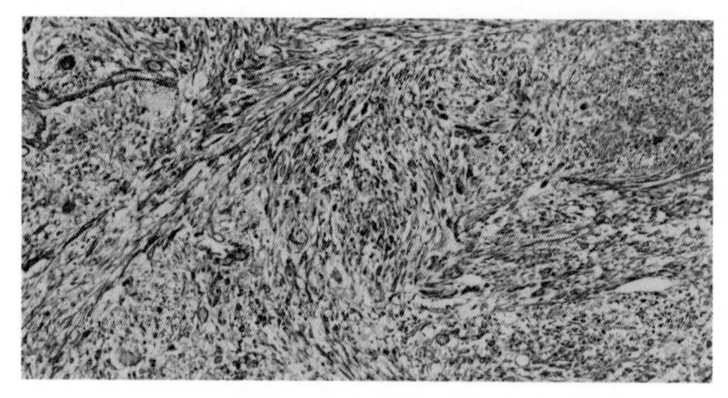
图 110-5 caldesmon(+++),100×

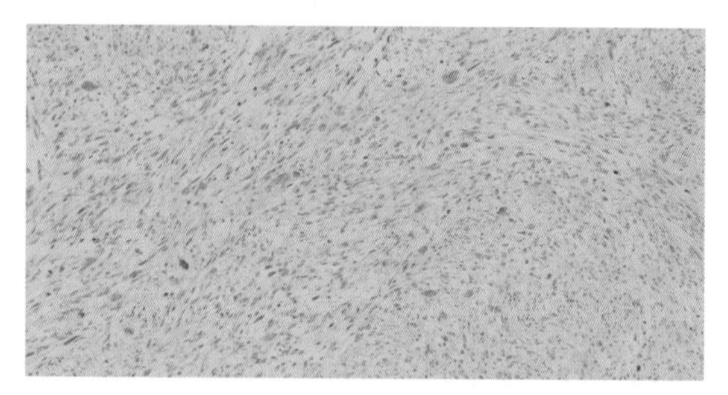
图 110-6 PR(-)/p53(无义突变型表达),100×

侵犯。

免疫组化检查结果:大多数肿瘤阳性表达 h-caldesmon、desmin、SMA,CD10 可以局部不同程度表达。p53 >50%细胞强阳性,p16 弥漫强阳性和高 ki-67 指数支持子宫平滑肌肉瘤的诊断,PR 染色缺失是子宫平滑肌肉瘤的一个特征,因为在大部分未肯定恶性潜能的平滑肌肿瘤(STUMP)中 PR 是阳性的。

本病例符合上述所有特征。

鉴别诊断:由于子宫平滑肌肉瘤可以局部不同程度表达 CD10,因此常常需要与低级别子宫内膜间质肉瘤鉴别,后者常常有螺旋小动脉样血管,虽然会不同程度表达 desmin、SMA,但几乎不表达 h-caldesmon。

(朱慧庭)

案例 111

子宫内膜的周期性变化

子宫内膜的周期性形态变化：如图 111 - 1～图 111 - 8 所示。

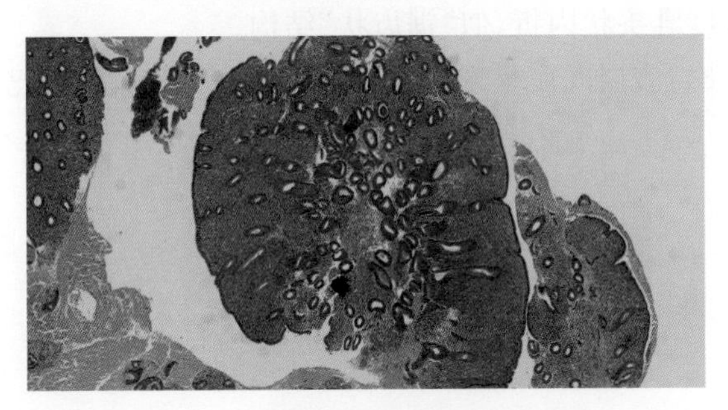

图 111 - 1　增生期子宫内膜　HE，40×（月经第 5 天刮宫）

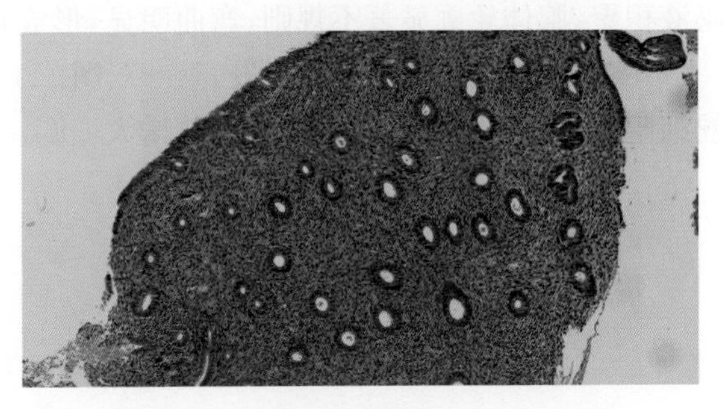

图 111 - 2　增生期子宫内膜　HE，100×（月经第 5 天刮宫）

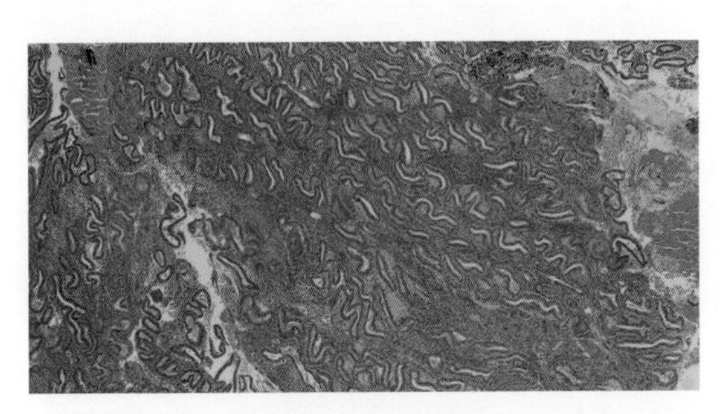

图 111 - 3　早期分泌期子宫内膜　HE，20×（月经第 16 天刮宫）

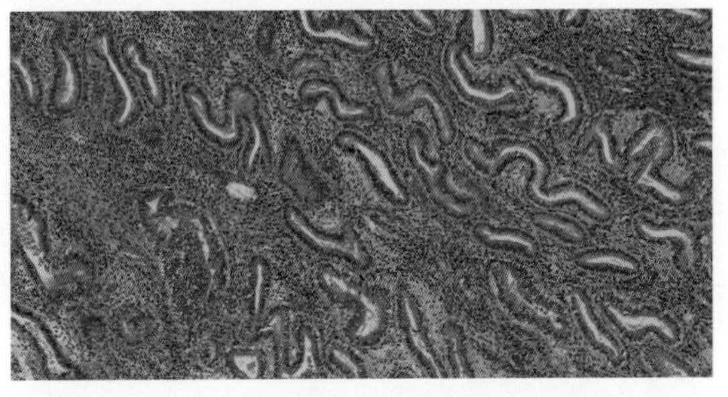

图 111 - 4　早期分泌期子宫内膜　HE，100×（月经第 16 天刮宫）

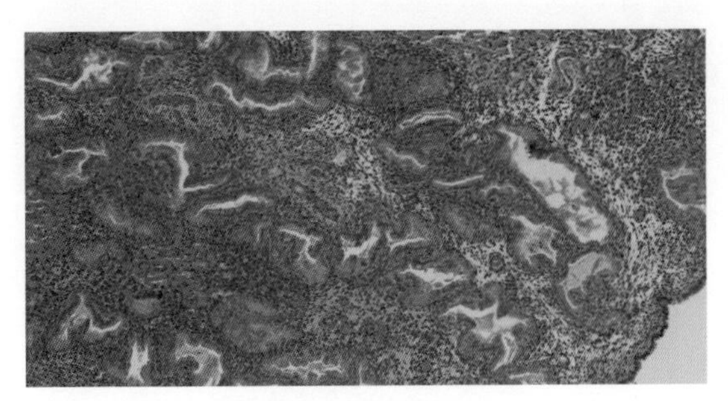

图 111 - 5　中期分泌期子宫内膜　HE，100×（月经第 21 天刮宫）

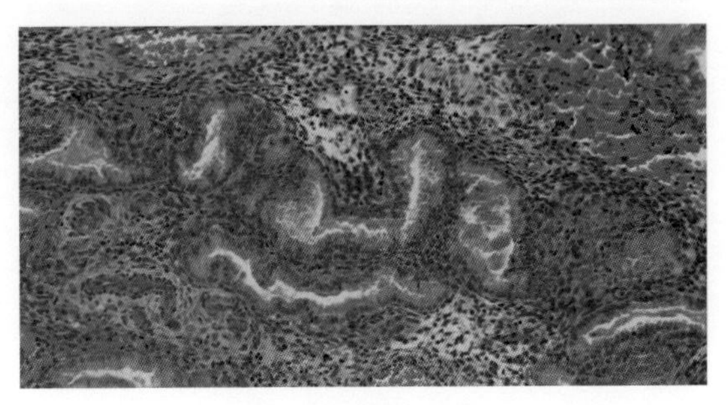

图 111 - 6　中期分泌期子宫内膜　HE，200×（月经第 21 天刮宫）

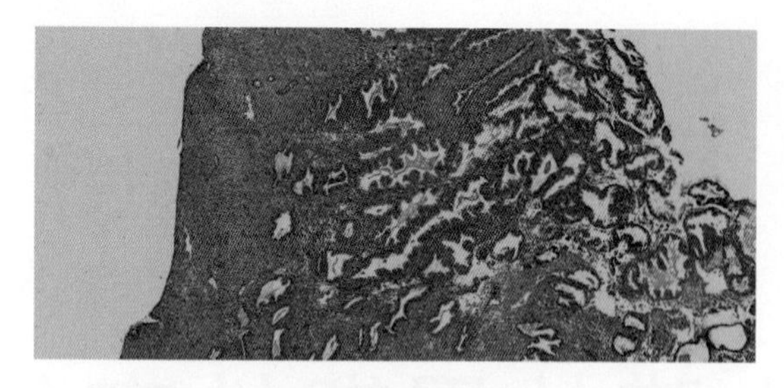

图 111-7 晚期分泌期子宫内膜 HE, 40×
(月经第 26 天刮宫)

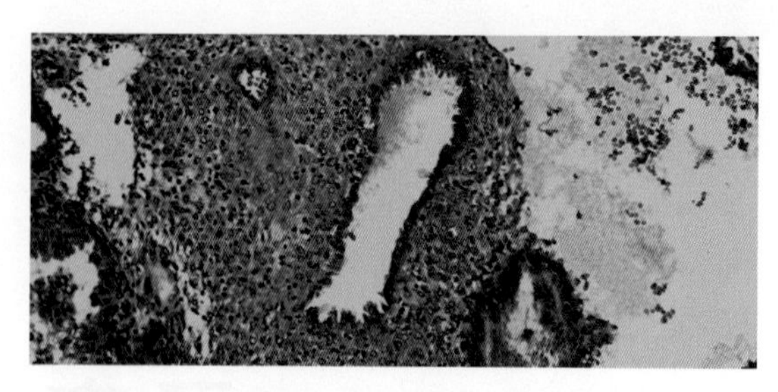

图 111-8 晚期分泌期子宫内膜 HE, 200×
(月经第 26 天刮宫)

诊断依据：

(1) 增生期子宫内膜(见图 111-1、图 111-2)：间质疏松，有核分裂像；从早期到晚期腺体呈直管状-被压紧的弹簧状结构，腺上皮细胞从单层小圆到假复层柱状结构，腺腔面光滑，有核分裂像。

(2) 早期分泌期子宫内膜(见图 111-3、图 111-4)：间质疏松，核分裂像减少，腺体扩张，弯曲，特征是出现整齐的核下空泡。

(3) 中期分泌期子宫内膜(见图 111-5、图 111-6)：间质高度水肿，腺上皮出现顶浆分泌，腺腔内见分泌液积聚，腺体轮廓显著不规则，弯曲明显，形成轻度乳头状内折，似“锯齿状”结构。

(4) 晚期分泌期子宫内膜(见图 111-7、图 111-8)：表层间质呈现广泛的蜕膜样改变和大量淋巴样颗粒细胞，腺上皮顶浆分泌耗竭，细胞核增大变圆。

(朱慧庭)

案例 112

宫颈原位腺癌

病史：患者，女性，55 岁。宫颈活检诊断原位腺癌，做宫颈锥切术。

巨检：(宫颈锥切)灰白色片状组织 1 枚，大小 3 cm×1.5 cm×0.5 cm。

镜下显示：部分宫颈腺体失去黏液分泌，细胞核增大，层次极性紊乱，出现核分裂像，未见明显纤毛结构，与周围正常腺上皮形成移行。如图 112-1～图 112-3 所示：

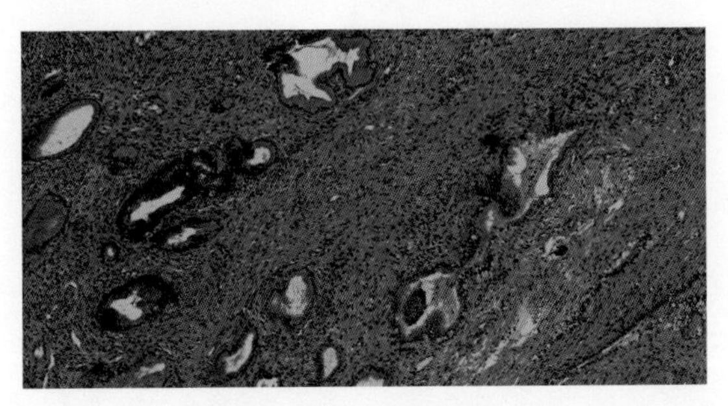

图 112-1　HE, 100×

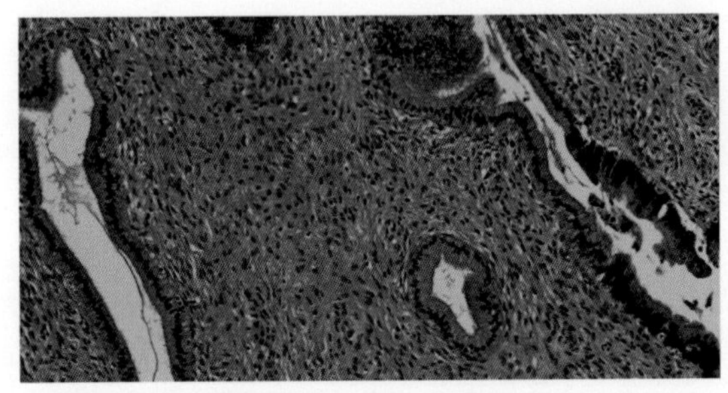

图 112-2　HE, 200×

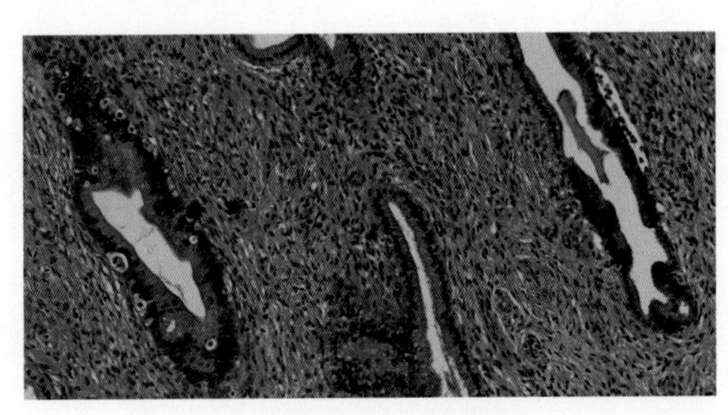

图 112-3　HE, 200×

免疫组化检查结果：ER(－)，PR(－)，ki-67(70%＋)，p16(局部连续强＋)。

病理诊断：宫颈原位腺癌。

诊断依据：宫颈原位腺癌是高危型 HPV 感染作用于腺上皮的结果，是宫颈浸润性腺癌的癌前病变。镜下见宫颈腺体内衬非典型柱状上皮，细胞类似于浸润性腺癌，但无浸润。细胞拉长，雪茄状，细胞拥挤呈假复层排列，胞质明显减少，失去正常黏液分化，核质比大，核深染，染色质粗颗粒状，出现核分裂像。免疫组化：p16 连续弥漫强阳性，ki-67 增殖指数增高，ER 表达减弱或阴性，而 PR 阴性更有特异性。

鉴别诊断：宫颈损伤例如活检后常常出现宫颈腺体纤毛细胞化生，细胞如输卵管上皮，无黏液分泌，核呈杆状，低倍镜下与原位腺癌非常相似，但高倍镜下可见细胞顶部纤毛，免疫组化检查有助于鉴别。宫颈子宫内膜异位症腺上皮无黏液分化，与原位腺癌相似，但是在内膜样腺体周围有子宫内膜间质，常常伴陈旧出血，免疫组化 ER(＋)，PR(＋)，p16(－/斑片状＋)，可以帮助鉴别。

（朱慧庭）

案例 113

绒癌

病史：患者，女性，32 岁。阴道不规则流血一周，血 β-hCG>100 000 mIU/ml，1 年前葡萄胎史。

巨检：(宫腔刮出物)灰褐色碎组织，大小 3 cm×2 cm×0.5 cm。

镜下显示：肿瘤由 3 种恶性滋养细胞构成，分别为胞质透明、核大小不等的中间型滋养细胞，核更小且大小一致的细胞滋养细胞及胞质嗜双色性的合体滋养细胞。3 种细胞形成有黏附性的片状结构并弥漫浸润性生长，异型明显，核分裂像多见。周围组织伴出血及坏死。如图 113-1～图 113-4 所示。

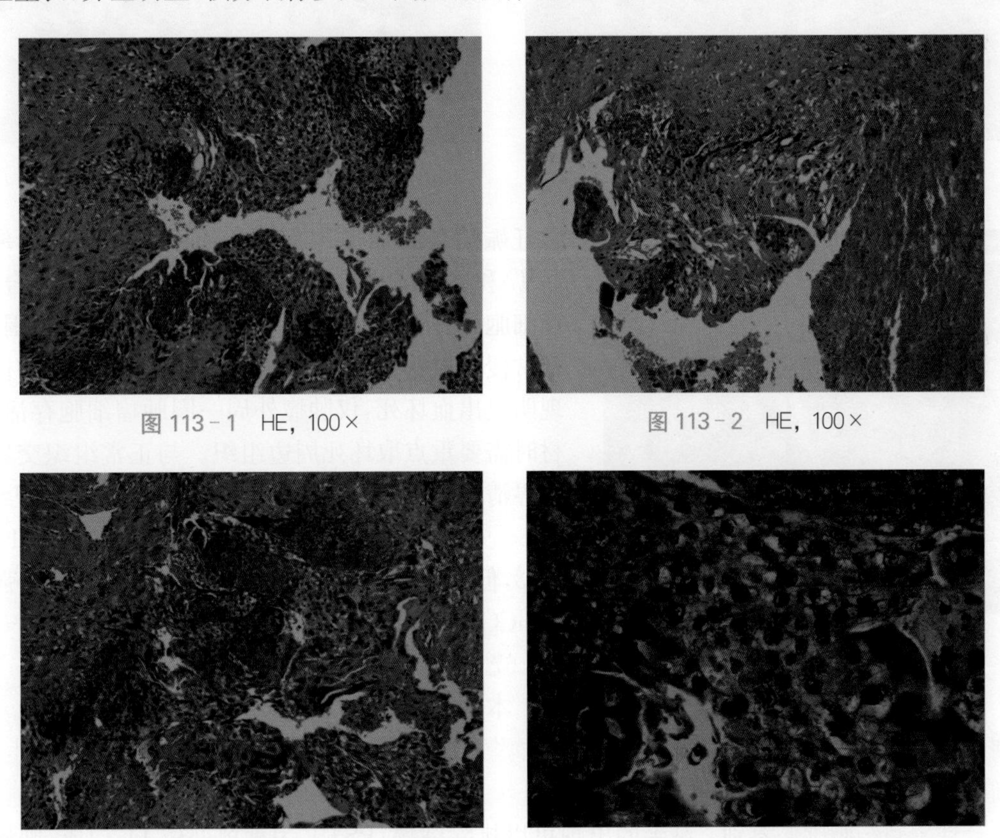

图 113-1 HE，100×

图 113-2 HE，100×

图 113-3 HE，200×

图 113-4 HE，400×

免疫组化检查结果：CKpan(＋)，β-hCG(＋)，hPL(＋)，α-inhibin(＋)，ki-67 指数>90%。

病理诊断：(宫腔刮出物)绒癌。

诊断依据：

绒癌是一种具有双向分化特点的恶性滋养细胞肿瘤，较多发生于葡萄胎后，也可以发生在流产和正

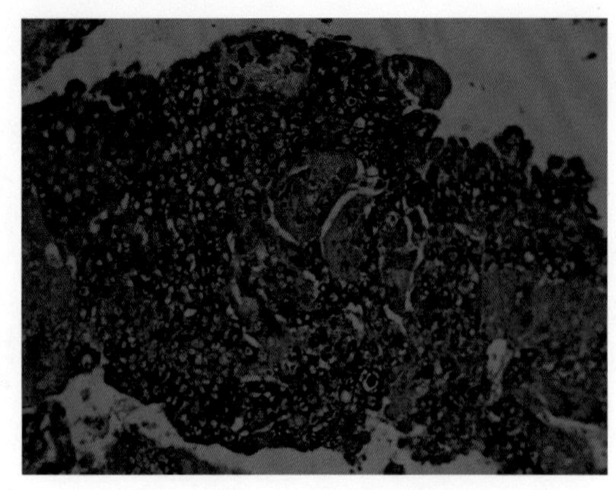

图 113－5 CKpan，100×

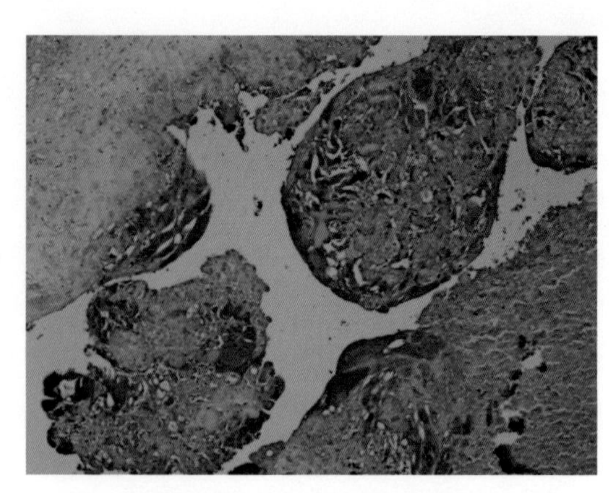

图 113－6 β－hCG，100×

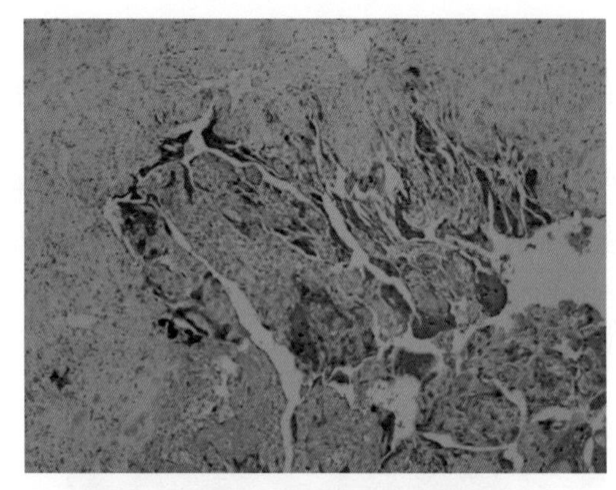

图 113－7 hPL，100×

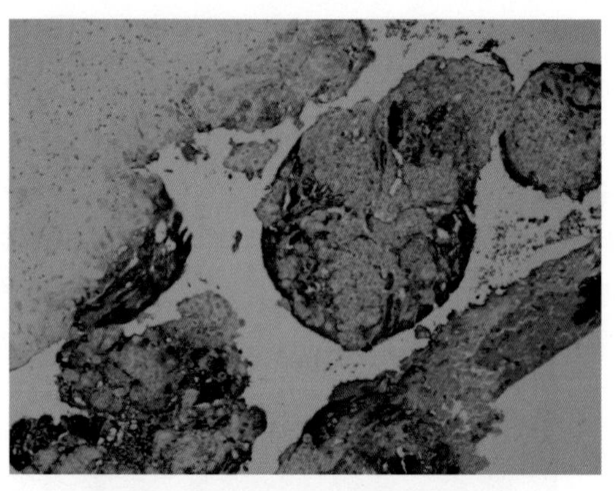

图 113－8 α－inhibin，100×

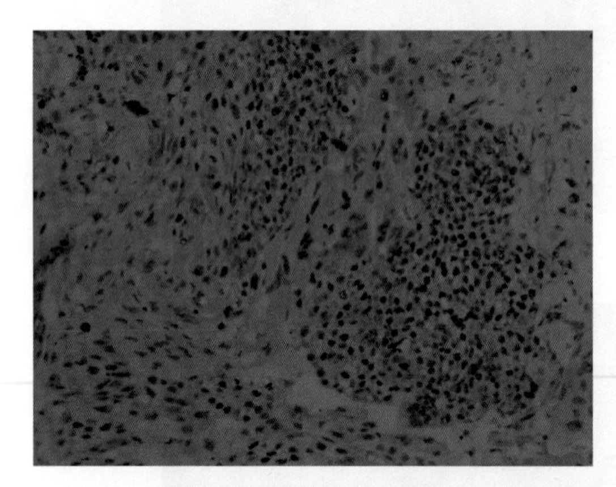

图 113－9 ki－67，100×

常妊娠后。肿瘤由中间滋养细胞(IT)、细胞滋养细胞(CT)和周围环状围绕的合体滋养细胞(ST)混合组成，肿瘤细胞异型性大，核分裂像多见。肿瘤浸润周围组织，并常常侵犯血管，由于肿瘤内缺乏间质和血管，特征性地呈现明显出血坏死，仅肿瘤外周一圈肿瘤细胞存活，因此取材时需要重点取坏死周边组织。与正常组织交界处一般边界清楚，呈膨胀性和推挤性生长。绒癌中不见绒毛。

免疫组化检查结果：肿瘤细胞表达 LCK、AE1/AE3，但 EMA(－)，局部表达 PLAP，ST 弥漫强阳性表达 hCG，IT 及 ST 可不同程度表达 hPL 及 α－inhibin，ki－67 指数＞90%。

本例肿瘤形态及免疫组化都符合上述特点。

鉴别诊断：绒癌常常需要与早期妊娠的正常滋养组织、与水泡状胎块相关的滋养细胞增生、胎盘部位滋养细胞肿瘤(PSTT)、上皮样滋养细胞肿瘤(ETT)、低分化癌、转移性侵袭性胎块、卵巢非妊娠性绒癌或混合性生殖细胞肿瘤鉴别。绒毛的出现可以排除绒癌，PSTT 为种植部位 IT 构成，肿瘤呈分离性浸润但不破坏平滑肌为其特征，弥漫阳性表达 hPL 和 Mel－CAM，散在多核细胞表达 hCG，ki－67 指数为 5%～10%，明显低于绒癌。ETT 为绒毛膜型 IT 构成，具有上皮样细胞特点，弥漫阳性表达 p63，ki－67 指数高于 PSTT 但远低于绒癌。免疫组化对其他肿瘤的鉴别有一定帮助。

(朱慧庭)

案例 114

浆细胞性乳腺炎

病史：患者，女性，37 岁。发现双乳肿块 3 年余肿块。

巨检：乳腺组织 3 cm×2.5 cm×1 cm，灰黄，质软，可见扩张导管，内含黄色分泌物。

镜下显示：乳腺导管扩张，管腔内有脱落的上皮和含脂质的分泌物，导管周围纤维组织增生，出现脂肪坏死及大量浆细胞、嗜酸性细胞和淋巴细胞浸润，另外可见肉芽肿形成及数量不等的组织细胞。如图 114-1～图 114-3 所示。

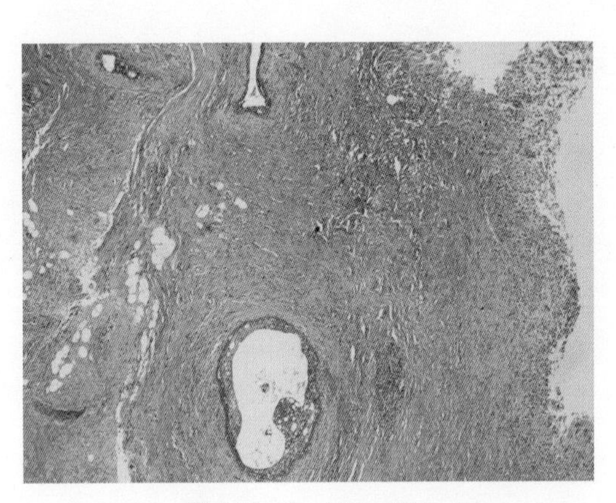

图 114-1　HE，40×

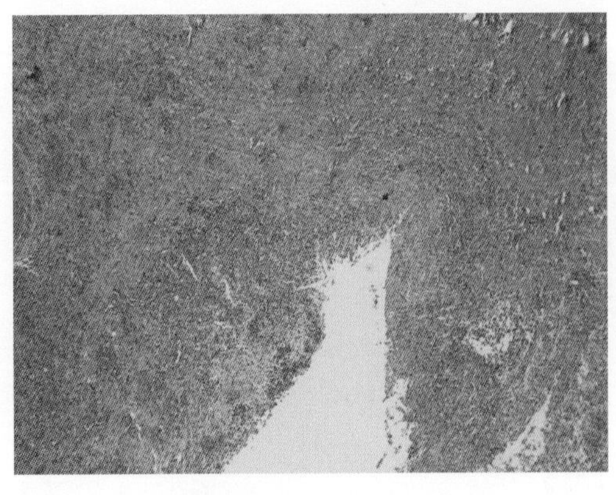

图 114-2　HE，40×

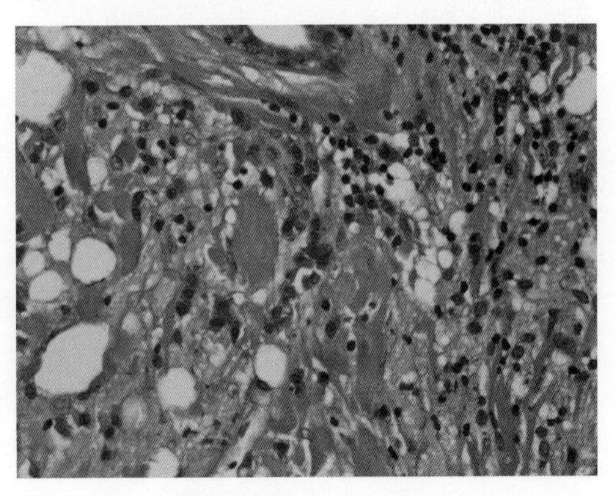

图 114-3　HE，400×

免疫组化检查结果：CK-Pan(上皮+)，vimentin(间质+)，LCA(淋巴细胞+)，CD138(浆细胞+)。

病理诊断：浆细胞性乳腺炎。

诊断依据：浆细胞性乳腺炎好发于中年女性，常发生于停止哺乳后几年，早期可无症状，或仅有乳头溢液，临床分为急性、亚急性和慢性3个阶段，急性期过后，乳房变硬，可触及肿块。大体上可见大的扩张的导管含有浓厚淡黄色分泌物。浆细胞性乳腺炎可见导管扩张、脂肪坏死、肉芽肿形成、组织细胞浸润（黄色瘤样反应），但最为特征的是导管、小叶内及其周围大量淋巴-浆细胞浸润。

鉴别诊断：浆细胞性乳腺炎应该与乳腺其他炎症或伴有炎症的病变鉴别，如炎性乳腺癌、结核性乳腺炎、脂肪坏死、乳汁潴留性囊肿等。炎性乳腺癌有明显异型上皮细胞，核分裂像常见，肿瘤细胞表达CK-Pan。结核性乳腺炎肉芽肿伴有干酪样坏死，抗酸染色可以阳性。脂肪坏死可以形成囊腔，泡沫细胞、淋巴细胞、多核巨细胞浸润，但其病变不是以乳晕下输乳管为中心形成，大量浆细胞浸润不是其特点。乳汁潴留性囊肿多见于哺乳期女性，囊内为乳汁，可见炎症细胞浸润。以上可供鉴别诊断。

（包　芸）

案例 115

硬化性乳腺病

病史：患者，女性，37 岁。发现乳肿块。

巨检：乳腺组织 2.5 cm×2 cm×2 cm，切面呈灰白灰黄色，质实，局部区颗粒状。

镜下显示：低倍镜下，腺体和小管呈小叶中心性增生，排列紧密，伴有间质的增生及纤维化，导致腺体不同程度挤压和扭曲。高倍镜下，腺泡保存腺上皮和肌上皮两层上皮以及基底膜。如图 115－1、图 115－2 所示：

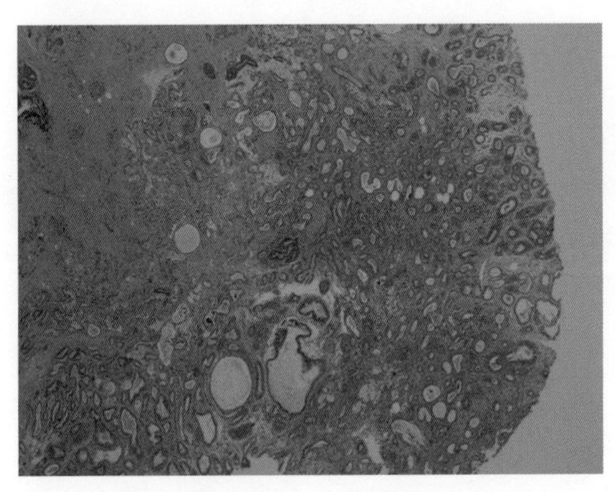

图 115－1 HE，40×

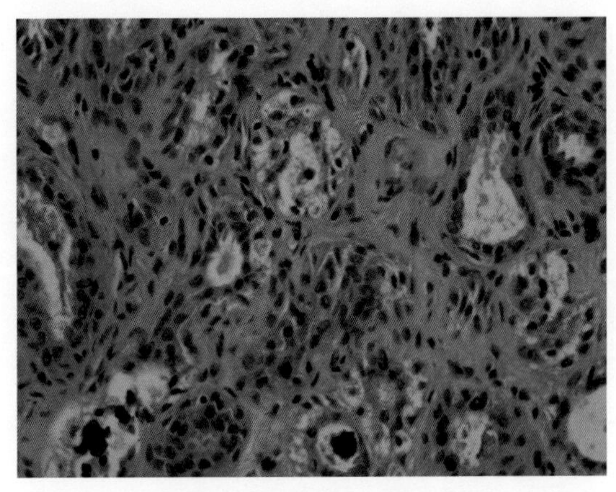

图 115－2 HE，400×

免疫组化检查结果：CK－Pan（上皮＋），CK14（肌上皮＋）（见图 115－3），p63（肌上皮＋）（见图 115－4），CK5/6（肌上皮＋）。

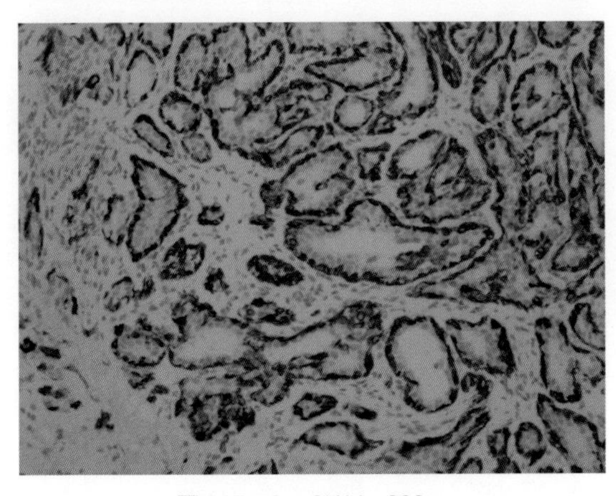

图 115－3 CK14，200×

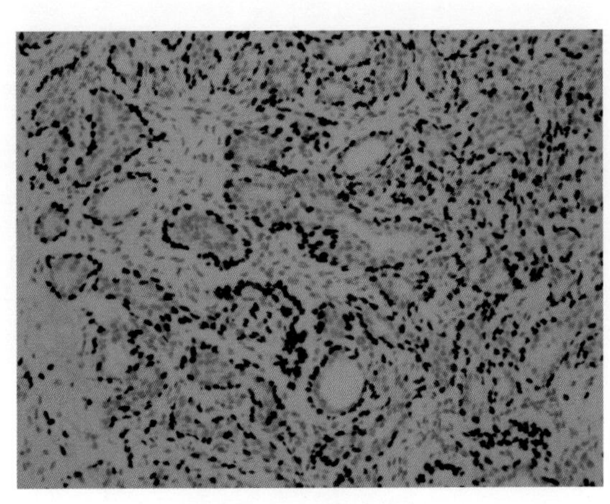

图 115－4 p63，200×

病理诊断：硬化性腺病。

诊断依据：硬化性腺病常见，多见于育龄妇女。其他良性病变切除标本内10%含有硬化性腺病。硬化性腺病经常为多发性病灶，多个小病灶融合，形成肿块，称为腺病瘤或结节性腺病。形态特征是腺泡呈小叶中心性致密增生，仍保留小叶轮廓。尽管周围纤维化常造成腺泡的明显挤压或变纤细，但仍可有双层腺腔排列，两型细胞明显，无核分裂像，无坏死；病灶内可有微钙化、大汗腺化生；偶见神经浸润、血管浸润。腺上皮可发生不典型增生及癌变，包括导管原位癌、小叶原位癌和浸润性癌。

鉴别诊断：硬化性腺病应与乳腺浸润性癌鉴别，包括小管癌、小叶癌等。小管癌腺管随意排列，并有成角和开放的腔；无肌上皮层。经典的小叶癌表现为小的一致的圆细胞以单排或腺泡样浸润；无小叶结构；无肌上皮层。硬化性腺病保留小叶结构，肌上皮存在等特点均有助于鉴别诊断。

（包　芸）

案例 116

导管上皮普通型增生

病史：患者，女性，43 岁。发现乳肿块。

巨检：乳腺组织 4 cm×3.5 cm×2 cm，切面灰白灰黄色，质实，局部区颗粒状。

镜下显示：导管上皮增生，增生细胞位于扩张导管中央，周边见新月形边窗，细胞多形性，增生细胞内见腔隙或不规则开窗，并成流水状排列，导管腔内无坏死。如图 116－1、图 116－2 所示。

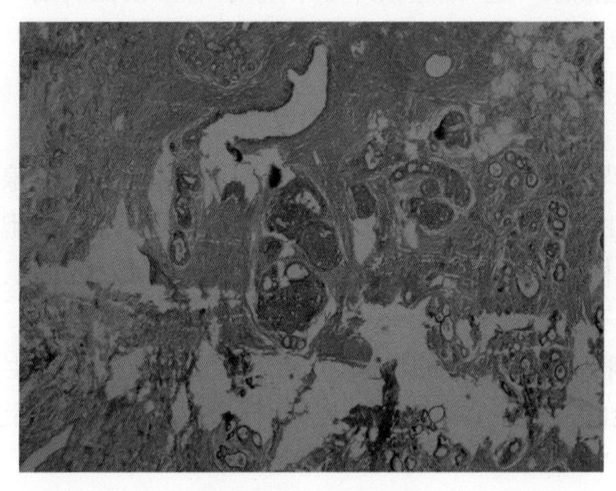

图 116－1 HE，40×

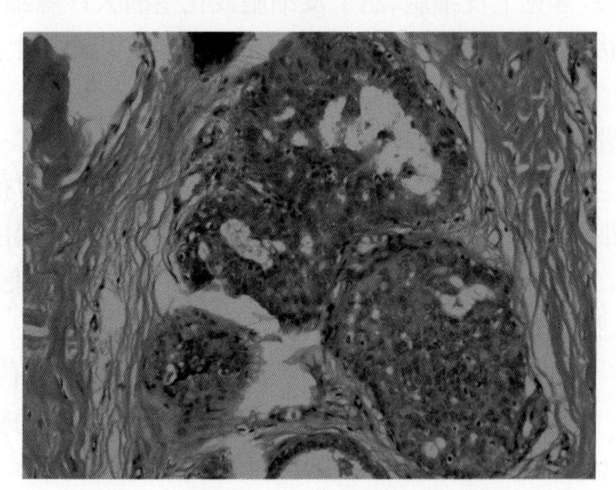

图 116－2 HE，400×

免疫组化检查结果：CK－Pan(上皮＋)，p63(肌上皮＋)(见图 116－3、图 116－4)，CK14(＋)(见图 116－5、图 116－6)，CK5/6(＋)。

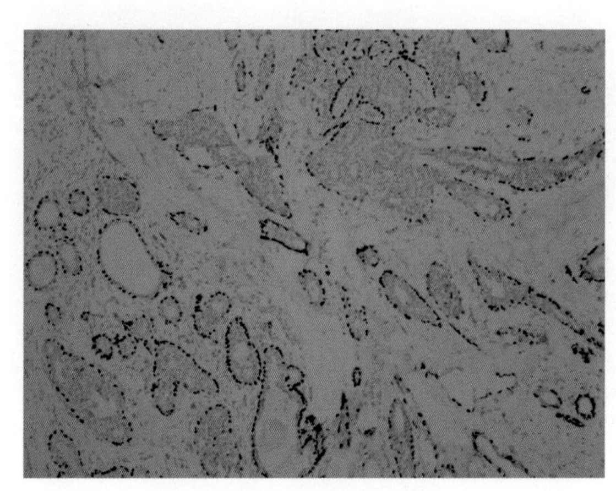

图 116－3 p63，100×

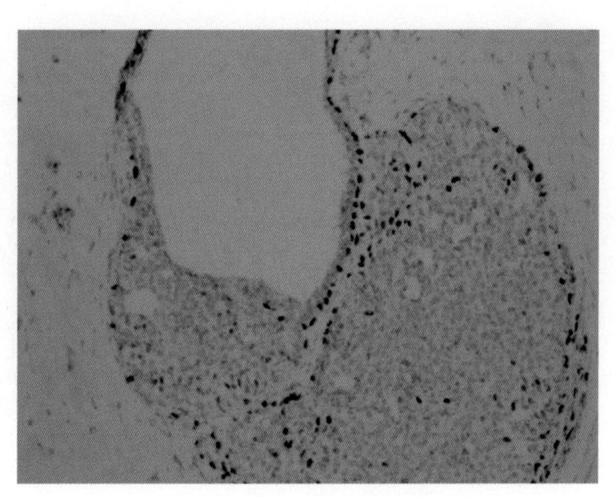

图 116－4 p63，200×

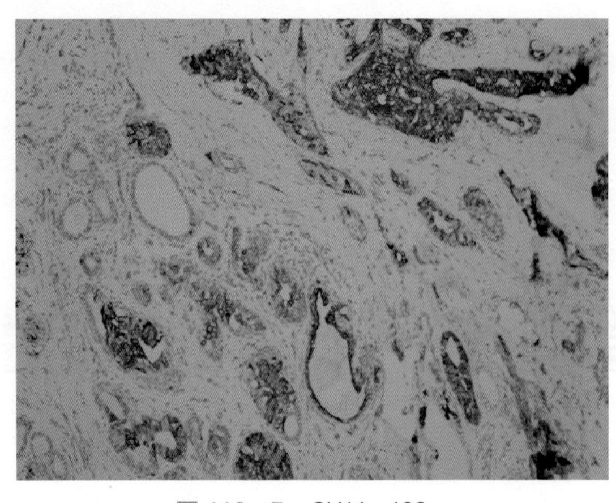

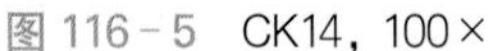

图 116-5 CK14，100×

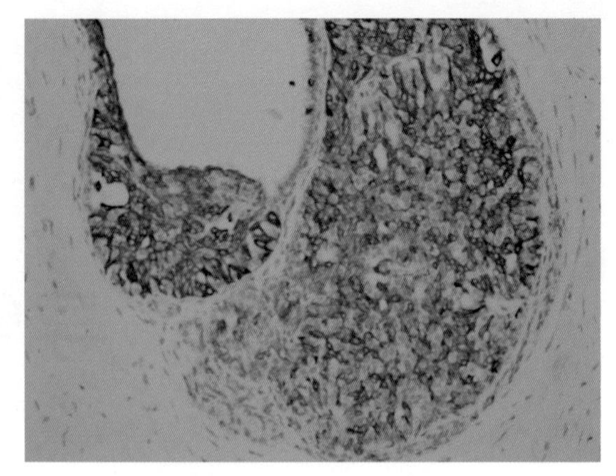

图 116-6 CK14，200×

病理诊断：导管上皮普通型增生。

诊断依据：导管上皮普通型增生由能够向腺上皮和肌上皮分化的乳腺原始上皮细胞构成。增生细胞形态温和，难以明确分类，具有显著黏附性，缺乏细胞极性和异型性，不形成腺腔结构，呈无结构的实性片状分布或伴有窗孔结构，不规则开窗，周边开窗，呈流水样排列。导管上皮普通型增生有多种细胞形态，常见上皮细胞、肌上皮细胞或化生的大汗腺细胞混杂一起，细胞核外形不规则，有小核仁及细小颗粒状染色质，表达细胞角蛋白 CK-Pan 或其他肌上皮型蛋白 CK5/6、CK14 等。

鉴别诊断：导管上皮普通型增生须与低级别导管原位癌、导管上皮不典型增生、导管内乳头状肿瘤、微乳头状导管增生等病变鉴别。

(1) 低级别导管原位癌：均可见增生细胞不具有导管中央生长的特点，增生细胞有极性，具有腺上皮细胞特征 CK-Pan(+)及 CK5/6(−)，细胞黏附性不及普通型增生，松散、均匀分布，大部分细胞单一，一致性圆形细胞，核呈圆形或卵圆形，均质、深染，核仁不明显，细胞质丰富，嗜酸性，形成筛孔状、实性、拱形和(或)微乳头型结构。

(2) 导管上皮不典型增生：具有低级别导管原位癌细胞异型性的特征，但缺乏其组织结构异型性。

(3) 导管内乳头状肿瘤：表现为导管内生长的疣状肿块，构成包括上皮、间质及血管，常伴有上皮增生。

(4) 微乳头状导管增生：是一种少见形式，多见于旺炽型男性乳腺发育，常与普通型导管增生融合，细胞学特征包括轻微不一致、存在黏附性和缺乏极性。对女性而言，广泛的、典型的微乳头状导管增生通常是癌。

（包　芸）

案例 117

导管上皮不典型增生

病史:患者,女性,47 岁。发现乳肿块。

巨检:乳腺组织 2 cm×2 cm×1 cm,切面呈灰白灰黄色,质实,未见明显肿块。

镜下显示:乳腺病,个别导管上皮增生,增生细胞形态单一,分布均匀,细胞核圆形或卵圆形,核仁不明显。如图 117 - 1、图 117 - 2 所示:

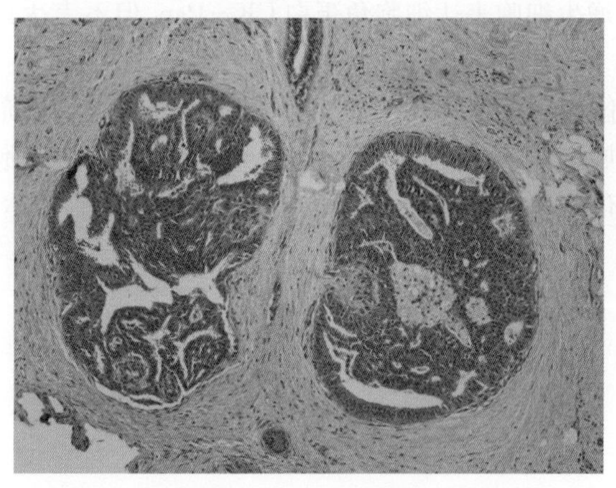

图 117 - 1 HE, 100×

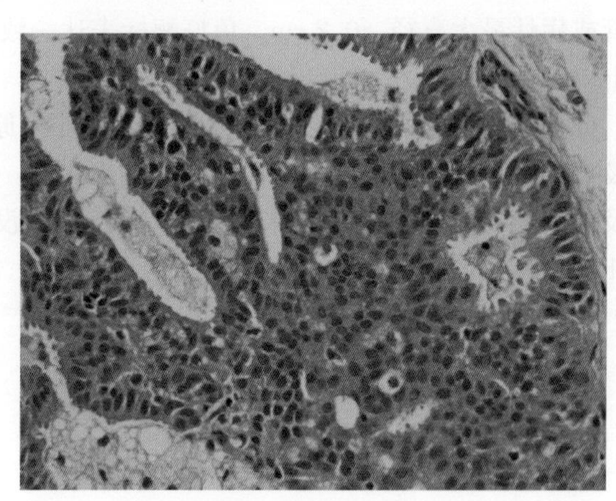

图 117 - 2 HE, 400×

免疫组化检查结果:CK - Pan(增生上皮+),CK5/6(肌上皮+,增生细胞-),p63(肌上皮+),如图 117 - 3～图 117 - 5 所示。

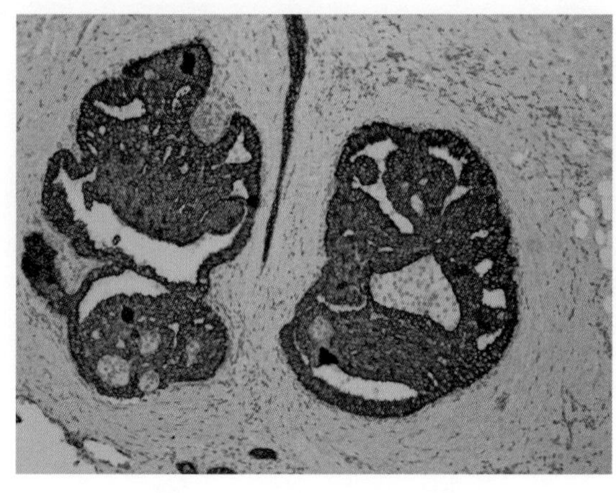

图 117 - 3 CK - Pan, 100×

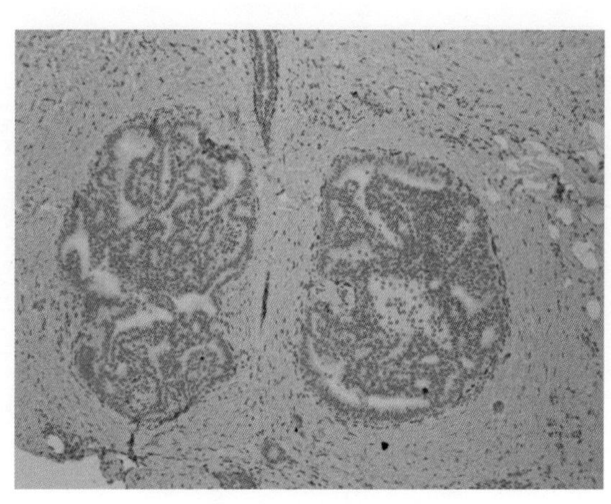

图 117 - 4 CK5/6, 100×

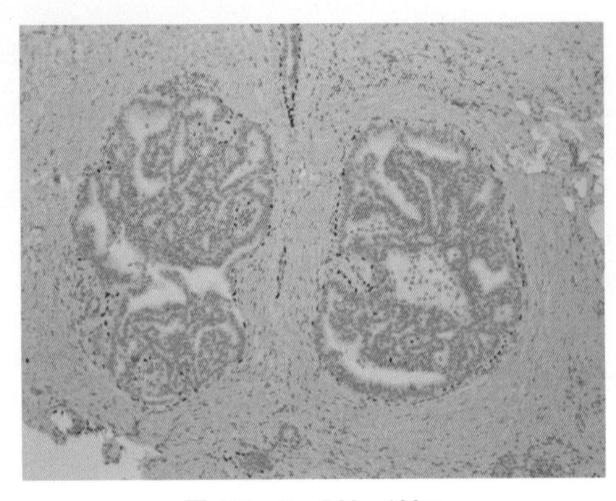

图 117－5　P63，100×

病理诊断：导管上皮不典型增生。

诊断依据：导管上皮不典型增生具有低级别导管原位癌细胞异型性的特征，以及导管上皮普通型增生的生长方式。增生细胞形态单一，分布均匀，细胞核呈圆形或卵圆形。结合对病灶大小的评估作为不典型导管增生的诊断标准之一。一种方法采用累及<2 个导管来鉴别导管上皮不典型增生与低级别导管原位癌；另一种方法评估病灶最大直径为 0.2 cm（≤0.2 cm）。增生细胞表达细胞角蛋白 CK－Pan，但不表达其他肌上皮型蛋白 CK5/6、CK14 等。

鉴别诊断：导管上皮不典型增生须与导管上皮普通型增生、低级别导管原位癌、小叶性肿瘤等病变鉴别。

（1）导管上皮普通型增生：和导管上皮不典型增生生长方式一致，如周边见新月形边窗，增生细胞内见腔隙或不规则开窗等，但细胞多形性、拥挤。免疫酶标表达细胞角蛋白 CK－Pan 或其他肌上皮型蛋白 CK5/6、CK14。

（2）低级别导管原位癌：与导管上皮不典型增生细胞异型性一致，但病变累及范围不同：累及≥2 个导管或病灶最大直径>0.2 cm。免疫酶标表达一致，增生细胞表达细胞角蛋白 CK－Pan，但不表达其他肌上皮型蛋白 CK5/6、CK14。

（3）小叶性肿瘤：包括不典型小叶增生和小叶原位癌，大多发生于生育晚期妇女。肿瘤细胞填充腺泡及导管，使之扩大，因此小叶内间质变得不明显。典型病例中肿瘤细胞形态一致，缺乏明显的细胞极性及黏附性；排列疏松、呈无结构的片状。一般没有钙化或明显坏死。小叶性肿瘤细胞不表达 E-cadherin 或者 CK5/6。

（包　芸）

案例 118

浸润性小叶癌

病史：患者，女性，60 岁。发现乳肿块。

巨检：乳腺组织 3.5 cm×3 cm×2 cm，切面灰白灰黄色，内见肿块 1.5 cm×1.2 cm，界不清。

镜下显示：纤维间质内见单排串珠样、条索样排列的肿瘤细胞，部分条索围绕正常导管向心性分布，肿瘤细胞小，较一致，核圆形或卵圆形，有切迹，偶见核分裂像，部分区域见原位癌结构。如图 118－1、图 118－2 所示。

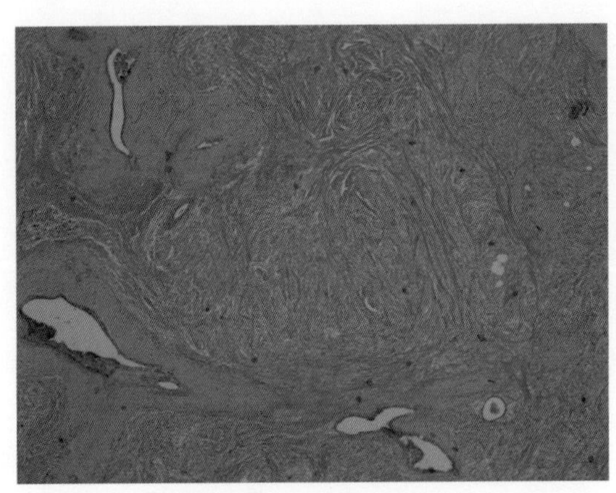

图 118－1　HE，40×

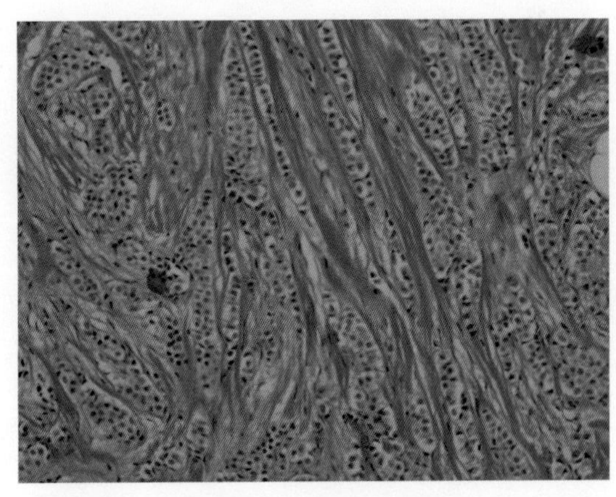

图 118－2　HE，200×

免疫组化检查结果：CK－Pan(＋)，P63(－)，E－cadherin(－)(见图 118－3)，HCK(＋)(见图 118－4)。

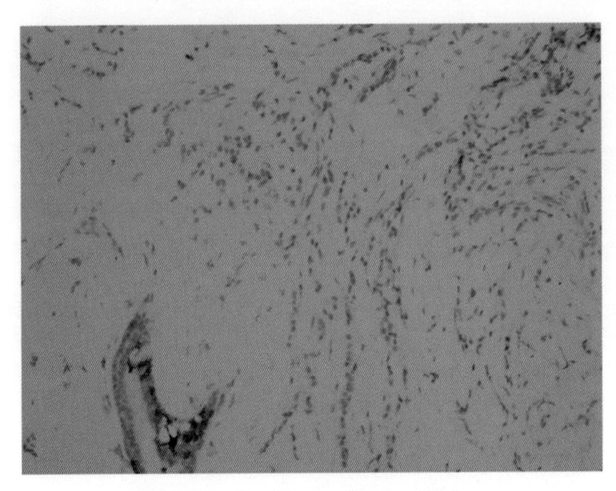

图 118－3　E－cadherin，200×

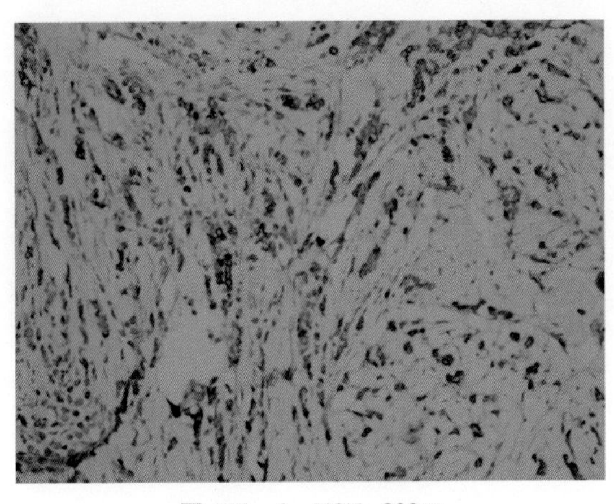

图 118－4　HCK，200×

病理诊断:浸润性小叶癌。

诊断依据:浸润性小叶癌占乳腺浸润性癌的5%～15%,大部分肿块明显,边界不清,多发性及双侧性发生率高达20%。经典形态是以缺乏黏附性的小细胞增生为特征。小细胞呈单个散在分布于纤维结缔组织中,或呈单排条索状排列,浸润间质。病变中心有一个正常导管,肿瘤细胞环绕该中心排列(靶状或牛眼样)。瘤细胞小、一致,核圆形或卵圆形,核仁不明显。经典型浸润性小叶癌90%以上伴有小叶原位癌。除经典型外,其他常见的生长方式,包括实性、腺管小叶样、腺泡状及多形性。肿瘤细胞可以异型明显,有细胞内黏液,形成印戒样细胞等。浸润性小叶癌免疫酶标E-cadherin(－),HCK(＋),P120细胞浆(＋);经典型70%～95% ER阳性、60%～70% PR阳性,但在多形性型中表达百分比则较低;印戒样细胞中黏液卡红和AB-PAS阳性;均有助于浸润性小叶癌的诊断。

鉴别诊断:浸润性小叶癌须与硬化性腺病、浸润性导管癌等鉴别。硬化性腺病导管增生仍保留小叶样结构,不浸润周围脂肪组织,肌上皮细胞存在。浸润型导管癌发病年龄、病因等与浸润性小叶癌相似。肿瘤细胞常形成明显的腺管结构。大部分病例细胞大、多形性明显;核仁清晰,核分裂像多。

(包　芸)

案例 119

浸润性导管癌

病史：患者，女性，58 岁。发现乳肿块。

巨检：乳腺组织 5 cm×4.5 cm×3 cm，切面呈灰白灰黄色，内见灰白肿块 2.8 cm×2 cm，边界不清，蟹足样。

镜下显示：肿瘤细胞呈巢状分布，部分可见条索状排列，细胞异型明显，核仁可见，核分裂像易见，并见原位癌结构。如图 119-1、图 119-2 所示。

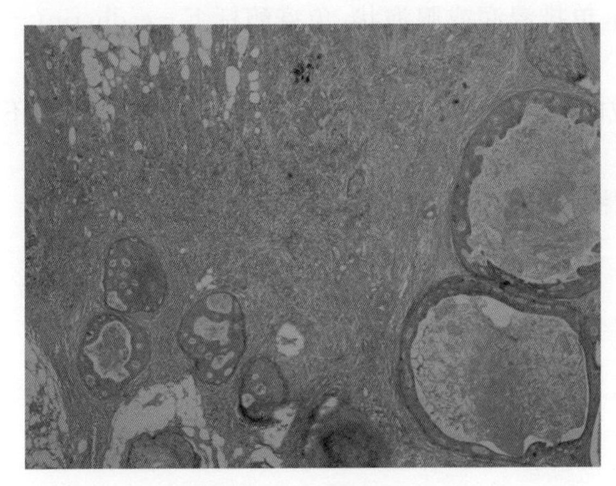

图 119-1　HE，40×

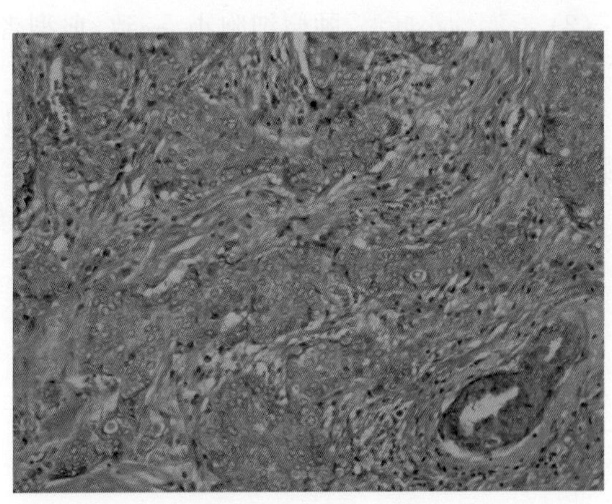

图 119-2　HE，100×

免疫组化检查结果：CK-Pan(+)，p63(-)(见图 119-3)，CK5/6(-)(见图 119-4)，E-cadherin(+)(见图 119-5)。

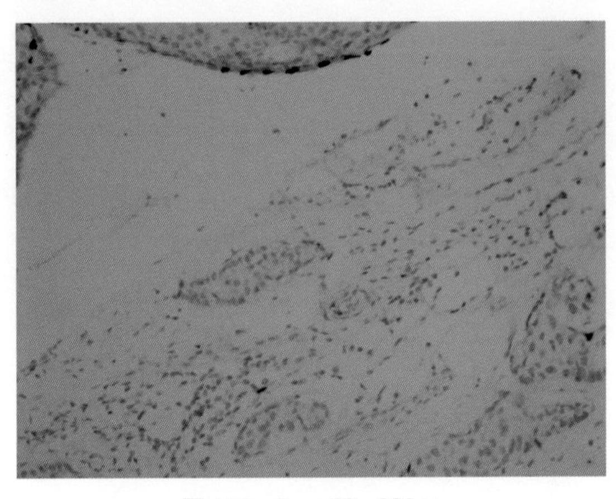

图 119-3　p63，200×

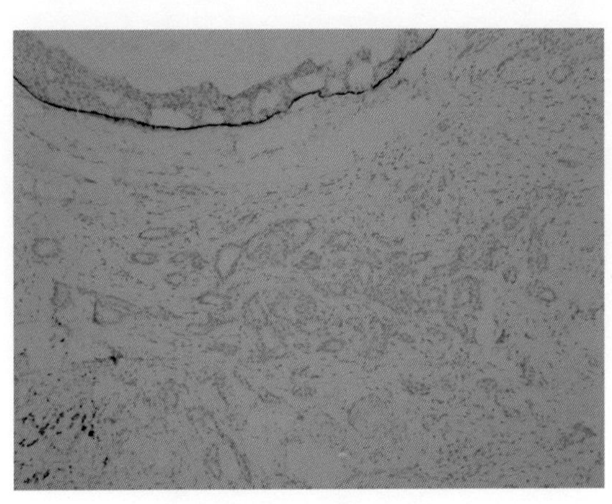

图 119-4　CK5/6，100×

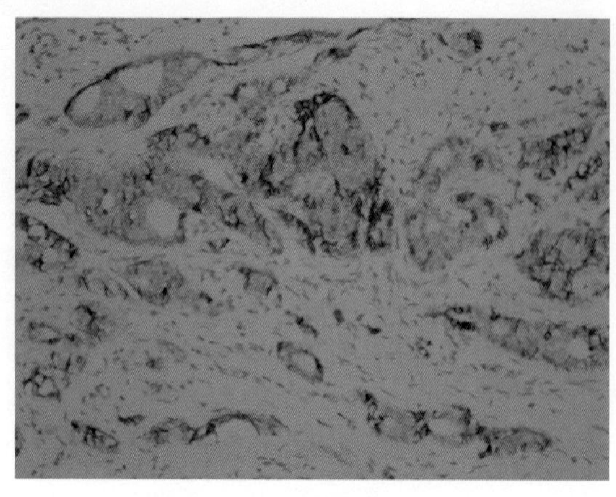

图 119-5 E-cadherin, 200×

病理诊断:浸润性导管癌。

诊断依据:浸润性导管癌是乳腺癌中最常见类型,多见于40～60岁,皮肤有溃破、橘皮样变、乳头回缩等改变。可触及包块,肿块切面灰白色呈放射状、浸润性,可见坏死。浸润性导管癌通过对腺管或腺体形成、核多形性和核分裂计数的评估进行组织学分级,分为3级。不同病例间,组织学形态存在显著不同,肿瘤细胞呈条索状、实性团块状、小梁状、腺管样,浸润性生长,也可见单个细胞或单行排列的肿瘤细胞。细胞胞质丰富、嗜酸性、核规则一致或为具有多个明显核仁的多形性核,核分裂缺乏或显著。80%的病例伴有原位导管癌。15%～20%的病例中见明显的淋巴-浆细胞浸润。免疫酶标CK-Pan(+),P63(-),CK5/6(-),E-cadherin(+),P120细胞膜(+),ER、PR在Ⅰ、Ⅱ级中多为阳性,而在Ⅲ级肿瘤多为阴性,且C-erbB-2多过表达,ki-67高百分率表达。

鉴别诊断:浸润性导管癌须与浸润性小管癌、浸润性小叶癌、放射状瘢痕和硬化性腺病等鉴别。

(1) 小管癌:与高分化浸润性导管癌的鉴别常有困难,小管癌的腺管由小的、形成完全的、成角的腺管组成。腺管是开放的,并有轻度多形性。

(2) 浸润性小叶癌:肿瘤细胞小、一致,典型者呈单排浸润或腺泡状,免疫酶标E-cadherin(-),HCK(+),p120细胞浆(+)有助于鉴别。

(3) 放射状瘢痕:见纤维化及弹力纤维增生组成的星状中心区,其内导管呈平行放射状排列;不侵犯邻近的脂肪组织;增生导管具有肌上皮细胞。

(4) 硬化性腺病:良性导管增生仍保留小叶样结构,不浸润周围脂肪组织,肌上皮细胞存在。

(包 芸)

案例 120

乳腺髓样癌

病史：患者，女性，53 岁。发现乳肿块。

巨检：乳腺组织 3 cm×2.8 cm×2 cm，内见灰红肿块直径 1.2 cm，界尚清，质软。

镜下显示：肿瘤细胞弥漫分布，边缘膨胀性生长，未见腺管样结构。肿瘤细胞大、多形性，呈“合体”样生长；核大，核仁明显，核分裂像易见。肿瘤周边多量淋巴细胞、浆细胞浸润。如图 120－1～图 120－2 所示。

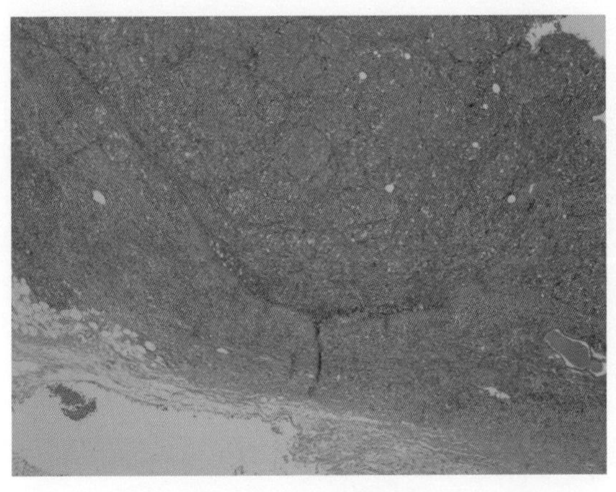

图 120－1　HE，40×

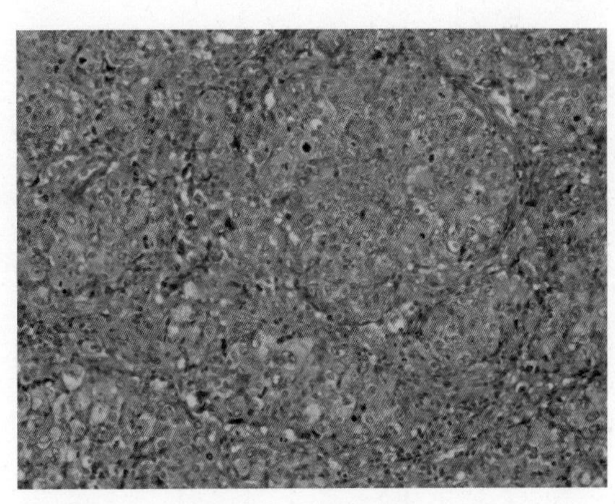

图 120－2　HE，200×

免疫组化检查结果：CK－Pan(＋)(见图 120－3)，p63(－)(见图 120－4)，CK5/6(－)，ER(－)(见图 120－5)，PR(－)，E－cadherin(＋)。

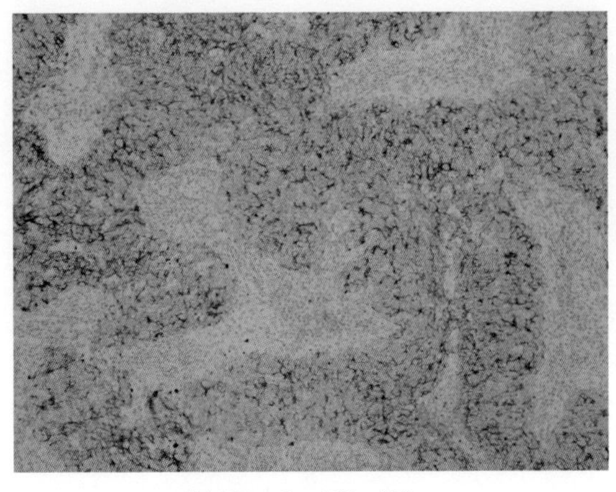

图 120－3　CK，100×

图 120－4　p63，100×

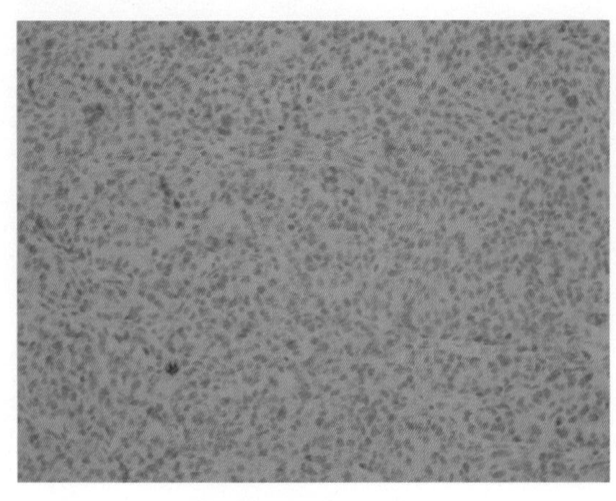

图 120-5 ER，100×

病理诊断：髓样癌。

诊断依据：髓样癌占全部乳腺癌的 3%～5%，影像学检查见境界清楚的肿块，极似纤维腺瘤。大体肿瘤为质软结节(2～3 cm)，灰褐色，界限清楚。细胞多形性，核分裂像多见，75%以上合体细胞样片状分布；境界清楚，边缘呈推挤状；肿瘤中心坏死常见；不见腺样及导管样结构；肿瘤细胞周围大量淋巴-浆细胞浸润。免疫酶标 CK-Pan(+)，p63(-)，CK5/6(-)，E-cadherin(+)，缺乏 ER、PR 表达。

鉴别诊断：髓样癌须与浸润性导管癌、淋巴上皮样癌等鉴别。

(1) 实性为主的浸润性导管癌：不形成明显的合体样细胞，边缘浸润性，很少有大量淋巴细胞浸润。

(2) 淋巴上皮样癌：在形态上与髓样癌较难鉴别，但在髓样癌中还未发现有 EB 病毒参与的迹象，免疫酶标也有助于鉴别。

(包　芸)

案例 121

小管癌

病史:患者,女性,77 岁。发现乳肿块。

巨检:乳腺组织 2.5 cm×2.2 cm×2 cm,内见灰白肿块,直径 1 cm,界不清,质硬。

镜下显示:丰富的反应性纤维母细胞性间质中随意分布的圆形或成角的小管,具有开放性空腔,小管为单层上皮细胞,细胞缺乏明显的非典型性。如图 121-1、图 121-2 所示:

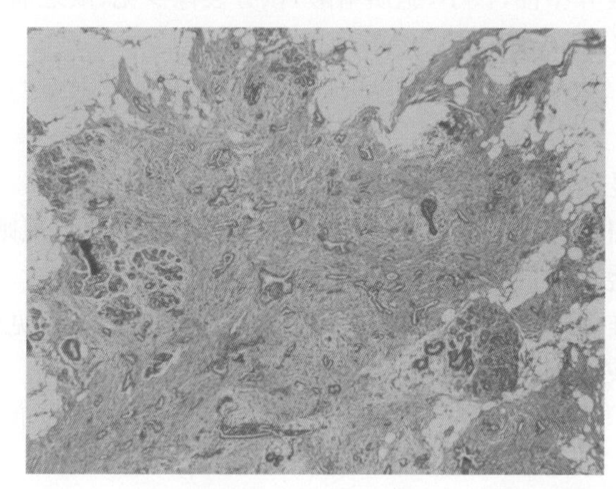

图 121-1　HE, 40×

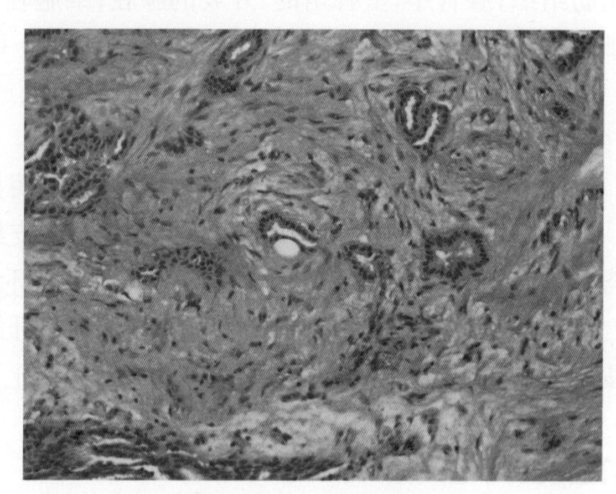

图 121-2　HE, 200×

免疫组化检查结果:CK-Pan(+)(见图 121-3),p63(-)(见图 121-4),CK5/6(-),ER(+)(见图 121-5),PR(+),E-cadherin(+)。

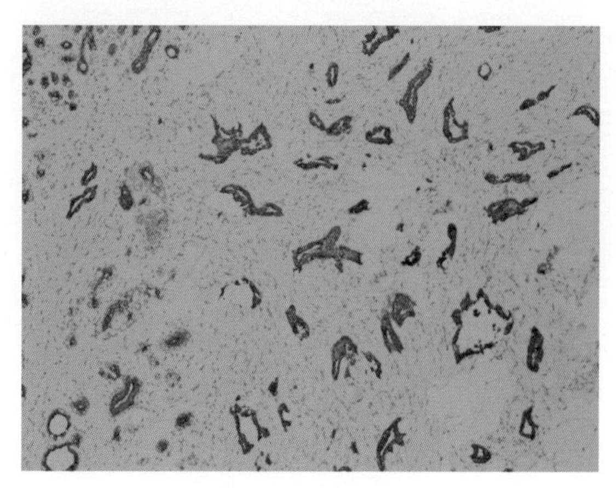

图 121-3　CK, 100×

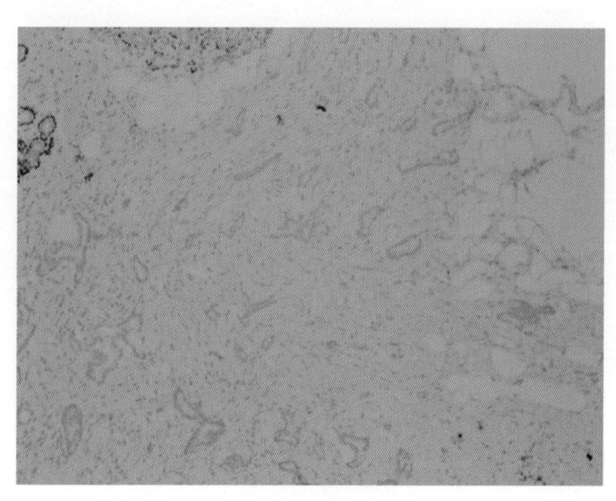

图 121-4　p63, 100×

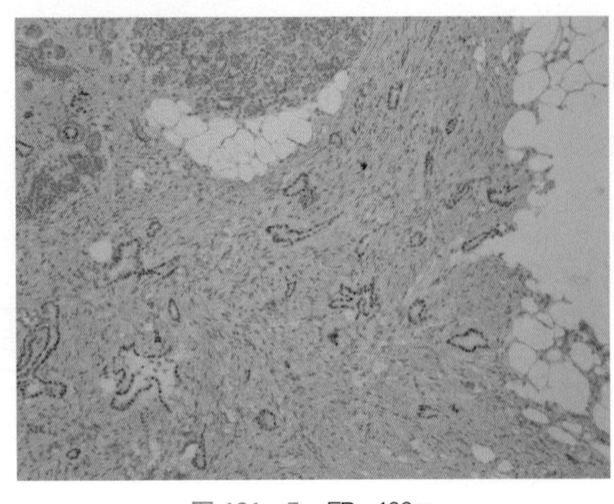

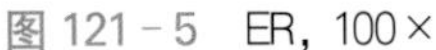

图 121-5 ER，100×

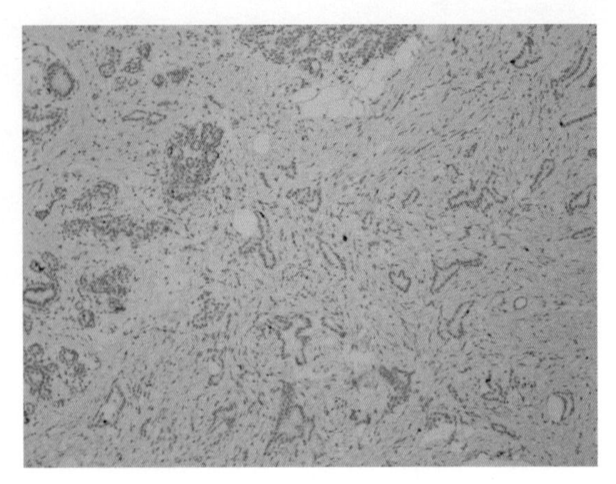

图 121-6 ki-67，100×

病理诊断：小管癌。

诊断依据：单纯的小管癌大约占全部乳腺癌的 5%，鉴于临床实际，小管结构达 90%作为诊断标准为妥。小管癌常伴发某些上皮增生性病变，包括低级别导管原位癌、小叶性肿瘤和平坦型上皮非典型增生。此外，也可伴发放射状瘢痕。镜下纤维胶原间质中不规则排列小管结构，呈浸润性生长，常侵犯邻近脂肪组织；腺管小，呈有角的、开放的腺腔；细胞轻度异型性，核小，胞质嗜酸，核分裂像少见；缺乏肌上皮细胞。免疫酶标 CK-Pan(+)，p63(－)，CK5/6(－)，ER(+)。

鉴别诊断：小管癌须与硬化性腺病、微腺腺病、放射状瘢痕、混合型(腺管型小叶癌及腺管形成的浸润性导管癌)等鉴别。

(1) 硬化性腺病：保留一定的小叶结构，腺体明显受挤压和扭曲，小腺管保留肌上皮细胞。

(2) 微腺腺病：因腺管不规则排列，缺乏肌上皮细胞易与小管癌混淆，但微腺腺病小管更圆且规则，常含有 PAS 阳性的嗜酸性分泌物，还可见基底膜环绕小管，免疫酶标 EMA 和 ER 通常阴性。

(3) 放射状瘢痕：具有特征性结构，病变中心纤维化和弹性变性，含有少量小而扭曲的腺管，可见肌上皮细胞，病灶周围腺管不同程度扩张，伴有导管上皮细胞增生。

(4) 混合型(腺管型小叶癌及腺管形成的浸润性导管癌)肿瘤：不是完全由典型的小管组成，浸润性导管癌或小叶癌成分大于 5%。

(包　芸)

案例 122

黏液癌

病史：患者，女性，老年 65 岁。发现乳肿块。

巨检：乳腺组织 3 cm×2.8 cm×2 cm，内见直径 1.5 cm 肿块，胶冻样，界尚清，质软。

镜下显示：黏液湖中见小而嗜酸性的肿瘤细胞片状分布，缺乏明显的异型性。如图 122-1、图 122-2 所示。

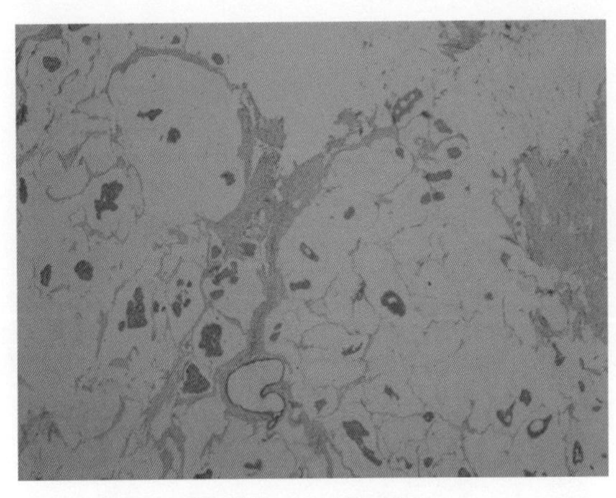

图 122-1 HE, 40×

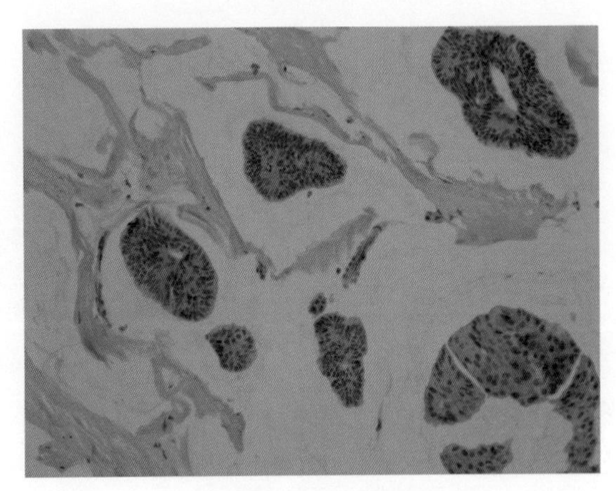

图 122-2 HE, 200×

免疫组化检查结果：CK-Pan(+)(见图 122-3)，p63(−)(见图 122-4)，CK5/6(−)，ER(+)，PR(+)，E-cadherin(+)。

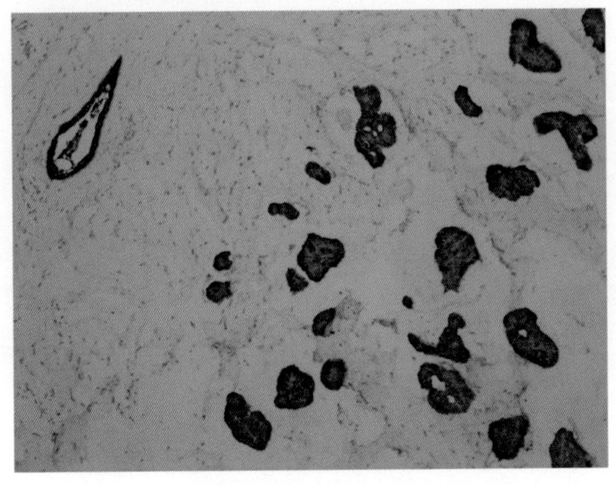

图 122-3 CK, 100×

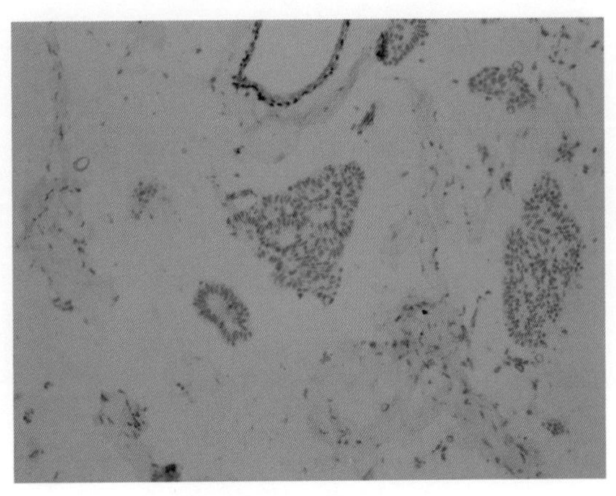

图 122-4 p63, 200×

病理诊断：黏液癌。

诊断依据：单纯的黏液癌大约占全部乳腺癌的2%，多发生于老年女性。影像学见界限清楚的肿瘤。大体肿块胶冻样，推挤边缘，质软，平均2.8 cm。镜下肿瘤细胞呈簇状漂浮在黏液湖内；细胞形态较一致，异型性不明显，核分裂像不常见；肿瘤细胞呈腺泡状、筛状、乳头状或弥漫片状，很少见腺腔形成；细胞巢内无肌上皮细胞；黏液癌可分为单纯型和混合型两种，单纯型全部由黏液癌组成，当肿瘤包含其他明显成分时为混合型黏液癌（各种成分所占比例应注明），最常见的成分为普通型浸润性导管癌。免疫酶标CK-Pan(+)，p63(−)，CK5/6(−)，ER、PR通常阳性，表达不一。

鉴别诊断：黏液癌须与黏液性纤维腺瘤、黏液囊肿样病变、转移性黏液癌（卵巢、胰腺等）等鉴别。

（1）黏液性纤维腺瘤：具有受压的空腔，内衬上皮和肌上皮，黏液样的间质中有肥大细胞浸润。

（2）黏液囊肿样病变：多见于年轻女性，在黏液湖中漂浮的细胞呈条状，存在肌上皮细胞；在邻近黏液囊肿的黏液间质中可见不同程度扩张的导管。

（3）转移性卵巢或胰腺的黏液癌：罕见，恶性上皮细胞CK20阳性，而乳腺黏液癌CK20阴性。

（包　芸）

案例 123

恶性叶状肿瘤

病史：患者，女性，45 岁。发现乳肿块。

巨检：肿块大小 6 cm×4 cm×4 cm，膨胀性生长，界尚清，灰白质实，部分裂隙样，部分区有坏死。

镜下显示：间质高度增生，向周围脂肪组织浸润性生长，细胞异型明显，核分裂像易见，大于 10 个/HP，其内见少量腺体成分，腺上皮与肌上皮完好。如图 123-1～图 123-3 所示。

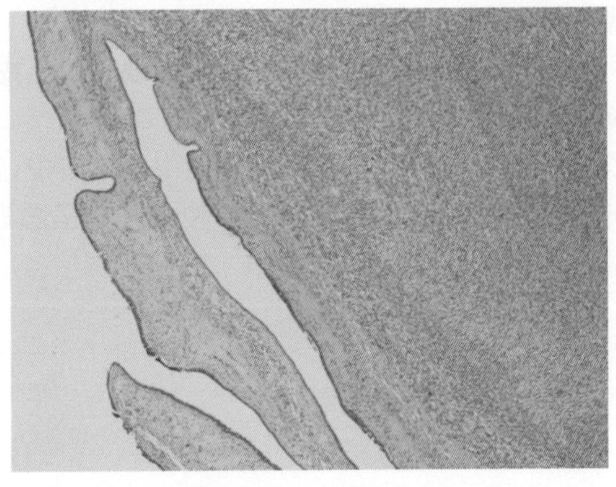

图 123-1　HE，40×

图 123-2　HE，40×

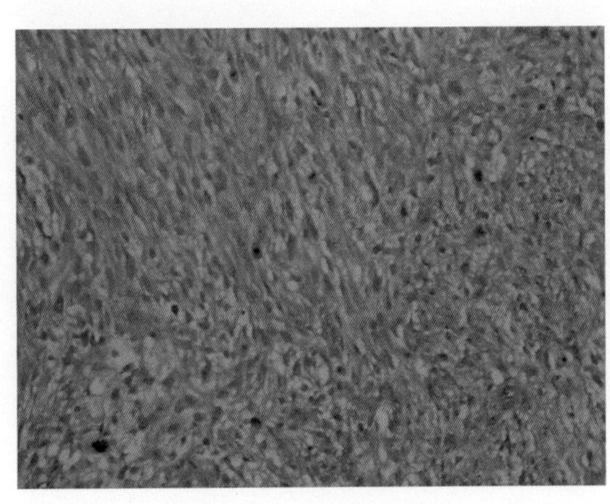

图 123-3　HE，200×

免疫组化检查结果：CK-Pan(－)(见图 123-4)，VIM(＋)(见图 123-5)，CD34(部分＋)，p63(－)，CK5/6(－)。

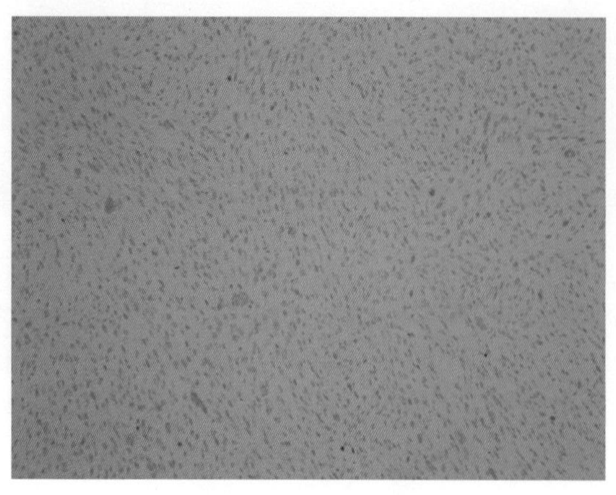

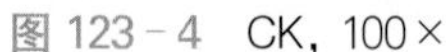
图 123-4 CK，100×

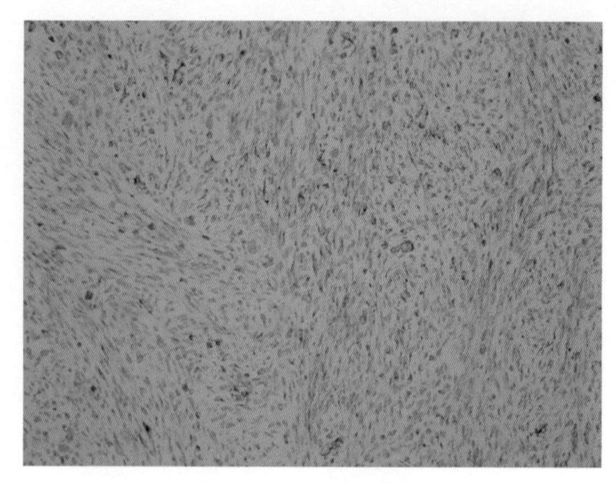

图 123-5 VIM，100×

病理诊断：恶性叶状肿瘤。

诊断依据：叶状肿瘤好发于中年女性，大体边界尚清，平均 5 cm，分叶状，肿瘤由上皮和间质组成，间质细胞丰富。恶性叶状肿瘤呈浸润性而非推挤性边缘，细胞中到重度核异型性，伴有大量核分裂像（>10 个/HP），以及存在肉瘤样间质过度生长（定义为至少一个低倍镜视野无上皮成分），可见异源性成分，并有坏死。免疫酶标 CK-Pan（－），VIM（＋），CD34（部分＋）。

鉴别诊断：恶性叶状肿瘤须与化生性癌、肉瘤等鉴别。

（1）纤维瘤病样化生性癌：组织形态学上与纤维瘤病相似，缺乏肌上皮细胞，免疫酶标表达上皮性和肌上皮标记，如 CK、p63 或 CK5/6。

（2）纯粹性的肉瘤：与恶性叶状肿瘤易混淆，在这些病变中的诊断中，发现残存的上皮结构诊断叶状肿瘤。癌肉瘤或肉瘤样癌在乳腺中少见，上皮和间叶两种成分均呈恶性形态，非常明显，而且相互分离。

（包　芸）

案例 124

Castleman 病

病例 1

病史：患者，女性，53 岁，发现腋下肿块 1 年余，逐渐增大。

巨检：灰褐色肿块 5 cm×4 cm×3 cm，有包膜，切面淡黄褐色，质地软。

镜下显示：淋巴结结构尚存在，滤泡结构有增生，亦有退化，滤泡间区大量成片浆细胞浸润；血管增生明显。如图 124-1～图 124-3 所示。

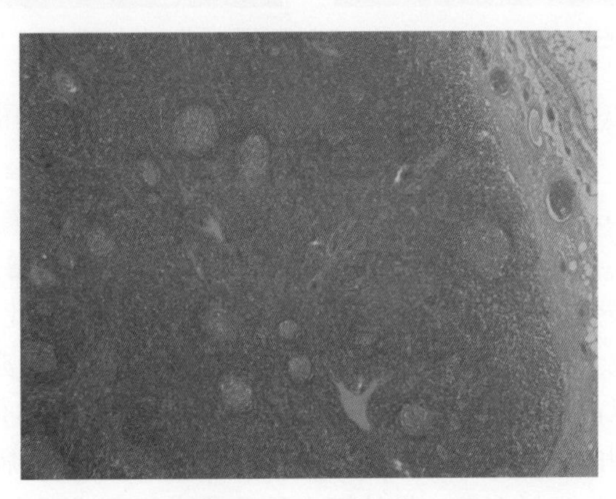

图 124-1　HE，40×

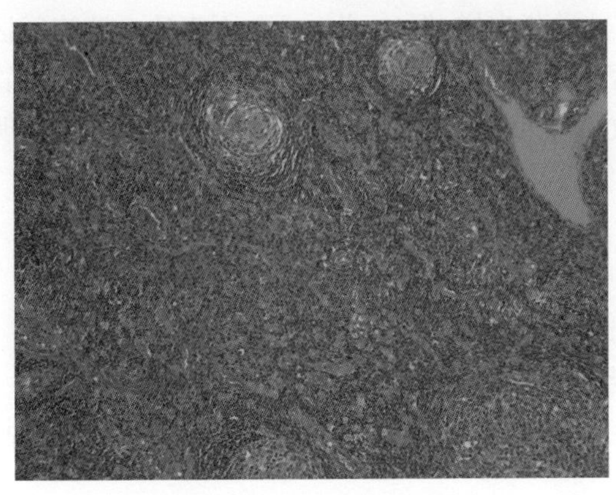

图 124-2　HE，100×

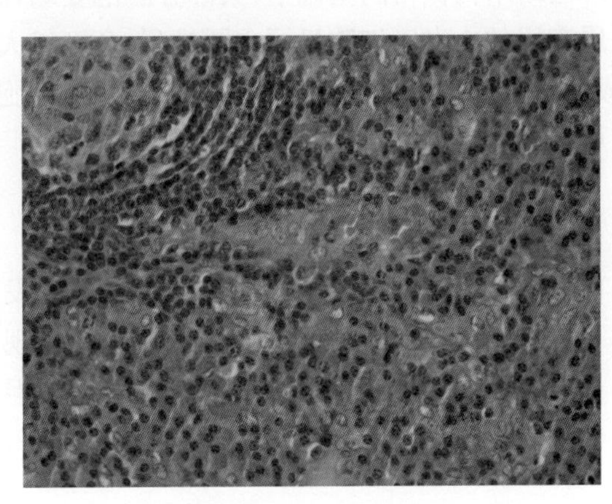

图 124-3　HE，400×

免疫组化检查结果：bcl2(滤泡－)，cyclin－D1(－)，κ及λ示多克隆(＋)

病理诊断：castleman病，浆细胞型。

病例2

病史：患者，男性，33岁，近来出现胸闷1月，CT检查发现纵隔内气管隆突下占位。

巨检：肿块大小8 cm×5 cm×4 cm，切面黄白色，结节状，有包膜。

镜下显示：淋巴结结构保留，玻璃样变性小血管穿入萎缩的生发中心，呈“棒棒糖”样改变。如图124－4、图124－5所示。

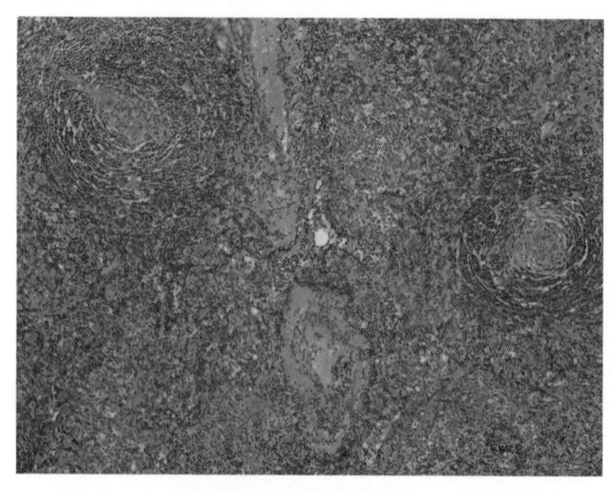

图124－4 HE，100×

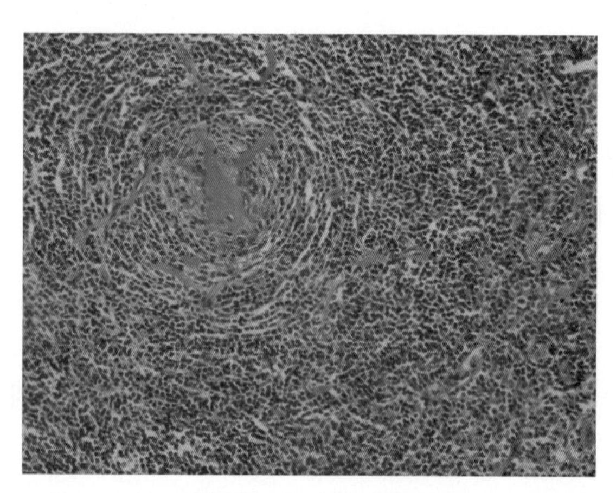

图124－5 HE，200×

免疫组化检查结果：bcl2(滤泡－)，cyclin－D1(－)，CD20及CD3均散在(＋)，CD21滤泡内增生(＋)。

病理诊断：Castleman病，透明血管型。

诊断依据：Castleman病，又称血管滤泡性淋巴结增生、巨大淋巴结增生症、血管瘤性淋巴错构瘤。起初，认为它是一个孤立性病变，现在逐渐意识到其可以多中心性发生，此时往往伴有系统性疾病。从儿童至老年人均可发病，以成人多见，无性别差异，好发于纵隔，其他部位亦可发生，包括淋巴结外。孤立性病变无特异性症状，常以占位效应而发现。肿块大小1～16 cm不等，但普遍巨大，境界清楚。此处提供的两例病变，均呈现典型的临床特点。根据组织学形态，Castleman病可分为透明血管型，最常见(占80%～90%)，浆细胞型(占10%左右)，另外极少见的是中间型或混合型。病例2为典型透明血管型，在淋巴结结构保留的基础上，大部分滤泡萎缩，滤泡内血管增生，明显玻璃样/透明变性，贯穿生发中心，外周套层的小淋巴细胞呈同心圆排列，套区扩大，呈洋葱皮样，但cyclin－D1不表达。滤泡间区多种细胞成分混杂，小血管明显增生。病例1为浆细胞型，滤泡可萎缩，抑或是增生，玻璃样变性血管不明显，但可见少量嗜酸性物质沉积，周围“洋葱皮样”改变不明显，滤泡间区大量浆细胞浸润，呈现多克隆性。

鉴别诊断：

(1) 反应性滤泡增生：淋巴结往往偏小，且生发中心扩大，无玻变血管，血管增生不明显。

(2) 滤泡型淋巴瘤：生发中心均质化，无星空现象，且bcl2阳性。

(3) 套细胞淋巴瘤：套区扩大，葱皮样不明显但侵犯生发中心，cyclin－D1及CD5阳性。

(4) 浆细胞瘤：淋巴结结构破坏(多发生于结)，核分裂像较多见，且呈单克隆性(κ、λ限制性表达)。

(唐　峰，杜尊国)

案例 125

郎格汉斯组织细胞增生症

病史：患者，女性，31 岁，发现头皮下隆起性病变 1 年余，伴疼痛，CT 检查示颅骨占位，侵犯骨外。

巨检：灰红灰褐色组织一堆，大小 3 cm×2 cm×2 cm，切面均质状，质软，周围粘连部分骨渣组织。

镜下显示：类上皮样单核细胞片状分布，夹杂大量嗜酸性粒细胞，浸润骨组织。如图 125－1～图 125－3 所示。

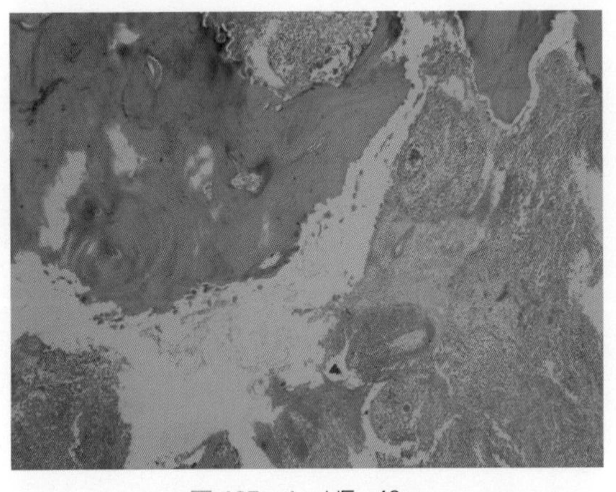

图 125－1　HE，40×

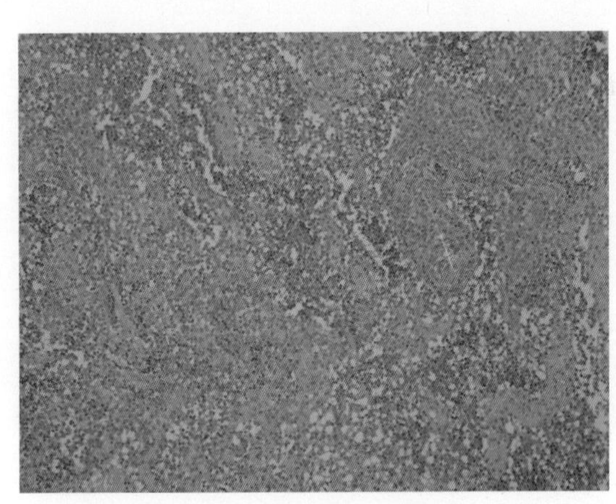

图 125－2　HE，100×

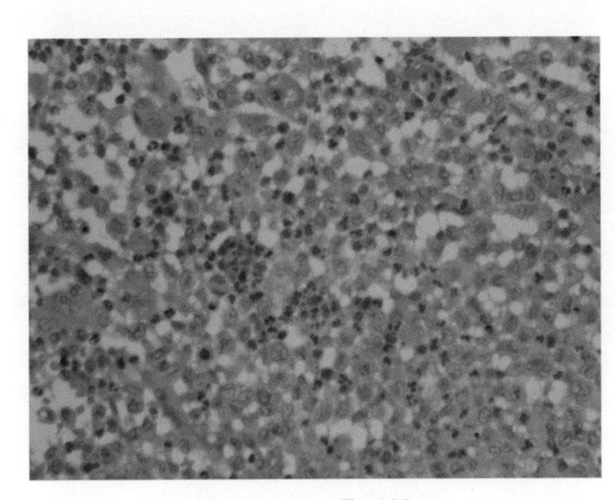

图 125－3　HE，400×

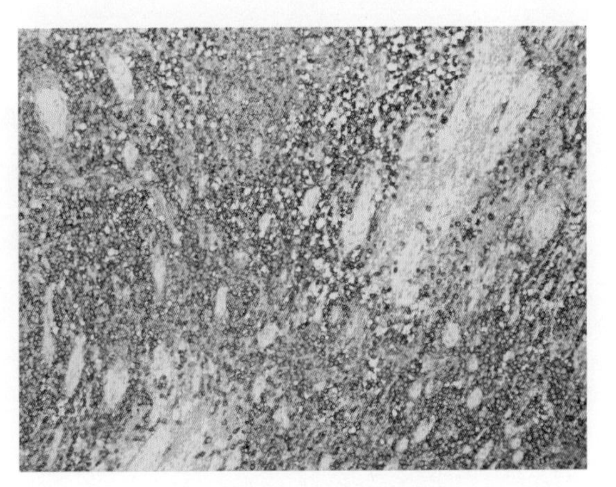

图 125－4　CD1a，100×

免疫组化检查结果：S100(＋)，CD1a(＋)(见图 125－4)，KP－1(＋)，EMA(－)，CD21(－)，CD20(－)，CD2(－)，CD30(－)，CD34(－)。

病理诊断：郎格汉斯组织细胞增生症。

诊断依据：郎格汉斯组织细胞增生症，又称嗜酸性肉芽肿、组织细胞增生症 X，是一组疾病谱，传统临床上可以分为 3 种类型，可单系统或多系统受累。好发于大龄儿童及年轻成人的骨骼系统，其次为皮肤和肺组织。本例为 31 岁女青年，发生于典型颅骨处，影像上典型溶骨性病变。组织学上呈典型改变，以片状或散在组织细胞分布，特征性细胞核沟(扭曲)，染色质细，核仁不明显，胞质丰富且淡染，有边界。可见多核巨，混杂其他细胞成分，尤以嗜酸性粒细胞为主。免疫组化呈 S100、CD1a、郎格汉斯等郎格汉斯细胞标记，表达普通组织细胞标记如 CD4、CD68 等。

鉴别诊断：

(1) Rosai－Dorfman 病：明暗相间分布，组织细胞巨大，伸入现象，CD1a 阴性。

(2) 皮病性淋巴结病：临床病史主要是副皮质区不是窦隙受累，地图状分布，色素沉着多见。

(3) 肉芽肿性病变：多发生于皮下及内脏，类上皮样单核细胞，胞质透亮，细胞核偏小呈卵圆或肾形，核沟不明显，CD4/CD68 阳性，CD1a 及 S100 阴性。

(唐 峰，杜尊国)

案例 126

霍奇金淋巴瘤

病例 1

病史：患者，男性，23 岁，纵隔淋巴结肿大。

巨检：结节样组织 2 cm×2 cm×1 cm，切面灰白有分隔、鱼肉状、质硬。

镜下显示：淋巴结结构完全破坏，纤维硬化背景中，巢状淋巴样细胞，其中可见散在分布的大细胞，核仁大、嗜酸、居中。

免疫组化检查结果：KI67(10%+)，PAX5(－)，CD2(－)，CD20(－)，CD79(－)，CD3(－)，CD15(+)(见图 126－3)，CD30(+)(见图 126－4)，ALK(－)，CD56(－)，TIA－1(－)，EBER(+)，CK(－)。

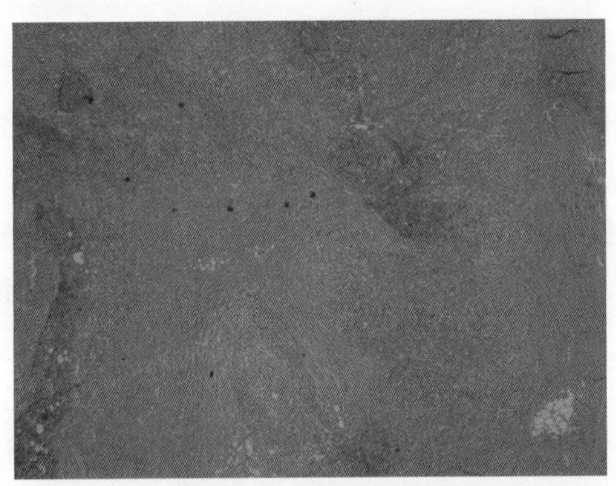

图 126－1　HE，40×

图 126－2　HE，200×

图 126－3　CD15，100×

图 126－4　CD30，100×

病理诊断：经典型霍奇金淋巴瘤，结节硬化型。

病例2

病史：患者，男性，68岁，右颈部无痛性淋巴结肿大。

巨检：淋巴结样组织3 cm×2 cm×2 cm，切面呈灰白鱼肉状。

镜下所见：淋巴结结构破坏，细胞成分复杂，散在大细胞，单核、双核、多核均可见，单个嗜酸性核仁，胞质丰富。

图126-5 HE，40×

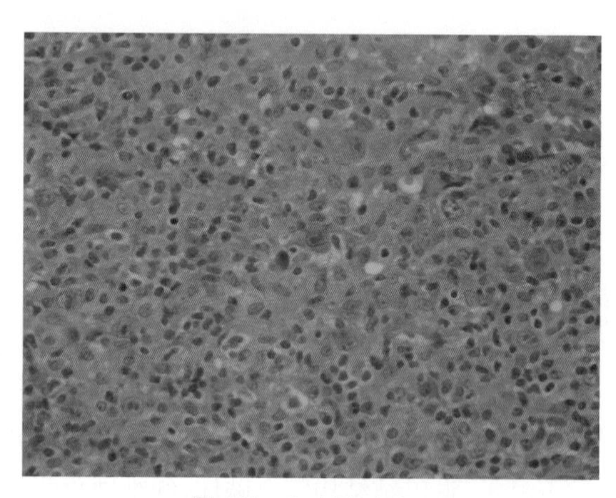

图126-6 HE，400×

免疫组化检查结果：LCA(－)，CD20(－)，PAX-5(＋)，CD30(＋)，CD15(＋)，EMA(－)，ALK(－)，CD2(－)，CD3(－)，ki-67(30%＋)，CD21(－)，CD10(－)，bcl-2(－)，MUM-1(＋)，EBER(＋)。

病理诊断：经典型霍奇金淋巴瘤，混合细胞型。

诊断依据：霍奇金淋巴瘤，占所有淋巴瘤的10%～20%，发病年龄呈双峰性(一个是15～27岁，另一个是50岁以后)，结外受累少见，最常累及颈部及纵隔淋巴结，大部分病例与EBV感染相关。本组两个病例完全契合此特征。组织学形态表现多样，但最具特征性的是R-S细胞及变异型，散在分布于混杂细胞成分的背景中，R-S细胞散在陷窝中，可单核、双核、多核、扭曲或多形性核，空泡样，但有显著的嗜酸性核仁，细胞易凋亡嗜酸性变呈“干尸样”。这2例以单核样为主，胞质丰富淡染，散在干尸细胞。依据非肿瘤背景的不同可分为4类，病例1明显结节性分布，纤维性硬化明显，称之为结节硬化型；病例2中各种背景细胞复杂多样，小淋巴细胞、粒细胞及组织细胞混杂，称之为混合细胞型；R-S细胞CD30阳性，接近75%的患者CD15阳性，但CD20阳性率不高，LCA阴性。另外，区别于经典霍奇金，还有一种非经典型，即结节性淋巴细胞为主型，散在结节无硬化，大量淋巴背景中见扭曲分叶核大L&H细胞，其CD30及CD15阴性，而LCA及CD20阳性。

鉴别诊断：

(1) 转移性癌或恶黑：一般瘤细胞成片巢状分布，且有特异性标记物阳性。

(2) 其他大细胞性淋巴瘤：如DLBCL或间变大细胞淋巴瘤ALCL，细胞单一分布，大片或完全肿瘤成分，DLBCL示B细胞标记及LCA阳性，CD15一般阴性；ALCL示T细胞标记阳性，CD30阳性，CD15阴性，年轻患者ALK往往阳性。

(唐　峰，杜尊国)

案例 127

滤泡型淋巴瘤

病史：患者，男性，73 岁，多发性腹膜后淋巴结肿大。

巨检：淋巴结样组织 2 cm×2 cm×1 cm，切面灰白灰黄。

镜下显示：淋巴结被结节状的淋巴组织取代，结节中“星空”现象不明显，瘤细胞中等偏大，核不规则，结节周围的小淋巴细胞稀少。

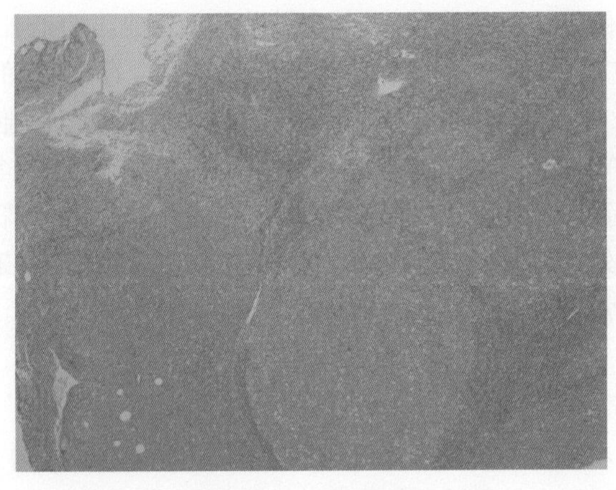

图 127-1 HE，40×

图 127-2 HE，100×

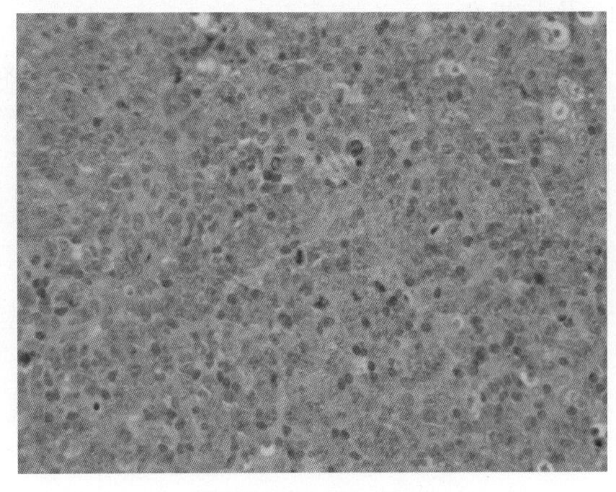

图 127-3 HE，400×

免疫组化检查结果：ki-67（10%+），CD20（+），PAX-5（+），bcl2（+）（见图 127-4），CD21（破

坏＋)(见图 127－5)，CD23(生发散＋)，CD5(－)，CYLIND1(－)，CD2(－)，CD3(－)，CD10(＋－)，BCL－6(＋)，CD30(－)，CD15(－)。

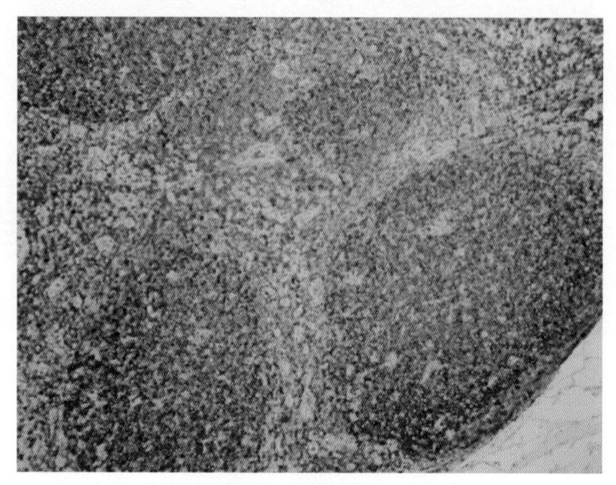

图 127－4 bcl2，100×

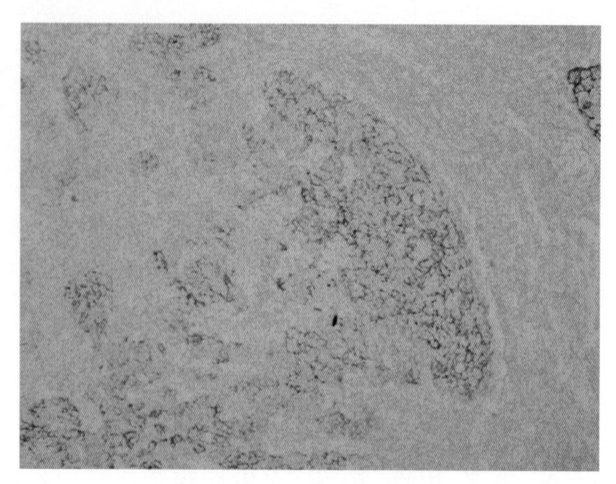

图 127－5 CD21，100×

病理诊断：滤泡型淋巴瘤，3A 级。

诊断依据：滤泡型淋巴瘤(FL)，是成熟 B 细胞淋巴瘤的常见类型，在西方国家发病率仅次于弥漫大 B 细胞型淋巴瘤，好发于老年人，本例患者 73 岁，其组织学具有特征性的是结节状生长的方式，随着疾病进展，结节渐模糊，本例依然是结节状的模式，其次结节与正常生发中心比较，周围套及边缘区变薄或消失，中心内无明暗区，星空现象消失。大、小淋巴瘤性细胞混合存在，小的核不规则，有切迹，染色质粗，大的核超过正常淋巴的 2～3 倍，空泡状，明显大核仁，称之为中心母细胞，并以其数量来划分 FL 的级别(1～3 级，3 级又分为 3A、3B)。本例高倍镜下中心母细胞在超过 15 个，但依然存在中心细胞，归为 3A 级。免疫组化检查显示肿瘤细胞 B 的标记阳性外，生发中心呈 bcl2 阳性，如图 127－4 所示，这是与滤泡增生重要鉴别点。另外，大部分呈 CD10 及 BCL6 强表达，CD21 或 CD23 染色可显示肿瘤的侵袭生长，滤泡树突网的破坏(正常生发中心呈现边界清晰的球网状)如图 127－5 所示。

鉴别诊断：

(1) 以滤泡为主的反应性增生。

(2) 其他结节性生长方式的淋巴瘤：如套细胞淋巴瘤 MCL，边缘区淋巴瘤等。MCL 细胞高度一致，可见围绕生发中心的模式，核中等偏小，染色质浓聚，胞质稀少，特征性的 cyclinD1 阳性，另外 CD5 可阳性；边缘区淋巴瘤以滤泡外生长为主，细胞核小，相对规则，胞质丰富，不表达 CD5、cyclinD1、CD10 及 bcl6。

(唐 峰，杜尊国)

案例 128

套细胞淋巴瘤

病史：患者，男性，65 岁，腹股沟淋巴结肿大 3 月余。

巨检：淋巴结组织 2.5 cm×1 cm×1 cm

镜下显示：淋巴组织以模糊的结节状分布，环绕残存的少量淋巴滤泡，瘤细胞中等偏小，胞质少，核深染不规则，如图 128－1、图 128－2 所示。

图 128－1 HE，40×

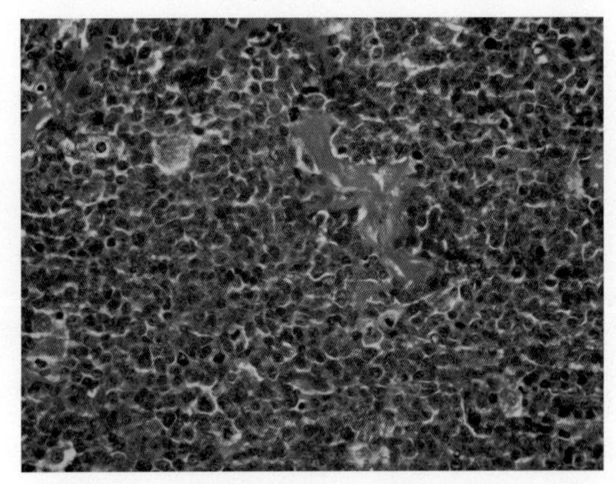

图 128－2 HE，400×

免疫组化检查结果：Ki67（60％＋），BCL－2（＋），BCL－6（－），CD10（－），KP1（散在），CD5（－），PAX5（＋），CD23（－），CD138（－），CD20（＋），CD3（－），TdT（－），MUM1（－），cyclinD1（＋）（见图 128－3），CD15（－），CD30（－），CD2（－）。

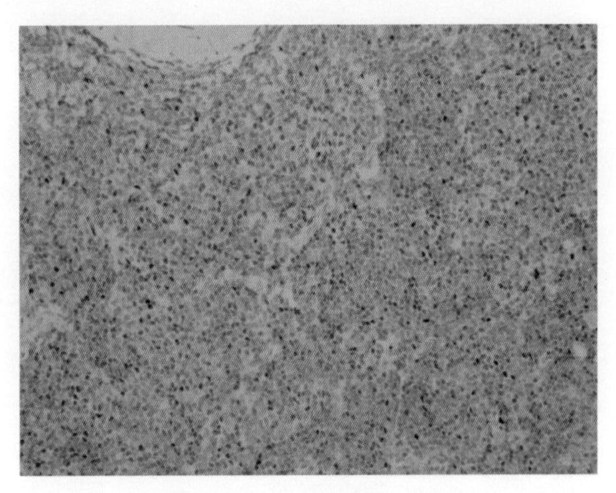

图 128－3 CyclinD1，100×

病理诊断：套细胞淋巴瘤。

诊断依据：套细胞淋巴瘤，属于侵袭性的小细胞淋巴瘤，主要发生于老年人，常以淋巴结发病，结外易累及胃肠及 Waldeyer 环。组织学上肿瘤有 3 种生长模式，肿瘤早期时以滤泡外套区增宽，逐渐进展或呈模糊不清的结节样增生，或呈弥漫性增生。本例以结节样模式生长，明显残存滤泡有萎缩；瘤细胞小到中等，胞质稀少，核不规则，深染致密，核仁不明显，核分裂像少见，呈现母细胞转化时可核大见核仁。本例中可见到散在组织细胞及厚壁小血管亦是诊断的重要线索。肿瘤除表达B细胞标记外，特征性表达t(11;14)引起的cyclinD1表达，大部分病例CD5阳性。

鉴别诊断：

(1) 小细胞淋巴瘤SLL/CLL：瘤细胞偏小，核圆，cyclinD1阴性，且往往CD23阳性。

(2) 边缘区淋巴瘤：套区完整，胞质丰富淡染，核染色质中等，不表达CD5及cyclinD1。

(3) 淋巴母细胞性白血病/淋巴瘤：多发生于少年儿童，核中等偏大，染色质呈磨砂样，TDT阳性。

(4) Castaleman病：淋巴结较大，结构破坏，套区呈洋葱皮样改变，血管壁玻变。

(唐　峰，杜尊国)

案例 129

黏膜相关淋巴组织结外边缘区淋巴瘤(MALT 淋巴瘤)

病史：患者，女性，52 岁，胃部不适多年，胃镜示幽门管占位，约 5 cm×3 cm。

巨检：远端胃癌切除标本内，胃窦小弯侧见巨大隆起肿块 5 cm×3 cm，中心溃疡，切面鱼肉状。

镜下显示：小淋巴细胞弥漫浸润胃壁，部分区呈结节状模式，细胞核小，胞质丰富淡染，可见破坏腺体现象。

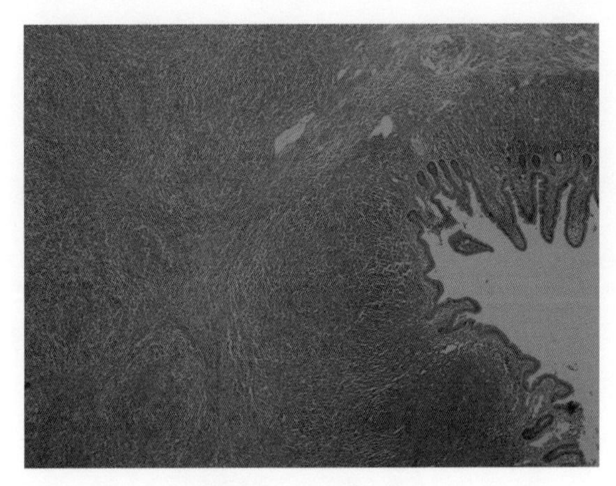

图 129-1　HE，40×

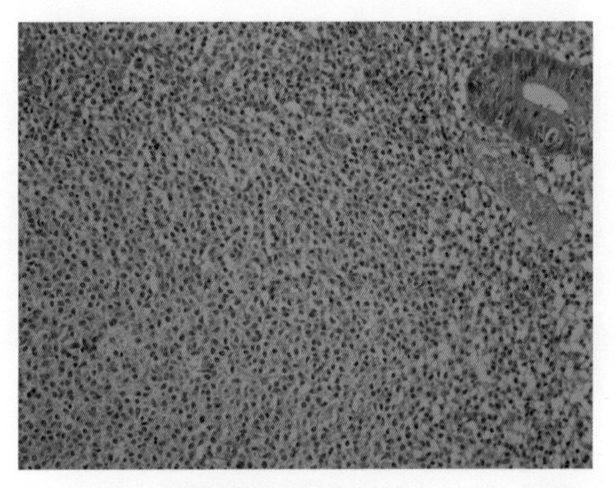

图 129-2　HE，100×

免疫组化检查结果：CK(－)，ki-67(10%＋)，bcl-2(＋)，CD21(－)，CD20(＋)，PAX－5(＋)，CD138(－)，CD23(－)，CD43(部＋)，CD5(－)，cyclinD(－)，CD10(－)，bcl-6(－)，CD56(－)，CD2(－)。基因检测结果：B-细胞重排(＋)。

病理诊断：胃部黏膜相关淋巴组织结外边缘区淋巴瘤。

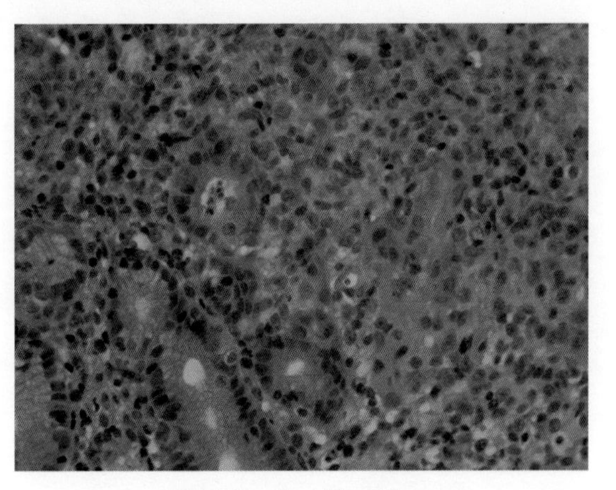

图 129-3　HE，400×

诊断依据：边缘区淋巴瘤，可发生于结内或结外，发生于结外，与各种实质性脏器相关的称之为 MALT 淋巴瘤，是一种 B 细胞惰性淋巴瘤，研究认为部分胃的 MALT 与幽门螺杆菌感染有关，基本仅见于成人。本例原发于消化道，是 MALT 最常见受累部位。肿瘤呈弥漫性分布，或分布于滤泡间区，结节样，细胞形态不均一，细胞小到中等，核不规则，染色质中等密，核仁不明显，胞质中等淡染或透明，有些类似单核样B细胞。另外，如图129-1～图129-3所示，有诊断价值的是淋巴上皮性病变，3个以上细胞破坏上皮。肿瘤呈推挤性生长(非弥散浸润)，推挤前沿易找见反应性的生发中心。瘤细胞成分大小混杂，大细胞多量出现，且增殖高时，要考虑向DLBCL转化。除B细胞的标记外，CD5(－)，CD23(－)，CD21(±)，CD10(－)，cyclinD1(－)均有鉴别意义，伴有浆细胞分化时CD138(＋)。

鉴别诊断：

(1) SLL/CLL：一般发生于结内，核正圆，胞质少，一般CD23阳性。

(2) 套细胞淋巴瘤：呈套区异常，核呈石榴子样或不规则，胞质少，cyclinD1和CD5阳。

(3) 副皮质区反应性增生，T细胞与B细胞混合性增生，多克隆性。

(唐　峰，杜尊国)

案例 130

弥漫大 B 细胞淋巴瘤

病史：患者，男性，69 岁，多区域性淋巴结肿大 1 月，发热 2 周。

巨检：灰白结节 4 cm×3 cm×2 cm，切面灰白，质软。

镜下显示：均一弥漫性大细胞浸润淋巴结，核大不规则，核仁多个，细胞碎片明显，如图 130－1、图 130－2 所示。

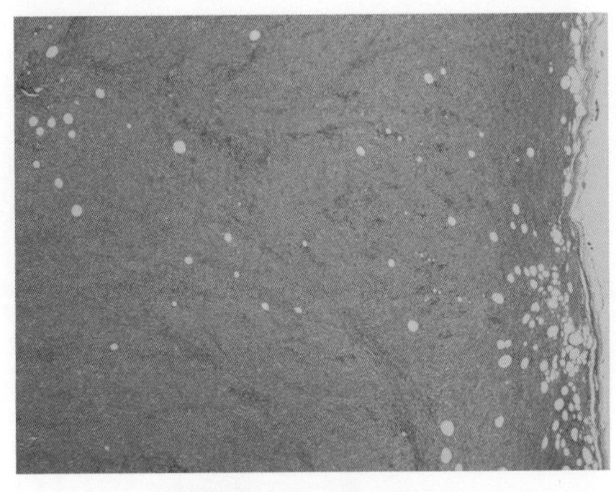

图 130－1　HE，40×

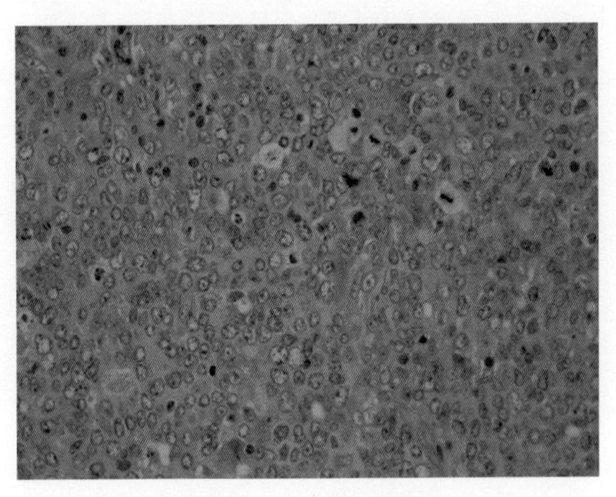

图 130－2　HE，400×

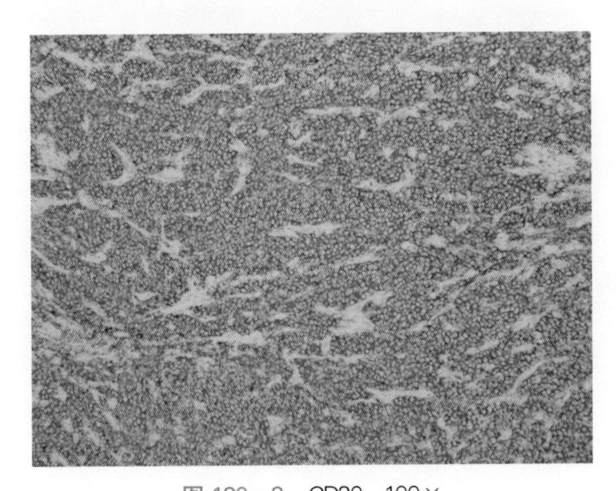

图 130－3　CD20，100×

图 130－4　Ki67，100×

免疫组化检查结果：CD20（＋）（见图 130－3），ki－67（60%＋）（见图 130－4），CD2（－），PAX5（＋），bcl2（＋），LCA（－），cyclinD1（－），CD5（－），CD43（－），MPO（－），CD3（－），MUM1（＋）， bcl6(—), CD10(—), CD23(—), CD30(—)。

病理诊断:弥漫大B细胞淋巴瘤(DLBCL), Non-GC亚型。

诊断依据:DLBCL是最常见的成熟B细胞性NHL,高侵袭性,可以原发亦可转化而来,结内外均可受累。发病年龄广泛,以老年人为主,肿瘤发展迅速,易出现全身症状,本例患者老年,病程短,且有DLBCL症状,临床分期较高。如上病例所示肿瘤细胞均一性,完全破坏结构,细胞核中等到大(正常淋巴细胞2倍以上),圆形或有凹陷,不规则,染色质粗糙,核仁明显,核分裂像多见,胞质丰富,细胞凋亡明显。肿瘤B细胞标记阳性,增殖指数高。根据CD10、bcl6及MUM1的表达情况可分为GC与Non-GC两种免疫学亚型。另外,依据DLBCL的发病情况,可分为几种特殊临床亚型。

鉴别诊断:

(1) 其他大细胞性的淋巴瘤:如FL弥漫型、ALCL、Burkitt等,FL仔细找寻肿瘤性滤泡结构,CD21的提示左右,但FL可向DLBCL转化;ALCL细胞核切迹明显,且T细胞及细胞毒性标记阳;Burkitt一般细胞中等大,星空现象明显,KI67超过90%,有特征性c-myc异位。

(2) 传染性单核细胞增多症:有明确前驱病史(发热、咽痛等),淋巴结构存在,以滤泡间区分布为主,单核样B细胞增生,免疫检查示B细胞与T细胞均增生,EBV检测阳性,但注意部分DLBCL亦可阳性。

(3) 转移性分化差的肿瘤,癌往往呈片状,黏附性好,示上皮标记阳性,恶黑示HMB45和S100阳性。

(唐 峰,杜尊国)

案例 131

小淋巴细胞性淋巴瘤/慢性淋巴细胞性白血病

病史：患者，男性，72 岁，左颈部淋巴结肿大半年余。

巨检：淋巴结组织 1 cm×0.8 cm×0.5 cm，切面灰白。

镜下显示：密集分布的小淋巴细胞，呈密集区，疏松区交替排列，细胞核小而圆，胞质稀少（见图 131-1～图 131-3）。

图 131-1 HE，40×

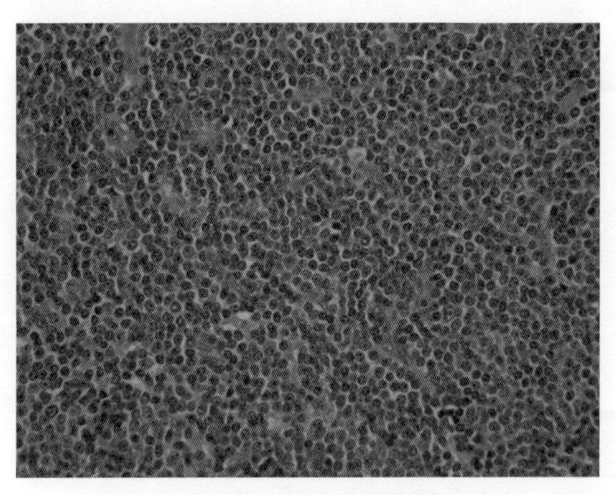

图 131-2 HE，400×

免疫组化检查结果：ki-67（20%＋），CD2（－），CD3（－），CD20（＋），CD79（＋），CD5（＋），bcl-2（＋），TdT（－），CD10（－），CD21（－），CD23（＋）（见图 131-3），cyclin D1（－）。

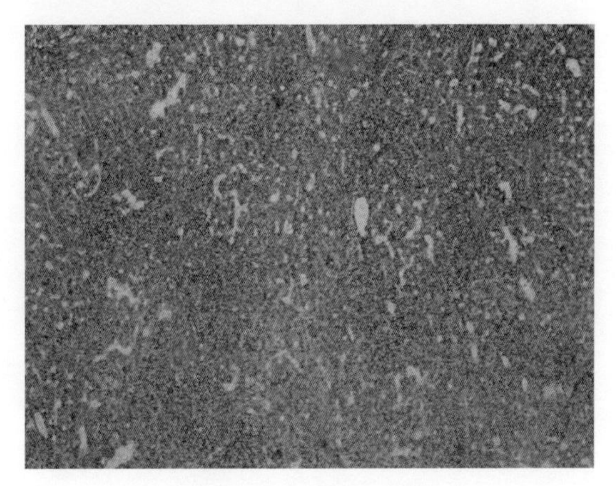

图 131-3 CD23，100×

病理诊断：小淋巴细胞性淋巴瘤/慢性淋巴细胞性白血病 SLL/CLL。

诊断依据：SLL/CLL，生物学行为惰性，绝大多数发病年龄超过 50 岁。发生于结内者，由单一的小淋巴细胞弥漫浸润，背景呈现明暗相间模式，貌似蓝天与白云，瘤细胞小，胞质稀少淡染，核小（似正常淋巴）圆形，染色质致密，核仁不明显。本例患者，仅见淋巴结病变，无骨髓受累，符合 SLL，但部分区域呈现大细胞转化，核略大，可见核仁，增殖指数易升高。B 细胞标记阳性，且常表达 CD5、CD23 等，但 TdT 及 cyclinD1

阴性，ki-67 增殖指数低。

鉴别诊断：

（1）淋巴浆细胞淋巴瘤：细胞偏小，但核呈浆样分化，易找见包涵体，除 CD20 阳性外，不表达 CD5 及 CD138。

（2）边缘区淋巴瘤：以边缘区生长的模式，细胞中等偏小，胞质稍多，核不正圆，酶标示 CD5 及 CD23 阴性。

（3）套细胞淋巴瘤：套区增宽，嗜碱性强，核不规则略明显呈石榴仔样，特征性 cyclinD1 阳性。

（4）淋巴母细胞性白血病/淋巴瘤：多发生于少年儿童，核中等偏大，染色质呈磨砂样，TDT 阳性。

（唐　峰，杜尊国）

案例 132

间变大细胞淋巴瘤

病史：患者，男性，53 岁，全身多发性淋巴结肿大，伴消瘦低热 1 个月。

巨检：融合性多结节状组织 3 cm×2 cm×2 cm，切面灰白。

镜下显示：弥漫性淡染的淋巴样细胞浸润，伴明显小静脉增生，瘤细胞中等偏大，部分有核切迹，呈肾形核改变，反应性组织细胞明显(见图 132－1、图 132－2)。

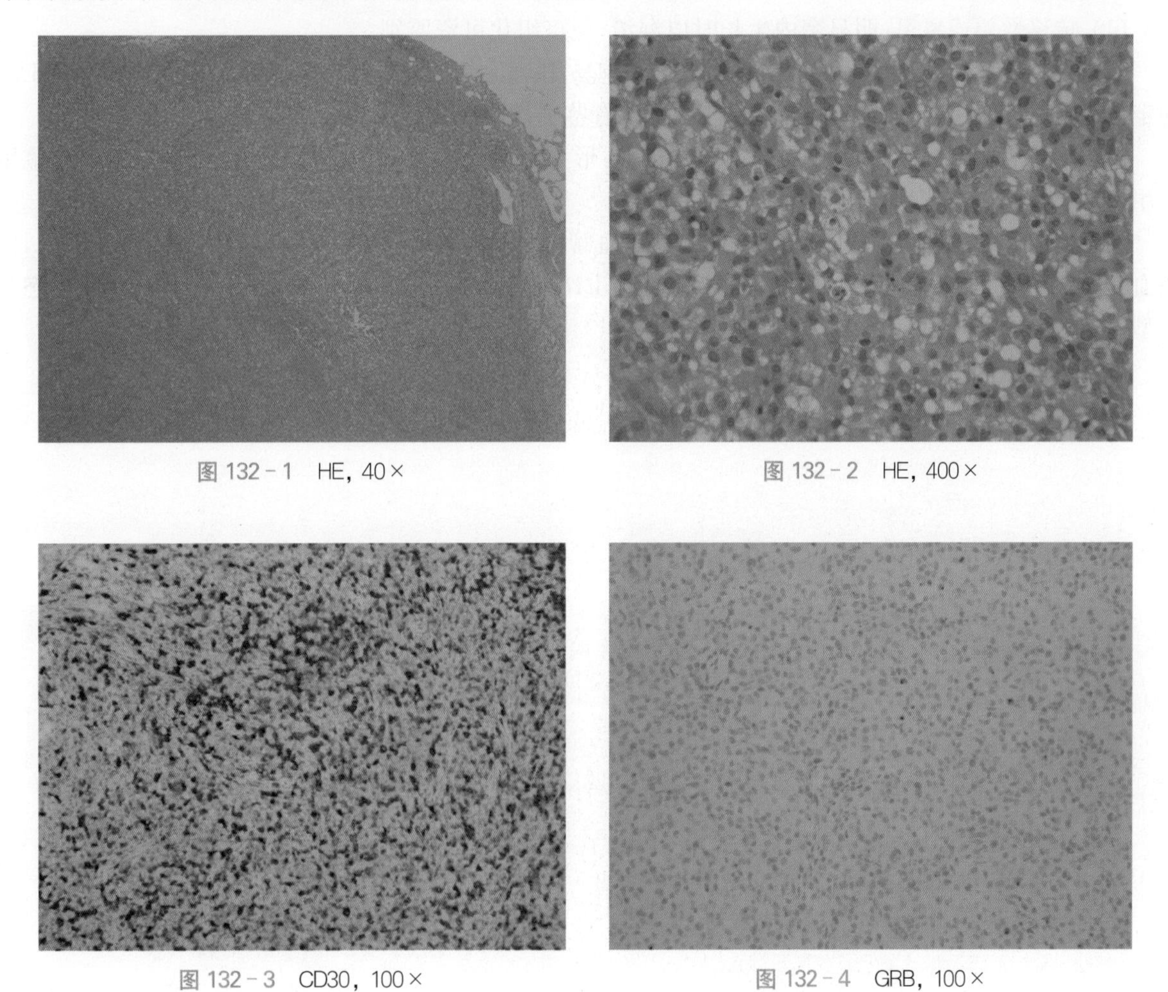

图 132－1　HE，40×

图 132－2　HE，400×

图 132－3　CD30，100×

图 132－4　GRB，100×

免疫组化检查结果：CD30(＋)(见图 132－3)，CD15(－)，CD56(－)，LCA(＋)，KP－1(散在＋)，CD2(部分＋)，CD79a(－)，TIA－1(－＋)，ki－67(30％＋)，CK(－)，CD3(－)，ALK(－)，EMA

(＋)，GRB(＋－)(见图 132-4)，S100(－)，MPO(－)，CD20(－)，CD43(＋)，CD10(－)，CD21(－)，EBER(－)。

病理诊断：ALK 阴性的间变大细胞淋巴瘤。

诊断依据：间变性大细胞淋巴瘤 ALCL，一种的成熟外周 T 细胞或裸细胞肿瘤，但 TCR 重排均阳性，根据发病部位分为系统性或皮肤原发。系统性 ALCL 又根据有否特征性的 t(2; 5)所致的 ALK 表达，分为 ALK 阳性或阴性 ALCL，阳性的患者多以 30 岁以前为主，阴性者以 40～65 岁多见。组织学上，ALCL 背景复杂，形态学多变，以大且怪异的肿瘤细胞最多见(细胞及核大，核仁多个，胞质丰富淡染，明显的窦内侵犯，ALK 阴性者往往具有更高的间变特征)，其次为淋巴组织细胞型(伴有明显的反应性组织细胞)，小细胞型(瘤细胞中等偏小，煎蛋样，核不规则，很少见于 ALK 阴性者)，另外各种模式常混合存在，但最具特征性的是"hallmark cell"(偏位的，马蹄形或肾形核)。本例为老年人，背景中组织细胞多见，中等大 hallmark 细胞易见，符合 ALK 阴性 ALCL。免疫组化检查显示大多数 T 细胞标记及 EMA 阳性(常见单一标记丢失，可能需要多种 T 细胞标记共用，方可识别)，少数者完全不表达 TorB 标记。正常或反应性淋巴细胞均 ALK 阴性，一旦出现 ALK 阳性，首先怀疑 ALK(＋)的 ALCL，其具体定位有明确意义。CD30 一般呈强一致性表达(染色不均质，定位有特征，或淡染的要么非肿瘤，要么是其他外周 T 肿瘤)。另外，细胞毒性标记阳性，EBER 总是阴性。

鉴别诊断：

(1) 转移性癌或恶黑：明显窦内生长时以混淆，免疫组化可资鉴别。

(2) 霍奇金淋巴瘤：一般核仁大而红，干尸细胞易见，瘤细胞比较分散，罕见簇集或窦内侵犯，CD30 的定位与 CD15。另外，T 细胞及细胞毒性的标记有鉴别作用。

(3) 间变的 DLBCL(亦可表达 CD30，ALK)：形态可完全类似，但 CD20 等 B 细胞的标记有鉴别作用。

(4) 其他外周 T 细胞淋巴瘤，鼻型 NK/T 的血管中心性坏死明显，CD56 与 EBER 阳性；AITL，围绕血管的树突状细胞增生明显，肿瘤 CD10 及 CXCL13 等阳性；PTCL、NOS 两者鉴别困难，必须形态与表型完全符合方可鉴别。

(唐　峰，林尊国)

案例 133

结节性筋膜炎

病史：患者，男性，32 岁。发现左前臂肿块 2 周，生长迅速。B 超检查显示皮下不均质低回声结节，最大径约 3 cm。

巨检：灰白色结节，大小 2.4 cm×1.8 cm×1.5 cm，无包膜，但边界尚清晰。

镜下显示：由交织状排列的梭形细胞组成，可见核分裂像，间质疏松，部分区域可见红细胞外渗。镜下形态如图 133-1、图 133-2 所示：

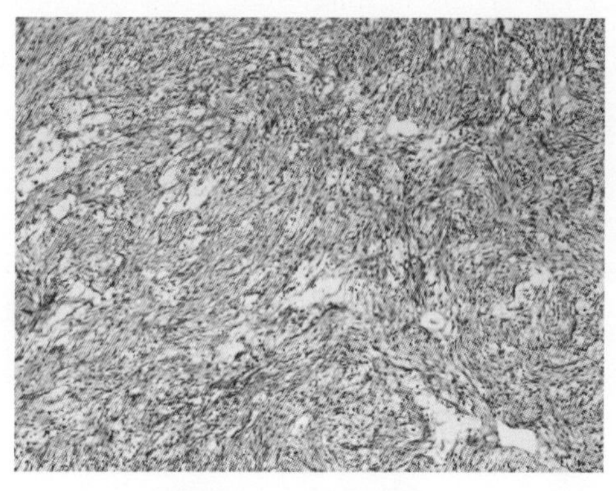

图 133-1　HE，40×

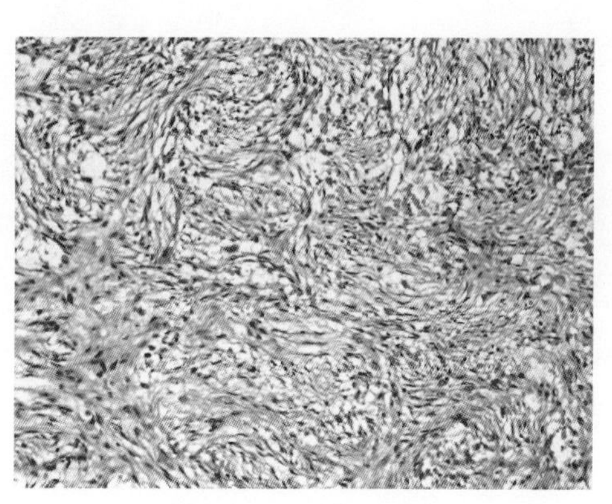

图 133-2　HE，100×

免疫组化检查结果：α-SMA(+)(见图 133-3)，calponin(+)，desmin-，h-caldesmon(-)，CD34(-)，KP1 散在细胞(+)(见图 133-4)。

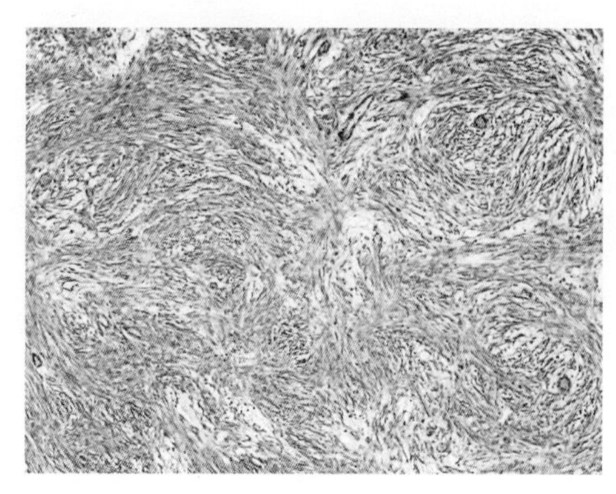

图 133-3　IHC，α-SMA，40×

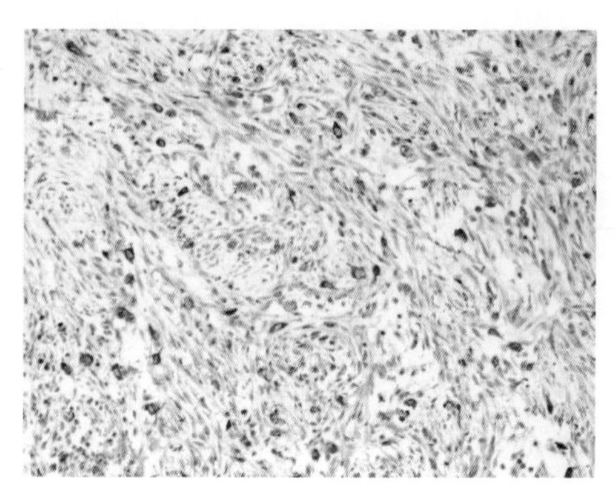

图 133-4　IHC，KP1，100×

分子病理检测：FISH 检测显示有 USP6 基因相关易位。

病理诊断：结节性筋膜炎。

诊断依据：

(1) 结节性筋膜炎多发生于青壮年，前臂屈侧是好发部位。

(2) 镜下由形态一致的梭形细胞组成，呈不规则短条束状或交织状排列，间质疏松，常见外渗的红细胞。

(3) 梭形细胞具肌纤维母细胞分化，主要表达 α-SMA，不表达 desmin、h-caldesmon 和 CD34，病变内的组织细胞可表达 KP1。

(4) FISH 检测显示有 USP6 基因相关易位。

鉴别诊断：

(1) 低度恶性肌纤维母细胞肉瘤：瘤细胞显示有异型性，并呈浸润性生长，术后易复发，FISH 检测显示无 USP6 基因相关易位。

(2) 黏液纤维肉瘤：黏液纤维肉瘤常可见弧线状血管、含有黏液的假脂母细胞及散在的核深染的多形性细胞或多核细胞等。

(3) 低度恶性纤维黏液样肉瘤：瘤细胞成分单一，无结节性筋膜炎中的微囊样结构，瘤细胞表达 MUC4，而 α-SMA 多为阴性，FISH 检测显示 FUS 基因相关易位。

(4) 纤维组织细胞瘤：多发生于真皮内，细胞组成较结节性筋膜炎复杂，常可见含铁血黄素性吞噬细胞、泡沫样组织细胞和杜顿巨细胞等成分，瘤细胞通常不弥漫性表达 α-SMA。

(王　坚)

案例 134

增生性肌炎

病史:患者,男性,65 岁,左胸壁肿块 1 个月,生长迅速,CT 检查显示:胸壁肌内不规则形肿块,最大径约 6 cm,行穿刺活检。

巨检:条索样组织 3 块。

镜下显示:肌纤维间可见穿插的梭形细胞、不规则形细胞和多边形细胞,部分多边形细胞核大、偏位,可见核仁,部分梭形细胞可见核分裂像。镜下形态如图 134 - 1、图 134 - 2 所示。

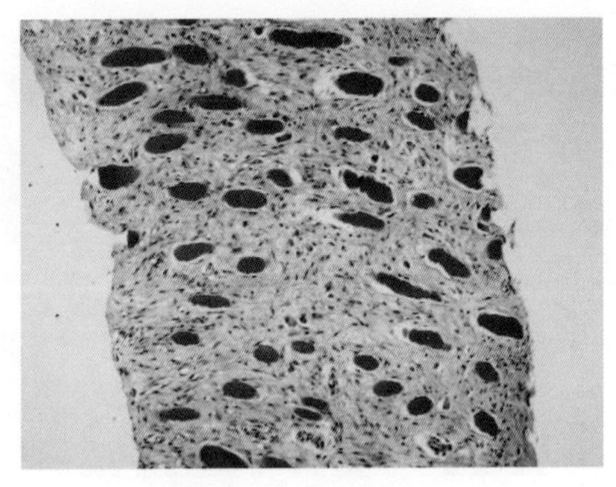

图 134 - 1 HE, 40×

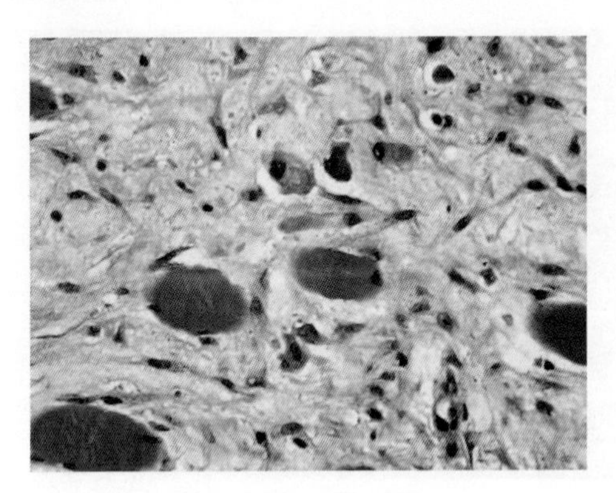

图 134 - 2 HE, 400×

免疫组化检查结果:vimentin(+),α - SMA(-),desmin(-),KP1(-)。

病理诊断:增生性肌炎。

诊断依据:

(1) 增生性肌炎主要发生于中老年人。

(2) 主要累及躯干肩胛带的扁平肌,特别是胸大肌、背阔肌和前锯肌,临床上表现为生长迅速的单个结节。

(3) 低倍镜下病变穿插于横纹肌纤维之间,常在横切面上形成“棋盘”样结构。

(4) 由增生的梭形纤维母细胞和肌纤维母细胞、节细胞样细胞以及介于两者之间的过渡形细胞组成,可见核分裂像。

(5) 梭形细胞表达 vimentin,可程度不等地表达 α - SMA。

鉴别诊断:

(1) 横纹肌肉瘤:多发生儿童和青少年,瘤细胞显示有明显的异型性,并表达 desmin 和 myogenin;

(2) 节细胞神经瘤:多发生于纵隔和腹膜后,梭形细胞表达 S100 蛋白,节细胞表达 PGP9.5。

(王 坚)

案例 135

炎性肌纤维母细胞瘤

病史：患者，男性，10 岁。因发热和腹痛就诊，腹部 CT 检查发现腹腔内肿块，最大径约 6 cm。剖腹探查术发现肿瘤位于小肠壁，予以切除。术后发热症状消失。

巨检：灰白色结节，6 cm×5 cm×3 cm，实性，质韧。

镜下显示：肿瘤主要由条束状排列的梭形细胞组成，部分细胞呈卵圆形或多边形，可见明显的核仁，间质内伴有大量的炎性细胞浸润，多为成熟的浆细胞和淋巴细胞。

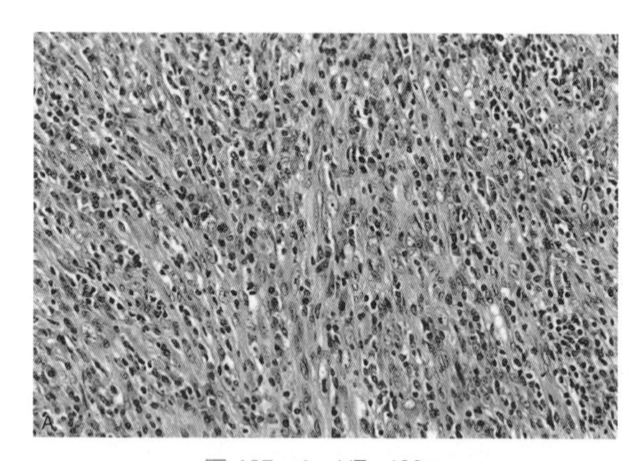

图 135-1 HE，100×

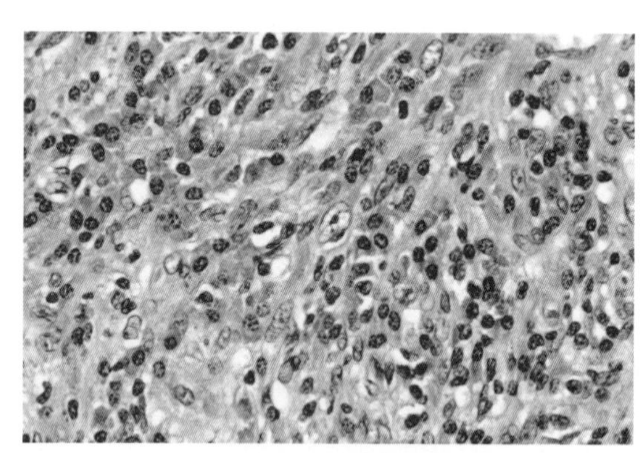

图 135-2 HE，200×

免疫组化检查结果：vimentin（+），α-SMA（部分+）（见图 135-3），desmin（部分+），ALK（+）（见图 135-4）。

分子病理检测：FISH 检测显示有 ALK 基因相关易位。

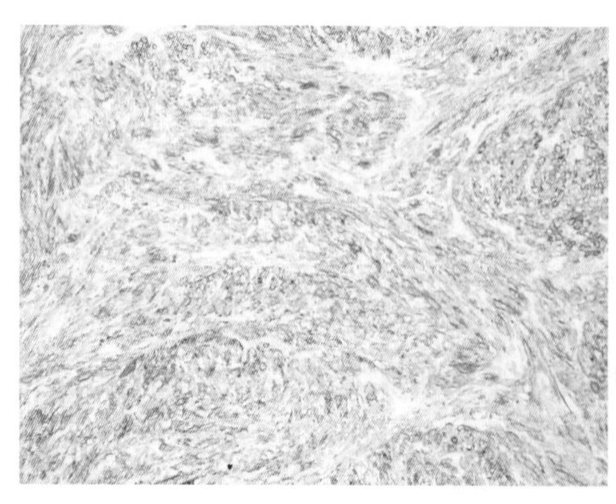

图 135-3 IHC，200×，α-SMA

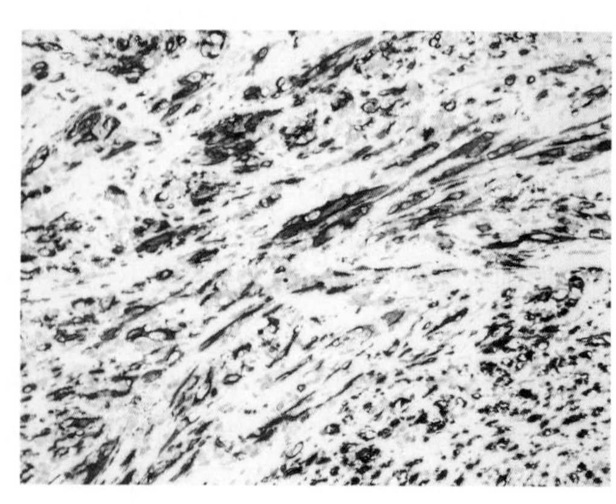

图 135-4 IHC，200×，ALK

病理诊断:炎性肌纤维母细胞瘤。

诊断依据:

(1) 炎性肌纤维母细胞瘤好发于儿童和青少年,多数病例位于肺、肠系膜、大网膜和腹膜后。

(2) 位于腹腔内者可有腹痛、腹部包块、发热、血沉加快、高丙球蛋白血症和体重减轻等症状,肿块切除以后,上述症状消失。

(3) 镜下由束状增生的梭形或胖梭形纤维母细胞和肌纤维母细胞组成,间质内伴有大量的炎性细胞浸润,多为成熟的浆细胞和淋巴细胞。

(4) 多数病例表达 α-SMA、MSA 或 desmin,约 50%的病例表达 ALK。

(5) FISH 检测显示有 ALK 基因相关易位。

鉴别诊断:

(1) 硬化性肠系膜炎:多见于中老年人,主要由增生的纤维组织组成,间质硬化比较明显,可见多少不等的慢性炎症细胞浸润。

(2) 胃肠道外间质瘤:间质内可含有散在的淋巴细胞,但远不如 IMT 显著,免疫组化标记显示瘤细胞表达 CD117 和 DOG1。

(3) 结外滤泡树突状细胞肉瘤:主要由成片或呈漩涡状排列的卵圆形瘤细胞和夹杂的淋巴细胞组成,瘤细胞表达 CD21、CD23、CD35 和簇蛋白(clusterin),不表达 ALK。

(王 坚)

案例 136

腱鞘巨细胞瘤

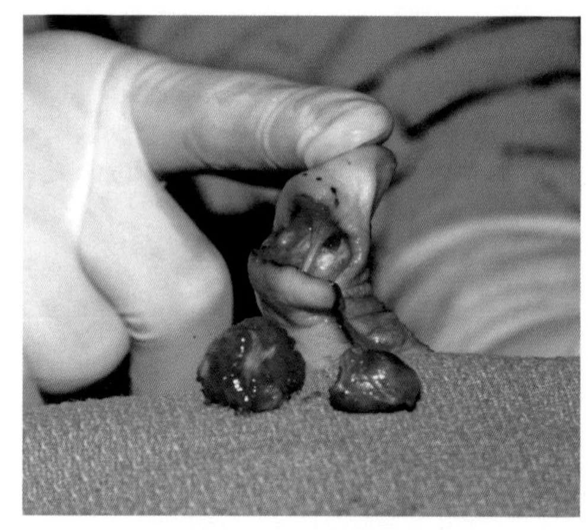
图 136-1　切除的结节

病史：患者，男性，42 岁，左拇指掌侧结节 1 年余，术中见结节与腱膜关系密切，周界清楚，予以完整切除，如图 136-1 所示。

巨检：灰白色结节，境界清楚，直径 1.2 cm。

镜下显示：肿瘤由成片的单核样小圆细胞和体积稍大的圆形或多边形细胞组成，并可见一些腔隙样结构，其内可见散在的破骨样巨细胞，另于部分区域可见聚集的泡沫样组织细胞。如图 136-2、图 136-3 所示。

免疫组化检查结果：单核样小圆细胞表达 CD68 和 CD163，部分单核样细胞表达 desmin。

病理诊断：腱鞘巨细胞瘤。

诊断依据：

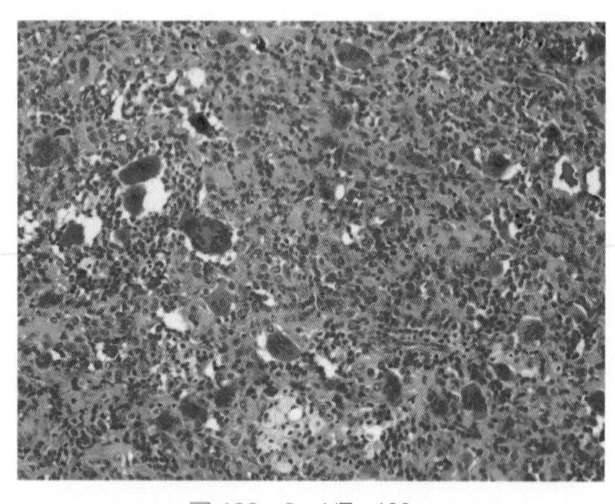
图 136-2　HE，100×

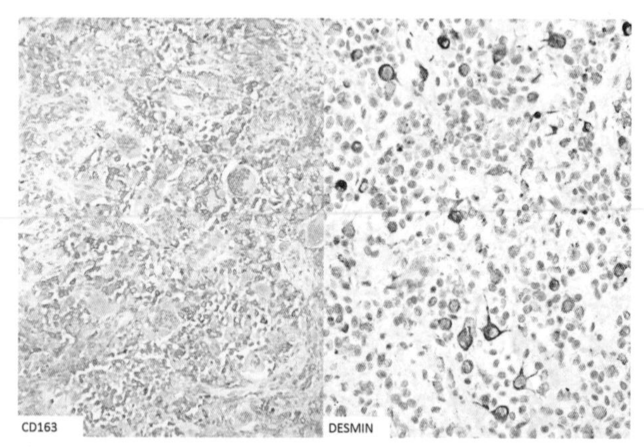

图 136-3　IHC，400×

(1) 腱鞘巨细胞瘤好发于 30～50 岁的中青年。

(2) 临床上表现为缓慢性生长的无痛性小结节，多分布于手指的掌侧面。

(3) 镜下由比例不等的滑膜样圆形单核细胞、破骨样多核巨细胞和黄色瘤细胞组成。

(4) 免疫组化标记显示单核样细胞表达 CD68（KP-1 或 PGM1），小的组织细胞样细胞可表达 CD163，高达 50%～71%的病例可表达 desmin，常呈树突状染色。

鉴别诊断：

(1) 肉芽肿性病变：常见上皮样组织细胞、多核巨细胞，并常伴有大量的慢性炎症细胞浸润。

(2) 腱鞘黄色瘤：患者临床上多有血脂升高，病变常为多灶性。主要由黄色瘤细胞组成，而多核巨细胞和炎症细胞稀少，另一特征是病变内可见胆固醇裂隙，后者在腱鞘巨细胞瘤中不多见。

(3) 腱鞘纤维瘤：由大量的胶原组织和散在的梭形纤维母细胞组成，而极少含有黄色瘤细胞和破骨样多核巨细胞。但腱鞘纤维瘤和腱鞘滑膜巨细胞瘤在临床和影像学上较为相似。

(4) 软组织巨细胞瘤：较少发生于手指，镜下由成片的单核样细胞和破骨样多核巨细胞组成，间质常伴有出血，肿瘤内可见灶性的化生骨。

（王　坚）

案例 137

隆突性皮纤维肉瘤(DFSP)

病史:患者,男性,38 岁,发现腹壁肿物 10 年余,逐渐增大,明显增大 1 年。

巨检:带皮组织一块,皮肤表面见多个灰白色突起,直径 1.5～3 cm,部分结节相互融合,切面呈灰白色,部分半透明,质嫩,融合区 5 cm×4.2 cm×2.5 cm。

镜下显示:肿瘤位于真皮内,由形态一致的短梭形细胞组成,呈席纹状排列,并浸润至皮下脂肪组织,如图 137－1～图 137－3 所示。

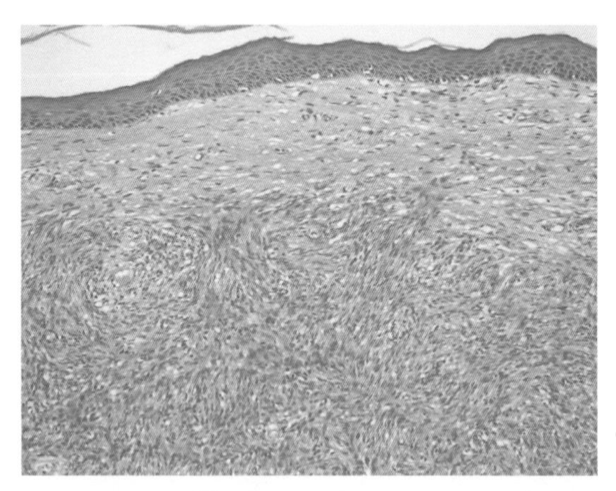

图 137－1　HE, 40×

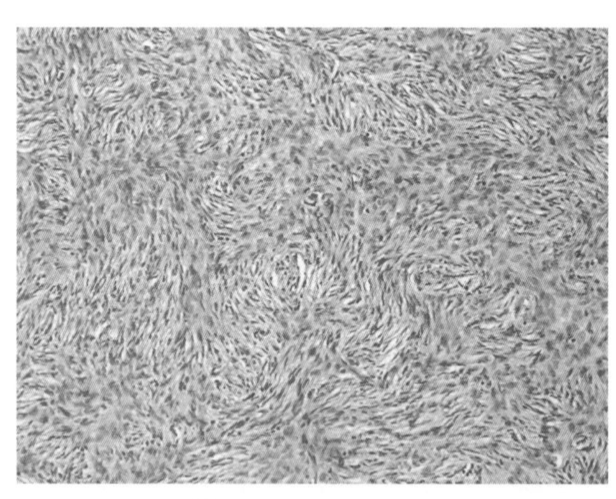

图 137－2　HE, 100×

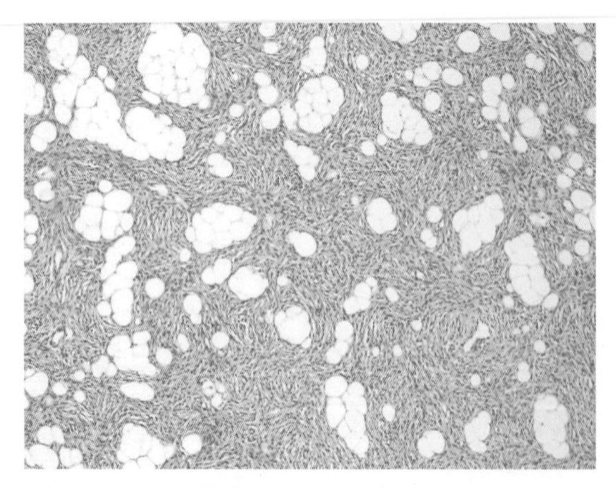

图 137－3　HE, 40×

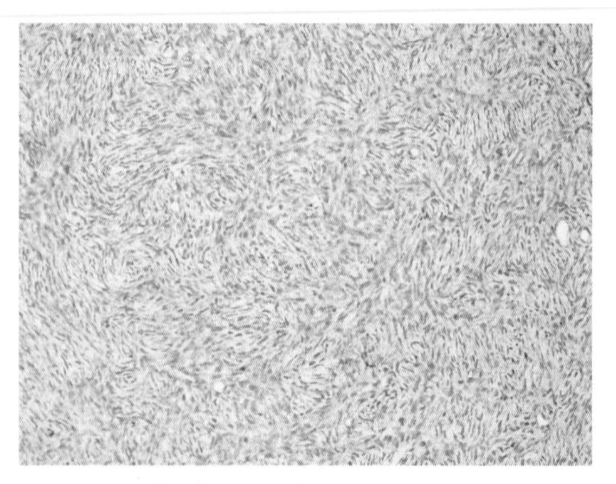

图 137－4　IHC, 40×, CD34

病理诊断:隆突性皮纤维肉瘤(DFSP)。

分子病理检测:FISH 检测显示有 PDGFB 基因相关易位。

诊断依据:

(1) 多发生于 20～50 岁的中青年。

(2) 主要发生于皮肤,其中近半数的病例发生于躯干,包括腹壁、胸壁和背部。

(3) 病程常达数年之久,大多数患者在就诊前均有近期肿块明显增大的病史。

(4) 镜下肿瘤主要位于真皮层内,由弥漫浸润性生长的短梭形细胞组成,呈特征性的席纹状排列,并常浸润至皮下脂肪组织。

(5) 免疫组化标记显示瘤细胞弥漫性表达 CD34,如图 137 - 4 所示。

(6) FISH 检测显示 PDFGB 基因相关易位。

鉴别诊断:

(1) 良性纤维组织细胞瘤:多能见到泡沫样组织细胞、含铁血黄素性吞噬细胞或杜顿多核巨细胞等成分。虽也可显示席纹状结构,但 CD34 标记显示瘤细胞为阴性。

(2) 混杂性神经鞘瘤/神经束膜瘤:瘤细胞也可呈席纹状排列,并可表达 CD34,但瘤细胞常呈漩涡状围绕血管排列,瘤细胞多呈纤细的梭形,特别是 EMA 标记可显示其细长的胞质突起,除 EMA 外,瘤细胞还可表达 claudin - 1。

(王 坚)

案例 138

未分化肉瘤/恶性纤维组织细胞瘤

病史：患者，男性，65 岁，左肩膀肿块 1 年，近期生长明显。

巨检：结节状肿块，大小：8 cm×7 cm×5.5 cm，切面呈灰白灰红色，质中，部分区域可见坏死。

镜下显示：主要由异型性明显的梭形细胞组成，并可见瘤巨细胞。瘤细胞呈条束状、交织状或片状排列，核分裂像易见，并可见病理性核分裂，部分区域可见坏死，间质内伴有多少不等的组织细胞和炎症细胞反应。如图 138-1、图 138-2 所示。

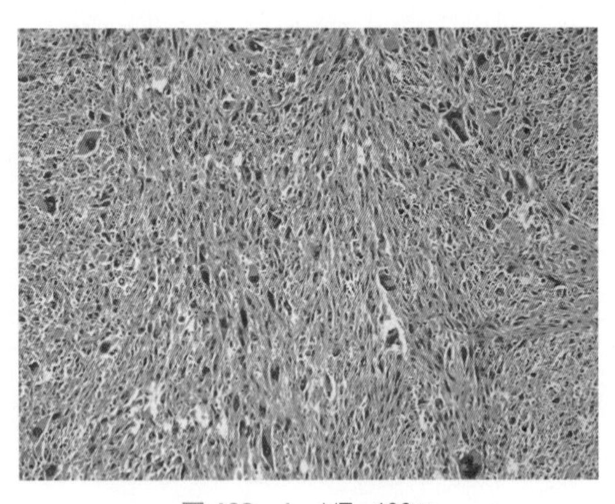

图 138-1 HE，100×

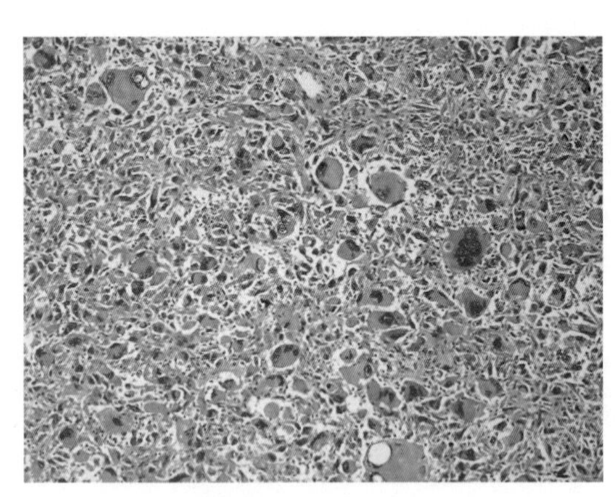

图 138-2 HE，200×

免疫组化检查结果：瘤细胞表达波形蛋白(vimentin)。

病理诊断：未分化肉瘤/恶性纤维组织细胞瘤(UPS/MFH)。

诊断依据：

(1) UPS/MFH 主要发生于中老年人。

(2) 肿瘤好发于四肢和躯干。

(3) 镜下主要由异型性和多形性明显的梭形细胞组成，多呈交织条束状或席纹状排列，肿瘤并常见瘤巨细胞或多核性瘤细胞。

(4) 免疫组化标记显示瘤细胞无特异性分化。

鉴别诊断：UPS/MFH 的诊断须排除其他具有明显多形性和异型性的肿瘤之后，这些肿瘤包括：多形性横纹肌肉瘤、多形性 MPNST、多形性平滑肌肉瘤和多形性脂肪肉瘤，另外，有时恶性黑色素瘤可类似 UPS/MFH，发生于实质脏器的肉瘤样癌可类似 UPS/MFH。此外，发生于腹膜后的 UPS/MFH 需要考虑是否有去分化脂肪肉瘤的可能性。

(王 坚)

案例 139

腺泡状横纹肌肉瘤

病史：患者，女性，16 岁，4 个月前发现左前臂肿块，约 6 cm。术中见肿瘤位于肌肉组织间，境界不清，质地坚实。

巨检：灰白色结节，大小：5.5 cm×4.2 cm×3 cm。

镜下显示：肿瘤由小圆细胞组成，并呈腺泡状排列，除小圆细胞之外，还可见散在的多核性巨细胞。如图 139－1、图 139－2 所示。

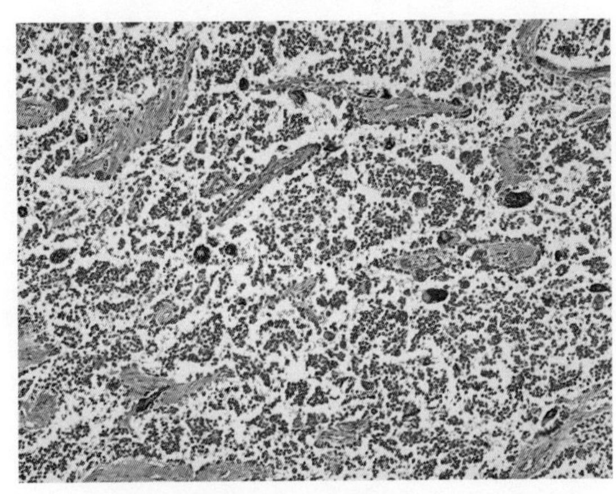

图 139－1　HE，40×

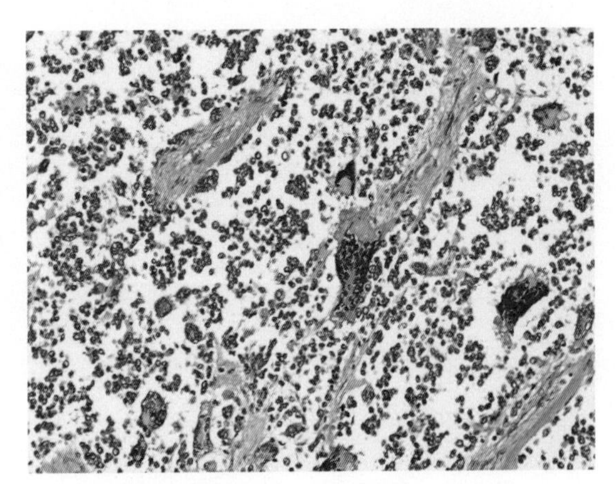

图 139－2　HE，100×

免疫组化检查结果：瘤细胞表达 desmin（见图 139－3）、myogenin（见图 139－4）和 MyoD1。

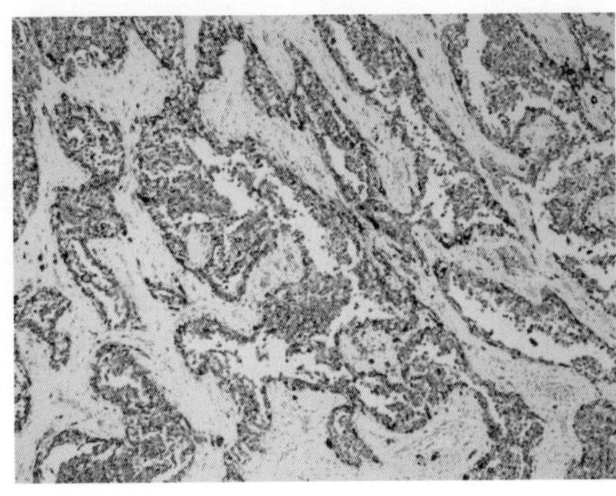

图 139－3　IHC，desmin，40×

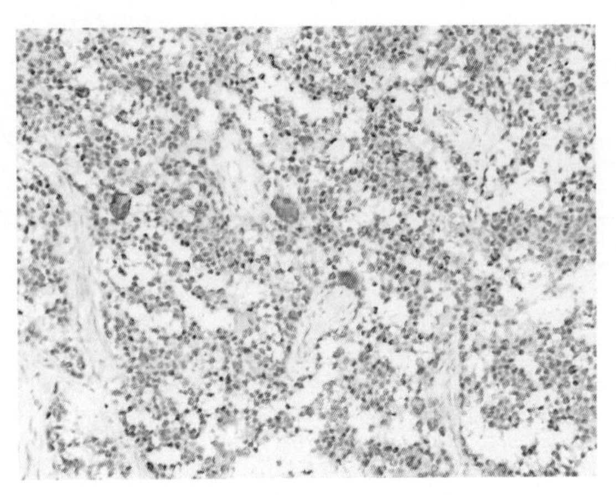

图 139－4　IHC，myogenin，100×

分子病理检测:FISH 检测显示 FOXO1A 基因相关易位。

病理诊断:腺泡状横纹肌肉瘤。

诊断依据:

(1) ARMS 可发生于任何年龄,但主要发生于 10～25 岁的青少年。

(2) 肿瘤多位于四肢深部软组织。

(3) 镜下瘤细胞形成特征性的腺泡状结构。

(4) 肿瘤由未分化的原始间叶性细胞及少量早期分化的幼稚横纹肌母细胞组成,并常可见散在的多核巨细胞。

(5) 免疫组化标记显示瘤细胞表达 desmin、myogenin 和 MyoD1。

(6) FISH 检测显示 FOXO1A 基因相关易位。

鉴别诊断:

(1) 骨外尤文氏肉瘤:肿瘤内可见菊花团结构,瘤细胞表达 CD99,不表达 desmin 和 myogenin,FISH 检测可显示有 EWSR1 基因相关易位。

(2) 非霍奇金淋巴瘤:瘤细胞表达相关的淋巴细胞性标记。

(王　坚)

案例 140

恶性周围神经鞘膜瘤(MPNST)

病史：患者，女性，46 岁，左大腿根本肿块，质硬。体格检查：患者全身皮肤多发性息肉样结节，并肩色素斑。

巨检：包膜完整的肿块，大小 12 cm×9 cm×6.5 cm，切面灰白至淡黄，部分囊性变，内含淡黄色液体。

镜下显示：肿瘤由梭形细胞组成，不同区域内瘤细胞密度、异型性和多形性不一致，一些区域呈高级别梭形细胞肉瘤形态，一些区域则呈低级别梭形细胞肿瘤形态，间质疏松。如图 140－1、图 140－2 所示。

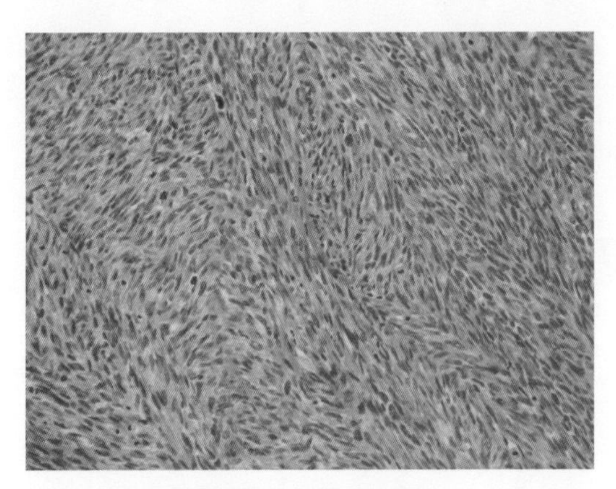

图 140－1　HE，100×

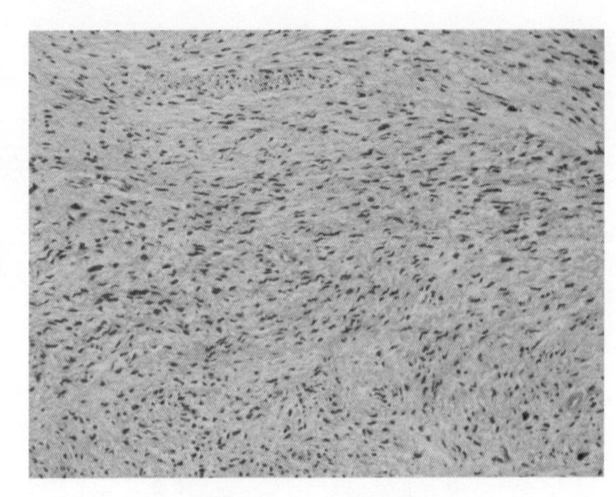

图 140－2　HE，100×

免疫组化检查结果：部分瘤细胞表达 S100 蛋白和 SOX10，如图 140－3、图 140－4 所示。

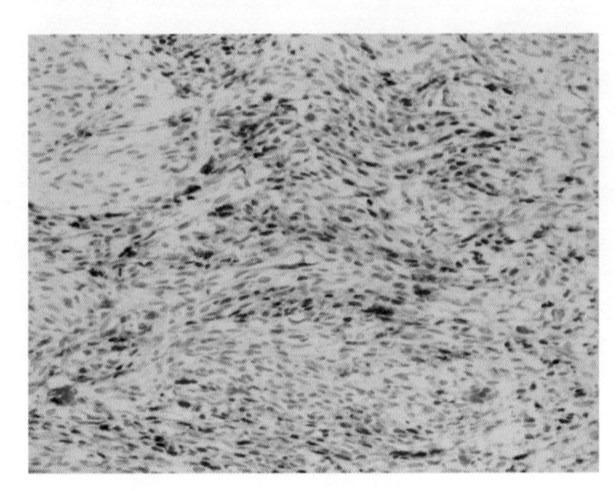

图 140－3　IHC，S100 蛋白，100×

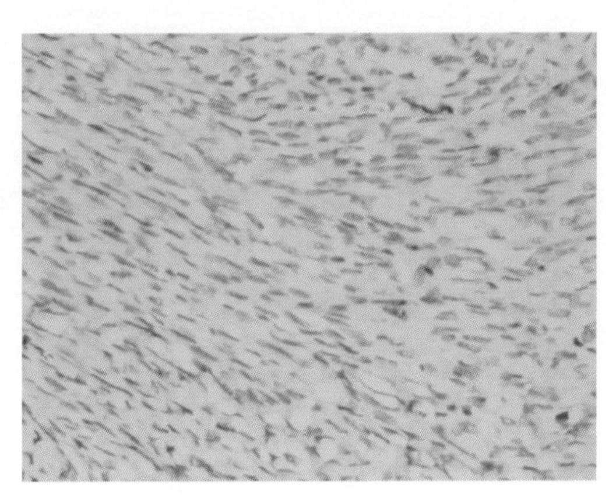

图 140－4　IHC，SOX10，100×

病理诊断：恶性周围神经鞘膜瘤（MPNST）。

诊断依据：

（1）患者有Ⅰ型神经纤维瘤病史。

（2）镜下表现为梭形细胞肉瘤，但瘤细胞显示有一定的多形性，且肿瘤内的不同区域瘤细胞的异型性不一致，一些区域瘤细胞密度高，异型性和多形性明显，而在另一些区域，瘤细胞密度低，瘤细胞异型性不明显，间质疏松。

（3）免疫组化标记显示部分瘤细胞表达S100蛋白和SOX10，提示具施旺细胞分化。

鉴别诊断：

（1）纤维肉瘤（包括黏液纤维肉瘤）：与MPNST相比，瘤细胞核相对对称，瘤细胞只表达vimentin，偶可表达actins，而包括S-100蛋白等在内的神经性标记多为阴性。

（2）梭形细胞型滑膜肉瘤：瘤细胞形态相对较为一致，无明显的多形性，免疫组化标记显示瘤细胞表达AE1/AE3、EMA和bcl-2标记，须注意的是，30%的滑膜肉瘤也可表达S-100蛋白，不能仅依靠S-100蛋白而诊断为MPNST，需凭借FISH检测SS18基因相关易位。

（王　坚）

案例 141
滑膜肉瘤

病史：患者，女性，15 岁，发现左上臂肿物 2 年，近期生长迅速。体检：左上臂外侧可触及一鸡蛋大小肿物。

巨检：灰白色肿瘤，大小 5 cm×4 cm×3 cm，包膜完整，质中。

镜下显示：主要由条束状排列的梭形细胞组成，瘤细胞形态一致，可见核分裂像，如图 141－1、图 141－2 所示。

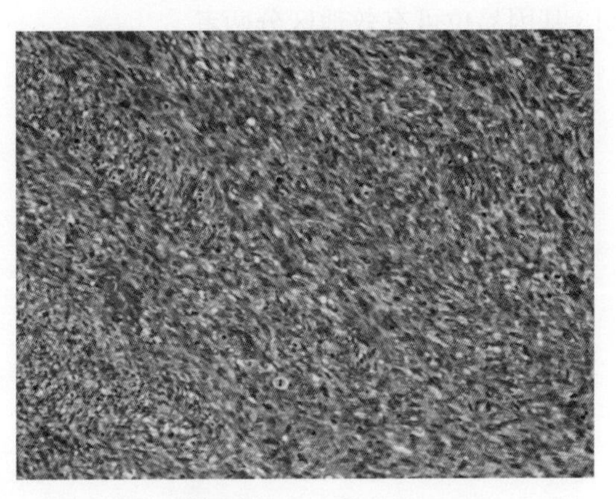

图 141－1　HE，40×

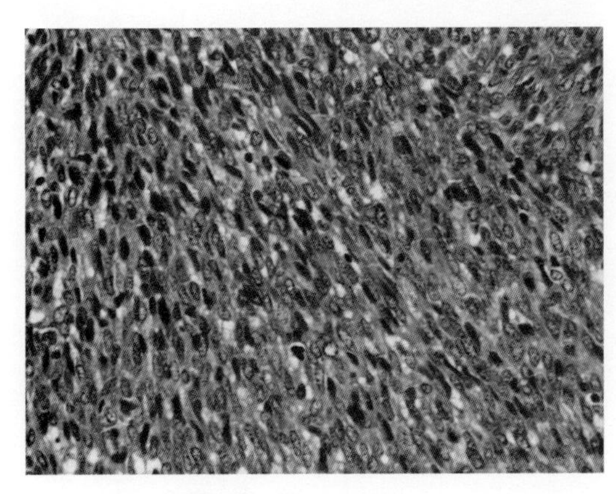

图 141－2　HE，200×

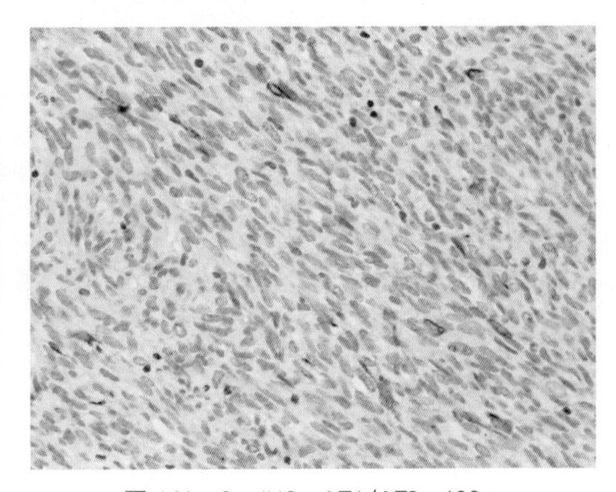

图 141－3　IHC，AE1/AE3，100×

免疫组化检查结果：AE1/AE3 少量瘤细胞(＋)(见图 141－3)，EMA 局灶弱(＋)，bcl－2(＋)，CD99(＋)，vimentin(＋)。

分子检测:FISH 检测额显示有 SS18 基因相关易位。

病理诊断:滑膜肉瘤。

诊断依据:

(1) 滑膜肉瘤好发于 15~35 岁的青少年。

(2) 好发于肢体,包括上肢。

(3) 临床上多表现为深部软组织内缓慢性生长的肿块,术前病程多为 2~4 年。

(4) 本例镜下主要由条束状排列的梭形纤维母细胞样细胞组成。

(5) 瘤细胞表达 AE1/AE3、EMA、bcl-2 和 CD99。

(6) FISH 检测额显示有 SS18 基因相关易位。

鉴别诊断:

(1) 纤维肉瘤:绝大多数病例仅表达 vimentin,部分病例可灶性表达 actins,所有病例均不表达 AE1/AE3、CAM5.2、EMA、CK7 和 CK19,也不表达 bcl-2。

(2) 恶性周围神经鞘膜瘤(MPNST):滑膜肉瘤也可以显示疏密交替,间质也可有黏液样变性,在镜下有时与 MPNST 难以区别,可被误诊为 MPNST。但总的来说,滑膜肉瘤的瘤细胞形态相对较为一致,而 MPNST 可显示程度不等的多形性,有时在 MPNST 中可见不同核级的梭形细胞成分。包括细胞角蛋白在内的上皮性标记物标记物有助于滑膜肉瘤与 MPNST 的鉴别诊断。新近报道显示,新的周围神经标记物 SOX10 在 MPNST 中有程度不等的表达,而滑膜肉瘤基本不表达 SOX10,有一定的鉴别诊断价值。此外,FISH 检测 SS18 基因易位可有效地区分两者。

(王 坚)

案例 142

内生性软骨瘤伴病理性骨折

病史：患者，男性，51 岁，右手外伤 1 个月，局部疼痛；影像学检查显示右第 4 掌骨近端病变，如图 142－1 所示。

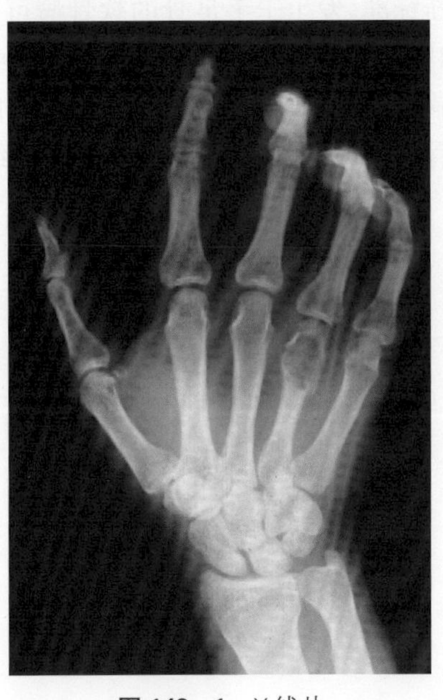

图 142－1　X 线片

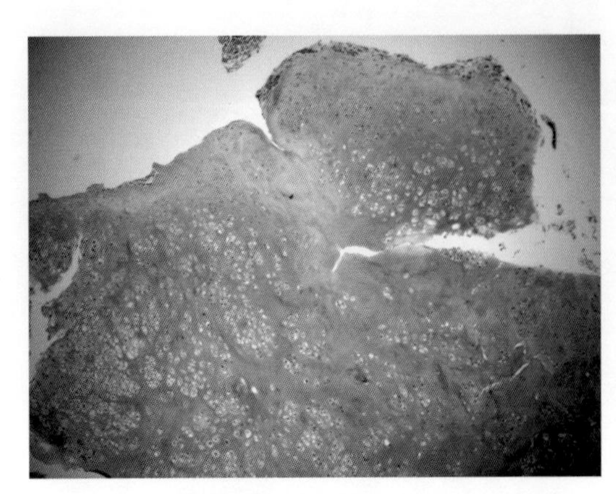

图 142－2　HE，4×

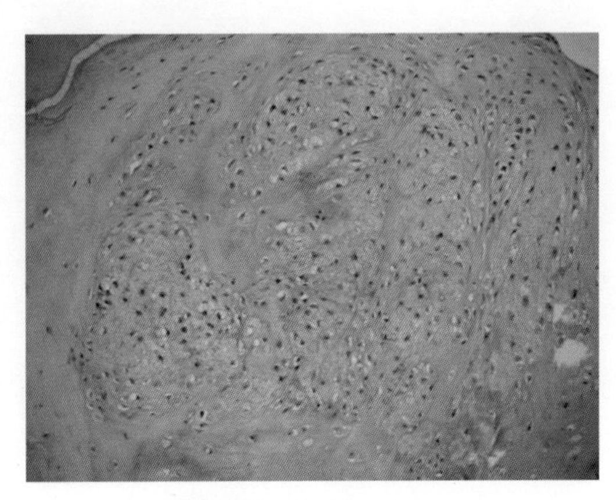

图 142－3　HE，10×

巨检：送检灰白色半透明米粒样碎组织一堆，大小 1 cm×1 cm×1 cm。

X 线检查：右第 4 掌骨近端低密度病灶伴病理性骨折，边界清楚，膨胀性改变，皮质变薄伴局部破坏。病灶刮除。

形态学改变：肿瘤呈分叶状结构，软骨细胞中度丰富，软骨陷窝发育良好，核增大伴轻度不典型性，基质退变性黏液样变性。

病理诊断：

（右第 4 掌骨）内生性软骨瘤伴病理性骨折，如图 142－1、图 142－2 所示。

诊断依据：

（1）肿瘤发生部位为右第 4 掌骨，属于短管状骨，是软骨瘤最常见的部位。

（2）影像学检查显示病变呈良性改变，右第 4 掌骨髓内溶骨性占位，边界清楚，膨胀性生长。

（3）形态学虽然软骨细胞中度丰富，核增大伴轻度不典型性，基质退变性黏液样变性，但软骨陷窝发育良好，未见皮质侵犯，软组织肿块形成。

鉴别诊断：

Ⅰ级（中间型）软骨肉瘤：部位、X 线片特征和临床表现对良性软骨瘤的诊断有十分重要的价值。在手足骨与长骨、扁骨具有双重的诊断标准，发生于手足骨的软骨瘤可以相对富于细胞性，软骨细胞成簇或成片分布，核可以比较大，双核细胞常见，软骨陷窝发育良好。这种细胞和基质的不典型性如发生于在长骨或扁骨，则要怀疑为高分化软骨肉瘤，实际上已相当于长骨软骨肉瘤Ⅰ级的形态学改变。但在指趾短管状骨、骨膜和滑膜的良性软骨瘤，出现上述轻～中度不典型性细胞学改变是允许的。

（张惠箴）

案例 143
内生性软骨瘤

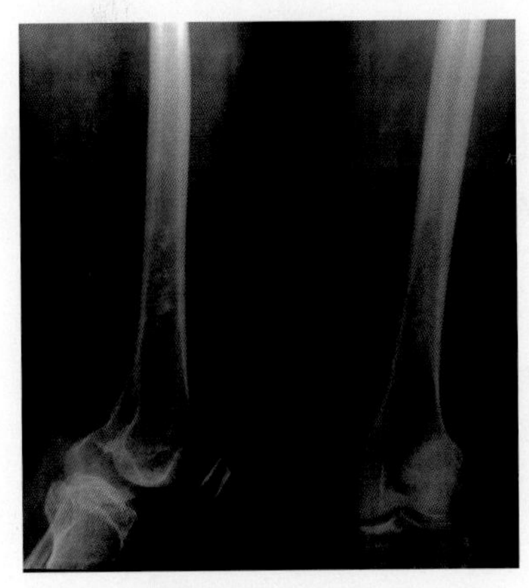
图 143-1 X线平片

病史：患者，男性，52 岁。外伤摔倒后左腿疼痛，X 线片检查发现左股骨下段髓内病变，手术刮除病灶。

X 线平片显示：左股骨下段干骺端髓内絮状、点状、环状钙化病变，患骨膨胀不明显，骨皮质未见累及，无骨膜反应，如图 143-1 所示。

镜下显示：肿瘤呈分叶状结构，软骨小叶周围被良性骨组织包绕，缺乏软骨性肿瘤组织在宿主之间、皮质哈弗氏管内的浸润依据。如图 143-2、图 143-3 所示。

病理诊断：(左股骨中下段)内生性软骨瘤。

诊断依据：

内生性软骨瘤是髓内良性透明软骨肿瘤，大多为孤立性，偶可累及多个骨或同一骨的多个部位。临床通常无症状，但手足骨因骨皮质薄而局部常膨胀可出现微骨折而出现疼痛。

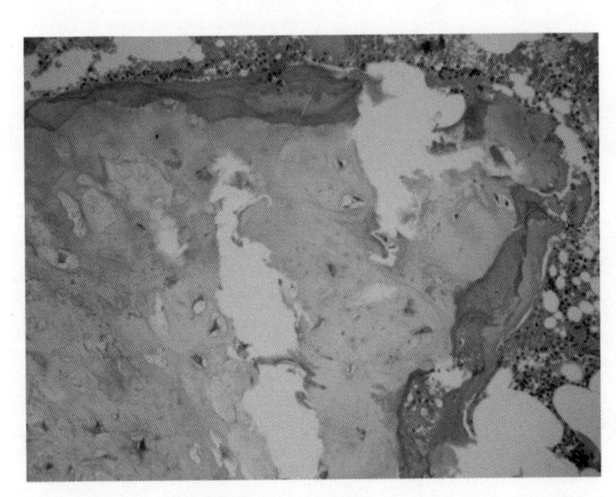
图 143-2 HE，10×

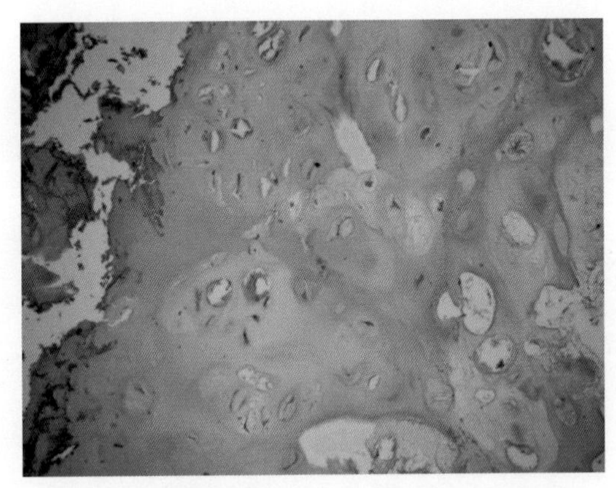
图 143-3 HE，20×

部位特征：

(1) 半数以上病例位于指趾跖掌骨，主要是手部的指掌骨，而且大多是 2～5 指的指掌骨，这些部位的软骨性肿瘤几乎都是良性。

(2) 其他部位骨均可发生，如长骨和扁骨，但这些部位的软骨性肿瘤，恶性多于良性。

(3) 颅底和胸骨的软骨性肿瘤几乎都是恶性。

影像学特征：体积小，小于 3 cm（长骨<5 cm），境界清楚、膨胀性改变。低密度的病变中出现钙化影是任何部位软骨瘤的基本 X 线特点；指趾部短管状骨内生性软骨瘤大多位于中段，有明显膨胀，皮质常常变薄但完整；长骨的内生性软骨瘤体积较大（<5 cm），但骨皮质改变不明显。

病理特征：为低细胞性、无血管性肿瘤，伴丰富的透明软骨基质。

组织学表现：因部位而不同。就部位而言，发生于指趾短管状骨、骨膜、滑膜的软骨瘤和 Ollier 病为一种类型。这些部位的软骨性肿瘤大多为良性，可以相对富于细胞，软骨细胞成簇分布，核可以比较大，有轻度异型，双核细胞常见，软骨基质可以有灶性黏液变。长骨、扁骨的内生性软骨瘤为另一种类型，这两种类型骨的软骨性肿瘤恶性明显多于良性，因此长骨和扁骨的良性内生性软骨瘤细胞稀疏，核小而圆呈固缩状，陷窝发育良好，细胞位于陷窝内，很少有双核细胞，也无坏死和核分裂像。一旦软骨细胞出现异型性就应该警惕恶性可能。

鉴别诊断：

（1）内生性软骨瘤主要须与软骨肉瘤鉴别，影像学检查、临床资料和组织学特征三方面必须结合才能作出正确的鉴别诊断。

（2）在手足骨以外的长骨无病理性骨折的情况下出现疼痛应怀疑恶性；影像学检查有骨皮质破坏和软组织浸润是恶性的有力证据；如果没有影像学和组织学肿瘤浸润性生长的依据，在手足骨除非所有切除的肿瘤都表现软骨肉瘤 2～3 级的细胞学特征恶性的诊断才能成立。

（3）在长骨和扁骨肿瘤有髓内浸润和皮质浸润的影像学和组织学证据，是比细胞学不典型性更为可靠的恶性标志。此外，软骨基质广泛黏液变性也是恶性的特征之一。

（4）孤立性内生性软骨瘤发生软骨肉瘤变十分少见，病理诊断十分困难，这时低细胞性软骨区和富于细胞性不典型性软骨区域（即软骨肉瘤区域）可以共存。X 线和病理组织学检查往往能显示肉瘤变区域有浸润性生长的证据。

（5）偶尔骨肉瘤、纤维肉瘤、恶性纤维组织细胞瘤成分可以出现于原先存在的内生性软骨瘤中，两者分界清楚，称为去分化软骨肉瘤。

（张惠箴）

案例 144
高分化软骨肉瘤

病史：患者，女性，55 岁。左肩部酸痛半月余，临床诊断左肩胛骨肿瘤。

巨检：切除肿瘤大小 5 cm×4 cm×3 cm。

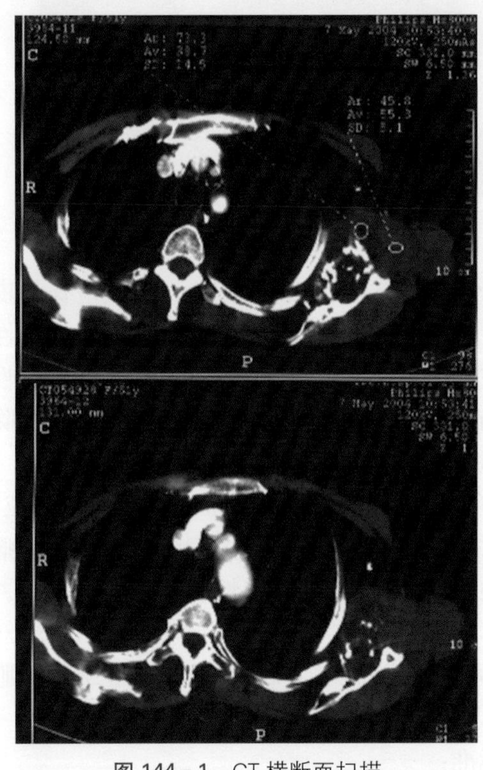

图 144-1　CT 横断面扫描

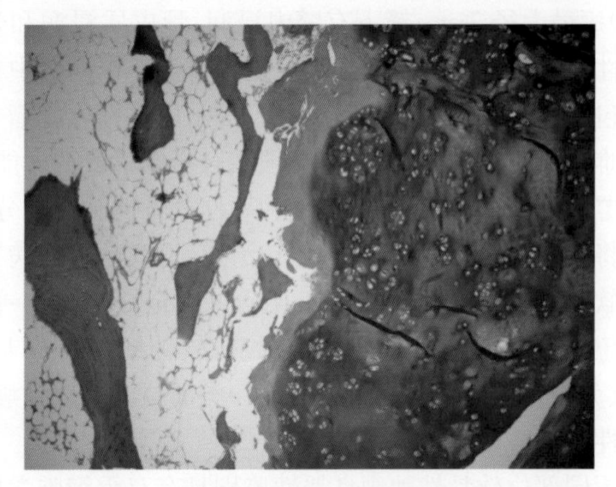

图 144-2　HE，10×

CT 横断面扫描：示左肩胛骨肿瘤，瘤内有钙化、骨化阴影，局部骨皮质破坏向软组织内膨胀，如图 144-1 所示。

镜下显示：软骨性肿瘤呈分叶状结构，部分高分化软骨结节有硬化骨包绕类似内生性软骨瘤。肩胛骨皮质哈弗氏管内有肿瘤浸润。髓内骨小梁之间浸润性生长的肿瘤组织。骨皮质外浸润的软骨组织。右侧为骨皮质，左下角为骨外横纹肌组织。如图 144-2～图 144-6 所示。

病理诊断：(左肩胛骨)高分化软骨肉瘤。

诊断依据：

本例为发生于编织骨的高分化软骨肉瘤。虽然从细胞学角度看肿瘤分化较好(Ⅰ级)，但有软骨肉

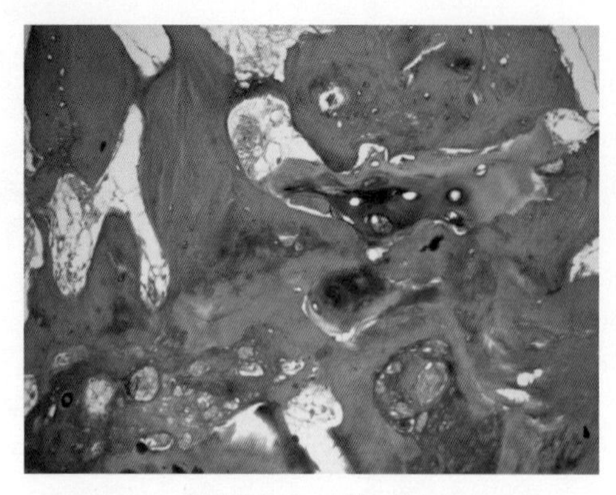
图 144-3 HE，20×

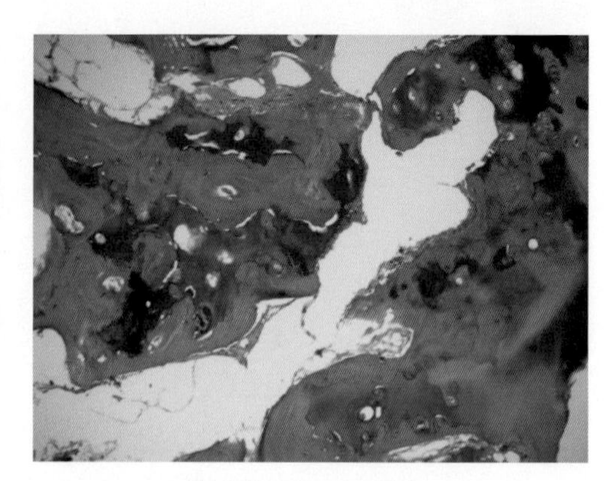
图 144-4 HE，20×

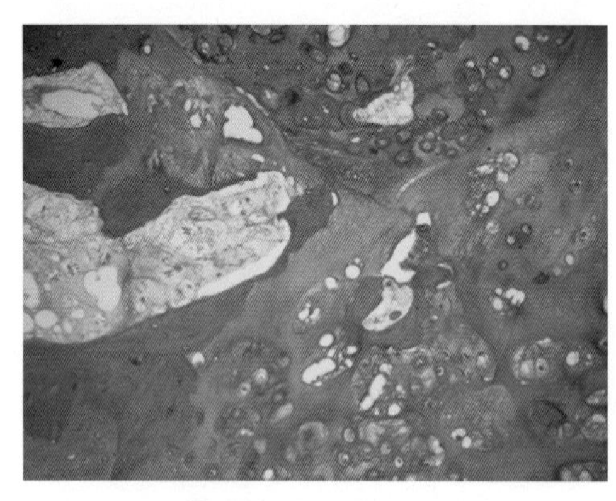
图 144-5 HE，20×

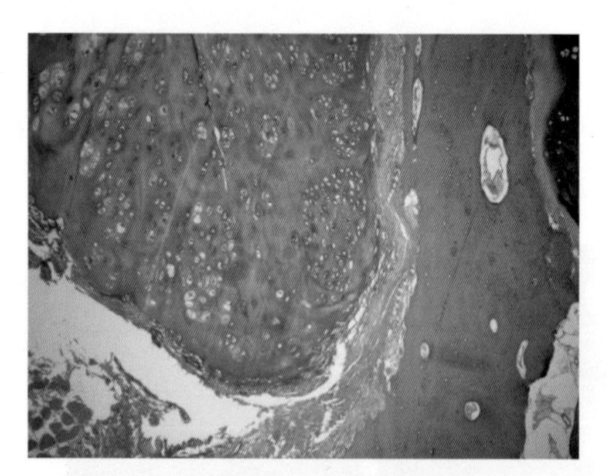
图 144-6 HE，10×

瘤浸润性生长的影像学和病理学特点，包括 CT 扫描中骨皮质破坏和软组织浸润；大体检查骨皮质破坏，肿瘤最大径 5 cm；镜下有髓内浸润、骨皮质浸润和骨外软组织浸润的组织学表现，说明软骨性肿瘤良恶性鉴别浸润比细胞学异型性更为重要。本病例中在髓内生长的软骨性肿瘤小叶很多有硬化性骨样基质包绕，类似良性内生性软骨瘤，提示内生性软骨瘤与高分化软骨肉瘤在形态上有重叠，在刮除标本中很难判断真性与假性浸润，必须结合影像学改变才能确诊。

鉴别诊断：人体骨骼中良性和恶性软骨性肿瘤的分布有非常显著的部位特征性。就解剖部位而言，可以将发生于骨膜(骨膜软骨瘤)、滑膜(滑膜软骨瘤病)、手足部指趾跖掌短管状骨的内生性软骨瘤和多发性软骨瘤(包括 Ollier 病、Maffuccis 综合征)作为一类，长骨和扁骨的内生性软骨瘤为另一类。后一类部位的良性软骨瘤，软骨细胞稀疏，软骨细胞间有丰富的透明软骨基质，核小呈固缩状，缺乏双核细胞、核分裂和核的不典型性。而前一类部位良性软骨瘤则常常出现类似软骨肉瘤Ⅰ～Ⅱ级的细胞学不典型性。

不同部位软骨性肿瘤良恶性鉴别具有双重细胞学标准：

(1) 手足小管状骨的软骨性肿瘤很少有恶性，软骨肉瘤的诊断必须有明确的骨皮质浸润性破坏或骨外软组织浸润，单凭软骨细胞丰富和轻～中度不典型性不足以诊断软骨肉瘤。

(2) 长骨和扁骨的软骨肉瘤浸润是诊断的依据，有浸润性生长方式，即使软骨细胞稀疏并缺乏不典型性也足以诊断高分化软骨肉瘤。

浸润包括髓腔内浸润和皮质浸润：髓内浸润是指肿瘤性软骨伸展到周围骨小梁腔隙内，破坏骨质，取代正常骨髓组织，并反过来包绕残存的骨小梁。皮质浸润指没有骨折的情况下肿瘤性软骨穿越局部骨皮质向周围软组织浸润或长骨、扁骨的扇形压迫性侵蚀及哈佛管内肿瘤填塞。

(张惠箴)

案例 145

软骨母细胞瘤

病史：患者，男性，13 岁，右膝疼痛数周。X 线片检查如图 145 - 1 所示。MRI 检查如图 145 - 2 所示。

巨检：灰红色碎骨组织一堆，大小 3.5 cm×3 cm×2.5 cm。部分切面灰白色，大部分质地中等，部分质略硬。

镜下显示：肿瘤由体积较小的软骨母细胞组成，胞质淡粉色，有纵行核沟。细胞边界清楚，局部区域有软骨细胞分化，软骨细胞周围有粉红色的软骨基质。局部区域可见特征性的窗格样钙化呈线状围绕每个细胞。如图 145 - 3～图 145 - 7 所示。

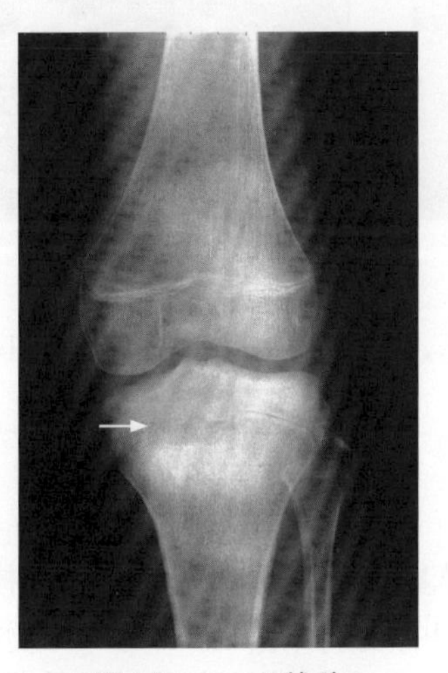

图 145 - 1　X 线片

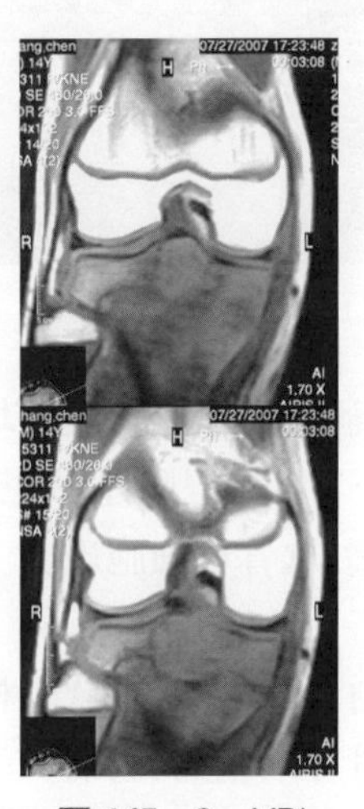

图 145 - 2　MRI

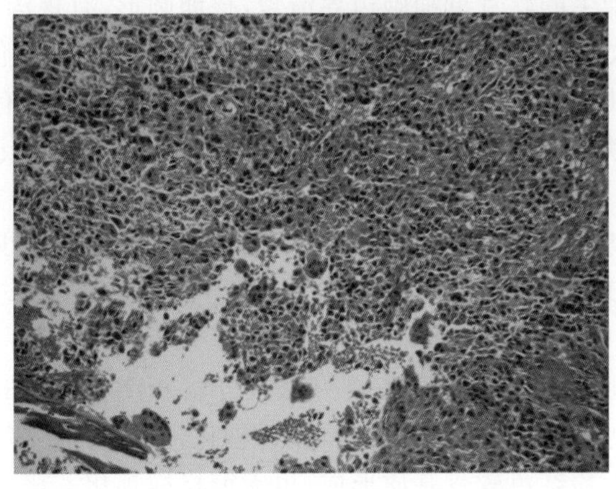

图 145 - 3　HE，40×

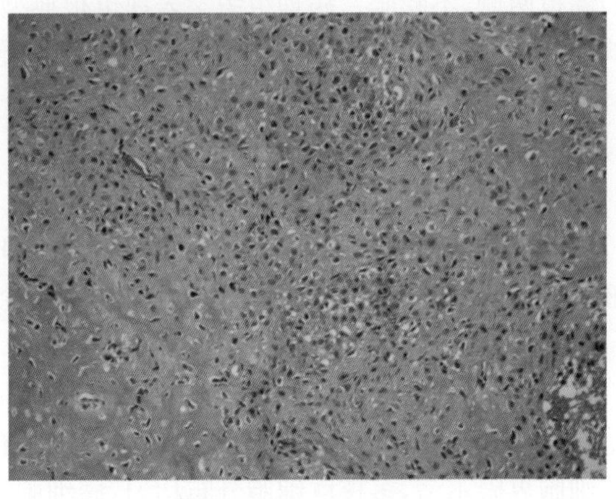

图 145 - 4　HE，40×

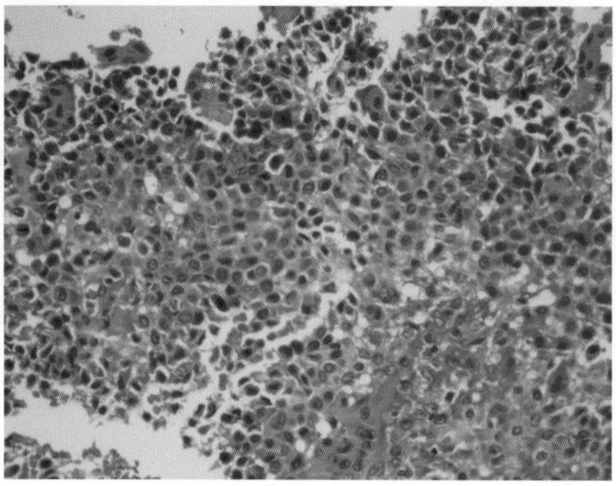

图 145 - 5 HE，100×

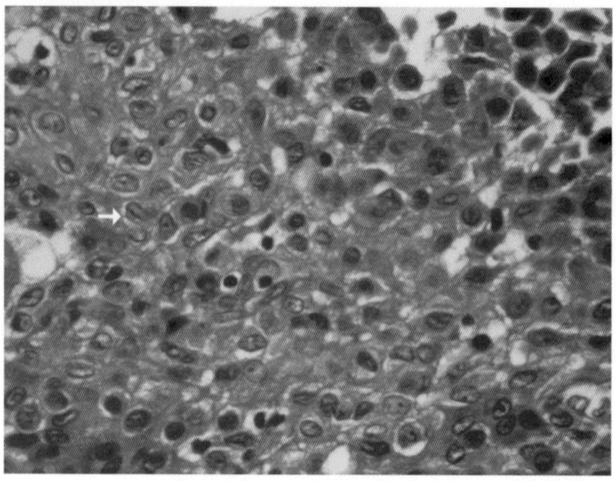

图 145 - 6 HE，400×

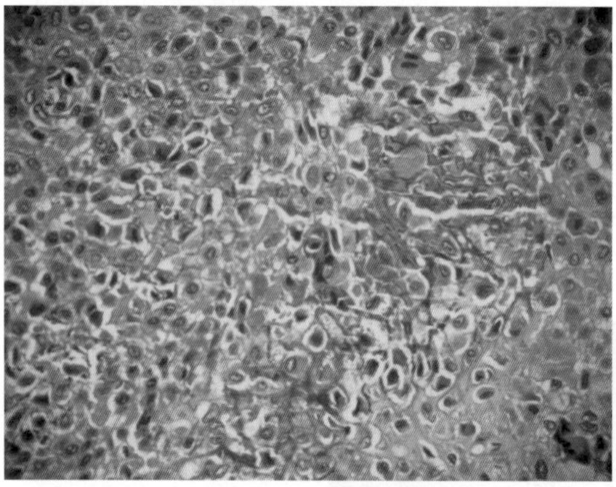

图 145 - 7 HE，200×

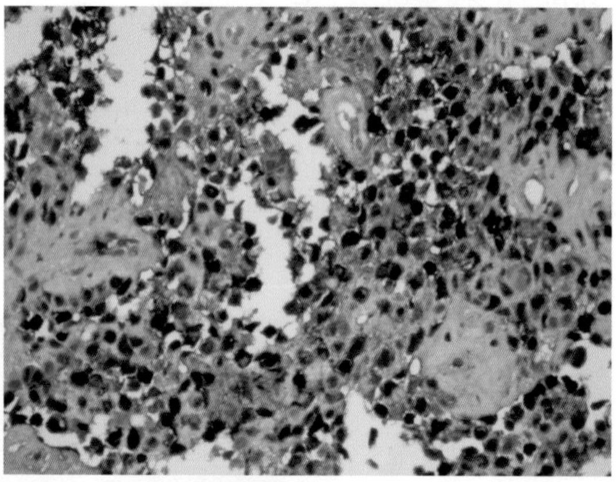

图 145 - 8 S100，200×

影像学改变：胫骨近端骺端类圆形骨质破坏，局部骑跨骺板两侧（见图 145 - 1、图 145 - 2）。

免疫组化检查结果：S - 100 标记阳性（见图 145 - 8）。

病理诊断：（右胫骨上端）软骨母细胞瘤。

诊断依据：

软骨母细胞瘤是一种由软骨母细胞、软骨样基质及散在破骨细胞样多核巨细胞构成的原发性良性骨肿瘤。本例为典型的软骨母细胞瘤，具有典型的发病年龄（10～19 岁）及部位（长骨骨骺和骨突）：骨骼发育阶段的长骨骨骺端。典型的影像学表现：圆形的边界清楚的溶骨性骨质破坏，病灶骑跨在尚未闭合的骺板两侧，不膨胀。病理组织学表现也很典型：增生的软骨母细胞边界清楚，核卵圆形，有核沟，胞质淡粉红色或透明；良性的破骨细胞样多核巨细胞散在于整个肿瘤内；粉红色的软骨基质位于细胞周围，使细胞间距增大。窗格样钙化呈线状围绕每个细胞，使软骨母细胞的界线更加清楚。软骨基质有钙化倾向，特征性的窗格样钙化仅见于 1/3 的病例。肿瘤细胞 S - 100 蛋白标记阳性。S - 100 免疫标记阳性对软骨母细胞瘤的诊断有一定帮助。

需要注意的是肿瘤细胞产生的软骨基质在 HE 切片中呈粉红色，而不是淡蓝色。软骨基质很少有黏液变性。肿瘤细胞有成熟障碍，因此肿瘤内很少出现分化成熟的透明软骨。

鉴别诊断：

（1）骨巨细胞瘤：也位于骨骺，但骨巨细胞瘤：①是成年人的疾病，一般不发生于骺板闭合以前的骨骼生长期。②X 线片：病变膨胀明显，病灶内很少有钙化、骨化阴影。病灶周围无硬化带形成。③镜下：单核细胞界限不清，多核巨细胞分布均匀，瘤细胞间无粉红色软骨基质形成，也无窗格样钙化。普通的钙化和骨化在病灶中央也很少出现。④S-100 标记阴性,p63 阳性。

(2) 透明细胞软骨肉瘤:也好发于长骨骨骺部,以前有人称其为“恶性软骨母细胞瘤”,可见两者的相似性,但透明细胞软骨肉瘤:①年龄比较大,高峰发病年龄是 30～49 岁。②早期 X 线和软骨母细胞瘤很难鉴别,但是肿瘤呈进行性生长,达到一定体积后易于破坏骨皮质浸润软组织并向干骺端方向延伸。③镜下,有分叶结构,在软骨小叶之间可见增生毛细血管和成簇的良性多核巨细胞。小叶中央则有反应性或化生性新骨形成。瘤细胞胞质透明、丰富,细胞界限更加清楚。④1/2 的病例肿瘤内混合有普通高分化软骨肉瘤成分。

(3) 软骨母细胞瘤样骨肉瘤:为软骨母细胞性骨肉瘤的一种组织学亚型,其临床和 X 线片特征均类似普通骨肉瘤,肿瘤位于干骺端而不是骨骺,有明显的髓内浸润,骨皮质侵蚀或软组织内肿块的影像学和组织学证据,镜下虽然肿瘤的组织形态类似软骨母细胞瘤,但核有异型性,部分区域肿瘤向软骨肉瘤移行,并出现典型的肿瘤性骨样组织。

(张惠箴)

案例 146

骨样骨瘤

病史：患者，男性，14 岁，发现左小腿肿块 2 月余。

巨检：碎骨组织一堆，大小 7 cm×5 cm×2 cm。

X 线检查：病灶位于胫骨近端前侧，周围皮质明显硬化（见图 146 - 1）。

CT 检查：伴有钙化的中央低密度灶及周围硬化的皮质构成靶环征象（见图 146 - 2）。

镜下显示：瘤巢由未成熟的骨样组织或编织骨组成，骨小梁间为富于血管的纤维间质、骨母细胞和破骨细胞，周围的硬化带为反应性致密骨，瘤巢和周围反应性骨分界清楚（见图 146 - 3～图 146 - 5）。

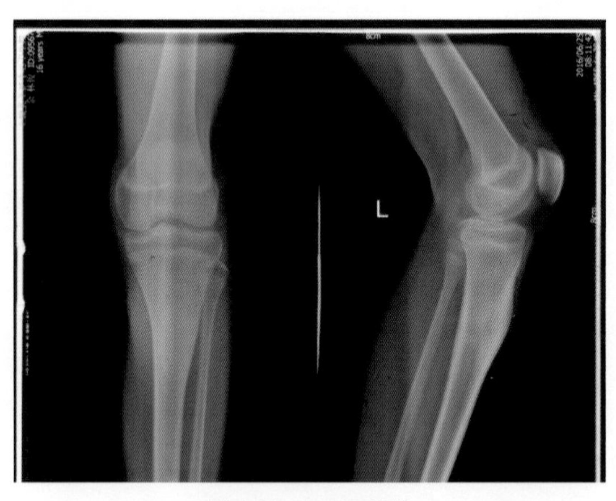

图 146 - 1　X 线片

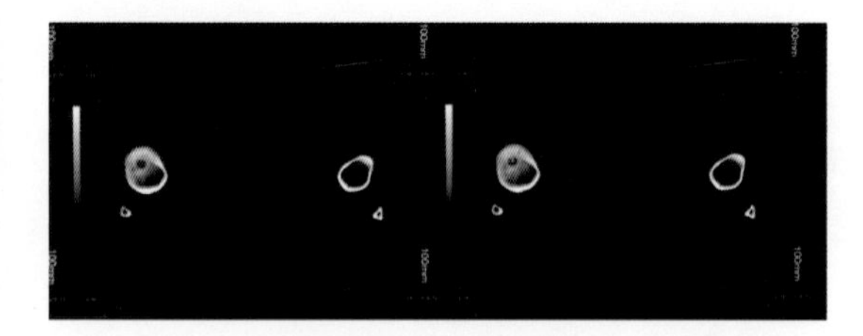

图 146 - 2　CT 检查

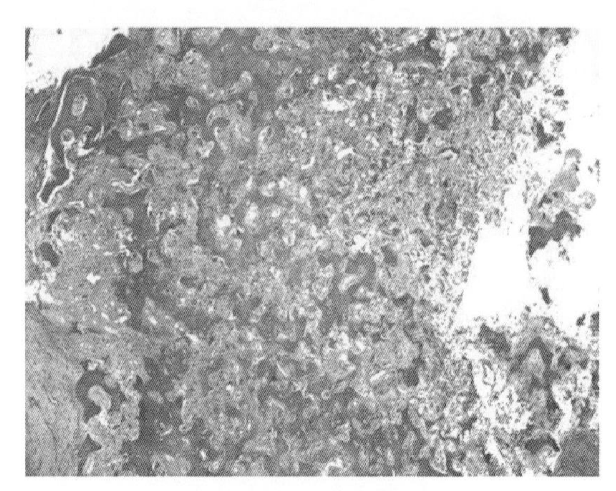

图 146 - 3　HE，40×

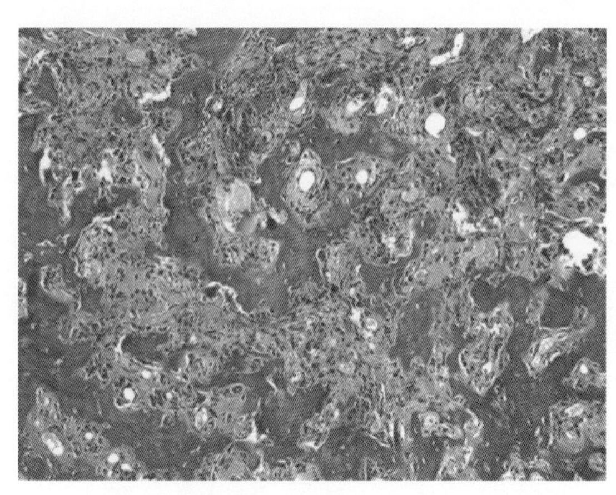

图 146 - 4　HE，100×

病理诊断：(左胫骨近端)骨样骨瘤。

诊断依据：

骨样骨瘤好发于儿童、青少年，高峰年龄为 10～30 岁。最显著的症状是疼痛，夜间加剧，服用水杨酸制剂和其他非类固醇消炎药可暂时缓解。通常累及长骨，尤其是股骨近端和胫骨。病灶多位于骨皮质，瘤巢直径＜2 cm，周围边界清楚。影像学显示为皮质内低密度透亮区，伴周围很宽的硬化带，CT 检查可见小的圆形或半圆形的低密度瘤巢被周围宽大的硬化圈包绕，有的瘤巢中央有钙化，形似靶环。

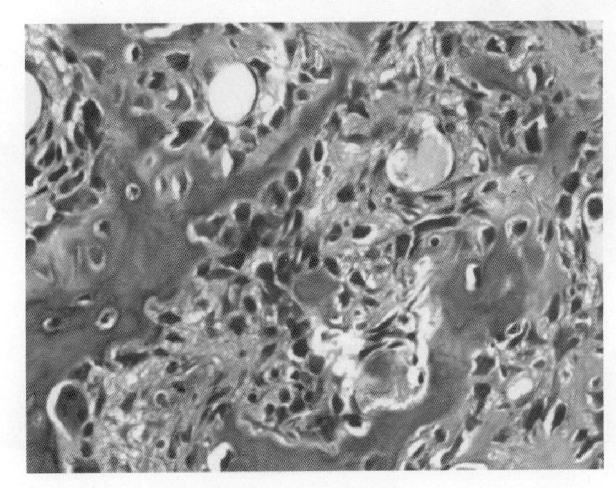

图 146 - 5　HE，400×

本例患者年龄 14 岁，影像学检查示病灶位于胫骨近端皮质内，X 线片检查示周围明显硬化(见图 126 - 1)，CT 检查示伴有钙化的中央低密度灶以及周围硬化灶构成的靶环征象(见图 126 - 2)。镜下可见瘤巢由未成熟的骨样组织或编织骨组成，骨小梁间为富于血管的纤维间质、骨母细胞和破骨细胞，周围的硬化带为反应性致密骨，瘤巢和周围反应性骨分界清楚，如图 126 - 3～图 126 - 5 所示。

鉴别诊断：

(1) 皮质内骨肉瘤：X 线检查表现为皮质内透光性病灶，周围包绕硬化带，但病变处皮质轻度膨胀、增厚，肿瘤直径＞1 cm，镜下肿瘤有大量骨样组织及编织骨，骨母细胞有异型性，且肿瘤浸润周围骨皮质和哈佛系统，肿瘤内有残存的板层骨。

(2) 骨母细胞瘤：组织学表现似骨样骨瘤，但体积更大，且倾向于进展性生长，瘤巢直径＞2 cm。

(3) Brodie 脓肿：X 线检查与骨样骨瘤相似，但其有从脓腔向外延伸的小窦道，脓肿内无钙化或骨化。临床有红、肿、热、痛等炎症表现。

(张惠箴)

案例 147

骨母细胞瘤

病史：患者，女性，20 岁，腰痛伴左下肢放射痛 1 月，加重 1 周。

巨检：不规则骨组织一堆，大小 4 cm×2. 5 cm×1. 5 cm。

影像学检查：CT 及 MRI 检查示椎体椎弓根有一个境界清晰的膨胀性占位，周围有薄层的硬化带（见图 147 - 1～图 147 - 3）。

镜下显示：肿瘤由成骨细胞产生骨样组织及相互吻合的不成熟骨小梁构成，小梁间为疏松纤维血管性间质，周围可见反应性硬化骨，两者分界清楚。

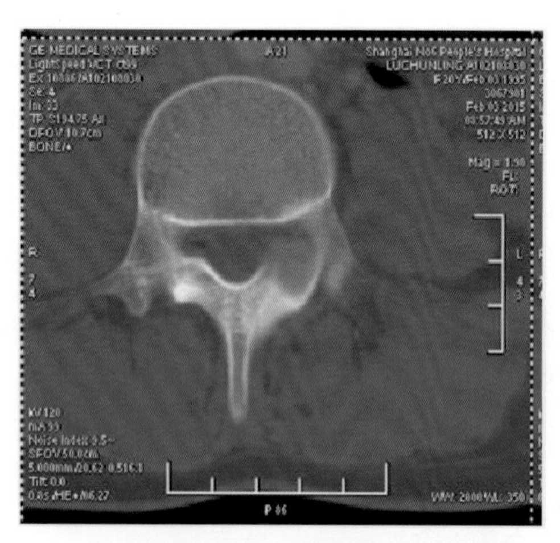

图 147 - 1　CT 检查(一)

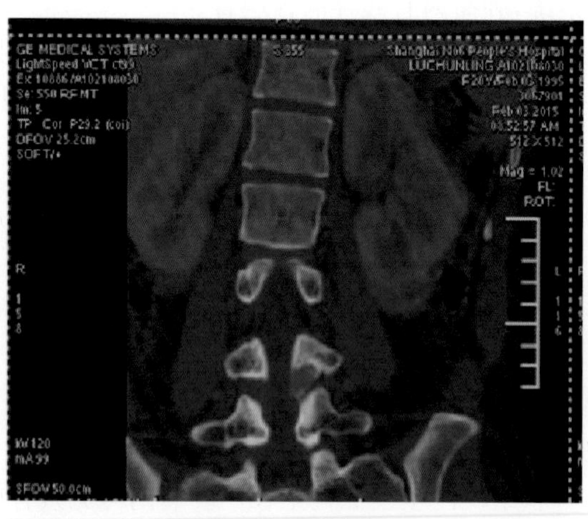

图 147 - 2　CT 检查(二)

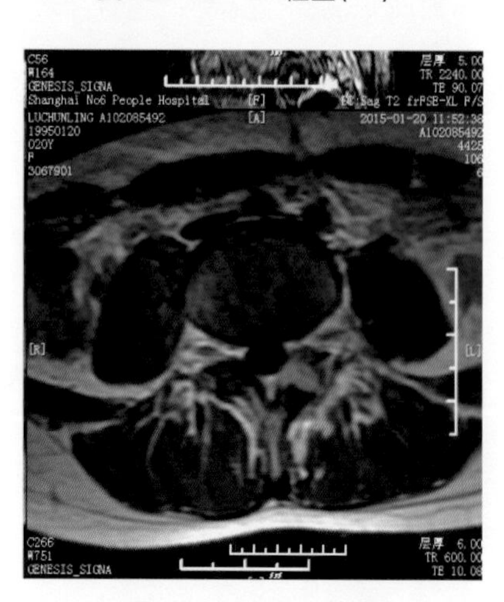

图 147 - 3　MRI 检查

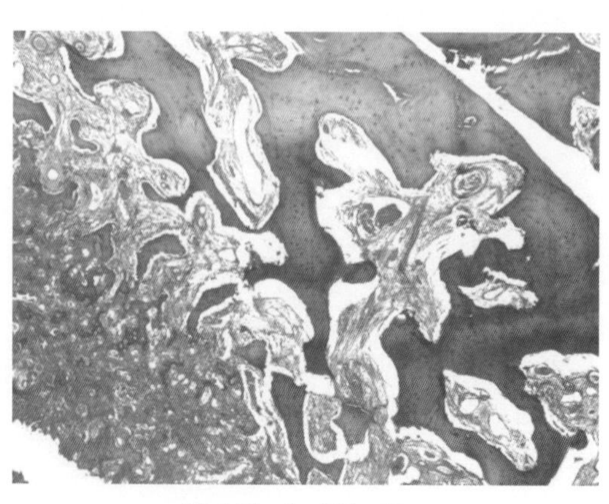

图 147 - 4　HE，40×

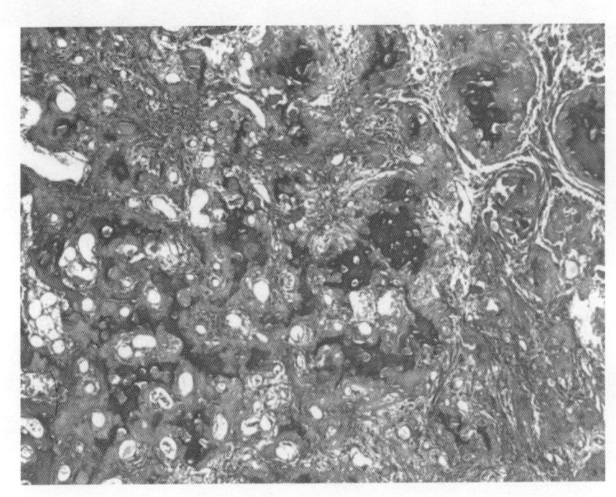

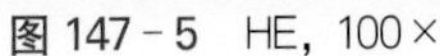

图 147-5 HE, 100×

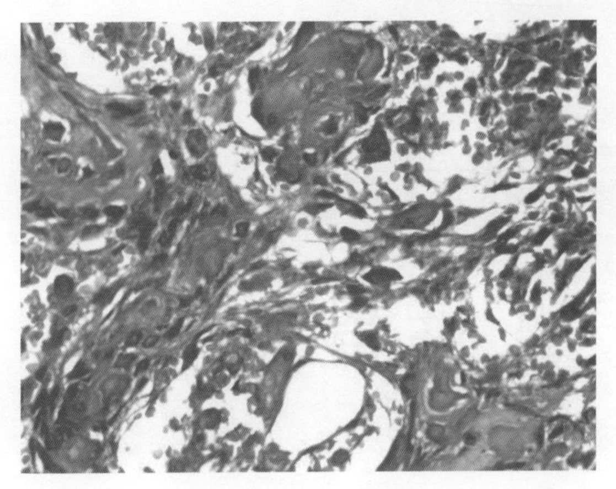

图 147-6 HE, 400×

病理诊断:($L_{4\sim5}$)结合影像学改变诊断骨母细胞瘤。

诊断依据:

骨母细胞瘤好发于 30 岁以下,高峰年龄 10～30 岁。临床以轻度疼痛、肿胀与活动受限为主要症状,服用水杨酸制剂不能迅速缓解症状,脊柱病变常有神经压迫症状。本病好发于中轴骨,40%～55%位于脊椎骨,尤其是椎骨的后部包括椎弓、棘突;30%位于长骨,尤其是下肢长骨的骨干或干骺端。影像学显示椎体附件和长骨干骺端的膨胀性占位,边界清晰,周围有薄层硬化,约 50%有钙化和骨化,有时骨皮质可破坏,瘤巢直径>2 cm。

本例患者为年轻女性,有脊柱神经压迫症状,CT 检查示椎体椎弓根有一个境界清晰的膨胀性占位,周围有薄层的硬化带(见图 127-1～图 127-3)。镜下可见肿瘤由成骨细胞产生大量骨样组织及相互吻合的不成熟骨小梁构成,小梁间为疏松纤维血管性间质(见图 127-4～图 127-6)。肿瘤性骨表面有单层成骨细胞被覆,骨小梁排列随意,富于血管的纤维间质中红细胞外渗和破骨细胞样巨细胞较常见,瘤巢直径>2 cm。周围可见反应性硬化骨,两者分界清楚。

鉴别诊断:

(1) 骨样骨瘤:瘤巢的组织学特征类似骨母细胞瘤,但瘤巢直径<2 cm,周围有大量反应性硬化骨,临床特征以较明显的疼痛并可被水杨酸制剂缓解为特征。

(2) 骨母细胞样骨肉瘤:影像学显示侵袭性影像表现,伴有骨膜反应,软组织肿块形成。镜下肿瘤细胞有异型,可见多量核分裂像,并可见病理性核分裂像,伴有肿瘤性坏死。肿瘤在宿主骨小梁间、哈佛系统、骨旁软组织内呈浸润性生长。肿瘤内可见残存的宿主骨小梁。

(张惠箴)

案例 148
硬化性骨肉瘤

病史：患者，男性，9 岁。左股骨疼痛、肿胀，影像学检查发现左股骨下端肿瘤在外院做手术活检。患者在国内多家三级医院病理科会诊均未对肿瘤良恶性做出明确诊断。

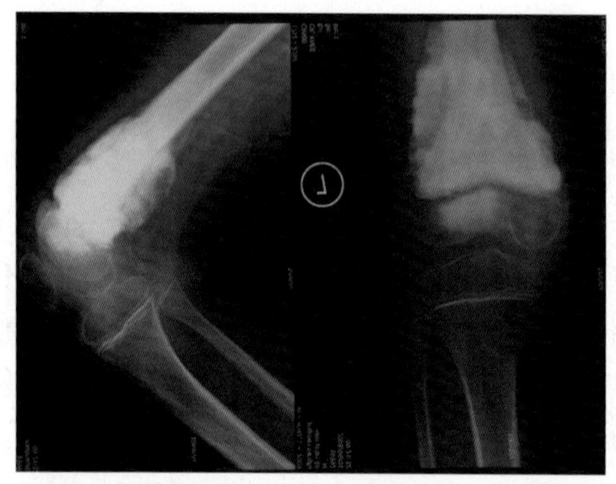

图 148 - 1　X 线片检查

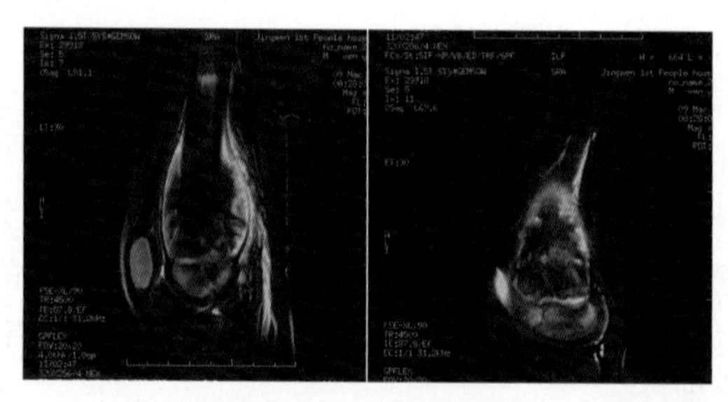

图 148 - 2　MRI 检查

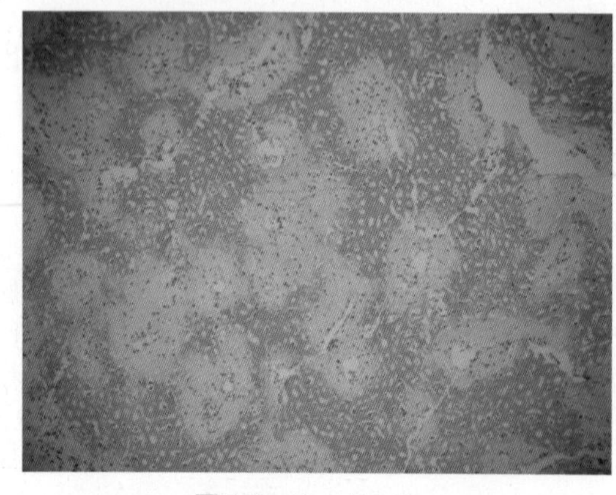

图 148 - 3　HE，10×

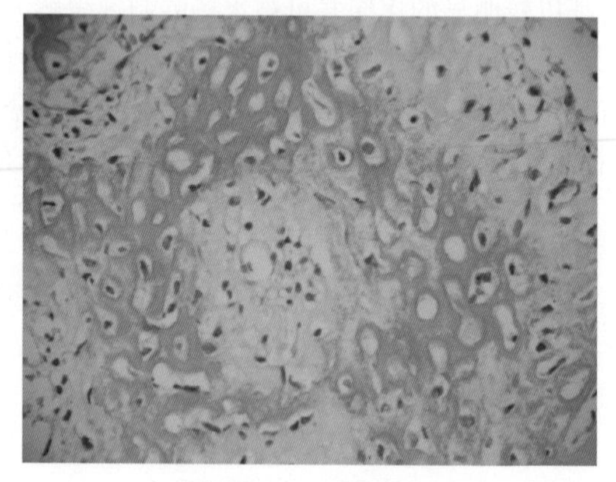

图 148 - 4　HE，20×

X 线平片检查显示：肿瘤位于左股骨干骺端，累及骨骺并穿透骨皮质在骨旁软组织形成肿块，伴骨膜反应及 Codman 三角形成。肿瘤成高密度阴影，并有日光放射状骨质增生。如图 148 - 1 所示。

MRI 检查显示：肿瘤从髓内穿透骨皮质累及骨旁软组织，骨骺局部浸润，如图 148 - 2 所示。

镜下显示：低倍镜下，肿瘤内有大量花边样网格样骨样组织形成，但肿瘤细胞仅轻度异型。高倍镜下，花边样网格样骨样组织直接由梭形肿瘤细胞形成，肉瘤细胞仅轻度异型，核染色深。部分区域梭形

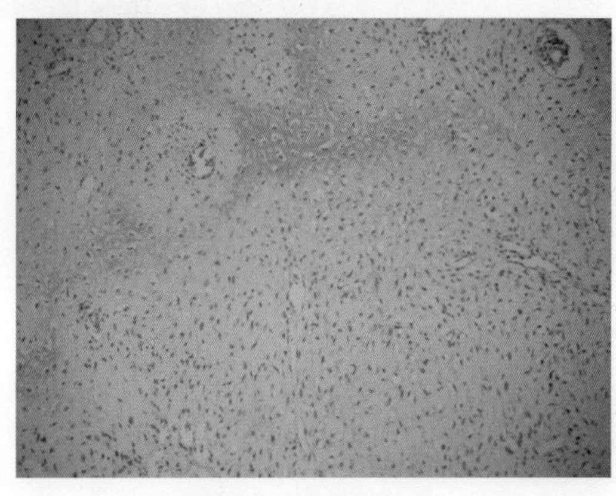

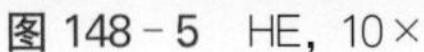

图 148－5 HE，10×

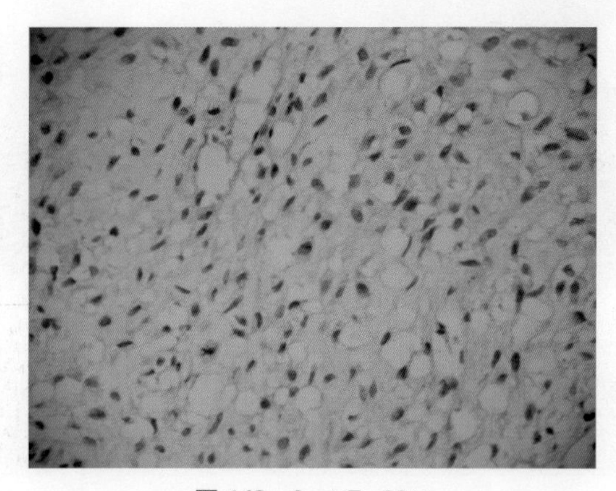

图 148－6 HE，20×

细胞增生活跃，轻度异型。高倍镜下，肿瘤细胞轻度异型并有核分裂像。如图 148－3～图 148－6 所示。

病理诊断：(左股骨远端)硬化性骨肉瘤。

诊断依据：

普通型骨肉瘤(conventional osteosarcoma)是指以由髓内发生的高度恶性成骨性肉瘤，肿瘤内含间变性肉瘤细胞和由肉瘤细胞直接形成的肿瘤性骨样组织两种基本成分，并按肿瘤细胞产生基质的不同分为骨母细胞型骨肉瘤、软骨母细胞型骨肉瘤和纤维母细胞型骨肉瘤 3 种基本类型和 8 种组织学亚型。

临床特征：骨肉瘤为三大最常见的骨原发性恶性骨肿瘤之一(骨肉瘤、软骨肉瘤和浆细胞性骨髓瘤)，占原发性恶性骨肿瘤的 19%。90%以上都位于长骨干骺端。90%发生于 25 岁以下青少年。90%影像学有肿瘤性成骨。90%骨肉瘤为普通型。40 岁以后有第 2 个发病高峰，这一年龄段的骨肉瘤以继发性骨肉瘤和长骨干骺端以外非典型部位骨肉瘤为主。临床症状以局部疼痛和肿块(固定、坚硬)为主。

影像学特征：长骨干骺端边界不清的虫蚀样骨质破坏，累及髓腔和骨皮质。肿瘤内有密度不均匀、形态不规则的瘤骨、进行性增大的骨旁软组织肿块、骨膜反应、Codman 三角和日光放射状骨针。

病理特征：骨肉瘤体积大，通常直径>6 cm，有髓内浸润、骨皮质穿透和软组织肿块。诊断骨肉瘤的两大基本要素：间变性肉瘤细胞和由肉瘤细胞直接形成的肿瘤性骨样组织。肉瘤细胞倾向于间变性和多形性，除梭形肉瘤细胞外，还可以有上皮样、卵圆形、透明细胞、单核或多核瘤巨细胞等多种形态，偶尔肉瘤细胞的异型性可不甚明显。除骨样基质外骨肉瘤中还常含高级别肿瘤性软骨和纤维基质。

鉴别诊断：

(1) 上皮样骨母细胞瘤和骨母细胞瘤样骨肉瘤的鉴别：前者影像学检查呈良性表现，边界清楚，肿瘤内不出现异型软骨成分，大体和镜下都无明显髓内浸润，皮质浸润和骨外软组织浸润表现。

(2) 骨折后骨痂：临床有外伤史，骨痂中的骨母细胞、软骨细胞和纤维母细胞生长活跃，但缺乏核的异型性和病理性核分裂像，软骨有骨化倾向，骨样组织有向编织骨、板层骨成熟倾向，周围有良性骨母细胞被覆。

(3) 纤维骨性假瘤：好发于手足骨的骨膜，常有创伤史，这一部位很少有骨肉瘤，骨样组织表面有上皮样骨母细胞被覆，骨母细胞增生活跃，但缺乏异型性。

(4) 恶性巨细胞瘤：原发性恶性巨细胞瘤极罕见，发生于成年人骨端，肿瘤内有巨细胞瘤和肉瘤两种成分，两者分界清楚，继发性恶性巨细胞瘤有病理证实的巨细胞瘤既往史，若干年后复发，演变为肉瘤。

(5) 去分化软骨肉瘤：肿瘤内含间变性肉瘤和高分化软骨性肿瘤两种成分，两者分界清楚。

(6) 未分化肉瘤(以往称恶性纤维组织细胞瘤)：肿瘤内缺乏肉瘤细胞直接形成的骨样组织，年龄大，常不位于骨肉瘤经典发病部位(长骨干骺端)。

(张惠箴)

案例 149
巨细胞瘤

病史：患者，女性，16 岁；因左膝部疼痛半年摄片检查，发现左腓骨近端占位。

巨检：灰红灰黄色碎块组织一堆，大小 4.5 cm×4 cm×3 cm，切面灰黄色，质软。

镜下显示：镜下肿瘤细胞主要由两种细胞构成。一种是单核细胞，呈圆形、卵圆形，细胞边界不清，有些区域单核细胞呈梭形。另一种是破骨细胞样巨细胞，均匀分布在单核细胞中，巨细胞中核的数量很多，数个至数十个。局部区域可见动脉瘤样骨囊肿成分伴出血。如图 149 - 1～149 - 3 所示。

影像学检查：X 线片显示腓骨近端髓内膨胀性病变，病变骑跨骨端和干骺端，如图 149 - 4 所示。

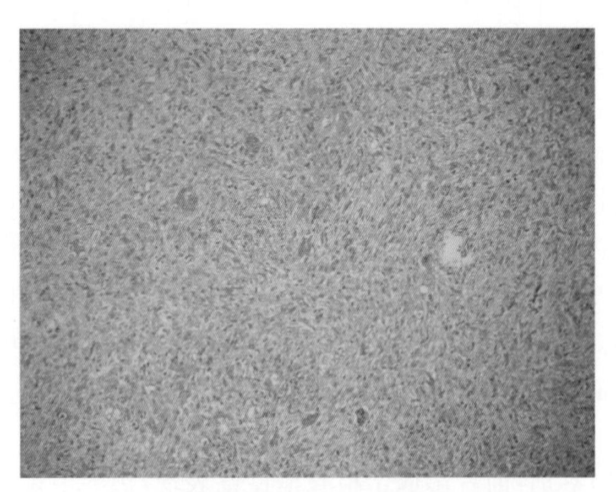
图 149 - 1　HE，40×

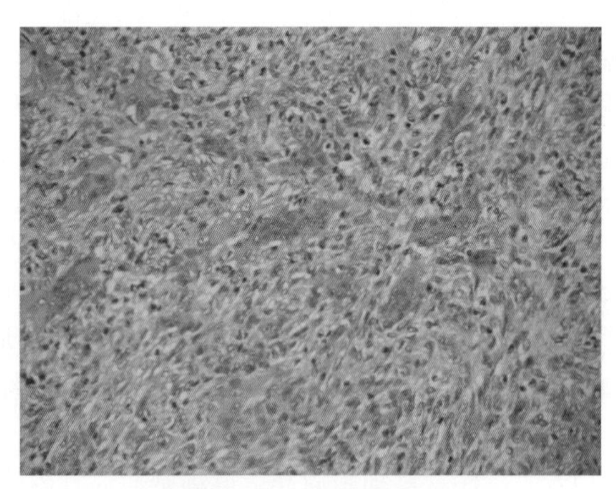
图 149 - 2　HE，100×

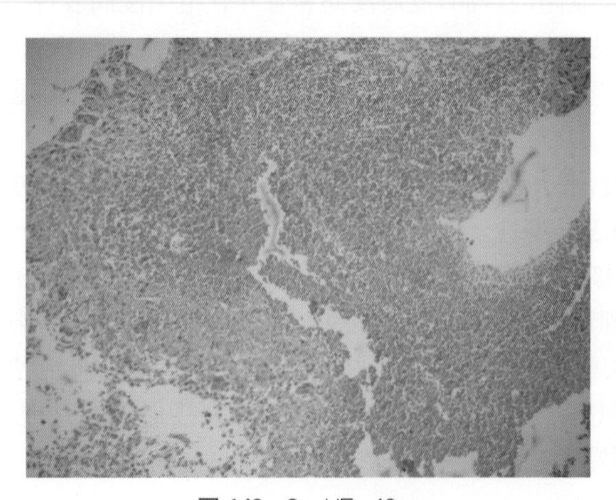
图 149 - 3　HE，40×

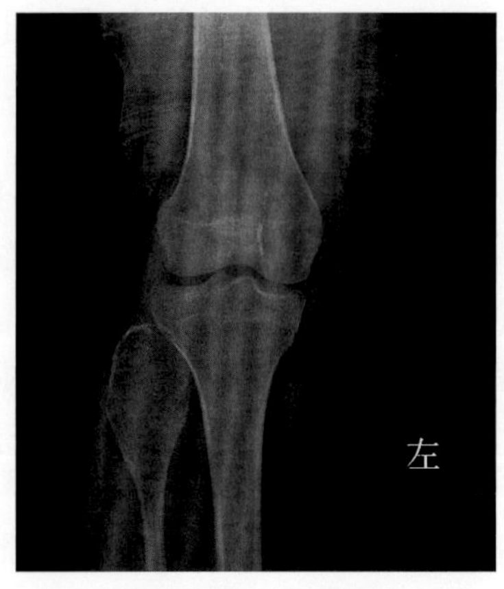

图 149 - 4　X 线片

免疫组化检查结果：单核间质细胞 p63 标记阳性（见图 149－5），巨细胞 PGM－1 标记阳性（见图 149－6），ki－67 标记单核细胞有一定增殖活性（见图 149－7）。

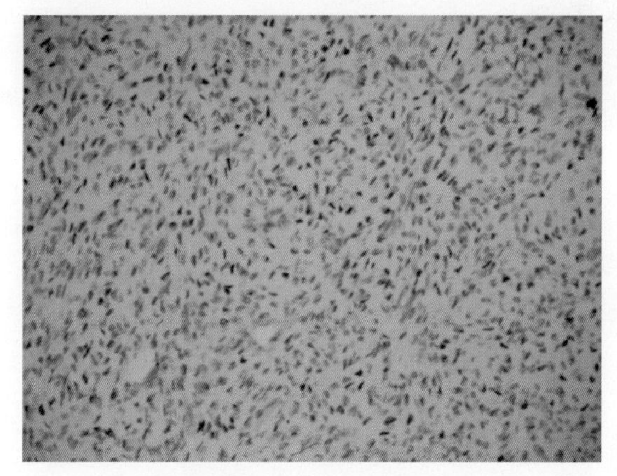

图 149－5 P63，100×

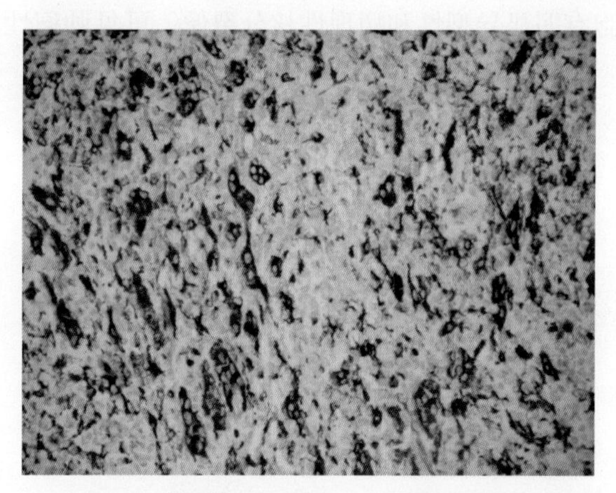

图 149－6 PGM－1，100×

病理诊断：（左腓骨上端）骨巨细胞瘤合并动脉瘤性骨囊肿。

诊断依据：

巨细胞瘤是一种有局部复发和侵袭性生长倾向或具有低度恶性潜能的肿瘤，为骨骼发育成熟后的成年人肿瘤，由肿瘤性单核细胞和反应性破骨细胞样巨细胞构成。《2013 年 WHO 骨和软组织分册》中，巨细胞瘤归类为生物学行为中间型（局部复发，偶尔转移）。

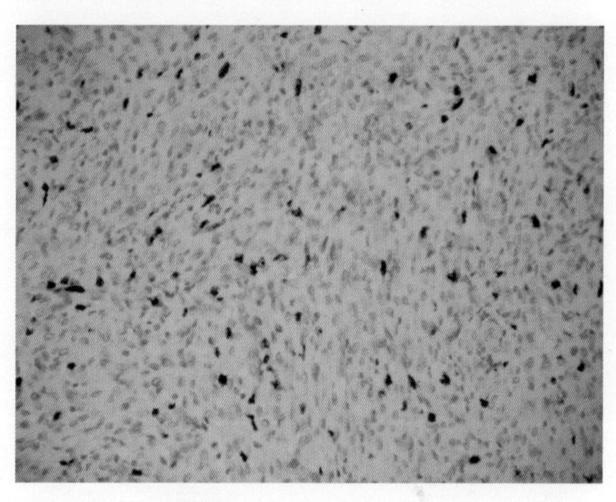

图 149－7 Ki－67，100×

本例患者为年轻女性（16 岁），该年龄诊断巨细胞瘤应慎重。但影像学显示同侧胫骨骺板已闭合，提示患者骨骼发育已成熟。影像学显示肿瘤为髓内中央位，对称性膨胀，并骑跨于骨端和干骺端。骨巨细胞瘤大多位于骨端，偏心位膨胀，但在腓骨小头等较细的管状骨肿瘤可对称性膨胀并累及干骺端。镜下肿瘤细胞为卵圆形单核间质细胞，细胞边界不清，核的形态与巨细胞中核的形态相似，缺乏不典型性，破骨细胞样巨细胞均匀分布于单核细胞中，核的数量较多。该例单核间质细胞略以梭形为主，p63 标记阳性，PGM－1 标记巨细胞分布均匀，部分单核间质细胞有向组织细胞分化倾向，证实该肿瘤为骨巨细胞瘤。ki－67 标记单核细胞有一定增殖活性。伴有出血、坏死、和继发性动脉瘤样骨囊肿形成。

鉴别诊断：

（1）巨细胞性修复性肉芽肿：有特定好发部位如颌骨、蝶骨、颞骨、手足骨，这些部位很少有巨细胞瘤，术后也很少复发。巨细胞分布不均，核数量少。单核细胞呈梭形，有车幅状结构。炎症和反应性骨常见。

（2）棕色瘤：通常有血清甲状腺激素水平高，有甲状旁腺腺瘤或增生。高血钙低血磷，广泛骨质疏松。多发性溶骨性骨质破坏，但多位于非巨细胞瘤好发部位。形态类似巨细胞性修复性肉芽肿。

（3）非骨化性纤维瘤：好发于青少年，位于长骨干骺端，边界清楚有硬化性边缘。形态类似纤维组织细胞瘤。

（4）纤维组织细胞瘤：如肿瘤在长骨应位于非干骺端区域。影像学呈良性表现。巨细胞分布不均匀，核数量少。

（5）动脉瘤性骨囊肿：单纯的动脉瘤样骨囊肿为囊性病变，囊壁中含巨细胞和反应性骨，缺乏典型巨细胞瘤的实性区。通常是其他肿瘤的伴随病变。

(6) 富于巨细胞的骨肉瘤:影像学为典型骨肉瘤恶性表现。病变位于长骨干骺端而非骨端。单核细胞有明显异型性和病理性核分裂像。可见肿瘤性成骨。

(张惠箴)

案例 150

尤文肉瘤

病史：患者，男性，6 岁，右肱骨上段肿瘤。

巨检：灰红碎组织一堆，大小：2 cm×2 cm×1 cm。

X 线片检查：初次发病时，X 线片显示病变位于干骺端，表现为溶骨性病变，病变边缘不清晰，移行区增宽；3 个月后表现为渗透性或虫蚀状破坏，皮质周围见明显骨膜反应。如图 150 - 1 所示。

MRI 检查：显示肿瘤主体位于干骺端，并见明显骨外软组织肿块，如图 150 - 2 所示。

镜下显示：低倍镜下肿瘤细胞由均匀一致的小细胞构成，周围见不规则纤维条带包绕，如图 150 - 3 所示。中倍镜下肿瘤细胞由弥漫一致及形态相似的小细胞构成，如图 150 - 4 所示。高倍镜下为均匀一致的的小圆细胞，核染色质较细腻，胞质透明，富含糖原，如图 150 - 5 所示。

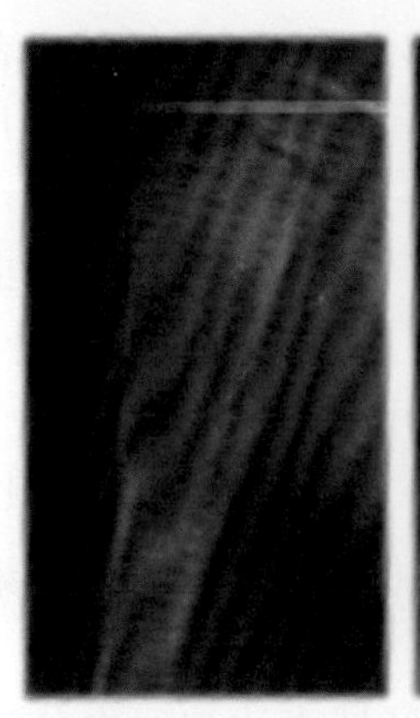
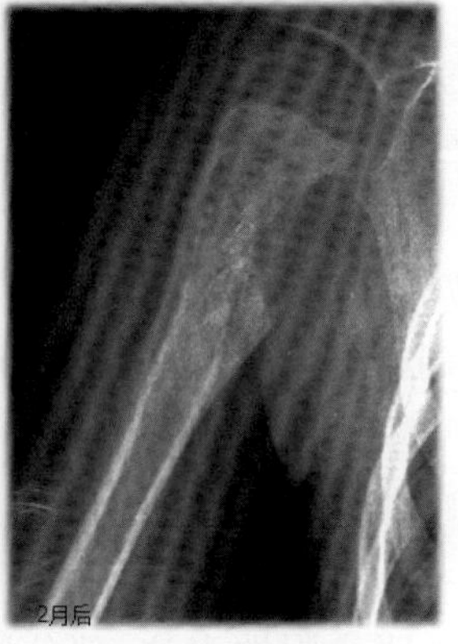

图 150 - 1　X 线片

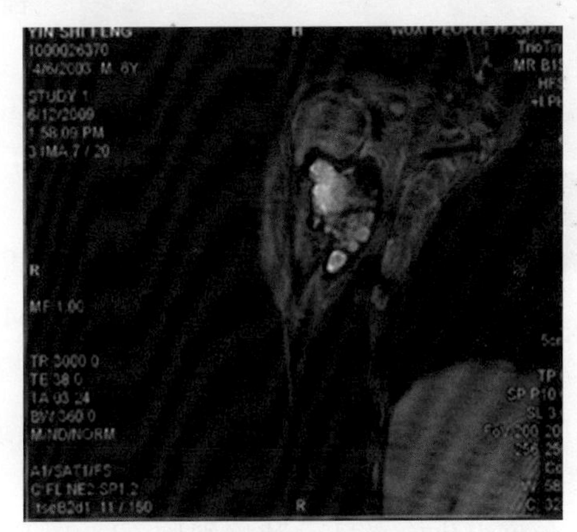

图 150 - 2　MRI 检查

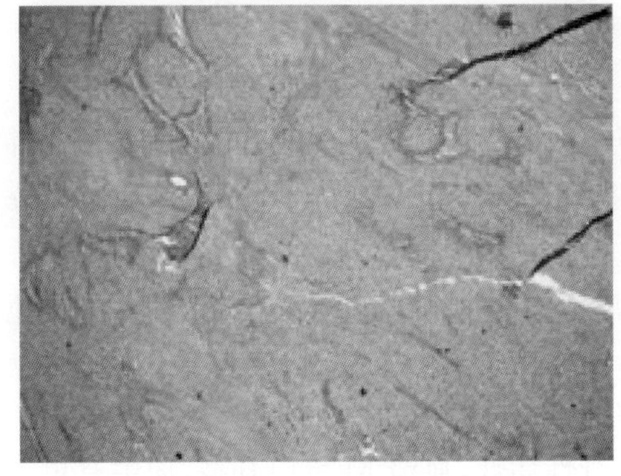

图 150 - 3　HE，40×

图 150 - 4　HE，100×

免疫组化检查结果：CD99(＋)(见图 150－6)，Syn(＋)(见图 150－7)，Vim(＋)，CD56(灶性＋)，CK(－)，EMA(－)，LCA(－)，CD3(－)，CD20(－)，S100(－)。

特殊染色：PAS(＋)。

病理诊断：尤文肉瘤/PNET。

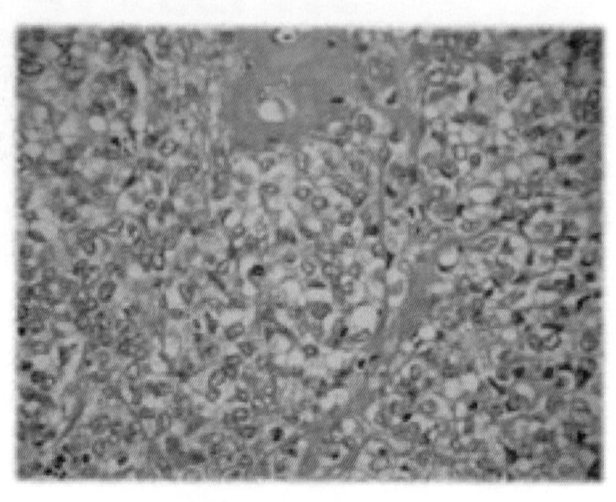

图 150－5 HE，400×

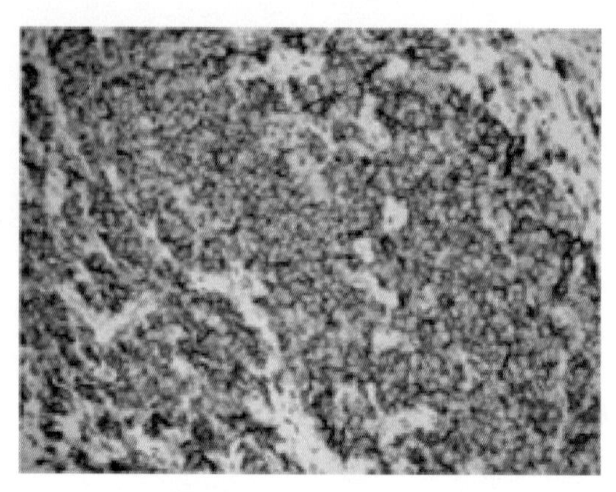

图 150－6 CD99，100×

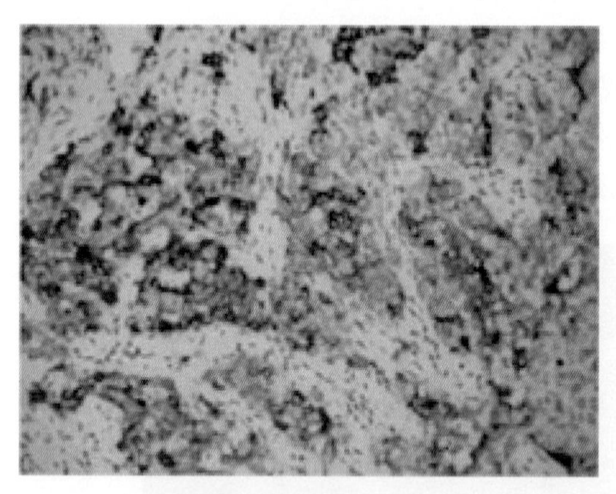

图 150－7 Syn，100×

诊断依据：尤文肉瘤(Ewing's sarcoma)/原始神经外胚层肿瘤(primitive neuroectodermal tumour，PNET)是一种少见的、恶性程度非常高的恶性小圆形细胞肿瘤。《2013 版 WHO 分类》将尤文肉瘤归入杂类肿瘤，以分化程度不同将尤文肉瘤分为经典型、非经典型和 PNET 型。

(1) 肿瘤好发年龄为 10～20 岁，80％的患者年龄＜20 岁。发病部位以长骨骨干和干骺端多见，约 15％发生于骨外。本例患者 6 岁，发生于右肱骨干骺端。

(2) 影像学(见图 150－1)改变以渗透性、虫蚀样骨质破坏为主，骨皮质浸润引起明显的葱皮样骨膜反应，MRI 扫描(见图 150－2)见明显软组织肿块。

(3) 镜下肿瘤由均匀一致的小圆细胞组织，细胞丰富，不形成骨样及软骨样基质。胞质量少，透明或嗜酸性，细胞轮廓不清，核一般深染，圆形，染色质细腻。如图 150－3～图 150－5 所示。

(4) 免疫组化检查显示肿瘤细胞 CD99、Syn、Vim 阳性表达，部分区域表达神经内分泌标记物 Syn，在胞质丰富透亮区域特殊染色 PAS 阳性。

因此，结合临床、影像、组织学形态及免疫组化结果诊断为尤文肉瘤/PNET。

鉴别诊断：

(1) 小细胞骨肉瘤和间叶性软骨肉瘤：平均发病年龄高于尤文肉瘤/PNET。X 线片上有钙化、骨化。小细胞骨肉瘤在瘤细胞间有飘带状、分支的肿瘤性骨样组织产生。间叶性软骨肉瘤有高分化软骨岛形成。

(2) 淋巴瘤：多发生于老年人，以弥漫性大 B 细胞淋巴瘤为主，常大中小淋巴样细胞混杂，免疫组化淋巴标记(＋)。

(3) 骨转移性神经母细胞瘤：患者年龄多小于 5 岁，尿中儿茶酚胺代谢产物升高。

(4) 浆细胞骨髓瘤：发生于老年人，常为多发性、溶骨性病灶，血清 M 蛋白升高，尿中有单克隆性轻链蛋白，免疫组化浆细胞标记(＋)。

(5) 转移性小细胞癌:发病年龄大,多灶性病变,有原发病灶,免疫标记 CK(+)。

(6) 骨郎格汉斯组织细胞增生症:背景复杂,炎症性背景,内见聚集成巢的郎格汉斯细胞,胞质丰富,核大,偏位,圆形或卵圆形,有核沟。免疫组化标记 S100、CD1a、Langerin 阳性。

(张惠箴)

案例 151
郎格汉斯组织细胞增生症

病史：患者，女性，7 岁，左股骨中上段病变。

巨检：灰红碎组织一堆，大小：2 cm×1 cm×1 cm。

X 线片检查：股骨干骺端边界相对清楚的溶骨性破坏，部分病灶周围有硬化，如图 151－1 所示。

CT 检查：显示明显的骨膜反应，未见骨皮质破坏，如图 151－2 所示。

镜下显示：低倍镜下病变境界清楚，周围见明显的反应骨增生，如图 151－3 所示。中倍镜下肿瘤细胞上皮样，有成巢倾向，如图 151－4 所示。高倍镜下肿瘤细胞圆形或卵圆形，有核沟，胞质淡染或弱嗜酸性，周围见大量嗜酸性粒细胞浸润，如图 151－5 所示；高倍镜下肿瘤周围还可见有多核巨细胞、组织细胞增生，如图 151－6 所示。

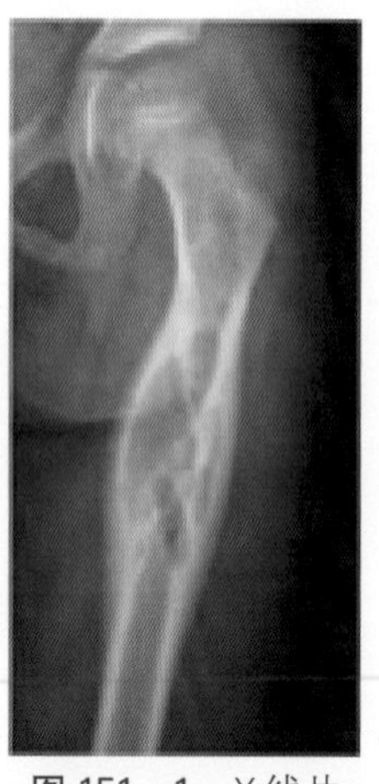
图 151－1　X 线片

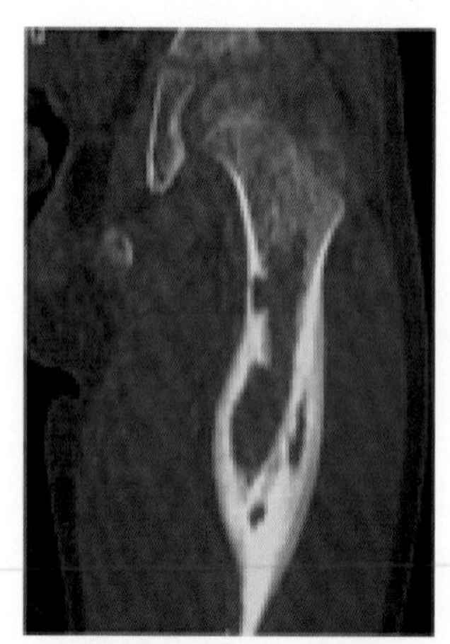
图 151－2　CT 检查

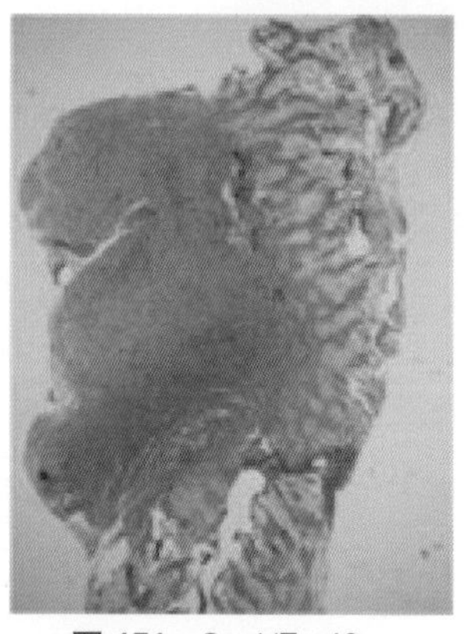
图 151－3　HE，40×

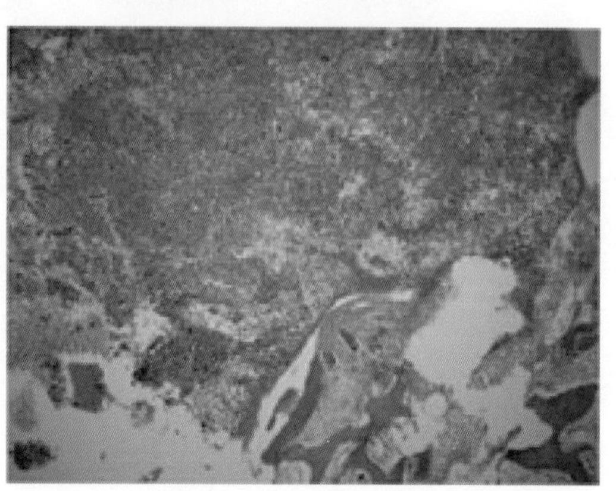
图 151－4　HE，100×

免疫组化检查结果：S100(＋)(见图 151－7)，CD1a(＋)(见图 151－8)，Langerin(＋)，KP－1(－)，PGM－1(－)，CD163(－)，CD3(－)，CD20(－)，CK(－)，EMA(－)，P63(－)。

病理诊断：郎格汉斯组织细胞增生症。

诊断依据：郎格汉斯组织细胞增生症是一种郎格汉斯组织细胞呈克隆性增生性病变，可引起孤立性或多发性骨质破坏，也可累及实质脏器。好发于儿童或年轻人，约半数在 10 岁以下，少数在 30 岁以上。如何骨均可受累，可以累及多骨，长骨的病变通常位于骨干，骨骺很少累及。本例患者 7 岁，发生于左股骨中上段。影像学改变呈溶骨性破坏，边界尚清楚，病变刺激骨膜下新骨形成，形成葱皮样骨膜反应，未累及骺板及关节如图 151－1、图 151－2 所示。低倍镜下郎格汉斯组织细胞呈上皮样，有聚集成巢的趋势，如图 151－3 所示。高倍镜下郎格汉斯组织细胞的胞质嗜酸性，界限不清，核圆形或卵圆形，部分核右核沟或分叶状，周围可见多量嗜酸性粒细胞、多核巨细胞、淋巴细胞、泡沫细胞，如图 151－4～图 151－6 所示。免疫组化检查显示肿瘤细胞 S100(见图 151－7)、CD1a(见图 151－8)、Langerin 阳性表达。结合临床、影像、组织学形态及免疫组化诊断郎格汉斯组织细胞增生症。

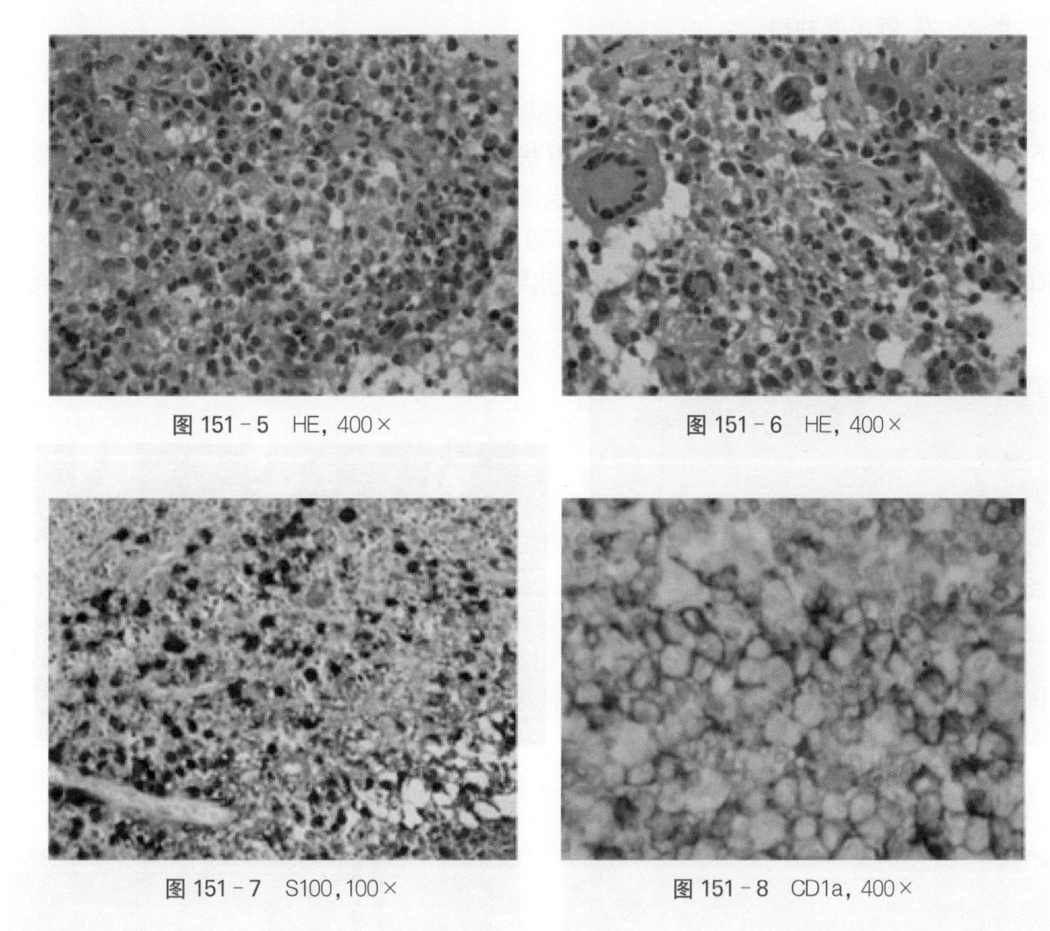

图 151－5　HE，400×　　图 151－6　HE，400×

图 151－7　S100，100×　　图 151－8　CD1a，400×

鉴别诊断：

(1) 慢性骨髓炎：影像学上长骨骺板软骨破坏，椎间隙消失，关节肿胀等改变更常见于骨髓炎。镜下骨髓炎病灶内常含有死骨和大量中性粒细胞，髓腔纤维化，但不出现郎格汉斯组织细胞。而郎格汉斯组织细胞增生症 S100、CD1a、Langerin 阳性，很少见到活的或死的宿主骨，纤维增生也不明显。

(2) 淋巴瘤：影像学呈混合性溶骨和成骨性改变，多浸润骨皮质并在皮质旁呈巨大软组织影。镜下为相对一致的淋巴瘤细胞，广泛的混合性炎症背景少见。免疫组化检查淋巴细胞标记阳性。

(张惠箴)

案例 152

脊索瘤

病史：男，59 岁，骶尾部肿瘤。

巨检：附骶骨的巨大肿块切除标本，大小 11 cm×10 cm×9 cm，骶骨表面见实性肿块，包膜完整，界清，大小约 9 cm×8 cm×6 cm，切面呈灰红灰黄色，呈黏冻样，质软，伴出血坏死。

镜下显示：肿瘤呈分叶状结构，肿瘤细胞呈条索状或巢状漂浮在丰富的黏液样基质中，肿瘤细胞有的呈上皮样，胞质丰富，粉红色，有的呈空泡状，细胞核有轻度不典型性，核分裂较少。

X 线片检查：骶尾部溶骨性占位性病变，如图 152－1 所示。

MRI 检查：$S_{3\sim5}$ 骨质吸收破坏并见一类圆形软组织肿块形成，密度不均匀，边界尚清，肿块突入盆腔内，直肠受压移位，如图 152－2 所示。

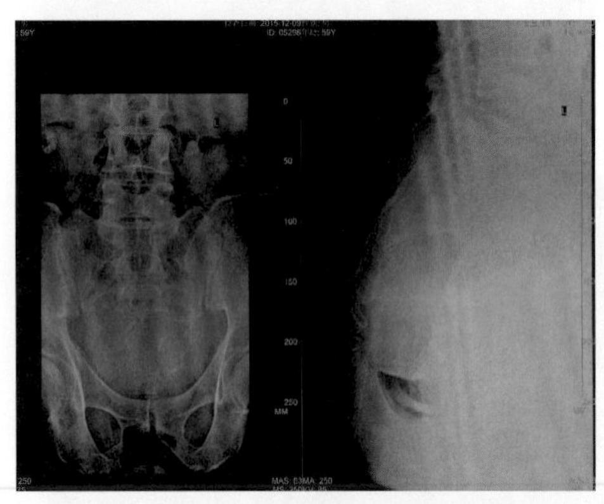

图 152－1　X 线平片

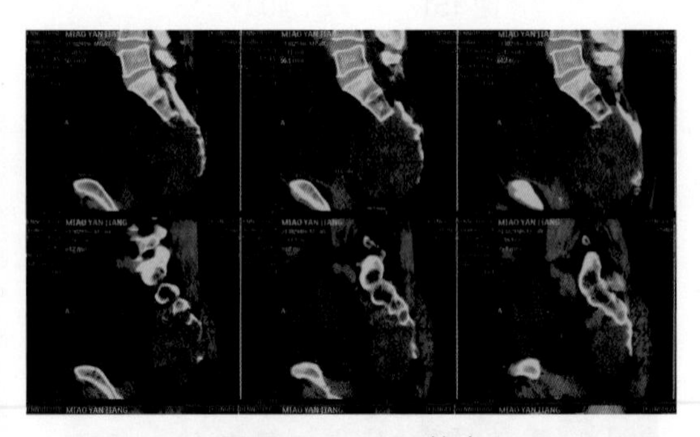

图 152－2　MRI 检查

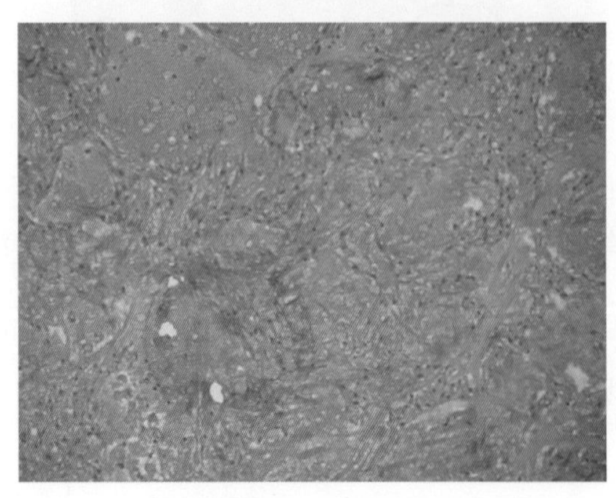

图 152－3　HE，100×

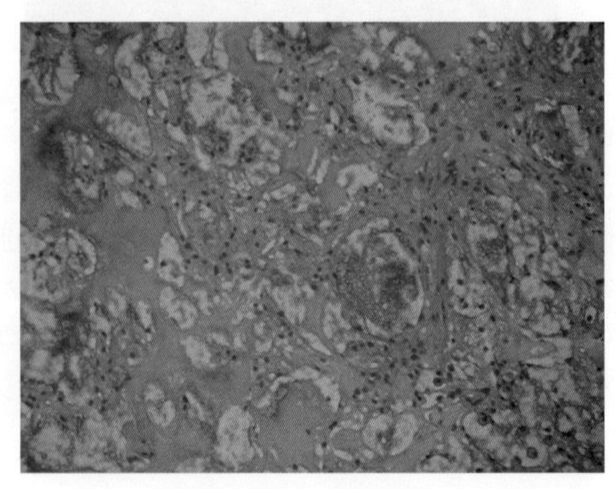

图 152－4　HE，200×

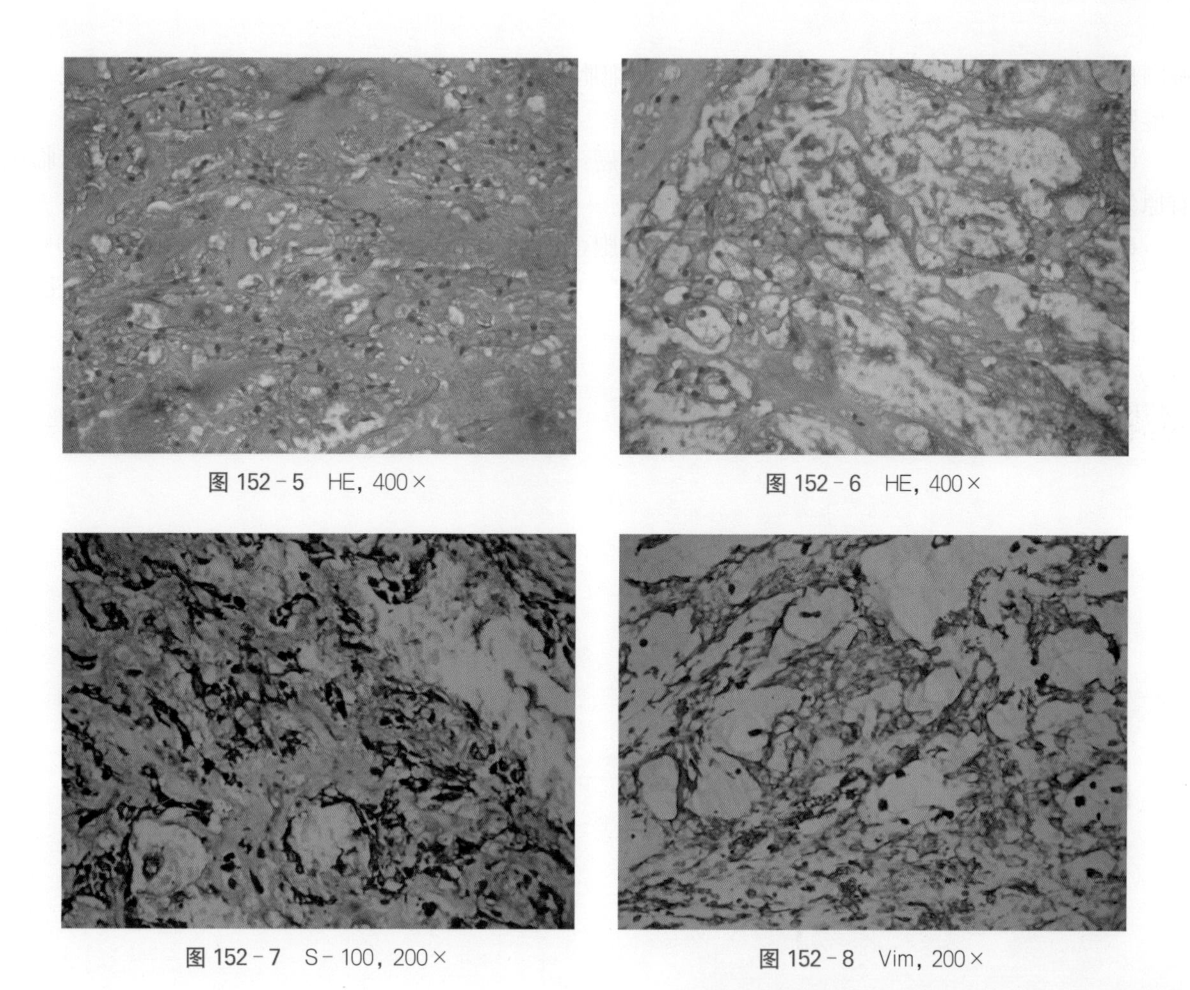

图 152-5 HE，400×

图 152-6 HE，400×

图 152-7 S-100，200×

图 152-8 Vim，200×

免疫组化检查结果：CK（+）、EMA（+）、Vim（+）、S100（+）、SOX10（−）、Ki67（2%+）、Syn（−）、CHG（−）、CD56（部分+）、CD34（血管+）。

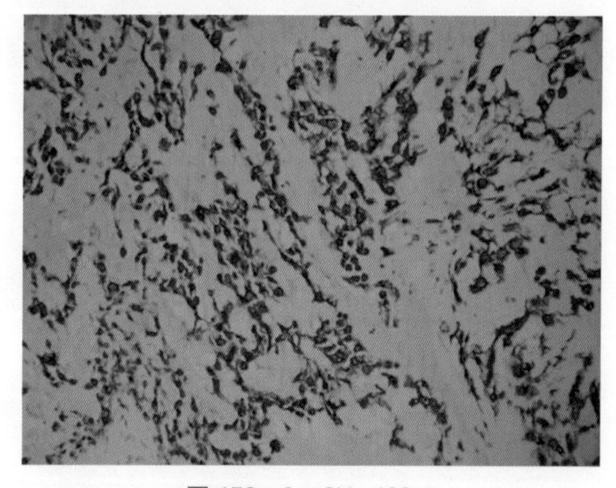

图 152-9 CK，100×

病理诊断：（骶尾部）脊索瘤，经典型。

诊断依据：脊索瘤的发病率约占骨原发性恶性肿瘤的 4%，发病高峰年龄为 50～60 岁，它是严格定位于脊柱中轴骨的肿瘤，这对诊断十分重要。脊索瘤好发于 3 个最常见的部位：骶尾区、蝶枕区（斜坡）和颈椎。骶尾部脊索瘤典型的影像学改变为中轴骨的溶骨性骨质破坏伴肿瘤内钙化，约 85%的病例有骨旁软组织肿瘤。本例患者 59 岁，发生于骶尾部，影像学表现为 $S_{3\sim5}$ 骨质吸收破坏伴类圆形软组织肿块形成，密度不均匀，边界尚清，肿块突入盆腔内。其组织学特征为分叶状结构，肿瘤细胞呈条索状或巢状漂浮在丰富的黏液样基质中，肿瘤细胞有的呈上皮样，胞质丰富，粉红色，有的呈空泡状，细胞核有轻度不典型性，核分裂较少。免疫组化检查显示肿瘤细胞 vimentin、S-100 和上皮标记（CK、EAM）同时阳性。所以本例诊断为脊索瘤，经典型。

鉴别诊断：

（1）良性脊索细胞瘤：具有与脊索瘤一致的发病年龄、好发部位及免疫表型，但影像学病变局限于骨内，没有软组织肿块；显微镜下肿瘤缺乏分叶结构，缺乏黏液样基质背景，肿瘤细胞胞质透明空泡状，核圆形、卵圆形位于中央或周边，形似成熟的脂肪细胞，细胞无异型，无核分裂像，病变内常有硬化。故可鉴别。

（2）转移性黏液腺癌，印戒细胞癌和透明细胞癌：转移性癌的细胞异型性明显，常见核分裂像，临床有原发病灶，免疫标记有助于鉴别。

（3）黏液软骨肉瘤：缺乏脊索瘤典型的空泡细胞，核的不典型性也甚于脊索瘤，S-100阳性(20%)，CD117约30%阳性，神经内分泌标记(syn，nse)在有些病例中阳性，不表达上皮标记，bruarycy阴性；好发于深部软组织，很少在中线位置。

（张惠箴）

案例 153

纤维结构不良

病史:女,26 岁;右股骨近端病变。

巨检:灰白色碎组织一堆,4 cm×3 cm×2 cm,有沙砾感。

镜下显示:病变由增生的梭形成纤维细胞和不成熟的编织骨构成,梭形细胞无异型性,核分裂像不易找见,不成熟的编织骨周围无骨母细胞围绕,不形成成熟的板成骨,骨小梁纤细,排列不规则,呈字母形,逗点状,骨小梁之间缺乏连接。

X 线片及 CT 检查:股骨近端髓腔内低密度病灶,有毛玻璃感,边界尚清,边缘有硬化,如图 153-1~图 153-3 所示。

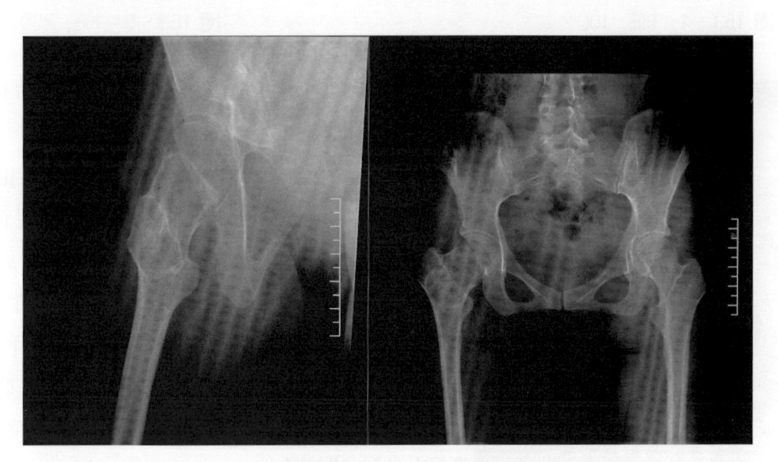

图 153-1　X 线平片

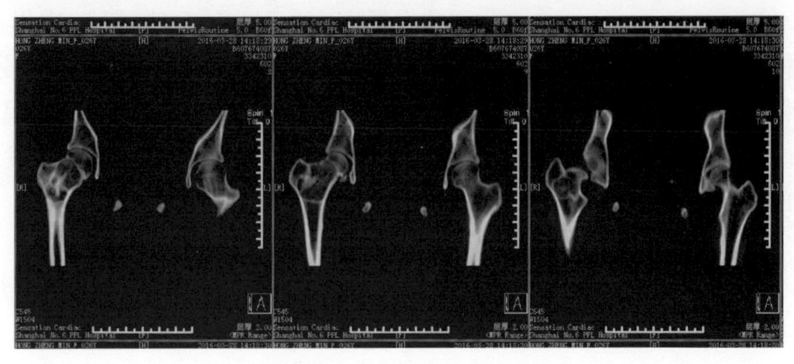

图 153-2　CT 检查(一)

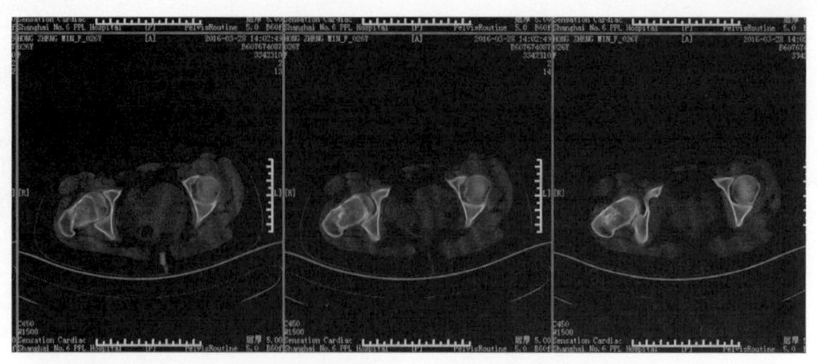

图 153-3 CT 检查(二)

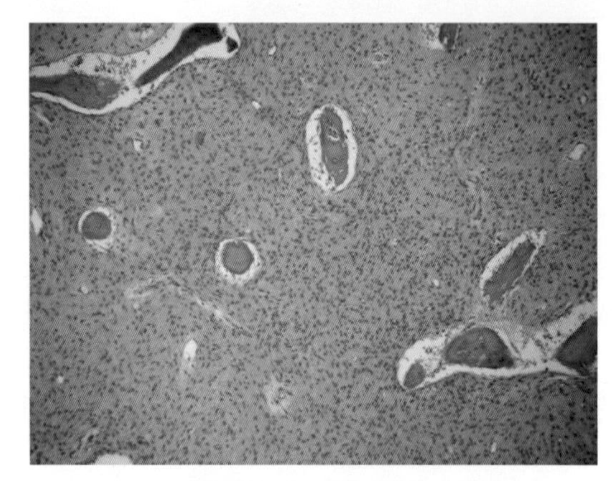

图 153-4 HE, 100×

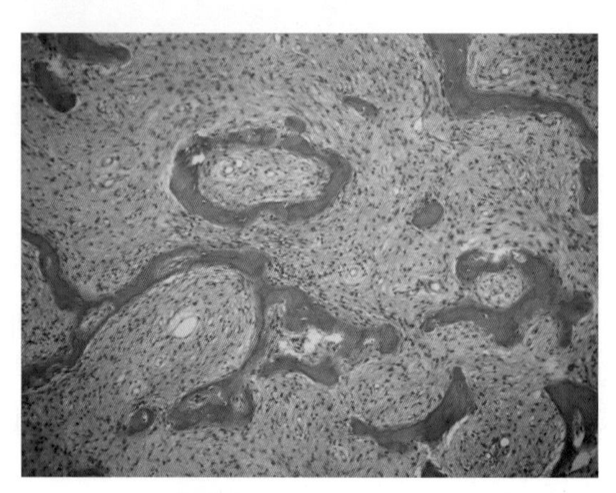

图 153-5 HE, 200×

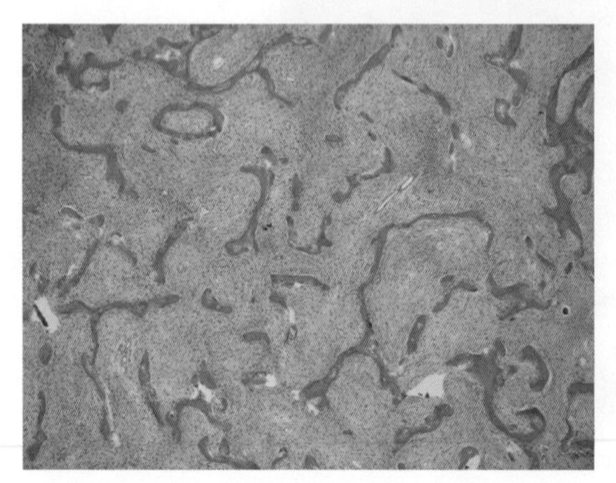

图 153-6 HE, 40×

病理诊断:(右股骨近端)纤维结构不良(见图 153-4、图 153-5)。

诊断依据:纤维结构不良(FD)也称骨纤维异常增殖症,是一种常见、病因不明、进展缓慢的发生在骨髓腔内的良性纤维性骨病,可为单骨性或多骨性。单骨性FD发病高峰年龄在10～29岁,多骨性FD发病年龄比单骨性小,常在10岁前出现症状。单骨性FD最好发于颅面骨,其次为股骨、胫骨和肋骨。影像学表现为界限清楚的低密度膨胀阴影,正常骨小梁消失呈毛玻璃样,单骨性长骨多位于干骺端向骨干方向延伸,病变骨可有变形、弯曲。本例患者26岁,影像学表现为股骨近端髓腔内低密度病灶,有毛玻璃感,边界尚清,边缘有硬化;镜下病变由增生的梭形成纤维细胞和不成熟的编织骨构成,梭形细胞无异型性,核分裂不易找见,不成熟的编织骨周围无骨母细胞围绕,不形成成熟的板成骨,骨小梁纤细,排列不规则,呈字母形,逗点状,骨小梁之间缺乏连接。FD也可出现一些继发性改变,如继发动脉瘤样骨囊肿,易并发病理性骨折等。故本例表现典型,FD的诊断明确。

鉴别诊断:

(1) 骨纤维结构不良:骨纤维结构不良发生在胫腓骨,偶尔发生在尺桡骨皮质内。发病年龄小,部分病例与造釉细胞瘤有关。字母形骨小梁少见,周围有增生活跃的骨母细胞被覆。

(2) 骨化性纤维瘤:最常见于颌骨,骨小梁周围有增生活跃的骨母细胞包绕,而FD没有;骨化性纤维瘤有板成骨形成,而FD仅成熟到编织骨阶段。出血、含铁血黄素沉积、炎细胞浸润和多核巨细胞在

FD 多见，骨化性纤维瘤中少见。

（3）髓内高分化骨肉瘤：组织学改变类似 FD，为低细胞性梭形细胞肿瘤伴不规则骨形成，肿瘤骨有平行排列趋势；梭形细胞有轻度异型及少量核分裂像，并可见梭形细胞包绕残存宿主骨，提示肿瘤髓内浸润。CT 和 MRI 检查显示髓内高分化骨肉瘤有髓内浸润、皮质破坏、骨膜反应和骨外软组织浸润。

（张惠箴）

案例 154
主动脉夹层

病史：患者，男性，60 岁，因“突发胸背痛 25 小时，伴右下肢麻木无力”入院。

巨检：管壁样组织，共计大小 8 cm×5 cm×2 cm，管壁厚 0.2 cm，于血管壁内见灰红色血凝块样物。

镜下显示：动脉管壁组织，中膜与外膜交界处撕裂分离，撕裂处见出血积血。如图 134-1、图 134-2 所示。

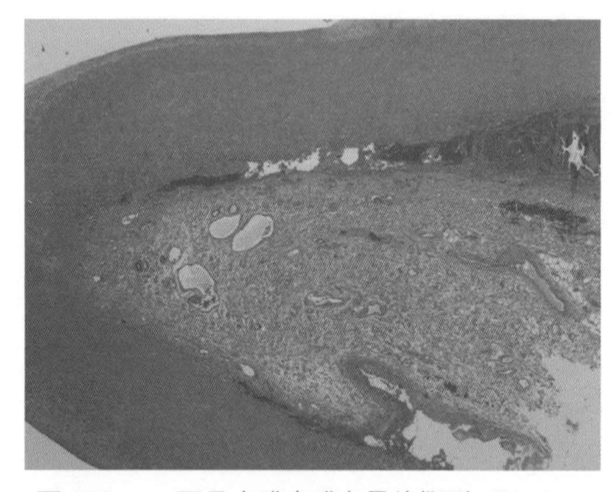
图 154-1 可见内膜中膜交界处撕裂，HE，25×

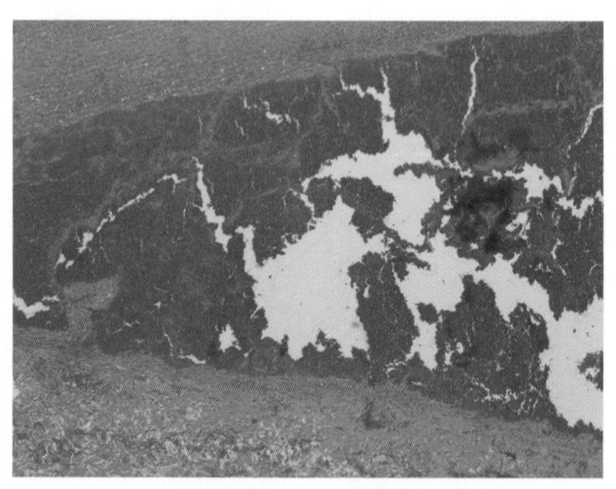
图 154-2 HE，50×

免疫组化检查结果：无。

病理诊断：主动脉夹层。

诊断依据：动脉血管壁中膜外膜交界处裂开，撕裂处有出血积血。无或较少淋巴细胞浸润。75%～90%的患者出现迅速致死。此病与血管中层变性有关。相关因素有高血压、Marfan 综合征、妊娠、二叶主动脉瓣畸形、创伤、动脉粥样硬化或主动脉夹层的炎症性损伤。医源性手术如动脉内球囊泵及心肺分流术中使用的动脉套管也能引起夹层动脉瘤。

形成过程：首先，内膜斑块部位发生横向内膜撕裂，最常发生于升主动脉或降主动脉靠近左锁骨下动脉起始处。然后，血液由撕裂处的内膜进入主动脉内壁，致其迅速分离。病变向远端进展，通常累及主动脉全程，穿孔通常位于外膜处，导致心包腔或胸腔出血而死亡。

分类：

根据部位和范围，分 3 型：Ⅰ型，起自升主动脉并向外扩展；Ⅱ型，仅限于升主动脉；ⅢA 型起自降主动脉，止于横膈上方；ⅢB 型，起自降主动脉，扩展至横膈以下。按病程分为急性、亚急性和慢性。

鉴别诊断：无。

（侯英勇）

案例 155
瓣膜纤维组织增生胶原化

病史：患者，男性，62 岁，因“反复胸闷不适伴心悸 3 年余，加重 4 月余”入院。

巨检：二尖瓣呈鱼嘴样，大小 3 cm×2 cm×0.8 cm，呈灰白、灰黄色，质稍硬。

镜下显示：瓣膜增厚，纤维组织增生，胶原变性，钙盐沉积。如图 155-1、图 155-2 所示。

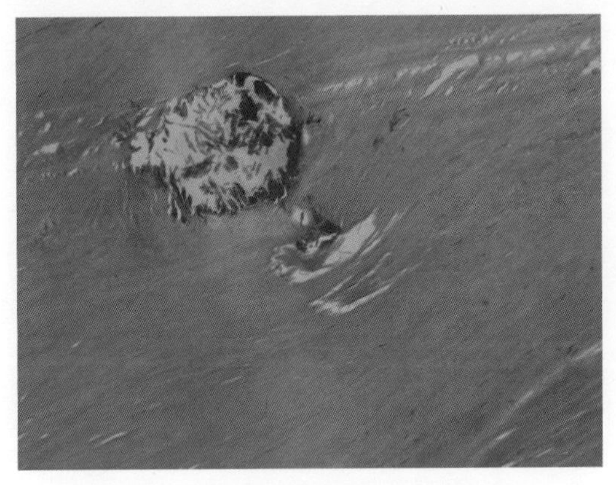

图 155-1　胶原化及钙盐沉积，HE，100×

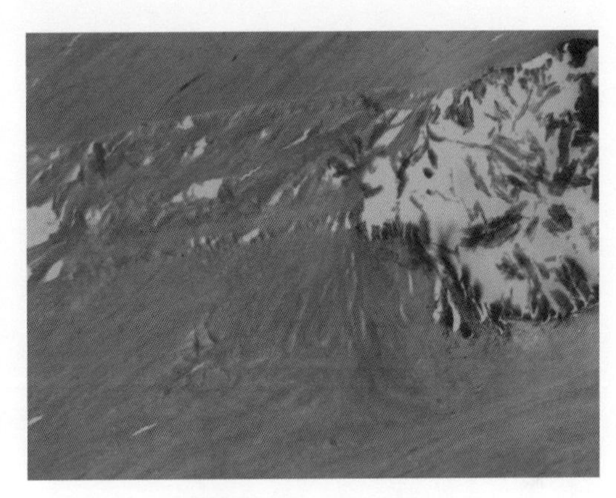

图 155-2　HE，200×

免疫组化检查结果：无。

病理诊断：(二尖瓣)瓣膜纤维组织增生胶原化、钙化。

诊断依据：瓣膜肉眼判断很重要，二尖瓣瓣膜纤维化，增厚，僵硬，相互融合，造成瓣口狭窄，同时瓣叶因纤维化挛缩变形，形成特征性的鱼嘴样。瓣口游离缘因纤维化增厚或钙质沉积，卷曲不平整。同时要检查有无赘生物，有无附着血栓。镜下瓣膜原有正常组织结构被增生的纤维组织破坏，增生纤维组织胶原变性、钙化。病因以风湿性最常见，在我国以北方地区较常见，多发生于 20～40 岁，女性多于男性。风湿性心脏瓣膜病是急性风湿热侵犯心脏后所遗留的慢性心脏病变，目前在我国仍相当多见。风湿性心脏瓣膜病以二尖瓣最为常见，其次为主动脉瓣，三尖瓣很少见，肺动脉瓣则更为罕见。长期反复风湿炎及血液湍流产生的机械性损伤和血小板积聚产生的二尖瓣病变主要有瓣膜交界融合，瓣叶纤维化增厚，腱索和(或)乳头肌纤维化缩短，融合和瓣叶钙化。本病目前尚无特效根治药物，心脏介入手术及外科手术治疗可根治。风湿热引致二尖瓣瓣膜长期反复炎性变，致使前后瓣叶不能在心室收缩时对拢闭合，腱索乳头肌也因纤维化，短缩，将瓣叶向心室腔牵拉。后期，以致瓣叶活动度受到限制，阻碍瓣膜的启闭功能，使二尖瓣既有瓣口狭窄，又有关闭不全。

鉴别诊断：临床表现及心脏体征与风湿性二尖瓣狭窄极为相似的是左心房黏液瘤。左心房黏液瘤病例的心脏杂音可能随体位变动而改变响度或消失，超声心动图检查可显示左心房内肿瘤的云团状回声反射，在舒张期进入二尖瓣瓣口或左心室，收缩期时回纳入左心房内，对明确诊断极有价值。手术切除标本两者较容易鉴别。

（侯英勇）

案例 156

瓣膜黏液样变性

病史：患者，女性，47 岁，因“胸闷气促 1 年余，近期加重”入院。

巨检：灰白色瓣膜组织 3 枚，共计大小 2 cm×1 cm×0.5 cm，质软，表面光滑。

镜下显示：瓣膜增厚，纤维组织增生，并且发生黏液样变性。如图 156－1、图 156－2 所示。

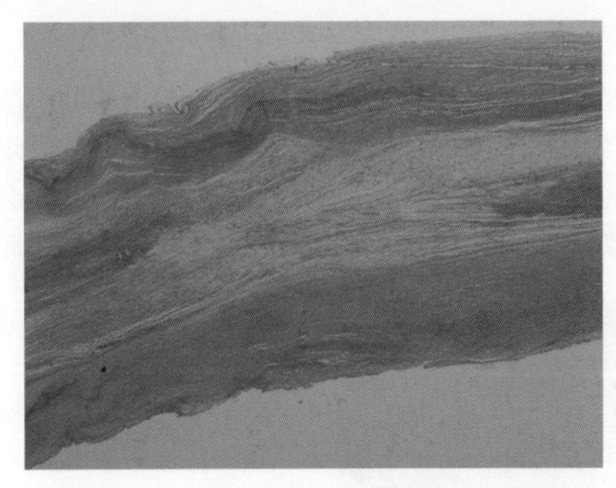

图 156－1　瓣膜增厚，黏液样变性，HE，25×

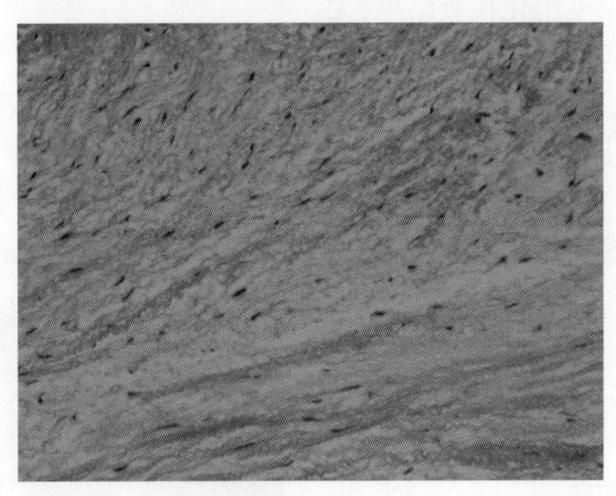

图 156－2　HE，200×

免疫组化检查结果：无。

病理诊断：（主动脉瓣）纤维组织增生伴黏液样变性。

诊断依据：一般根据主动脉关闭不全的典型的舒张期杂音和左心室扩大，超声心动图检查可明确诊断。根据病史和其他发现可作出病因诊断。与瓣膜狭窄相同，关闭不全的大体检查非常重要，要检查有无赘生物，有无附着血栓。瓣膜大体上增厚，与正常瓣膜相比弹性变小、柔韧性变低。镜下可见增厚的瓣膜纤维组织增生、黏液变性。

鉴别诊断：瓣膜关闭不全须注意与狭窄合并关闭不全相鉴别，一般根据其不同的超声心动图及心音可以相互鉴别。镜下两者不能区分。

（侯英勇）

案例 157

动脉粥样硬化

病史:女性,89 岁尸体解剖病例。

巨检:动脉壁由升主动脉至腹主动脉弥漫性增厚僵硬,内膜粗糙、钙化,并见小溃疡及出血灶。

镜下显示:内膜纤维性增厚,并见钙盐沉着,内膜下可见胆固醇结晶,组织细胞反应。动脉中膜受压变薄。

免疫组化检查结果:无。

病理诊断:动脉粥样硬化。

诊断依据:大体上(见图 157-1)可以得到较为准确的诊断,如根据动脉壁增厚僵硬,内膜的小溃疡及出血灶等。镜下可见内膜纤维性增厚钙化(见图 157-2),内膜下可见胆固醇结晶(见图 157-3)、组织细胞反应。中膜受压变薄会使其弹性降低。动脉粥样硬化会出现一系列继发性病理变化,如内膜粗糙,会使血液凝固性升高,内膜破裂会出现血栓。中膜变性会导致弹性降低,动脉瘤形成。得到准确诊断不困难。

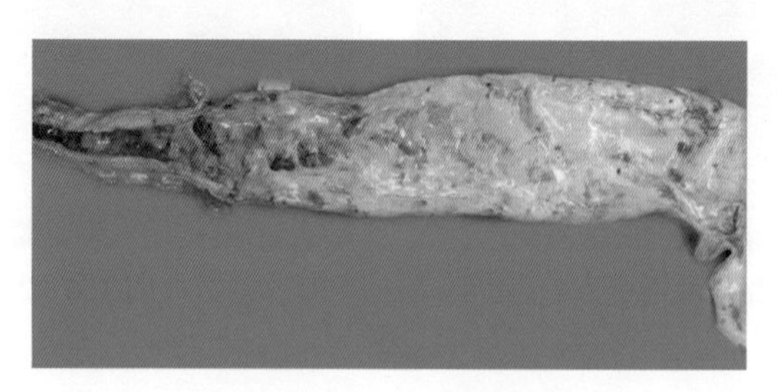

图 157-1　大体标本图片,动脉壁增厚僵硬,内膜粗糙,并见小溃疡,出血灶

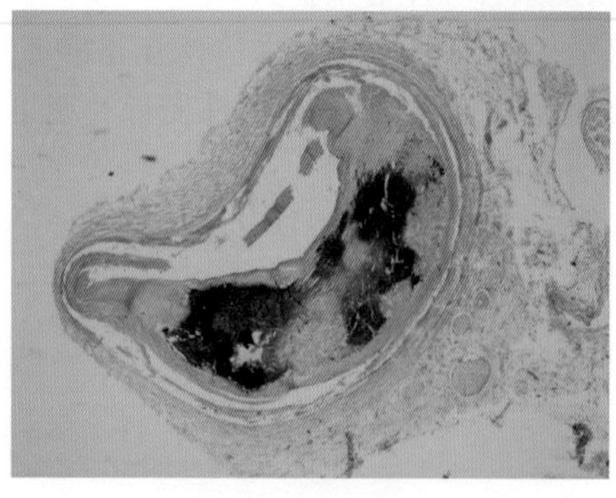

图 157-2　冠状动脉粥样硬化钙化,重度狭窄,HE, 40×

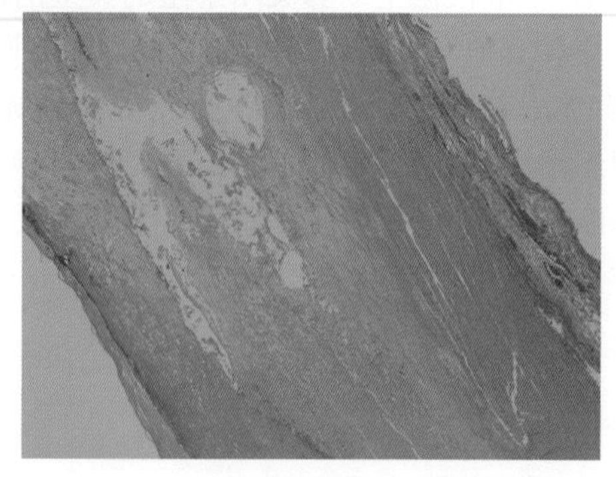

图 157-3　主动脉粥样硬化,内膜下见胆固醇结晶裂隙及钙盐沉积,HE, 100×

鉴别诊断:无。

(侯英勇)

案例 158

感染性心内膜炎

病史：患者，男性，37 岁，无明显诱因下出现反复发热 3 月，体温最高 38.5℃，无寒战。2 月余前突发口齿不清、流口水，伴有下肢皮疹、间歇性跛行，无胸闷、胸痛，无心悸，无咳嗽、咳痰，外院就诊，诊断为脑梗伴癫痫，不规则抗感染治疗，症状反复。因发热症状反复，转至某三甲医院，查血培养示毗邻链球菌，心超示二尖瓣赘生物伴中度反流。至另一三甲医院检查心超示二尖瓣赘生物形成伴后叶可疑穿孔，重度二尖瓣反流。

巨检：二尖瓣组织，大小 3 cm×2 cm×0.3 cm，另送少许赘生物，呈灰黄色。

镜下显示：瓣膜表面见赘生物样组织，赘生物表面见大量纤维素样渗出物，并见较多急慢性炎症细胞浸润、肉芽组织形成。如图 158－1～图 158－3 所示。

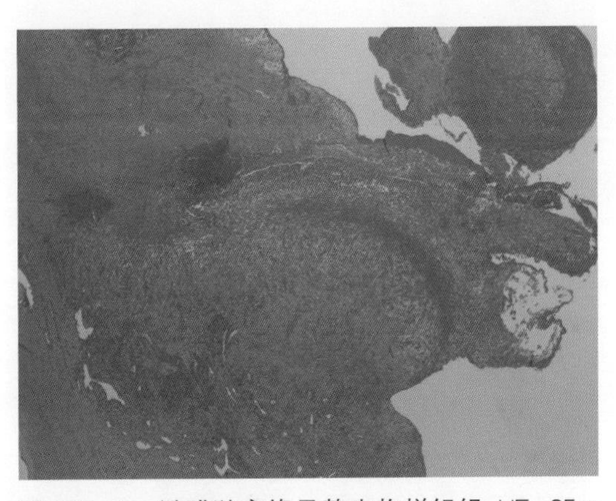

图 158－1　瓣膜游离缘见赘生物样组织，HE，25×

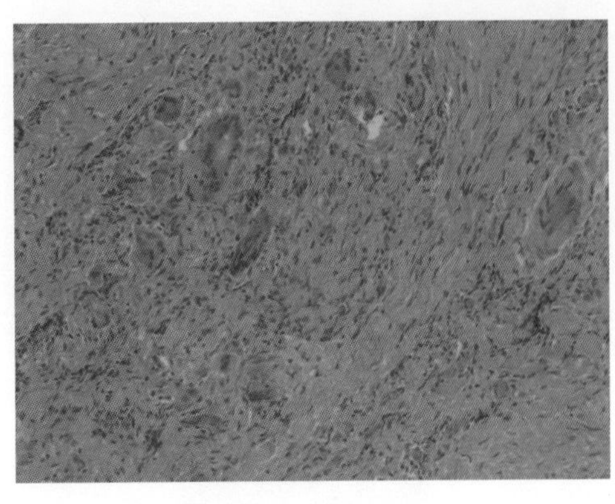

图 158－2　HE，50×

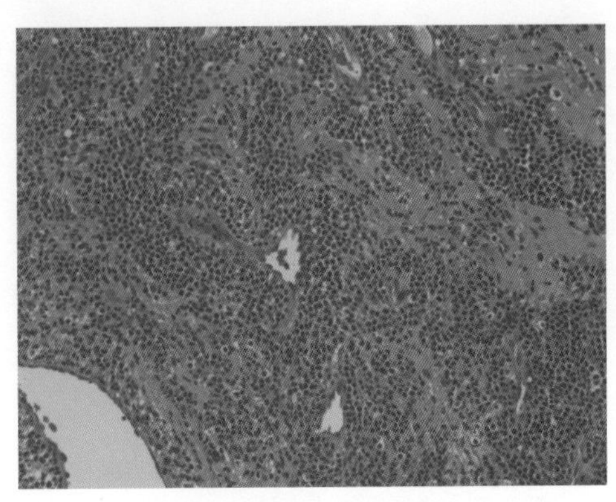

图 158－3　HE，200×

免疫组化检查结果：无。

病理诊断：(二尖瓣)纤维组织增生胶原化，部分区表面附着纤维素性渗出物，伴急慢性炎细胞浸润，符合感染性心内膜炎改变。

诊断依据：青年男性，反复发热3月，近期出现脑梗死伴癫痫症状，并在血培养中检出示毗邻链球菌。进一步查心超示二尖瓣赘生物伴中度反流。加上病理上可见赘生物样结构，形态上表面见嗜伊红纤维素样渗出物，其内为炎症细胞浸润及新生肉芽组织结构。故符合感染性心内膜炎诊断标准。

鉴别诊断：要与黏液瘤等鉴别。有时镜下要与黏液瘤鉴别，鉴别点在感染性心内膜炎无显著的黏液背景。黏液瘤无炎性纤维素样渗出物及大量的急慢性炎症细胞浸润。

(侯英勇)

案例 159
大动脉炎

病史:患者,男性,33 岁,后背疼痛反复发作 2 年余,近期加重。MRI 检查发现升主动脉瘤、降主动脉瘤,左锁骨下动脉瘤,左颈总动脉瘤,升降主动脉及弓上分支血管管壁毛糙、增厚改变,考虑大动脉炎。

巨检:送检左肘部动脉管壁组织,灰红色组织 1 枚,大小 2 cm×0.8 cm×0.2 cm,切面灰白色,质稍韧。

镜下显示:血管壁组织,管壁外膜及中膜可见较多淋巴浆细胞浸润,组织细胞增生,多核巨细胞反应。弹力染色显示弹力层断裂,灶性区纤维组织增生胶原变性。如图 159-1、图 159-2 所示。

图 159-1 HE, 100×

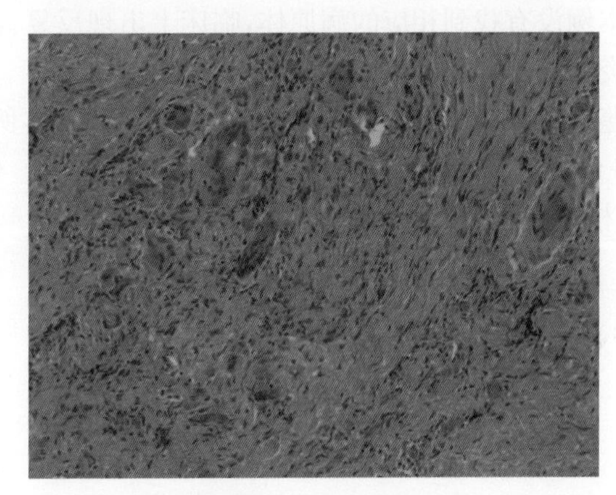

图 159-2 HE, 200×

免疫组化检查结果:IgG(-), IgG4(-), CD138(少数阳性细胞),VS38C(少量细胞阳性),CD68(组织细胞),KI67(10%阳性),CD79a(部分淋巴细胞阳性),CD3(部分淋巴细胞阳性),CD20(部分淋巴细胞阳性),CD34(血管阳性)。

特殊染色:弹力染色(示弹力纤维中断),如图 159-3~图 159-5 所示。

病理诊断:大动脉炎。

诊断依据:大动脉炎在各个年龄段均可发生,没有发病高峰年龄。病理上主要表现为破坏正常动脉管壁 3 层结构中的外膜和中膜。以外膜处炎症为重,并累及滋养血管,沿滋养血管波及血管中膜。高倍镜下病变动脉管

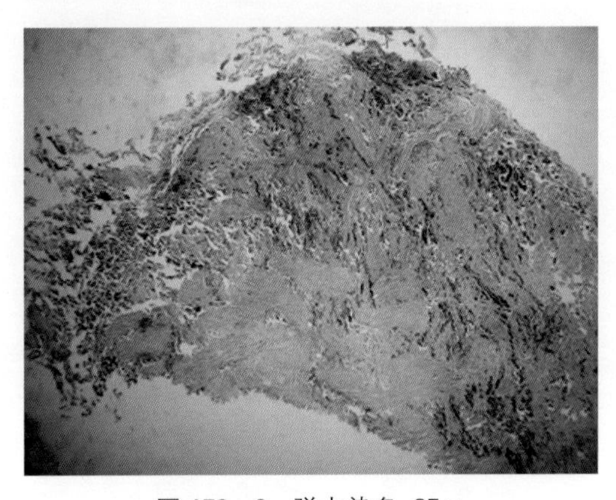

图 159-3 弹力染色,25×

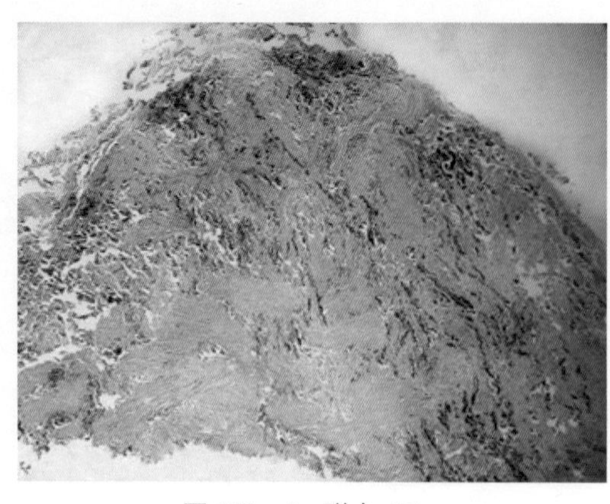

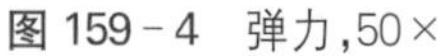

图 159-4 弹力,50×

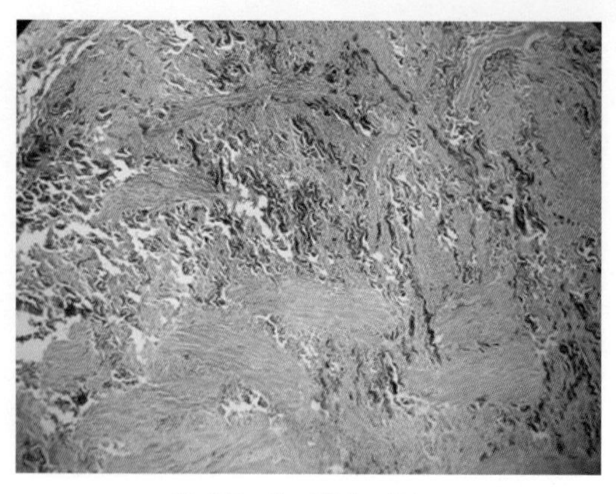

图 159-5 弹力,100×

壁出现炎症性破坏,大量淋巴细胞、浆细胞浸润。伴有组织细胞及多核巨细胞反应。管壁内纤维母细胞增生和胶原纤维增生并包裹脂肪,神经和淋巴组织致动脉壁增厚僵硬。导致动脉壁弹性降低,动脉瘤样扩张,愈合期可见显著胶原化、硬化。弹力染色可以显示病变区弹力板断裂聚集成团,胶原纤维增生。临床上患者可以出现全身症状或仅有轻微症状,表现为全身不适、易疲劳、发热、食欲缺乏、恶心、出汗、体重下降、肌痛、关节炎和结节性红斑等症状。局部症状因受累血管而不同,有不同器官缺血的症状和体征,如头痛、头晕、晕厥、脑卒中、视力减退、四肢间歇性活动性疲劳,臂动脉或股动脉搏动减弱或消失,两上肢收缩压差大于 10 mmHg。仅少数可以查到特殊病原体,例如肺炎球菌、梅毒、真菌或结核性动脉炎。本例没有找到相应的病原体,临床上出现反复背部疼痛及近期加重,影像学及病理学上为典型的大动脉炎。

鉴别诊断:IgG4 相关硬化性疾病动脉炎,因本例血清中 IgG4(1.41 g/L,正常值＜2 g/L),及 IgG(11.6 mg/L,正常值＜16 g/L)水平处于正常水平。组织中 IgG4、IgG 比例(＜40%)也无异常。故排除 IgG4 相关硬化性疾病。临床上还要注意与血管畸形、动脉瘤、血管瘤等血管疾病相鉴别。

(侯英勇)

案例 160

混合血栓

病史：患者，女性，47 岁，反复劳累后胸闷气急伴心悸 8 年，加重 3 个月。入院诊断为心房颤动。

巨检：灰褐色血栓样物，直径 1.5 cm。

镜下显示：深红色与浅红色交织排列。浅红色区为血小板小梁，深红色区为纤维蛋白网住的红细胞，并可于交界处见慢性炎细胞浸润（见图 161－1～图 162－3）。

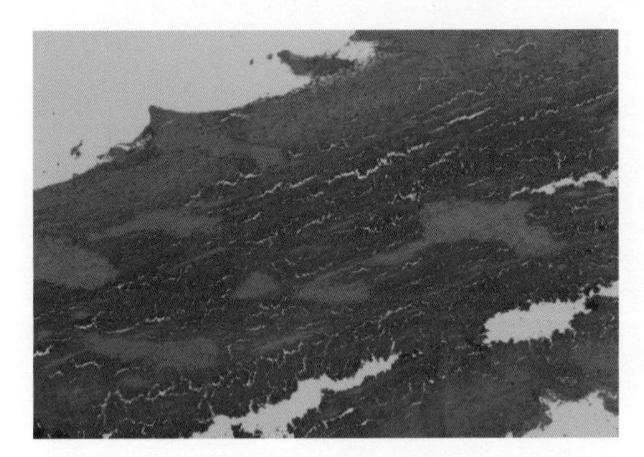

图 160－1　HE，50×

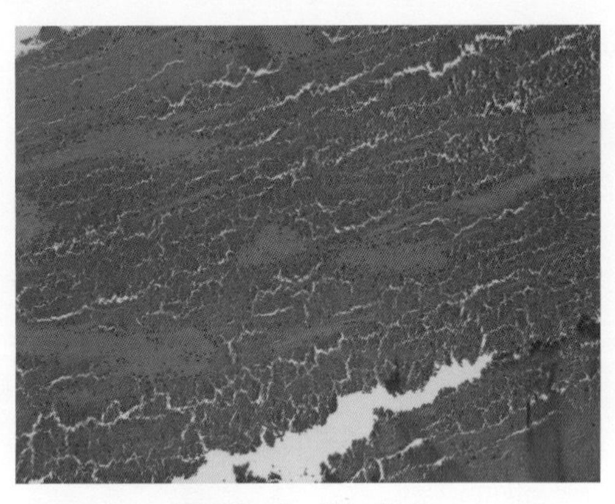

图 160－2　HE，100×

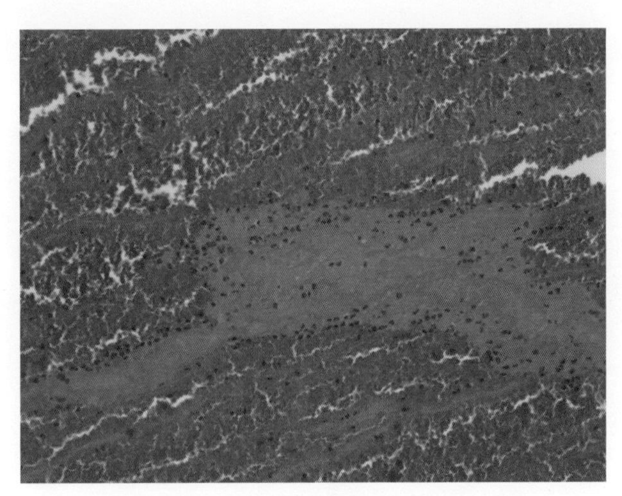

图 160－3　交界处炎症细胞浸润，HE，200×

免疫组化检查结果：无。

病理诊断:(心房)混合血栓。

诊断依据:心房颤动最多见的并发症就是附壁血栓的形成。附壁血栓为混合血栓。混合血栓为血栓的一种,镜下为深红色与浅红色交织排列。浅红色区为血小板小梁,深红色区为纤维蛋白网住的红细胞。并可于交界处见慢性炎细胞浸润。

鉴别诊断:临床上须与黏液瘤、亚急性感染性心内膜炎等相鉴别。临床症状典型者较易诊断。

(侯英勇)

案例 161

血管内筋膜炎

病史：患者，女性，36 岁，发现颈部肿块 1 月，彩超检查提示“右侧颈内静脉内实质占位——考虑血管壁来源病变，其旁伴血栓形成可能”。

巨检：管壁样物一枚，长 3 cm，周径 2.5 cm，管内壁上附灰白灰黄色肿物一枚，大小 2.5 cm×2 cm×1.5 cm。

镜下显示：低倍镜可见血管壁组织，管壁内膜可见赘生物附着。赘生物边缘细胞密度较为密集，内部细胞密度较低，如图 161－1 所示。高倍镜下附着物是由梭形细胞、黏液样的背景及黏液背景内的星芒状的细胞组成(见图 161－2)。初步推断可能为纤维母细胞及肌纤维母细胞。并可见较多薄壁血管及明显外渗的红细胞(见图 161－3)。可见个别核分裂像(2～3 个/50HPF)，如图 161－4 所示。

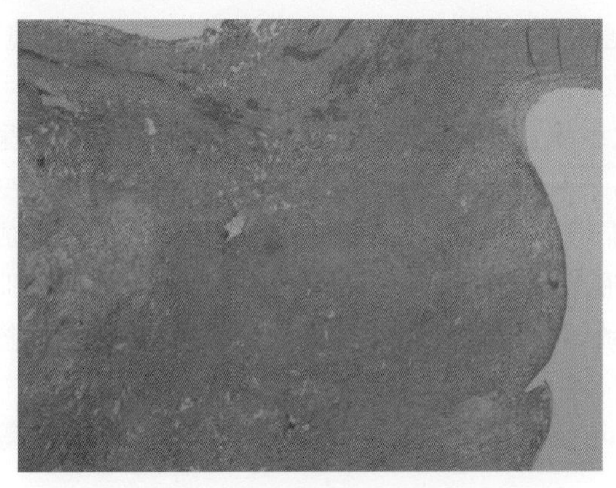

图 161－1　血管内见肿块附着，HE，25×

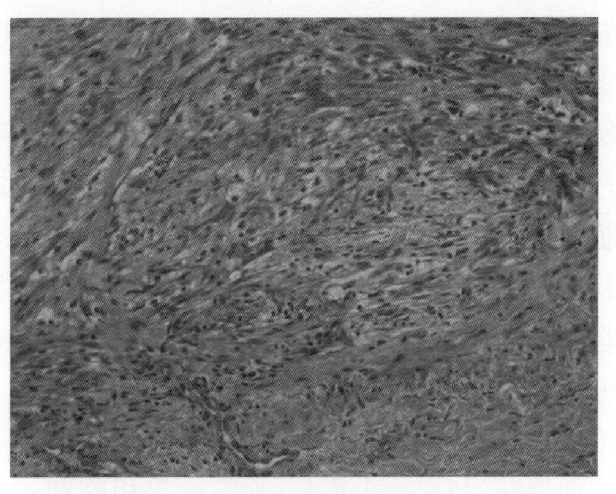

图 161－2　增生的梭形细胞，HE，200×

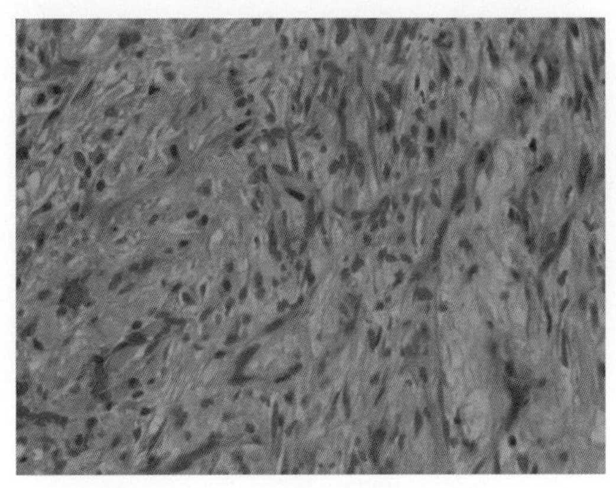

图 161－3　外渗红细胞，HE，400×

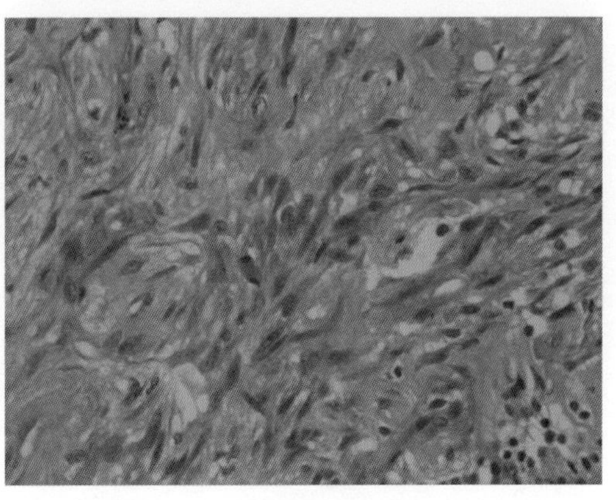

图 161－4　示核分裂像，HE，400×

免疫组化检查结果：CD34（血管阳性）（见图 161 - 5），desmin（梭形细胞阴性），ki - 67（梭形细胞15%阳性），α - SMA（梭形细胞阳性）（见图 161 - 6），vimentin（梭形细胞阳性），S - 100（梭形细胞阴性），CK-pan（梭形细胞阴性），CD31（血管阳性），F - Ⅷ（血管阳性）。

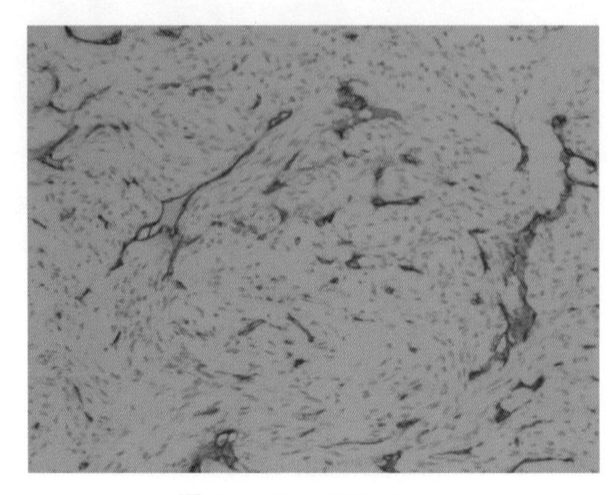
图 161 - 5 CD34，400×

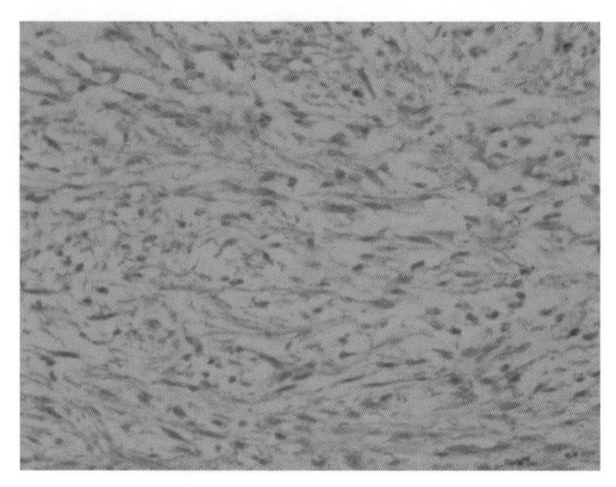
图 161 - 6 α - SMA，400×

病理诊断：（右颈）血管内筋膜炎。

诊断依据：血管内筋膜炎是一种累及中小静脉或动脉的结节性筋膜炎。结节性筋膜炎好发生于 30 岁以下的儿童和青少年，以上肢及头颈部多见，表现为皮下缓慢生长的无痛性肿块，大体为圆形或卵圆形，也可呈结节状，切面情况表现取决于黏液及纤维组织的多少及细胞的丰富程度。多数病变肉眼观界限清楚。其中血管内筋膜炎为直径多小于 2 cm 的血管内的结节状病变，结节由增生的肌纤维母细胞组成。细胞周边较丰富，可见较多核分裂像，短期内迅速生长，以致误认为软组织恶性肿瘤。低倍镜下，病变边缘常呈浸润状。

病变累及血管的内膜、中膜、外膜以及血管旁软组织，部分病例向血管内生长，病变周边常呈裂隙状，与血管隔开。病变周边细胞丰富，中央细胞稀疏，并且可见黏液样变性的基质。高倍镜下病变由增生的肌纤维母细胞组成，细胞梭形或胖梭形。肌纤维母细胞可呈短束状或交织状排列，可排列成字母形，如 C 形、S 形，大多数情况为杂乱无章的排布，黏液背景，在黏液中的肌纤维母细胞呈星状。肌纤维母细胞形态相对一致，胞质嗜伊红粉染，核染色质细致，可见小核仁，并可见核分裂像，但病理性核分裂像不可见，可见红细胞外渗。

梭形细胞 vimentin、α - SMA、MSA 阳性，desmin 多阴性，不表达 CD34、AE1/AE3、S100 等。

鉴别诊断：与血管内血栓、血管瘤等相鉴别。

（侯英勇）

案例 162
心房黏液瘤

病史：患者，男性，63 岁，反复头晕不适 6 月余，入院体检发现心脏占位。

巨检：送检左心房内占位，灰红灰褐色分叶状肿物一枚，大小 6 cm×4 cm×2 cm，切面淡黄色黏冻样，质脆易碎。带短蒂，蒂部基底大小 2.5 cm×2.5 cm×0.3 cm。

镜下显示：淡蓝色浅染的黏液样背景，其中漂浮着梭形、星状的细胞。细胞排列成单个、条索状或血管形成的指环样。部分区可见大片出血。细胞无明显异性。如图 162-1～图 162-3 所示：

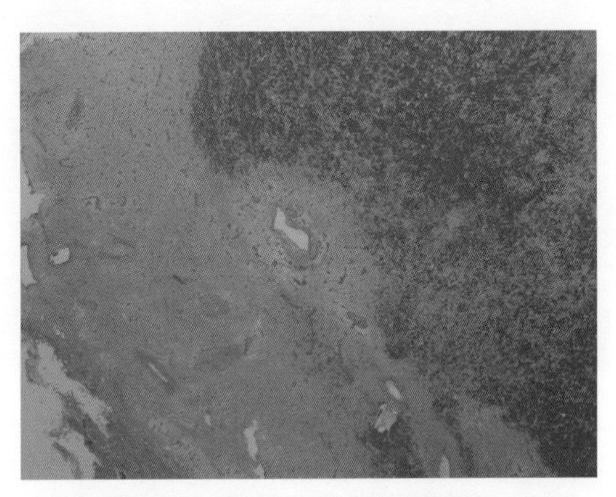

图 162-1　出血及黏液样的背景，HE，25×

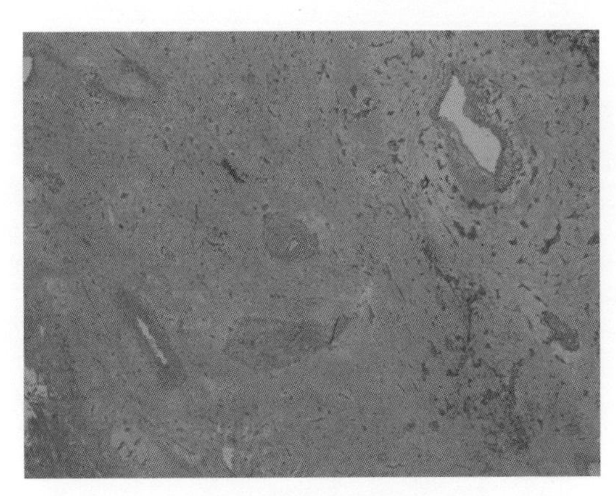

图 162-2　黏液样背景及厚壁血管，HE，50×

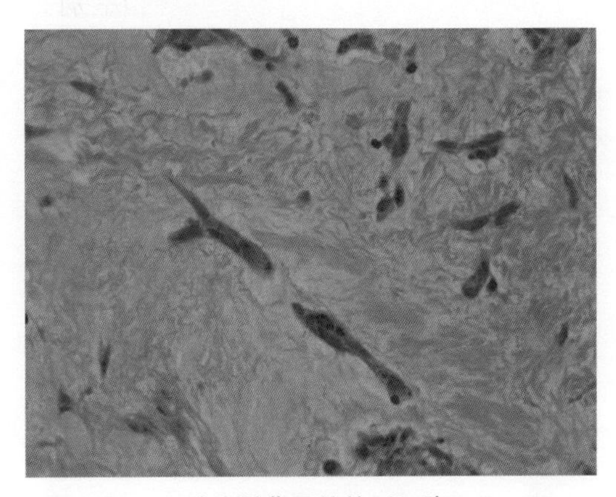

图 162-3　黏液样背景的梭形细胞，HE，400×

免疫组化检查结果：CD34(＋)，CK 广(－)。

特殊染色：16S18529-002，弹力(弹力板完整)，masson(弹力板完整)，网染(＋)。如图 162-4

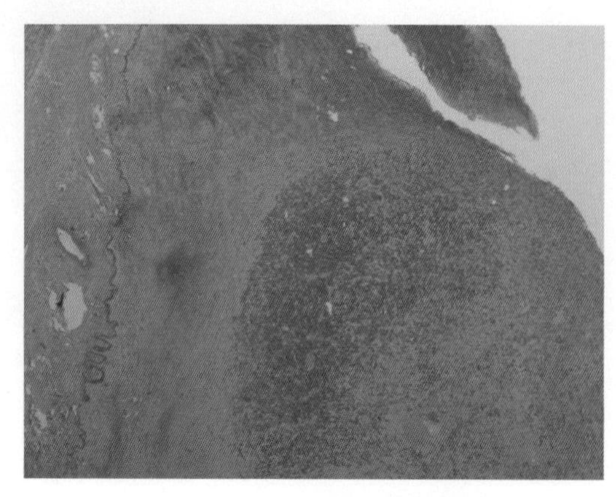
图 162－4 弹力，弹力板完整，25×

所示。

病理诊断：(左心房)黏液瘤，基底弹力板完整。

诊断依据：黏液瘤大约占心脏原发性肿瘤的 50%，分为散发性及家族性两种。散发性多见于中年女性，通常位于左心房，几乎均为单发性肿瘤。家族性黏液瘤是一种年轻人的疾病，男性略微常见。右侧发生的黏液瘤可出现呼吸困难、晕厥、颈静脉怒张等症状。大体上，黏液瘤质软，灰白色，呈息肉或分叶状，常常有蒂与卵圆孔附近的房间隔相连。切面呈灰红色出血，或灰白色黏液样。可以出现钙化。镜下细胞呈圆形、多角形或星状，周围有大量富于酸性黏多糖的疏松的间质，有些细胞形成实性条索或血管腔。有时与心内膜细胞相延续。可以钙化骨化，核分裂像、多形性或坏死等变化轻微或没有。免疫组化检查无特异性表达。普通的黏液瘤可以通过手术完整切除。有局部复发报道。本例为 63 岁，男性，镜下及临床均符合黏液瘤的诊断标准。

鉴别诊断：附壁血栓、感染性心内膜炎、血管瘤、乳头状弹性纤维瘤等与之鉴别。

(侯英勇)

案例 163

乳头状纤维弹力瘤

病史：患者，男性，47岁，体检发现心脏占位9个月入院，无明显临床症状。

巨检：灰白组织一枚，直径1 cm，切面呈灰白色。

镜下显示：低倍镜下见绒毛乳头状结构，表面被覆扁平细胞，扁平细胞的形态与心内膜内衬细胞相似，乳头轴心为细胞成分较少的玻璃样变间质。如图163-1～图163-3所示。

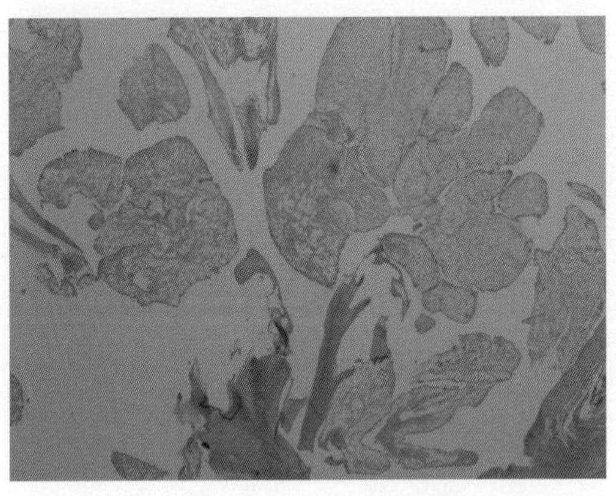

图163-1 外生性乳头状的低倍镜观，HE，25×

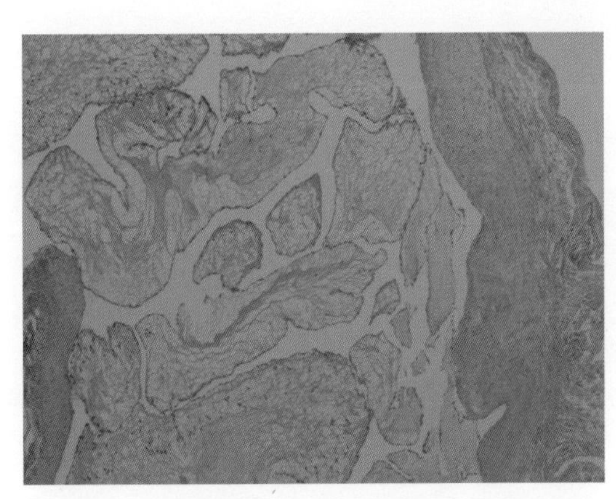

图163-2 玻璃样变的轴心，细胞稀少，HE，50×

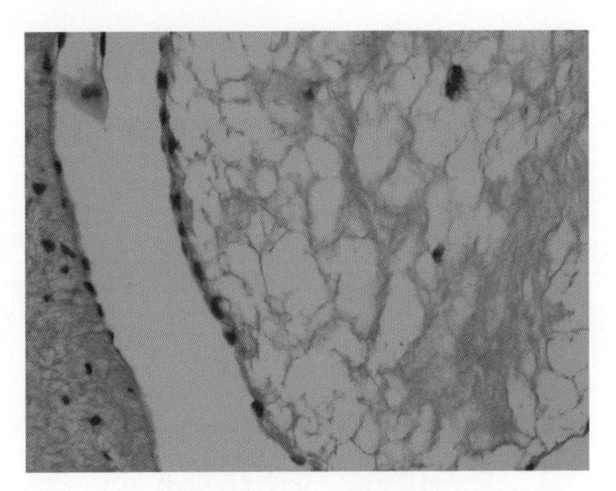

图163-3 外覆细胞与心内膜细胞相似，HE，400×

免疫组化检查结果：α-SMA（外覆细胞弱阳性），desmin（外覆细胞阴性），WT-1（外覆细胞阴性），HBME-1（外覆细胞阴性），CK-pan（外覆细胞阴性），D2-40（外覆细胞部分弱阳性），calretinin（外覆细胞阴性），CK5/6（外覆细胞阴性），ki-67（散在阳性）。

病理诊断:乳头状纤维弹力瘤。

诊断依据:乳头状纤维弹力瘤,又名纤维性错构瘤、纤维瘤、乳头状瘤、乳头状纤维母细胞瘤,是一种大体上呈小乳头状生长的病变。通常发生于瓣膜表面,在心内膜的其他部位也可以发生。多数病例是在手术或尸体解剖中偶然发现。镜下病变表面被覆心内膜细胞,核心为细胞成分较少的玻璃样变的间质。有人认为它是附壁血栓机化的末期表现而不是真正的肿瘤。

鉴别诊断:与黏液瘤、血管瘤、血栓等相鉴别。

(侯英勇)

案例 164

心脏血管瘤

病史：患者，女性，44 岁，20 余天前出现胸前区隐痛不适，偶伴胸闷，发现心脏占位 1 月余入院。

巨检：灰黄灰褐息肉状组织 1 枚，大小 1.3 cm×1 cm×0.5 cm，基底直径 0.7 cm。

镜下显示：息肉样肿物，表面被覆内皮细胞，内部是由囊性扩张的较大薄壁脉管构成，脉管内充满红细胞，并于个别扩张脉管内见血栓。脉管内壁衬附无明显异形的内皮样细胞。如图 164-1～图 164-4 所示。

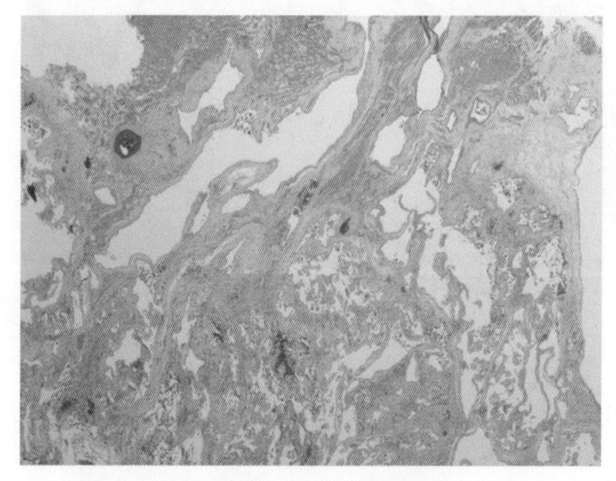

图 164-1　附着于心肌的肿物，HE，25×

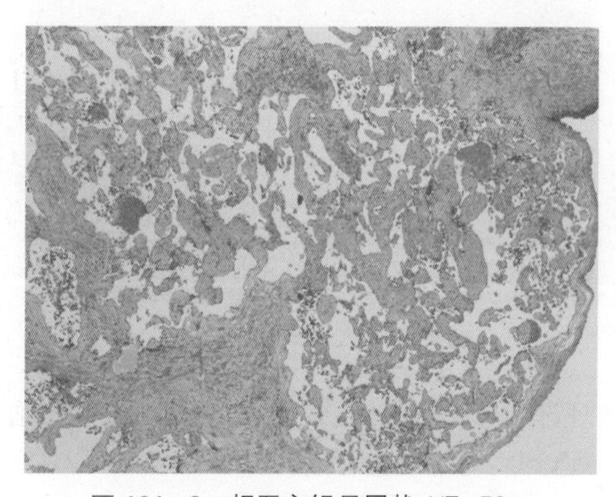

图 164-2　相互交织呈网状，HE，50×

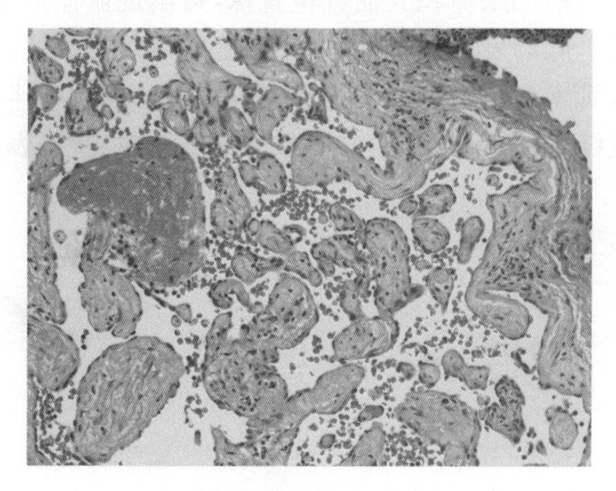

图 164-3　内衬内皮样细胞，腔内有红细胞及血栓，HE，200×

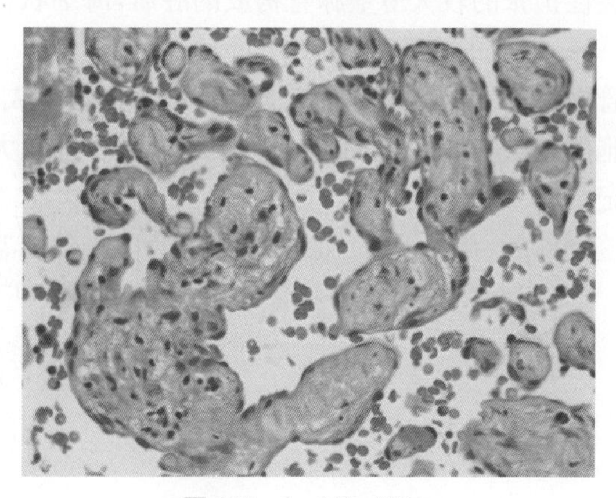

图 164-4　HE，400×

免疫组化检查结果：CD34（内衬细胞阳性）（见图 164-5），CD31（内衬细胞阳性）（见图 164-6），ki-

67(内衬细胞 5%阳性),p53(少量内衬细胞阳性),FLI－1(内衬细胞阳性)(见图 164－7),F8(内衬细胞阳性)(见图 164－8),D2－40(少数内衬细胞阳性),des(内衬细胞阴性)。

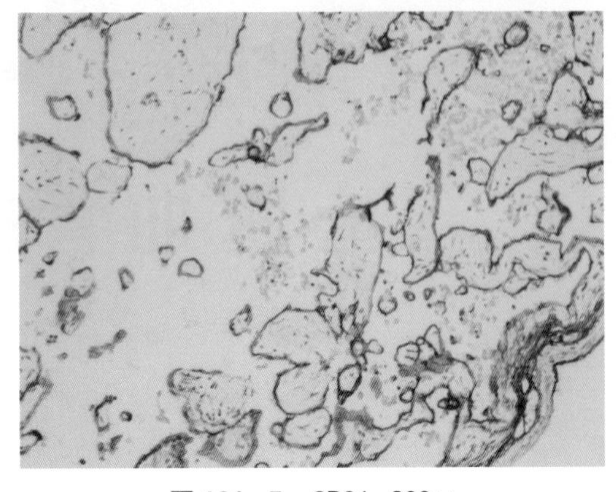

图 164－5 CD34, 200×

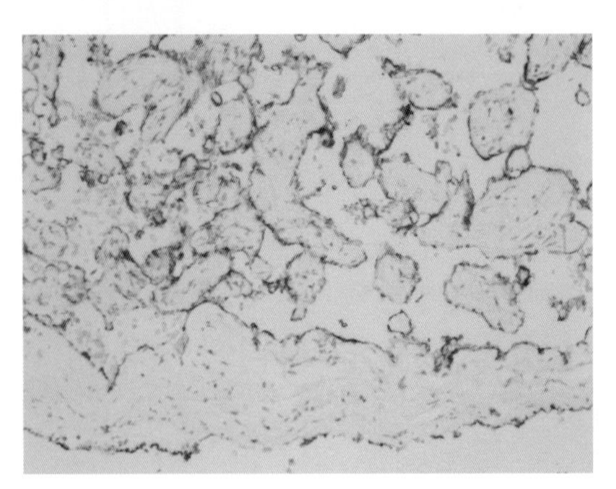

图 164－6 CD31, 200×

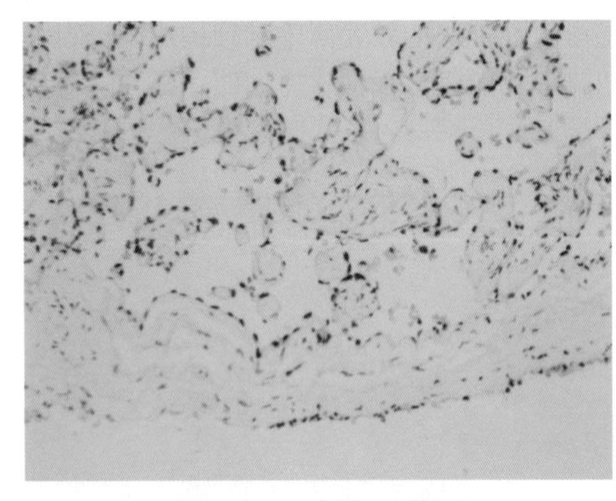

图 164－7 200×, FLi-1

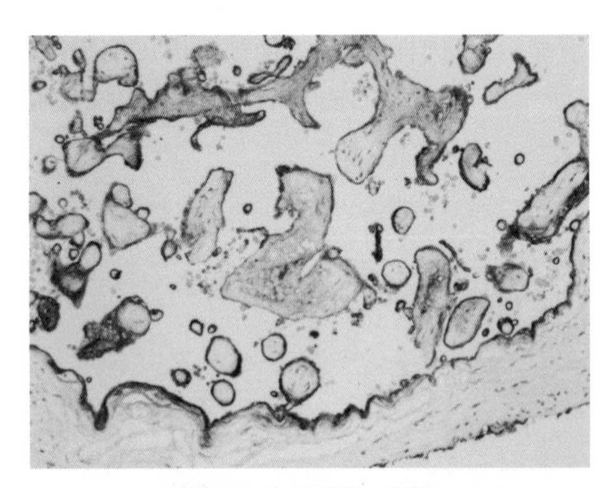

图 164－8 F Ⅷ, 200×

病理诊断:(左心室)血管瘤(海绵状? 蔓状? 血管瘤)。

病理诊断:海绵状血管瘤。

诊断依据:海绵状血管瘤在各年龄段均可发生。大体上为海绵状,挤压有血液溢出。海绵状血管瘤是由囊性扩张的较大薄壁脉管构成的肿瘤,海绵状血管瘤如果体积大而且位置深,可出现血栓形成、溃疡、感染。形成的血栓中可见不同阶段的机化与再通。除好发于躯干外,各种内脏均可发生,以肝海绵状血管瘤最为多见。镜下由扩张的薄壁大血管组成,管壁为扁平的内皮细胞,腔内充满血液,可伴有内皮细胞的乳头状增生,扩张的血管被细胞稀少的粗大纤维性间隔分隔。内衬的细胞具有内皮性,表达内皮标记。

鉴别诊断:与黏液瘤、血栓机化、血管肉瘤等相鉴别。

(侯英勇)

案例 165

血管肉瘤

病史：患者，女性，63岁，以“反复胸闷不适伴心前区隐痛5月余”入院。

巨检：带心肌组织一枚，大小9.5 cm×5.5 cm×4.5 cm，心肌大小9.5 cm×4 cm，部分区见一灰褐肿块，质中，界欠清。大小5 cm×4 cm×3.5 cm，切面灰黄灰褐色，部分区坏死样。

镜下显示：肿瘤细胞弥漫分布，以梭形细胞为主，特征性的血腔、血湖形成；原始血管形成趋势；浸润性生长；血管腔之间相互吻合，呈窦隙样排列，肿瘤内皮细胞特点可以不明显，呈现明显的异型性及多形性，肿瘤坏死、退变常见，核分裂像易见。如图165－1～图165－4所示。

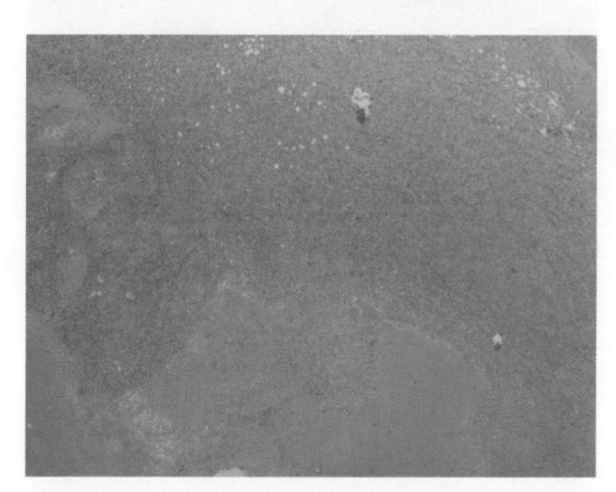
图 165－1　血湖及弥漫的梭形细胞，HE，25×

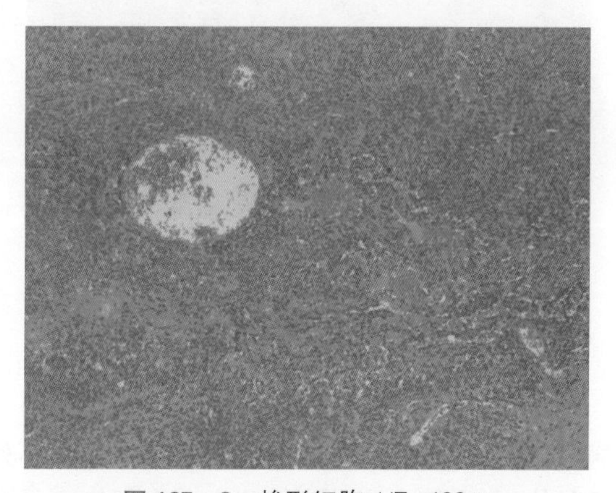
图 165－2　梭形细胞，HE，100×

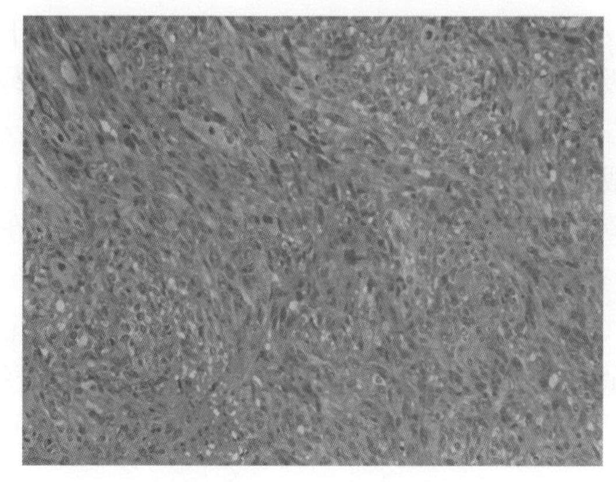
图 165－3　HE，200×

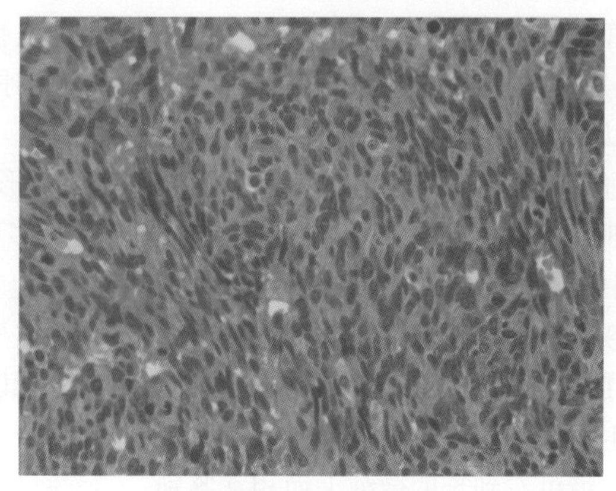
图 165－4　异形的梭形细胞及核分裂像，HE，400×

免疫组化检查结果：α－SMA（梭形细胞阴性），desmin（梭形细胞阴性），CD34（部分梭形细胞阳性）（见

图165－5)，CD31(梭形细胞阳性)，FLI－1(梭形细胞阳性)(见图165－6)，FVⅢ(部分梭形细胞阳性)(见图165－7)，TLE－1(梭形细胞阳性)，ki－67(密集区梭形细胞60%阳性)，myoD1(梭形细胞阴性)，myogenin(梭形细胞阴性)，S－100(梭形细胞阴性)，EMA(梭形细胞阴性)，WT－1(梭形细胞阴性)，calponin(梭形细胞阴性)，HBME1(梭形细胞阴性)，CK5/6(梭形细胞阴性)，D2－40(部分梭形细胞炎性)(见图165－8)。

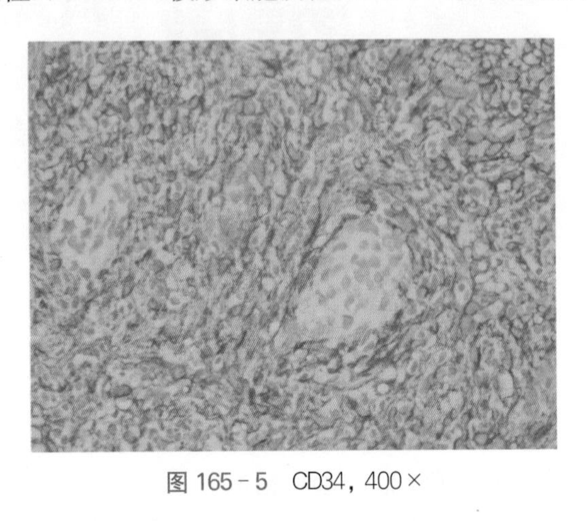

图165－5 CD34，400×

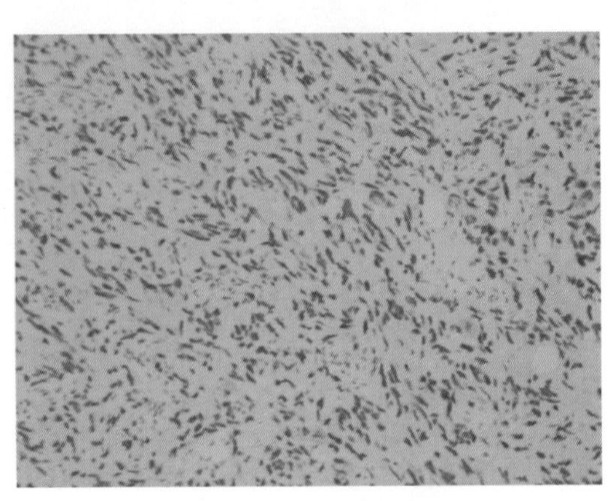

图165－6 FlI－1，200×

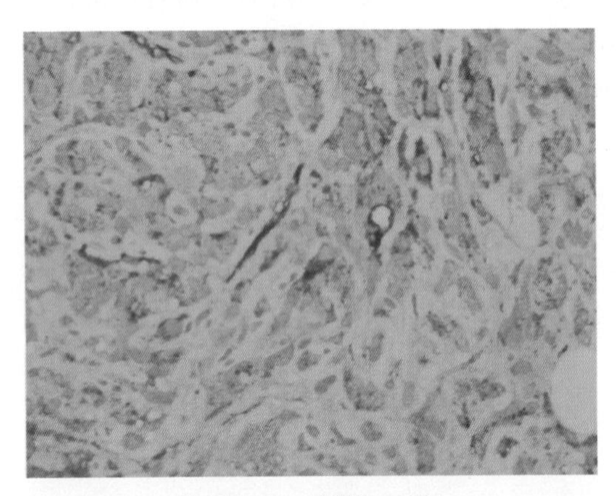

图165－7 FVⅢ，400×

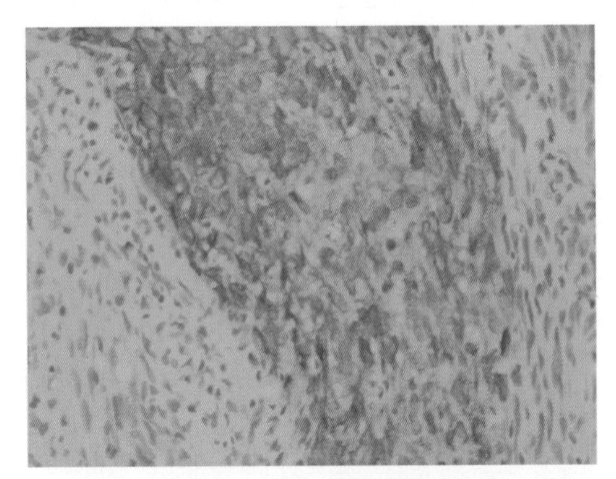

图165－8 D2－40，400×

病理诊断：(右房室沟)心脏血管肉瘤伴出血坏死。

诊断依据：血管肉瘤肿瘤细胞在一定程度上具有正常内皮细胞的形态及功能特点，最常发生于下肢深层肌肉软组织内(约40%)。肿瘤于各年龄段的发病率分布均匀，高峰年龄在60～70岁，发生在儿童的血管肉瘤罕见，男女比例相当。血管肉瘤是原发性心脏恶性肿瘤中最多见的类型。最常发生于右心房近房室沟处。患者多以胸闷、气促起病，一般无呼吸困难，绝大部分发现时已经是晚期，预后较差，大部分以死亡为结局，最常转移到肺，其次是骨和脑。心脏血管肉瘤为低、中、高分化，其中高分化者少见。镜下血管肉瘤可出现明显的血腔、血湖、原始血管形成现象，血管腔之间相互吻合，呈窦隙样排列，肿瘤内皮细胞特点可以不明显，呈现明显的异型性及多形性。血管内皮细胞标记CD34、CD31、F8在血管肉瘤中高表达FLI－1在血管肉瘤中相对特异性地表达。

鉴别诊断：与滑膜肉瘤、平滑肌肉瘤、恶性间皮瘤、内膜肉瘤等相鉴别。特征性地表达内皮标记及血湖、血腔的形成可以作出血管肉瘤的诊断。另外，其余恶性肿瘤也有自己相对特异的形态及免疫组化、分子生物学特点，如滑膜肉瘤的SYT基因断裂分离、平滑肌肉瘤的肌源性标记表达、间皮瘤表达间皮标记及电镜可看到长的微绒毛而相互鉴别。

(侯英勇)

案例 166

血管内膜肉瘤

病史：患者，男性，57岁，1个月前无明显诱因下出现咳嗽，呈刺激性干咳，伴咳嗽后轻度双侧胸痛、活动后略感胸闷，无发热、盗汗、咳痰、咯血、呼吸困难等。初诊医院行PET-CT检查示"左肺上叶尖后段主动脉弓旁见软组织结节影，长径约2.1 cm，平均SUV=6.8，最大SUV=11.1——考虑肺癌。左肺上叶尖后段胸膜下见1枚不规则结节影，邻近胸膜牵拉，长径约1.1 cm，平均SUV=1.7，左肺下叶后基底段另见1枚结节影，边缘模糊，长径约0.8 cm，FDG未见异常摄取——炎性病灶可能"。现我院肺动脉CTA检查示：肺MT病例，左肺动脉干及肺内分支广泛栓塞，考虑MT侵犯所致。现为进一步治疗收入我院。

巨检：肺叶切除标本，大小15 cm×10 cm×5 cm，直径2.5 cm，距支切2 cm，动脉壁内见灰白灰黄组织，大小约0.5 cm×0.5 cm×0.3 cm，距主气管旁血管内动脉血栓，大小1.5 cm×0.7 cm×0.7 cm，其旁小血管内，充满灰黄胶冻样物，距支切2 cm，紧贴胸膜见一肿物，大小2 cm×1 cm×0.8 cm，距支切5.5 cm，紧贴胸膜，另见一灰黄区，直径0.5 cm。另送动脉壁组织，长3 cm，其内壁附着灰白肿物，大小1.6 cm×0.8 cm×0.8 cm，切面灰白质中。另见灰黄组织，大小2 cm×1 cm×1 cm，切面灰黄易碎。另送脂肪组织，共计直径4.5 cm，表附膜样组织，大小3 cm×3 cm×0.1 cm。

镜下显示：脉管内恶性间叶性肿瘤，肿瘤在血管腔内生长，附着于血管壁，似瘤栓状，阻塞血管腔。可见梭形细胞弥漫分布，细胞轻度-中度异形。瘤细胞形态上类似纤维母细胞或肌纤维母细胞，可见核分裂像(55个/50HPF)、坏死。肿瘤细胞排列成束状，并可见多核巨细胞。如图166-1～图166-4所示。

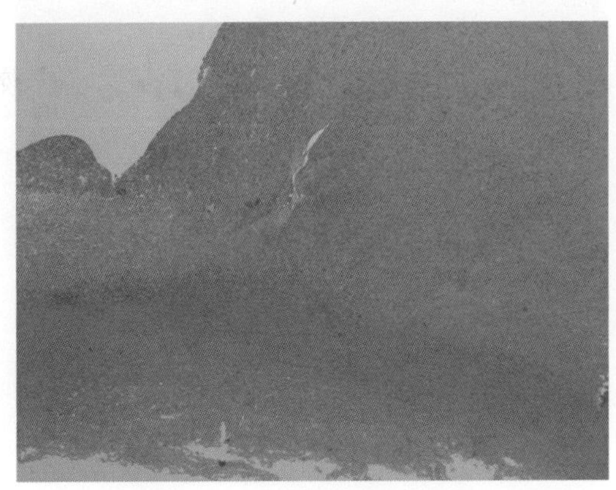

图166-1 血管内肿物，HE，25×

图166-2 弥漫的梭形细胞，HE，50×

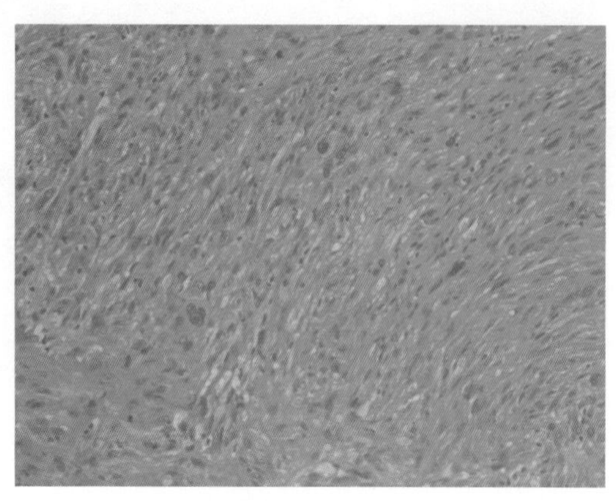
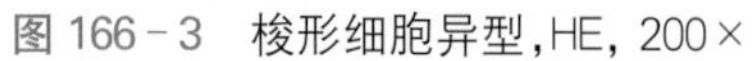
图 166－3　梭形细胞异型，HE，200×

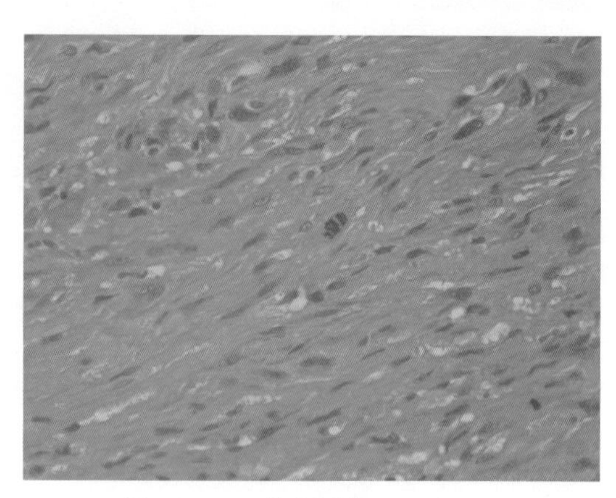
图 166－4　核分裂像，HE，400×

免疫组化检查结果：ALK－1（肿瘤细胞阴性），CK-pan（肿瘤细胞阴性），vimentin（肿瘤细胞阳性）（见图 166－5），CD34（血管阳性）（见图 166－6），S－100（肿瘤细胞阴性），desmin（肿瘤细胞阴性）（见图 166－7），α－SMA（肿瘤细胞阴性），myoD1（肿瘤细胞阴性），myogenin（肿瘤细胞阴性），CD31（肿瘤细胞阴性）（见图 166－8），F8（肿瘤细胞阴性），PDGFRA（肿瘤细胞阴性），P53（肿瘤细胞阳性），WT－1（肿瘤细胞阴性），C－KIT（肿瘤细胞阴性）。

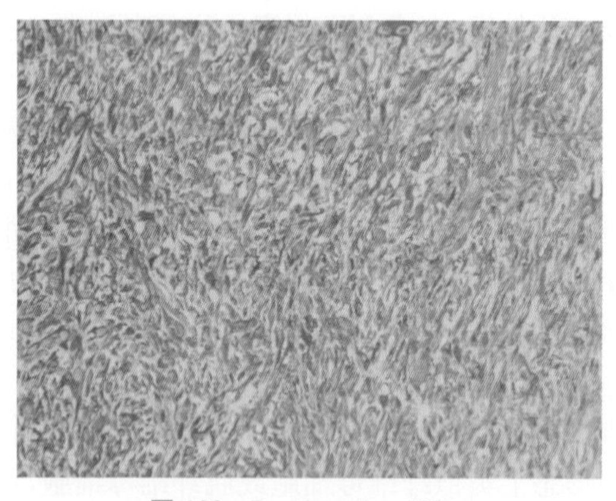
图 166－5　vimentin，400×

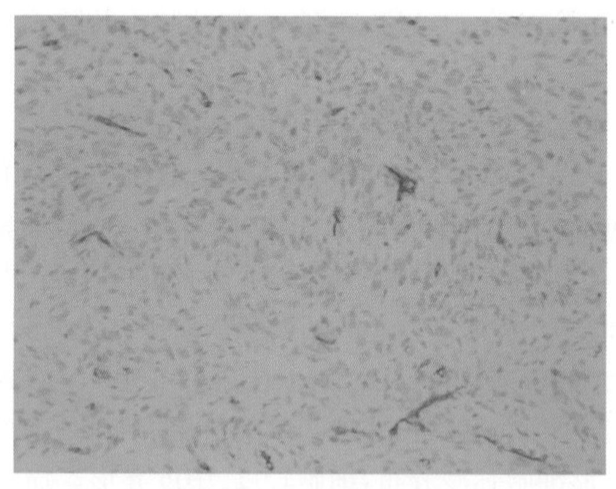
图 166－6　CD34，200×

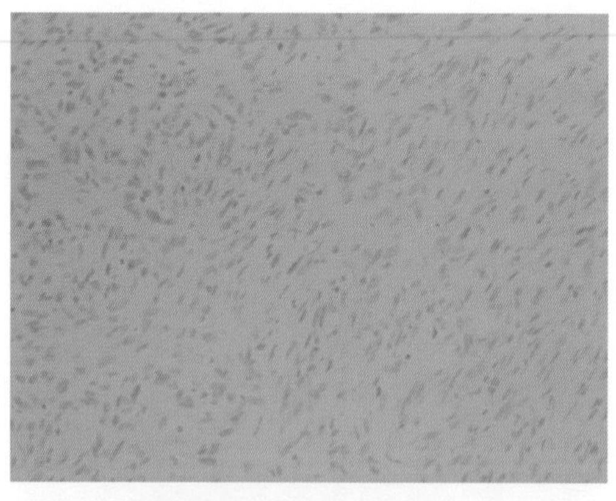
图 166－7　desmin，200×

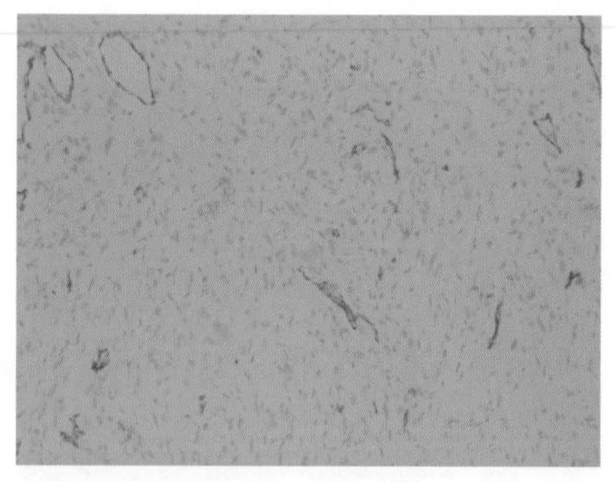
图 166－8　CD31，200×

病理诊断：（左肺动脉）肺动脉内膜肉瘤。

诊断依据：动脉内膜肉瘤是一种主要起自于主动脉和肺动脉的恶性间叶性肿瘤，肿瘤在血管腔内生长，阻塞血管腔，并可以形成瘤栓而播散至周围脏器。以女性略多见，患者多为成年人，年龄范围广，平均年龄肺动脉型 48 岁，主动脉型 62 岁。临床症状无特异，主要与瘤栓导致远隔部分的栓塞及供血不足有关，如肺动脉内出现瘤栓，表现为复发性肺栓塞病。腹主动脉瘤栓表现为跛行，下肢脉搏消失。累及静脉时，可以引起上腔静脉综合征。大体为位于血管腔内，附着于血管壁，似瘤栓状。多为低分化梭形细胞肉瘤，有异形的梭形细胞，瘤细胞形态上类似纤维母细胞或肌纤维母细胞，核分裂像、核的异形性、坏死等情况不一。肿瘤细胞可以束状排列，多核巨细胞可见。部分病变可见黏液样变性。部分瘤细胞呈上皮样。可类似平滑肌肉瘤，部分病例的部分区域可以出现横纹肌肉瘤、血管肉瘤或骨肉瘤的分化区域。免疫组化 vimentin 阳性，α－SMA、desmin 可以表达。在经典的病例中内皮标记如 CD31、CD34 和 F8 不表达。预后差，平均主动脉型生存 5～9 月，肺动脉型 13～18 月。本例为 57 岁男性，临床症状无殊，影像学诊断提示为恶性肿瘤。根据免疫组化检查结果，排除平滑肌肉瘤、血管肉瘤、炎性肌纤维母细胞肉瘤等。结合 HE 形态及发病部位做出内膜肉瘤诊断。

鉴别诊断：与血管肉瘤、滑膜肉瘤、平滑肌肉瘤、横纹肌肉瘤、恶性间皮瘤等鉴别。

（侯英勇）

案例 167

恶性间皮瘤

病史：患者，女性，73 岁，以“反复胸闷 5 年，加重伴发热 1 个月”入院。

巨检：送检心包内切除组织，灰白组织一枚，大小 2 cm×2 cm×1.5 cm，表面粗糙，灰白，质中。

镜下显示：肿瘤细胞弥漫分布，排列成束状，或者假腺样。肿瘤细胞呈上皮样细胞，胞质丰富，嗜伊红染色，可见灶性分布的肿瘤性坏死，核分裂像约 9 个/50HPF，肿瘤之间黏附性差。如图 167－1～图 167－4 所示。

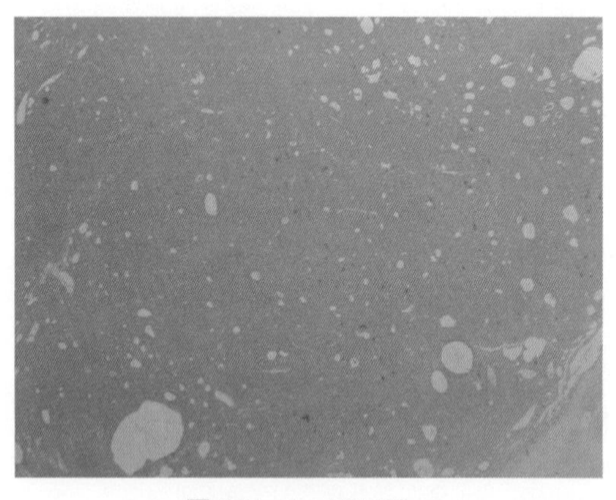

图 167－1　HE，25×

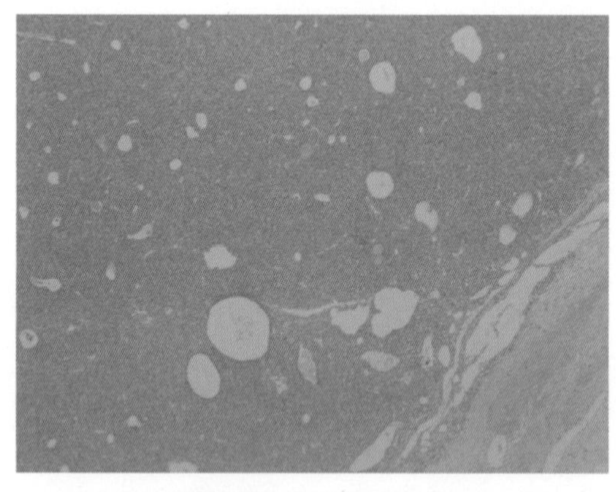

图 167－2　HE，50×

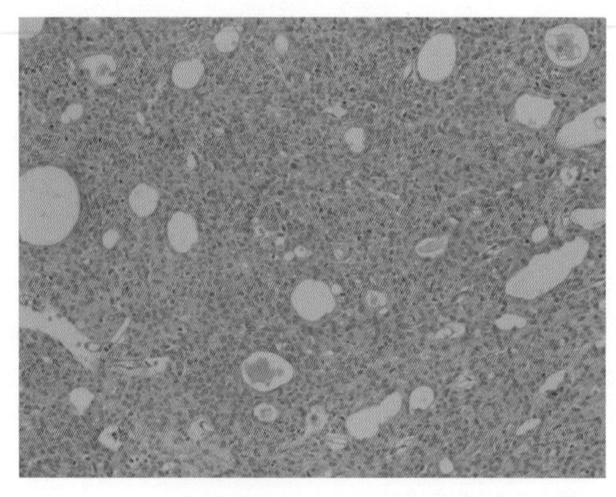

图 167－3　肿瘤细胞呈上皮样，排列成梭形、腺样，HE，200×

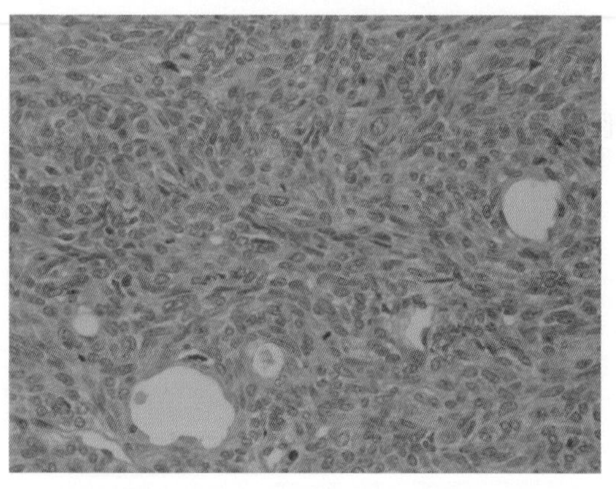

图 167－4　核分裂像，HE，400×

免疫组化检查结果：CK－pan（肿瘤细胞阳性）（见图 167－5），vimentin（肿瘤细胞阳性）（见图 167－

6)，CD34(血管阳性)(见图 167－7)，CD31(肿瘤细胞阴性)，CD68(少量组织细胞阳性)，desmin(肿瘤细胞阴性)，S100(肿瘤细胞阴性)，α－SMA(肿瘤细胞阴性)，calretinin(肿瘤细胞阴性)，EMA(肿瘤细胞阴性)，HBME－1(腺样结构处阳性)(见图 167－8)，WT－1(肿瘤细胞阴性)，D2－40(肿瘤细胞阴性)，ki－67(肿瘤细胞 40%阳性)，bcl－2(肿瘤细胞阴性)，CD117(肿瘤细胞阴性)。

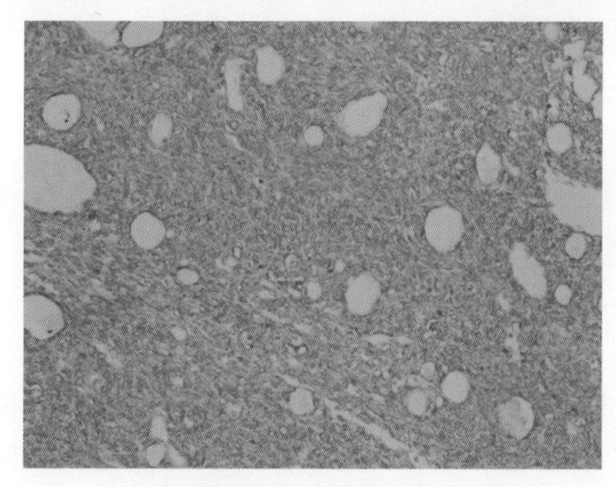

图 167－5　CK-pan，200×

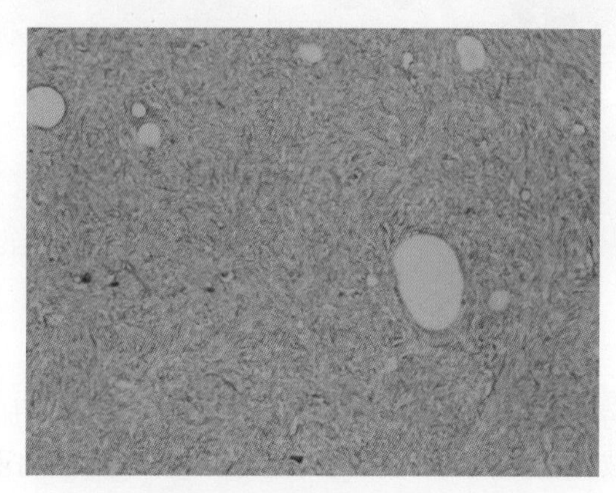

图 167－6　vimentin，200×

图 167－7　CD34，200×

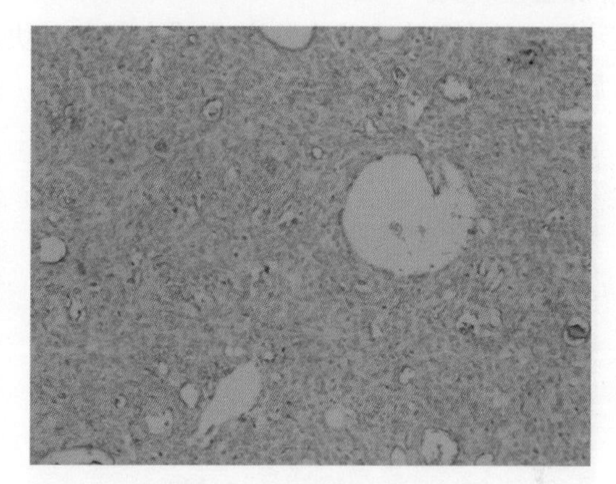

图 167－8　HBME1，200×

病理诊断：(心包腔)恶性间皮瘤(低度恶性，上皮样型)。

诊断依据：恶性间皮瘤多发生于心包，来源不定，可能是间皮组织，也可能是间皮下组织，呈弥漫分布，最常见于胸膜，在胸膜表面呈弥漫性生长。一般发生于老年人，男性明显多于女性。包括上皮样型、肉瘤样型、双相型及促结缔组织增生型。既可表现为管状乳头状、腺样、片状等上皮样形态，又可表现为似纤维肉瘤的肉瘤样形态。一组相对特异的间皮标记包括 WT－1、CK5/6、HBME－1、calretinin。免疫组化示上皮样型和肉瘤样型两者均表达广谱细胞角蛋白(CK－pan)、波形蛋白(vimentin)。肿瘤不表达α－SMA、MSA。本例为老年女性，临床表现无特异。仅入院体检发下心包增厚。结合免疫组化、发病部位及形态，故诊断恶性间皮瘤(上皮样型)。

鉴别诊断：需与具有双向分化的滑膜肉瘤鉴别，另外还须与血管肉瘤、平滑肌肉瘤、横纹肌肉瘤等鉴别。

(侯英勇)

案例 168

平滑肌肉瘤

病史：患者，女性，45 岁，以"右下肢肿胀 2 年，加重 1 月余"入院。患者于 2 年前无明显诱因下出现右下肢肿胀，间断服用抗凝药物，近 1 月来症状加重，伴有疼痛，压痛明显，患肢轻微活动受限，偶有咳嗽，无咳痰，无胸痛胸闷、咯血、呼吸困难等表现。为求治疗来我院就诊。彩超检查示：右髂外静脉及右股总静脉血栓形成。

巨检：送检右髂窝动脉内肿块，灰黄灰褐色肿块，大小 3.5 cm×2.5 cm×2 cm。切面部分区灰黄灰褐色，质稍硬。

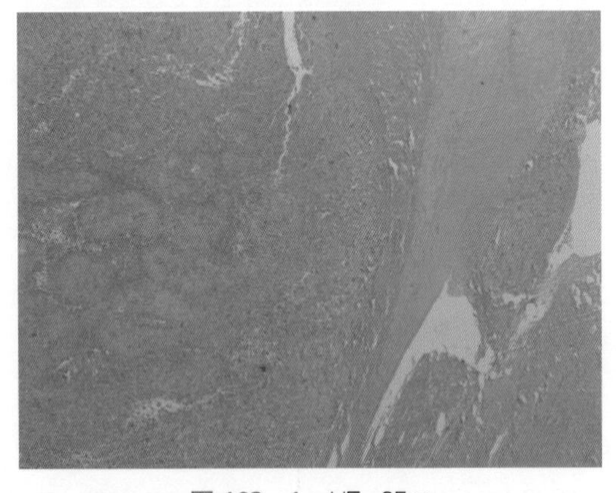

图 168－1　HE，25×

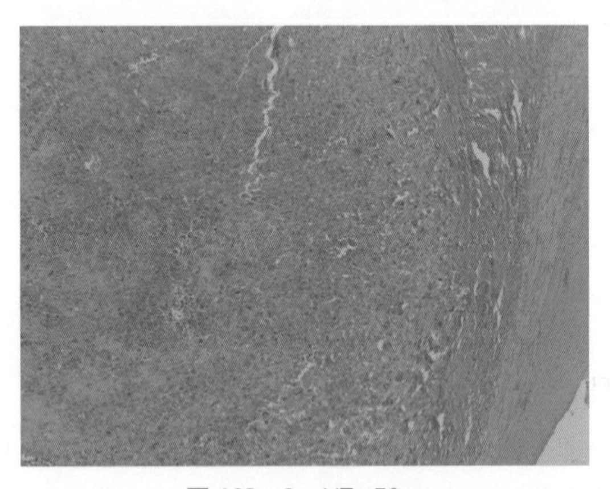

图 168－2　HE，50×

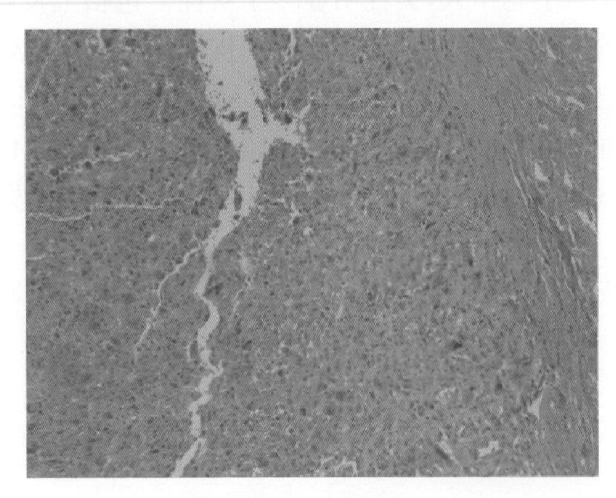

图 168－3　HE，100×

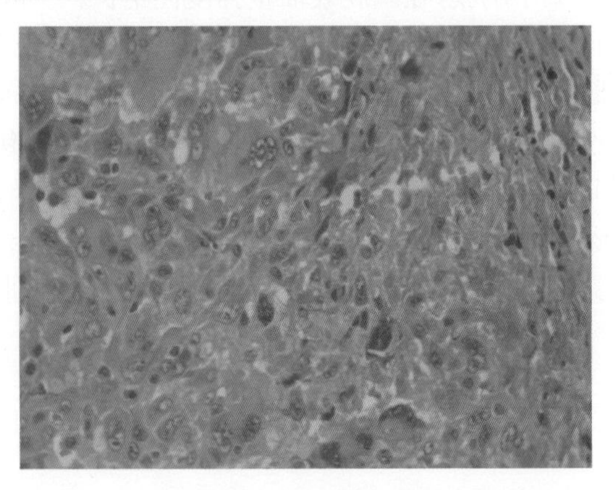

图 168－4　核分裂像及细胞明显的细胞异型性，HE，400×

镜下显示：可见肿瘤细胞弥漫生长于动脉壁上，细胞显著异型，伴大片坏死，核分裂像易见(平均约200个/50HPF)，肿瘤部分区显著多形性，部分区呈梭形，部分区呈上皮样，可见多核瘤巨细胞。具有明显的平滑肌分化特点，胞质丰富，嗜伊红，核呈杆状，两端顿圆，肿瘤组织垂直交叉，呈束状排列，横切面时可见明显空亮的胞质。

免疫组化检查结果：α-SMA(肿瘤细胞阳性)(见图168-5)，CD34(肿瘤细胞阴性)(见图168-6)，CD68(组织细胞阳性)，desmin(肿瘤细胞阴性)，A103(肿瘤细胞阴性)，HMB45(肿瘤细胞阴性)，ki-67(肿瘤细胞50%阳性)，CK-pan(肿瘤细胞阴性)，CD31(肿瘤细胞阴性)，F8(肿瘤细胞阴性)，CD117(肿瘤细胞阴性)，myoD1(肿瘤细胞阴性)，myogenin(肿瘤细胞阴性)，MSA(肿瘤细胞部分阳性)(见图168-7)。

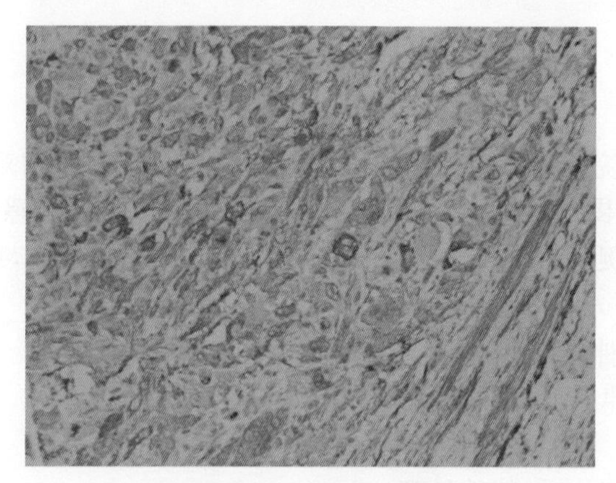
图 168-5　α-SMA，200×

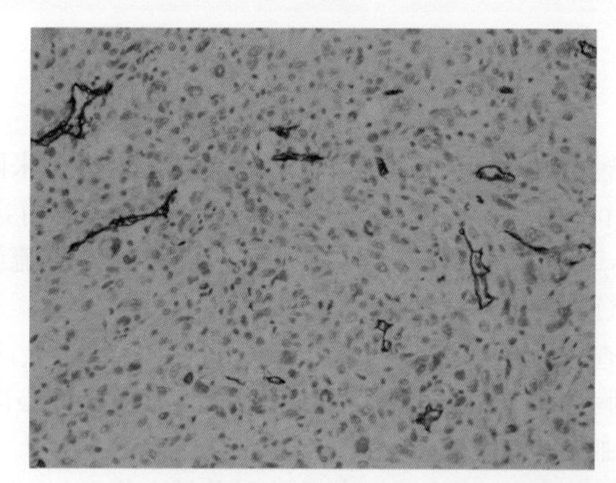
图 168-6　CD34，200×

病理诊断：(右髂动脉)平滑肌肉瘤(多形性型)。

诊断依据：平滑肌肉瘤是具有平滑肌分化特点的细胞构成的恶性肿瘤，好发生于中老年人，腹膜后是最常见的发生部位，也是起源于大血管壁最常见的肉瘤。平滑肌肉瘤细胞胞质丰富，嗜伊红，核呈杆状，两端顿圆，肿瘤组织呈束状排列，横切面时可见明显空亮的胞质。肿瘤细胞大部分呈梭形，亦可呈上皮样。部分肿瘤可发生纤维化或黏液样变，并可见血管外皮瘤样结构及玻璃样变性，从而形成网状或微囊结构。较大平滑肌肉瘤内常见凝固性肿瘤坏死区。部分区域常见上皮样细胞、多核破骨细胞样巨细胞一般易见分裂像，常见非典型核分裂。α-SMA、desmin、caldesmom这些指标均不具有平滑肌特异性，在平滑肌肉瘤中一般需表达两种或两种以上，当肿瘤去分化时，α-SMA、desmin可以均阴性，但3个指标均阴性少见。分子生物学无特异指标，本例为形态多样的平滑肌源性恶性肿瘤，肿瘤细胞呈上皮样，梭形以及多核巨细胞样，所以诊断为多形性平滑肌肉瘤。

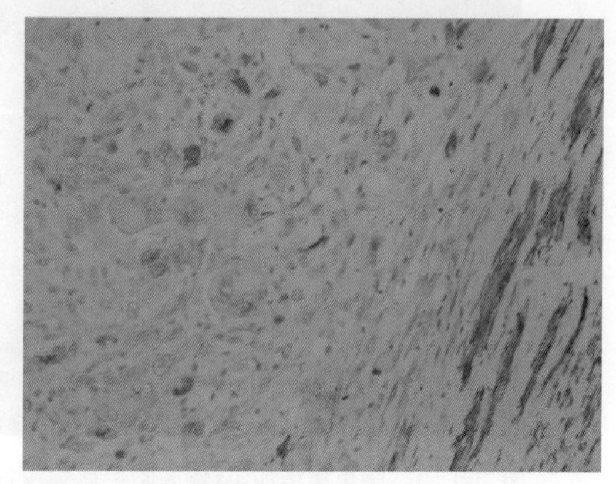
图 168-7　MSA，200×

鉴别诊断：须与横纹肌肉瘤、内膜肉瘤、滑膜肉瘤、组织细胞肉瘤等鉴别。

(侯英勇)

案例 169

病毒性脑炎

病史：患者，男性，22 岁，因“胸痛 3 天，气急”来院急诊，以“胸痛原因待查，高血压病”收入留观室，3：30 pm 出现自言自语，说话怪异，7：30 pm 神志清，畏寒，畏风，烦躁不安，兴奋状态，口干，见水感喉头紧张，0：50 am 狂躁，发出尖叫声，对床栏吐口水，流涎，1：30 am 呼吸心跳骤停，经抢救无效死亡，12 小时后行脑局部尸体解剖。

查体：HR 80/min，BP 135 mmHg/105 mmHg，神志清楚，神经系统查体无阳性体征。

胸部 X 摄片双肺无异常；心电图检查示窦性心律，WBC 6.4×10^9/L， N 80.6％。

血电解质正常。

既往史：在家人回忆中，8 岁时曾被犬伤手指，当时未行特殊处理。

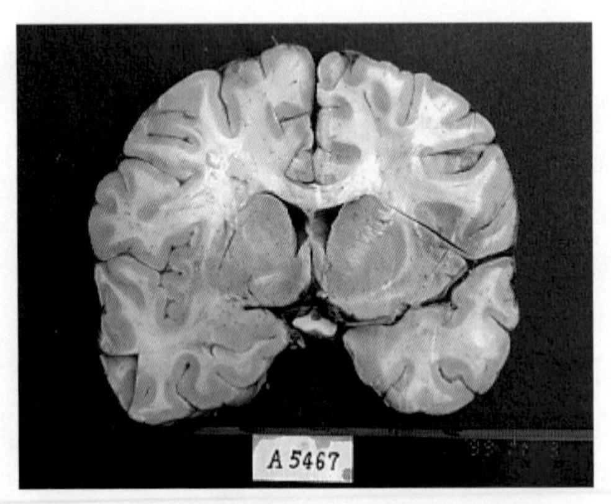

图 169－1　脑重量增加，双侧大脑半球弥漫性肿胀，侧脑室缩小

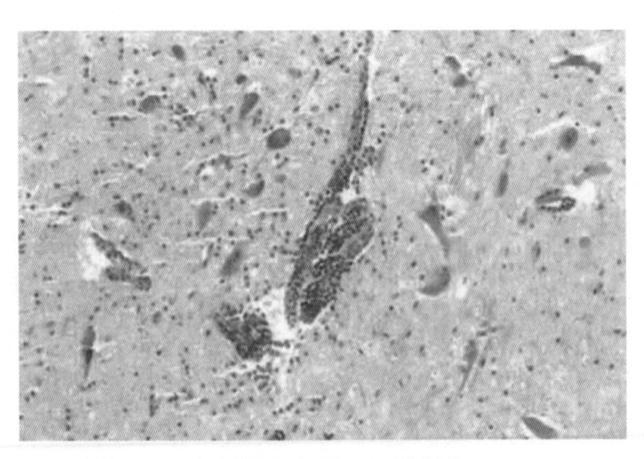

图 169－2　小血管周围淋巴细胞浸润，HE，100×

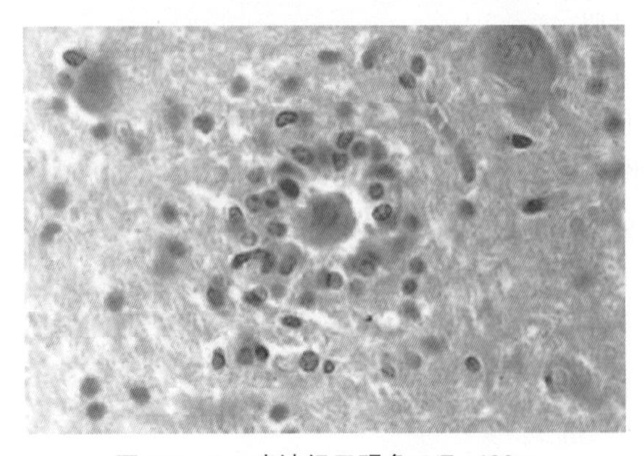

图 169－3　嗜神经元现象，HE，400×

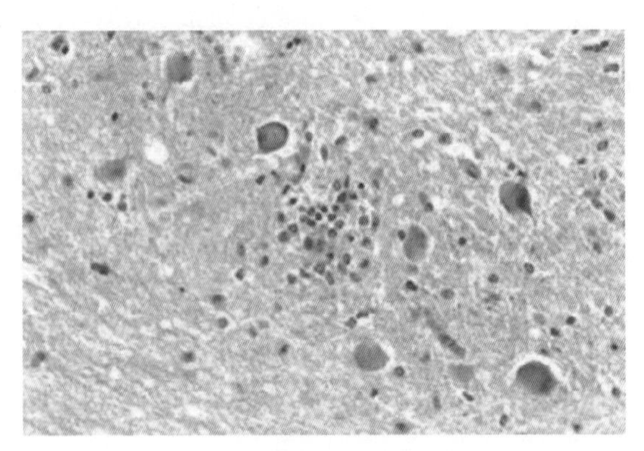

图 169－4　小胶质结节形成，HE，400×

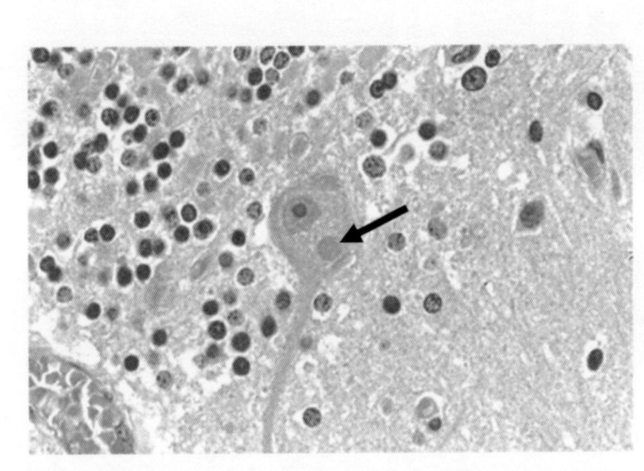

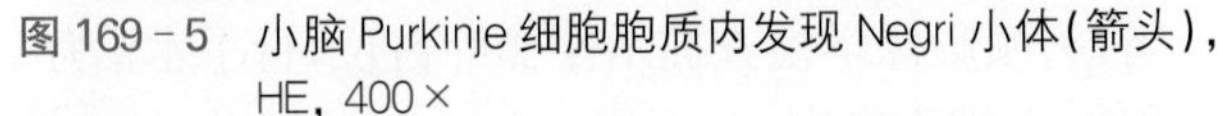

图 169－5　小脑 Purkinje 细胞胞质内发现 Negri 小体(箭头)，HE，400×

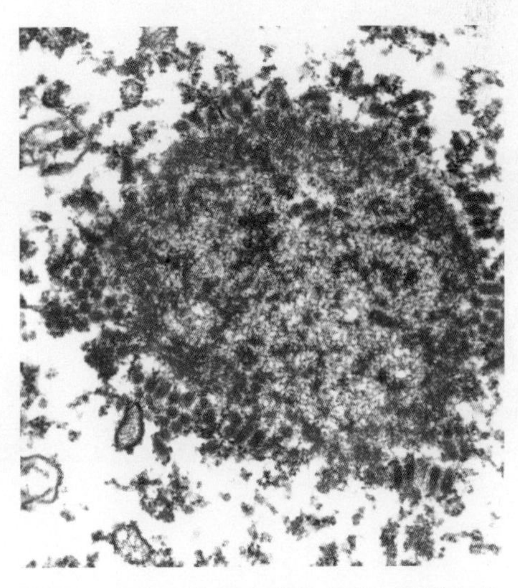

图 169－6　子弹状病毒包涵体，透射电镜，15 000×

病理诊断：病毒性脑炎-狂犬病。

诊断依据：被犬咬伤病史；脑炎病理改变：淋巴细胞血管套，噬神经元现象，小胶质细胞增生形成结节；以及具有诊断价值的 Negri 小体的出现，如图 169－1～图 169－6 所示。

鉴别诊断：其他病毒性脑炎。神经系统由于本身无固有淋巴组织，所有 T/B 细胞均为血源性来源，但由于 BBB 及 V－R 间隙的存在，使得中枢神经系统炎症发生后的炎性渗出是有限的。病毒性感染后的脑炎反应为刻板性的，均可出现有限的炎性渗出，被局限在脑血管周围，形成淋巴细胞血管套；小胶质细胞增生形成胶质结节；受病毒感染的神经元被淋巴细胞攻击形成噬神经元现象。因此，往往需要特定的病毒学检测方能明确病因。狂犬病由于患者有被狗咬伤或猫抓伤的病史，特殊的临床表现及特异性的具有诊断价值的 Negri 小体出现可以肯定诊断。

（汪　寅）

案例 170

胶质瘤

病史：患者，男性，38 岁，头痛伴恶心、呕吐 1 周，头颅影像学检查提示左额叶占位，行手术治疗。

巨检：鱼肉样灰白组织，3 cm×2 cm×2 cm，质软，血供不丰富。

镜下显示：富有纤细突起的星芒状瘤细胞增生，核有异形，神经间质内呈黏液微囊变。

免疫组化检查结果：GFAP(+)，$olig_2$(+)，IDH_1 R132H(+)，ATRX(−)，p53(+)。

头颅增强 MRI 检查：显示左额无明显强化占位性病变。

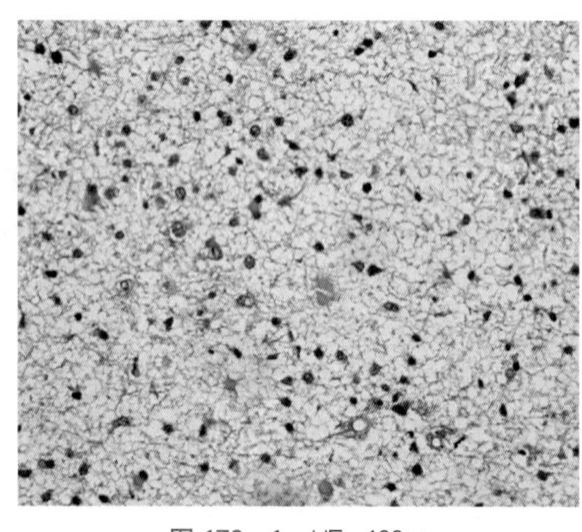

图 170-1　HE，100×

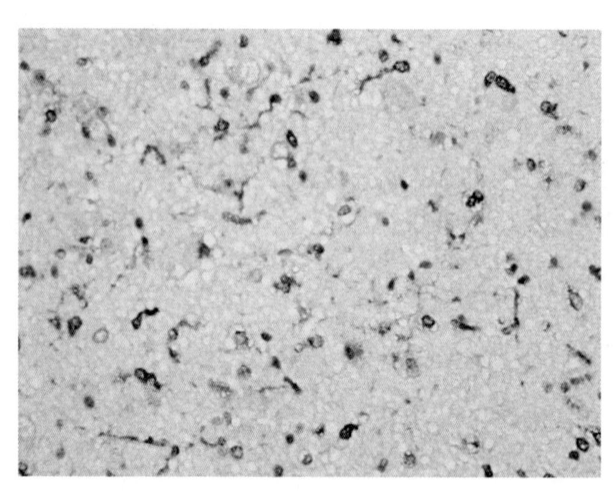

图 170-2　IDH1 免疫组化，100×

病理诊断：弥漫性星形细胞瘤，IDH-突变型，WHO Ⅱ级。

诊断依据：弥漫性星形细胞瘤约占胶质来源的脑肿瘤的 11%～15%，好发于成人(中位年龄为 36 岁)，可发生于大脑任何脑叶，以额叶多见。影像表现为 T1 低信号，T2 高信号。在低级别肿瘤中，MRI Gd 强化不明显，肿瘤进展或高级别胶质瘤强化明显。本例患者 MRI 强化不明显，提示其恶性级别较低。镜下显示(见图 170-1)肿瘤为富有纤细突起的肿瘤细胞，间质微囊变。肿瘤细胞异型性小，未见明显的核分裂像，未见明显血管增生，也无明确坏死出现，因此组织学诊断为 WHO Ⅱ级。进一步的工作显示特异性 IDH1 突变抗体标记为阳性(见图 170-2)，根据《2016 版 WHO CNS 肿瘤诊断蓝皮书标准》，其分子分型为 IDH1 突变型。因此最后的整合病理诊断为弥漫性星形细胞瘤，IDH-突变型，WHO Ⅱ级。

鉴别诊断：主要与反应性胶质增生鉴别。主要的鉴别点是：

(1) 细胞形态及细胞分布。反应性胶质增生常发生在神经系统损伤病灶周围，包括脑脓肿、脑梗死灶、脑肿瘤周围等。因此，仔细观察周围脑组织形态改变将有助于诊断。其次，与低级别胶质瘤分布不均匀，细胞出现一定异型性不同，反应性增生的胶质细胞胞质丰富，突起明显，在组织内分布均匀。

（2）*TP*53 突变及 IDH1 突变。在低级别胶质瘤中具有较高的 *TP*53 突变率，最近研究表明 IDH1 突变可达 85%以上，因此采用 p53 及特异性的 IDH1 抗体免疫标记，低级别胶质瘤往往为阳性表达，这是鉴别反应性胶质增生和低级别胶质瘤的有力证据。

（汪　寅）

案例 171

脑膜瘤

病史：患者，男性，23 岁，左耳突发性耳聋 2 月伴耳鸣，在外院对症处理后无效。近 1 月来出现头部快速旋转时感头晕，但无眩晕、跌到、昏厥等症状。2 周前自觉左面颊部感觉异常，来我院就诊。手术所见：肿瘤位于左侧脑桥小脑角，穿破小脑幕突入中颅窝。肿瘤呈灰白色，质地中等，血供不丰富。大小约 5 cm×6 cm×3 cm，分离周边组织后，镜下全切除。

巨检：灰白肿瘤组织，大小 4 cm×3 cm×2 cm，灰白切面，质地中等。

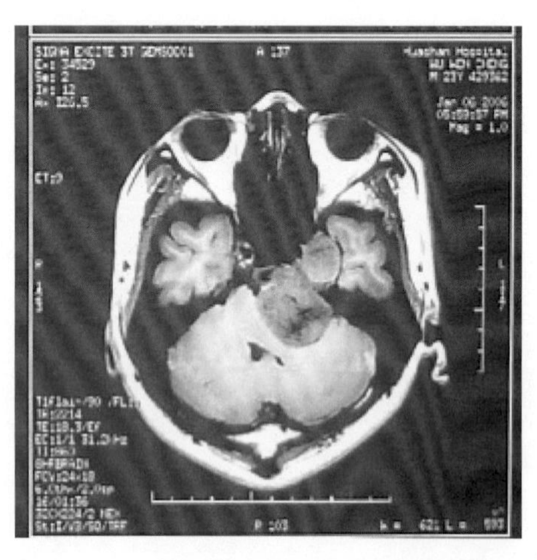

图 171－1　头颅增强 MRI 显示左侧脑桥小脑脚无明显强化哑铃状巨大占位性病变

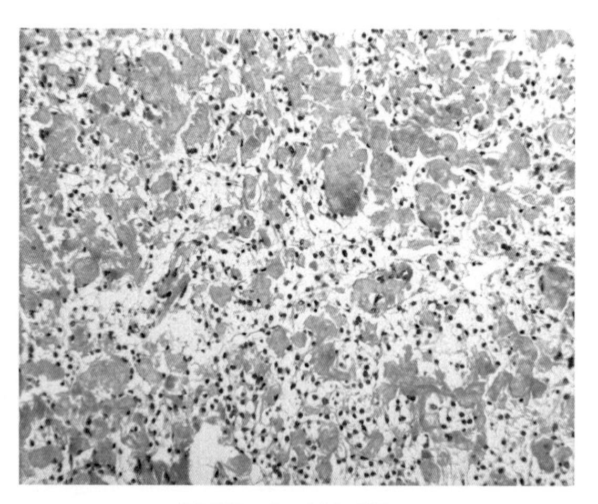

图 171－2　HE，100×

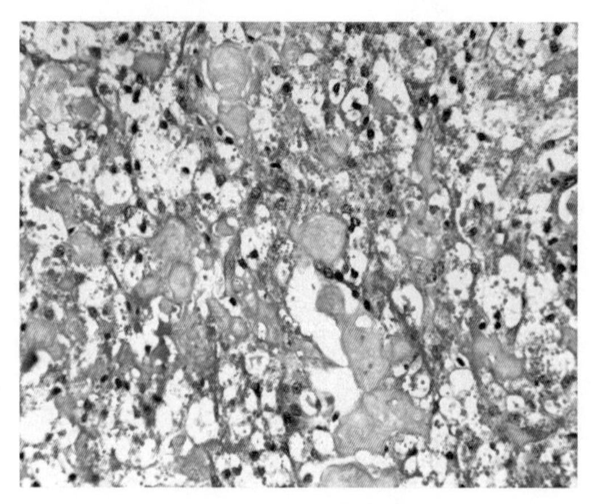

图 171－3　PAS 特染，100×

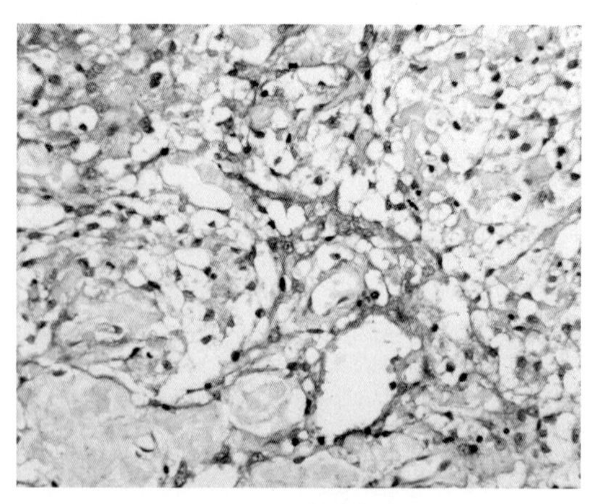

图 171－4　EMA 免疫组化，100×

病理诊断:透明细胞型脑膜瘤,WHOⅡ级。

诊断依据:左侧桥脑小脑脚无明显强化占位性病变(见图 171-1)首先考虑神经鞘瘤及脑膜瘤的可能。该肿瘤镜下(见图 171-2)可见弥漫及片状分布的肿瘤细胞,胞质透亮并 PAS 染色(见图 171-3)显示糖原丰富。肿瘤间质可见大量胶原成分及厚壁血管。免疫标记显示 EMA 呈现点灶状核周阳性(见图 171-4)。因此诊断为脑膜瘤的少见亚型:透明细胞型脑膜瘤,WHO 恶性分级为Ⅱ级。

鉴别诊断:透明细胞型脑膜瘤好发于脑桥小脑角及脊髓马尾处,其病理形态缺乏典型的脑膜漩涡状结构及沙砾体的出现,具有一定的侵袭性生物学行为,表现在易复发及脑脊液播散。须与其鉴别的是具有透明胞质的肿瘤,包括少突胶质细胞瘤、血管母细胞瘤瘤、转移性透明细胞癌及毛细胞星形细胞瘤等。影像学定位极为重要,透明细胞型脑膜瘤位于脑实质之外;EMA 标记及 PAS 染色有助于鉴别诊断。

(汪 寅)

案例 172

神经节细胞胶质瘤

病史：患者，男性，14 岁，发作性意识丧失、伴四肢抽搐 6 年。6 年前突发意识丧失、伴四肢抽搐，发作前自诉有“难闻气味”先兆，发作时意识不清，呼之不应，眼睛上翻，口角右歪，四肢抽搐，每次发作 5 分钟，可自行缓解(具体发作频率不详)，就诊于当地医院，予“丙戊酸钠”抗癫痫对症治疗，效果不佳，调整癫痫用药为“奥卡西平 0.3 mg bid，开浦兰 0.5 g bid”，发作持续时间缩短为 1～2 min，发作频率减少。近 3 个月以来，肢体强直症状加重，表现为发作时间延长至 5～6 min，发作频率增加至每天 1～3 次。自患病以来，饮食、睡眠、精神均可，二便正常，体重无明显异常，智力较同龄儿无减退。无既往史及传染病史。

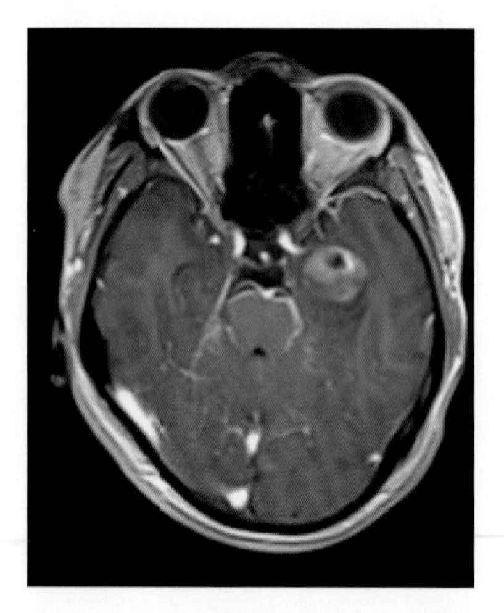

图172-1 头颅增强 MRI 显示左颞增强结节伴囊性变病灶

查体：T 36.5℃，P 70 次/分，R 16 次/分，BP 120 mmHg/80 mmHg。神清语利，查体合作。计算力、记忆力、定向力正常。粗侧视力、视野正常。双眼眼动自如，双瞳孔等大等圆，直径 3 mm，光反射灵敏。粗测听力正常，双侧巴氏征及脑膜刺激征阴性，四肢肌力 5 级，肌张力正常。腱反射(＋＋＋)，病理征(－)。

影像学检查：(头颅平扫＋海马像＋DWI＋增强 MRI)两侧大脑半球左右对称，中线结构居中，左侧海马区可见类圆形异常信号，T1WI 低信号，T2WI 高信号，FLAIR/DWI 稍高信号，病变中央可见囊变坏死，周围可见片状水肿；左侧颞角受压变形，右侧海马形态、信号尚可，如图 172-1 所示。静脉注射 Gd-DTPA 后，左侧海马区病变明显强化，大小约 2.4 cm。余脑内未见明显异常强化。

术中所见：颞叶深部局部脑回颜色粉红，切开皮层见肿瘤，肿瘤组织呈鱼肉样，质地硬韧，内有钙化、囊性变。

巨检：鱼肉样灰白组织，大小 2 cm×2 cm×21 cm，质软，血供不丰富。

镜下显示：肿瘤由两种细胞形态构成，一种是成熟的节细胞神经元呈簇状聚集，另见神经间质内有核质样细胞增生，伴血管周围淋巴细胞浸润。

免疫组化检查结果：节细胞成分 syn(＋)，neuN(＋)，CD34(＋)。

核质成分：GFAP(＋)，$olig_2$(＋)。

病理诊断：神经节细胞胶质瘤，WHO Ⅰ级。

诊断依据：节细胞胶质瘤可发生于脑内任何部位，包括大脑、脑干、脊髓、视神经、垂体及松果体区等。临床主要表现为脑内占位性病灶引发的改变，颞叶病灶往往伴有癫痫发作。经典的影像学改变为脑内伴有囊性改变的境界清楚病灶，T2 加权有增强，可为实性、环形或者结节性强化特征。镜下改变肿瘤有两种细胞成分，一种是分化成熟的节细胞样肿瘤细胞，一种为胶质细胞样肿瘤细胞(见图 172－2、图 172－3)。免疫标记可以显示节细胞样区可以 SYN、MAP、NF、chromogranin A 标记阳性，CD34 标记阳性。(见图 172－4、图 172－5)

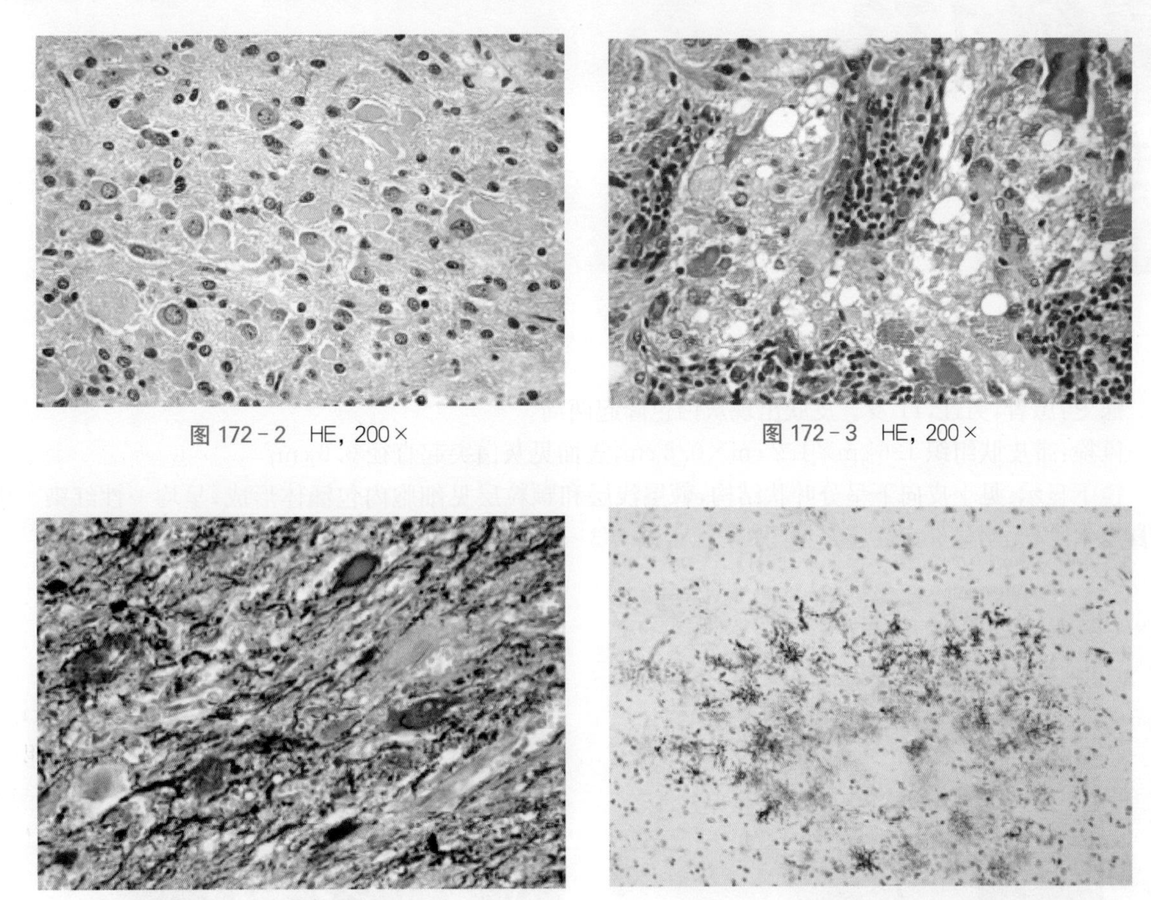

图 172－2　HE，200×

图 172－3　HE，200×

图 172－4　Syn 免疫组化，200×

图 172－5　CD34 免疫组化，100×

鉴别诊断：要与局灶性皮质发育不良进行鉴别。需综合临床病史、影像学改变进行鉴别，节细胞胶质瘤呈结节状，相对局限，镜下可见神经节细胞散在分布或簇状聚集，偶见双核神经节细胞，神经间质内胶质细胞增生伴血管周围淋巴细胞浸润，约 10%神经节细胞胶质瘤有 BRAF V600E 突变。局灶性皮质发育不良一般呈大脑皮质局灶性肥厚性改变，镜下可见皮质层状结构排列紊乱或消失并出可现发育不良性神经元、怪异神经元和气球样神经元，根据不同的病理形态改变，局灶性皮质发育不良分可为 3 个类型。

(汪　寅)

案例 173

传染性软疣

病史：患者，男性，11 岁。皮肤出现灰白色隆起两周。

巨检：带皮肤组织 1.6 cm×1.2 cm×0.8 cm，表面见灰白突起直径 0.6 cm。

镜下显示：见上皮向下呈分叶状结构，棘层浅层和颗粒层见细胞内包涵体形成，呈均一性红染。周围真皮水肿，无明显炎症反应。如图 173-1、图 173-2 所示。

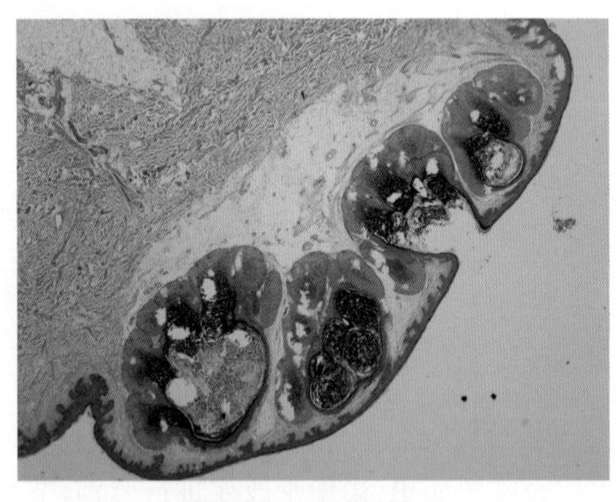

图 173-1　HE，20×

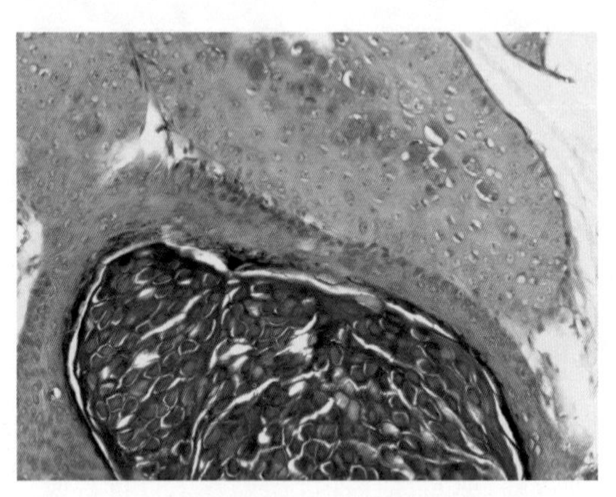

图 173-2　HE，200×

病理诊断：（腰部）传染性软疣。

诊断依据：传染性软疣是由痘病毒感染引起的较常见皮肤病。多见于青少年，常为粟粒大的多发性丘疹，丘疹中心常有脐样小凹。镜下特点为上皮向下呈分叶状或烧瓶状增生，增生下陷的表皮基底层及棘层无明显变化。棘层上层及颗粒层有明显细胞内包涵体形成，包涵体呈均一性红染，称为软疣小体，包涵体初始较红染，成熟的包涵体为无定形嗜碱性颗粒状物质。电镜下包涵体内见病毒颗粒。

鉴别诊断：传染性软疣须与跖疣鉴别。跖疣发生在足部，表现为被一圈角化多度的皮肤包围的角质栓，跖疣通常表面有栓塞的毛细血管形成的黑点，大部分跖疣由 HPV-1 引起。传染性软疣很少发生在足部，镜下见典型的软疣小体，由痘病毒引起。

（王　虹）

案例 174
寻常疣

病史:患者,男性,13 岁。发现左腕部肿块进行性增生 1 年。

巨检:皮肤组织 2 cm×0.6 cm,表面见灰白乳头状突起 1 cm×1 cm×0.7 cm。

镜下显示:棘层增厚,高度角化亢进、角质层增厚呈乳头状,表皮脚延长增宽,病变两侧表皮脚延伸成环抱趋势。明显增厚的颗粒层有空泡变性,在核内和胞质内有均一性嗜碱性包涵体,其周见空晕。如图 174-1、图 174-2 所示。

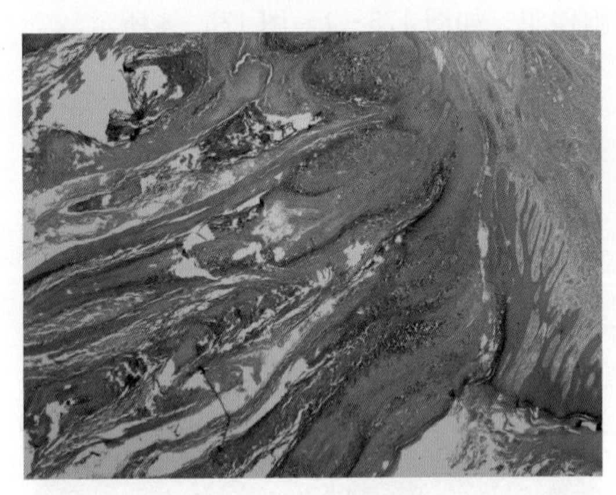

图 174-1　HE, 20×

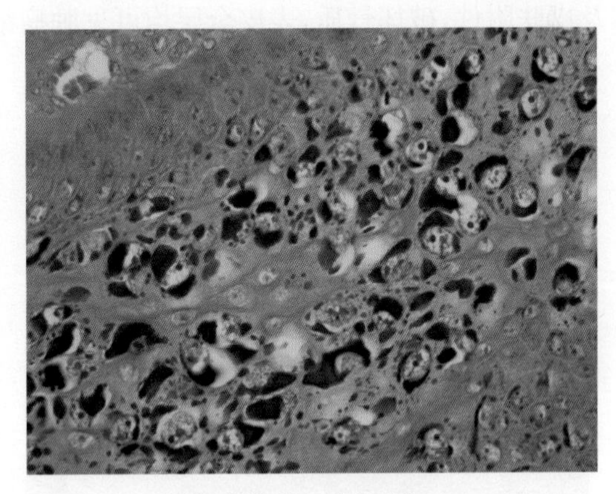

图 174-2　HE, 400×

病理诊断:(腕部)寻常疣。

诊断依据:寻常疣是由人乳头状瘤病毒(HPV)1、2、4、7 及 26～29 基因型所致,可发生在任何年龄和部位,最常见于手背、指背及儿童的膝盖,表现为坚硬的角质性丘疹,可持续数月到数年。镜下表现为棘层肥厚及垂直排列的角化过度和角化不全。肥厚的棘层向下延伸导致邻近未受累的表皮突向中央倾斜,呈抱球状。颗粒层显著增厚,其内见成簇、不规则的嗜碱性透明颗粒。在棘层浅层可见小的固缩细胞核和显著胞质空泡化的大细胞,即挖空细胞。结缔组织和扭曲的血管可以伸入真皮乳头层。

鉴别诊断:传染性软疣后期也会呈现嗜碱性的包涵体,须与寻常疣相鉴别。传染性软疣是由痘病毒引起的;巨检特点是扁平或稍凸起病变,有脐凹;镜下为分叶状真皮内上皮增生性病变。而寻常疣是由 HPV 引起的;巨检为外生性乳头状表现;镜下为乳头状增生的棘皮层细胞,有挖空细胞,颗粒状内见细胞核和(或)胞质内包涵体。

（王　虹）

案例 175

黑色素瘤

病史：患者，男性，55 岁。患者 3 年前因外伤致右拇指皮肤发黑伴渗出，伤口无法自行愈合，不断破溃渗出。

巨检：右拇截指标本 6 cm×2 cm×2 cm，指尖部见灰黄灰黑粗糙区 1.5 cm×1 cm。

镜下显示：表现为棘层肥厚，皮嵴明显延长，黑素细胞显著异型性。表皮下层有大量异型黑素细胞浸润，胞质呈现人工固缩现象，胞核深染，核仁明显，核分裂像易见。肿瘤细胞向真皮深层呈侵袭性生长，累及皮肤附件，破坏骨质，表皮全层均可见肿瘤细胞侵犯。如图 175-1～图 175-4 所示。

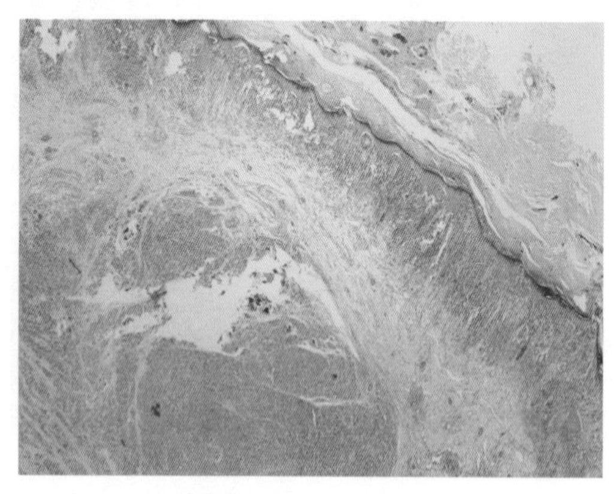

图 175-1　HE，20×

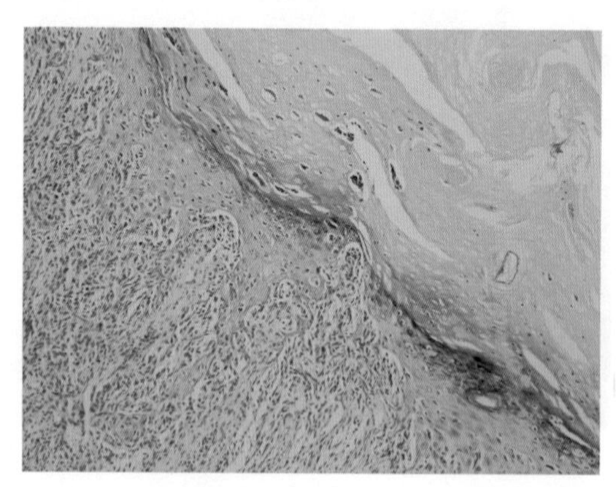

图 175-2　HE，100×

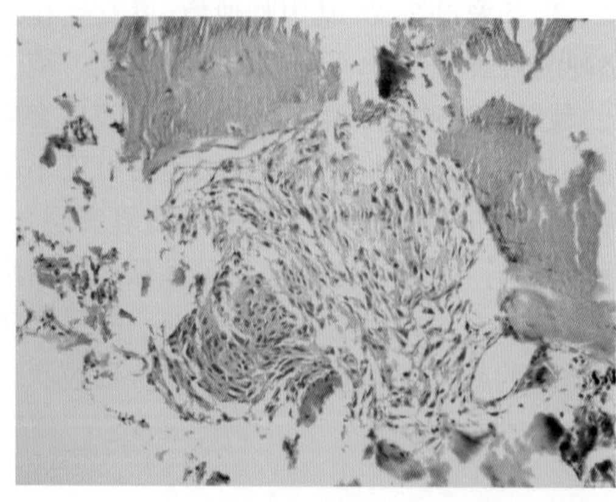

图 175-3　HE，100×

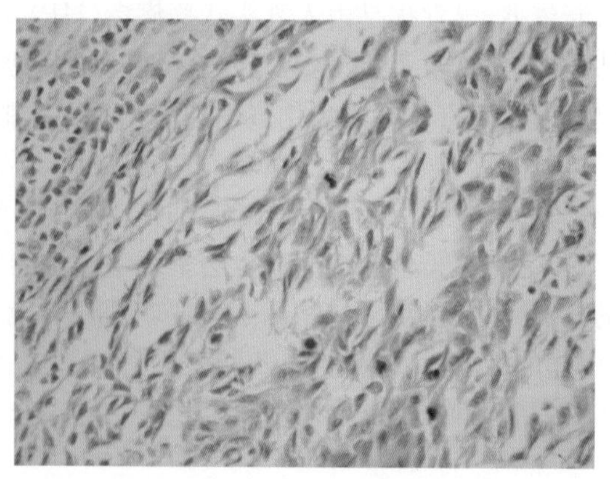

图 175-4　HE，400×

免疫组化检查结果：CK(−)，VIM(+)，S-100(+)(见图 175-5)，SOX-10(+)(见图 175-6)，

HMB45(+)(见图 175-7)。

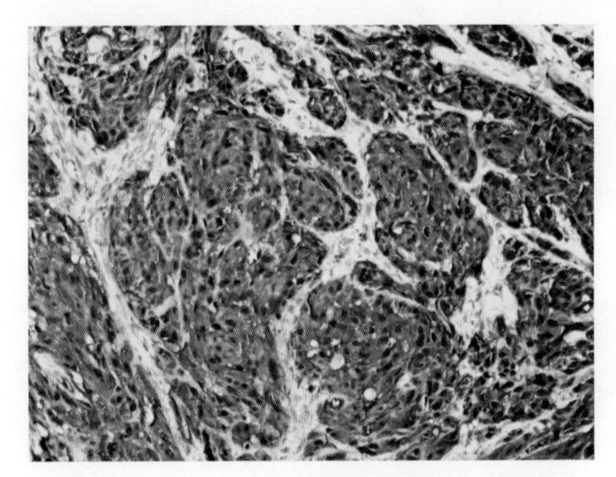

图 175-5 S-100 肿瘤细胞弥漫胞质阳性

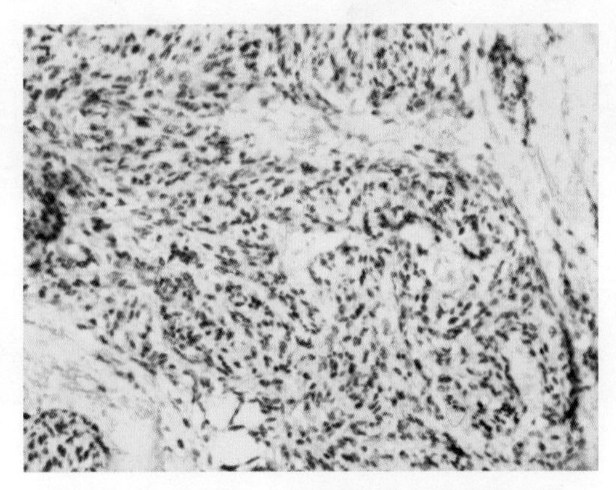

图 175-6 SOX-10 肿瘤细胞弥漫胞核阳性

病理诊断:(右拇指)肢端恶性黑色素瘤。

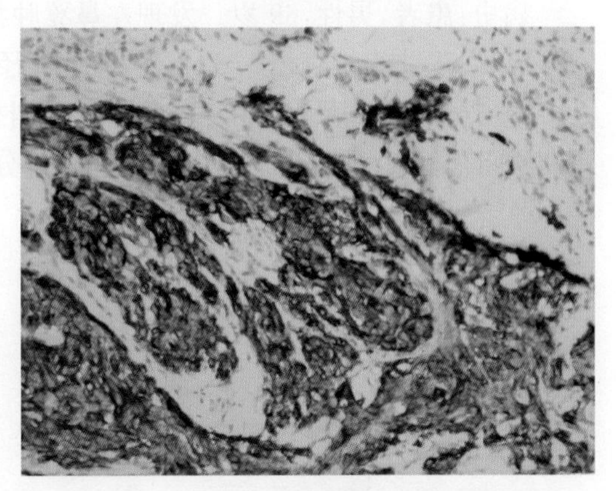

图 175-7 HMB45 肿瘤细胞弥漫胞质阳性

诊断依据:恶性黑色素瘤是一种常见的恶性程度高的黑色素细胞肿瘤,部分由黑色素细胞痣恶变而来,特别是在肢端等易摩擦部位,痣易恶变,老年性雀斑、非典型性色素痣综合征、交界痣、巨大色素痣及富于细胞蓝痣等容易恶变。外伤等刺激也与恶性黑色素瘤的发生有关。通常临床将皮肤恶性黑色素瘤分为 4 种类型:①恶性雀斑样黑色素瘤;②表浅扩散型恶性黑色素瘤;③结节型黑色素瘤;④肢端型恶性黑色素瘤。组织学将恶性黑色素瘤分为如下几种细胞类型:①淋巴细胞样细胞;②上皮样或组织细胞样细胞;③多核细胞;④梭形细胞;⑤气球样细胞;⑥横纹肌样细胞;⑦黄瘤样细胞;⑧印戒状细胞;⑨巨大畸形型细胞;⑩其他如腺样上皮细胞、触觉小体样细胞、施旺细胞样细胞、神经节细胞样细胞以及霍奇金细胞样细胞。黑色素瘤细胞根据细胞内色素多少分为 3 类:含丰富色素的瘤细胞、含少量色素的瘤细胞及不含色素的瘤细胞。本例符合外伤刺激后色素细胞恶性而来,为无色素性梭形细胞型肢端恶性黑色素瘤。

鉴别诊断:无色素的梭形细胞型恶性黑色素瘤须与其他皮肤梭形细胞肿瘤相鉴别,如平滑肌肉瘤、梭形细胞型鳞癌、非典型性纤维黄色瘤和隆突性皮纤维肉瘤。免疫组化 S-100, HMB45, melan-A, MART-1 在黑色素瘤中表达;平滑肌肉瘤表达 SMA、DES 等肌源性标记;梭形细胞癌表达上皮性标记;非典型性纤维黄色瘤表达 CD68 等组织细胞源性标记;隆突性皮纤维肉瘤表达 CK、VIM、CD34。

(王 虹)

案例 176
基底细胞癌

病史：患者，男性，69岁。发现左鼻翼肿物6年。

巨检：皮肤组织直径1.8 cm，表面见直径0.5 cm灰黑色突起。

镜下显示：肿瘤呈小叶和条索状状生长，外侧细胞呈栅栏状排列，周围有疏松的纤维黏液间质，肿瘤和周围间质间有裂隙。肿瘤细胞呈生发细胞样，部分含色素颗粒，核分裂像易见。如图176-1～176-3所示。

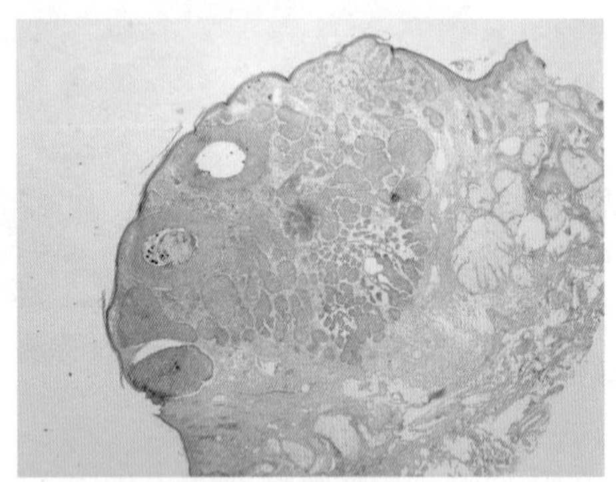

图176-1 HE，20×

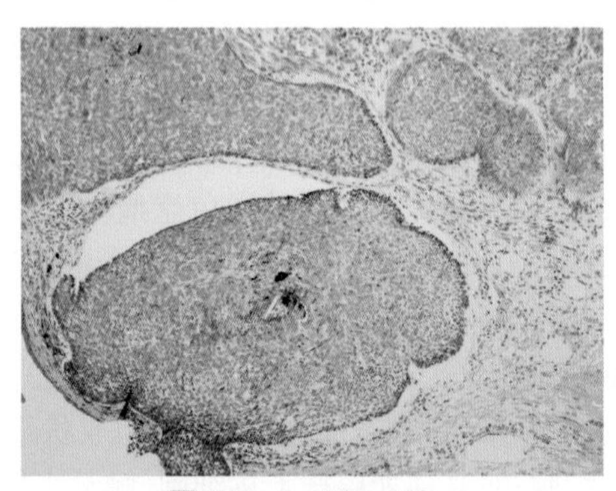

图176-2 HE，100×

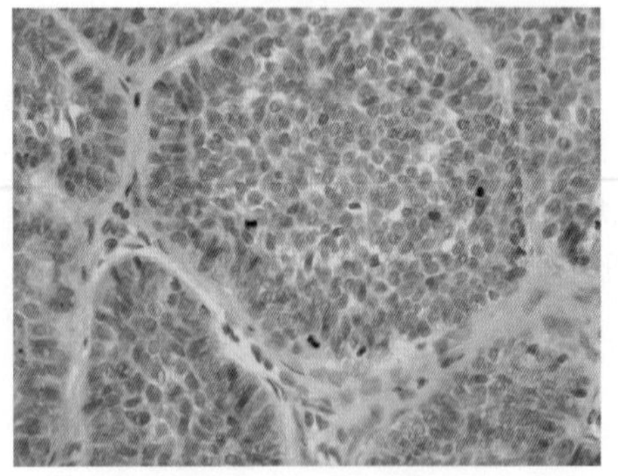

图176-3 HE，400×

病理诊断：（左鼻翼）基底细胞癌。

诊断依据：基底细胞癌大多见于老年人日光照射部位，80%位于头颈部。常表现为浅表性结节或斑块，或为浸润性，部分病例有溃疡形成。基底细胞有多方向分化潜能，因此可有多种组织学亚型，但一致的特点是：肿瘤细胞由基底样细胞团构成，周边部细胞栅栏状排列，中心部细胞排列杂乱，细胞大小一致，胞质少，核深染，核膜厚。基底细胞可分为以下几种亚型：①结节型或实性型；②微结节型；③囊性型；④多灶表浅型；⑤色素型；⑥腺样型；⑦浸润型；⑧硬化型；⑨角化型；⑩毛囊漏斗部分化型；⑪化生型；⑫鳞状细胞型；⑬纤维上皮瘤型；⑭其他型。本例是典型的结节型基底细胞癌，是最常见的一种类型，占60%～70%。

鉴别诊断：结节型基底细胞癌须与鳞状细胞癌和毛发上皮瘤鉴别。基底细胞癌CK阳性，而EMA和CEA阴性，通常CD10、Ber-EP4阳性，PHLDA1阴性。CD10、Ber-EP4阳性有助于与鳞状细胞癌鉴别，而PHLDA1阴性有助于与毛发上皮瘤鉴别。

（王 虹）

案例 177

皮脂腺癌(睑板腺癌)

病史:患者,女性,76 岁。发现左眼上睑肿物一年,3 月前外院手术后复发,当时未行病理检查。

体检:左眼上睑中央靠近睑缘 0.8 cm×0.4 cm 大小肿物,呈结节状隆起,表面皮肤无破溃。

巨检:眼睑组织大小 1.9 cm×1.0 cm×0.5 cm,中央隆起,切面略呈淡黄色。

镜下显示:眼睑上皮下大小不一癌巢结构,部分癌巢中央可见坏死。肿瘤细胞胞质呈泡沫状,可见小空泡,肿瘤细胞核大,可见核仁,异型明显,核分裂像易找见。肿瘤侵犯结膜上皮。如图 177-1～图 177-3 所示。

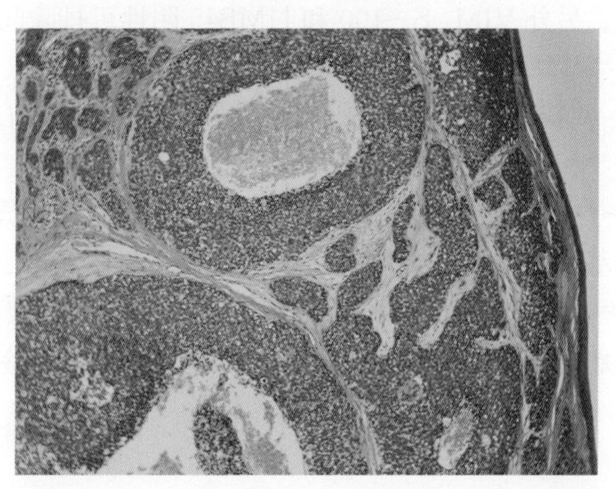

图 177-1 HE, 40×

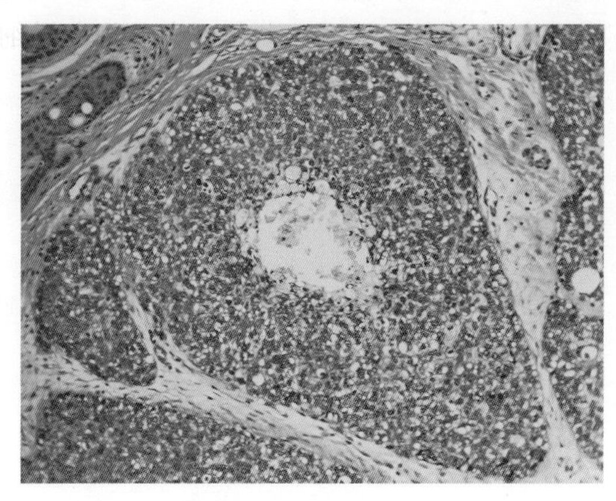

图 177-2 HE, 200×

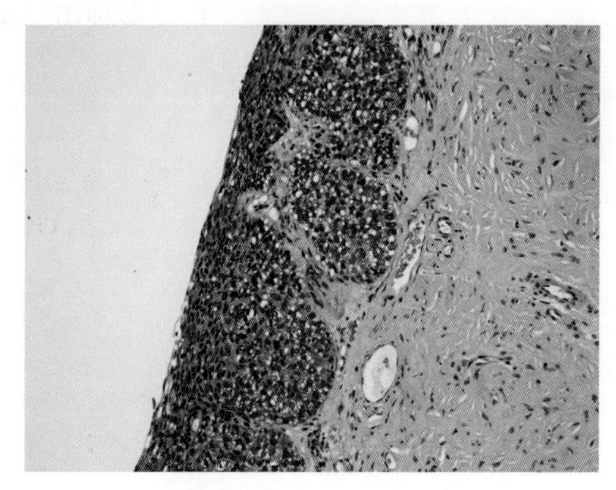

图 177-3 HE, 200×

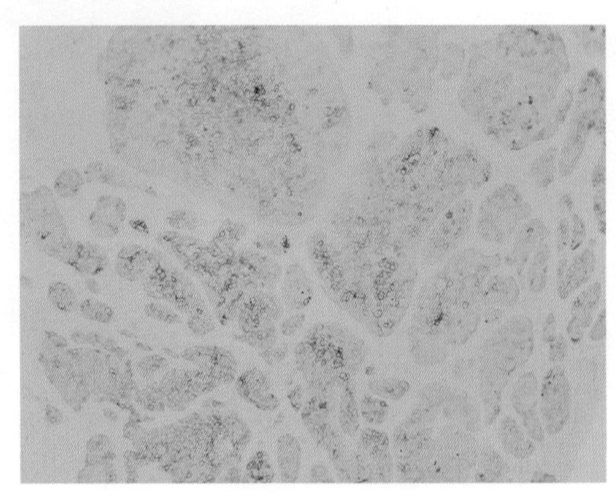
图 177-4 CK8 细胞膜弥漫阳性(+)

免疫组化检查结果:CK-Pan(+),CK8(+)(见图177-4),GCDFP-15(-),P53(+),VIM(-),S-100(-),HMB45(-),Ki-67(50%+)。

病理诊断:皮脂腺癌(睑板腺癌)。

诊断依据:

(1) 皮脂腺癌好发于老年女性,最多见于 50~60 岁,也可见于 30 岁左右年轻患者和 70~80 岁的老年患者。本例患者 76 岁,也为好发性别和年龄段。

(2) 眼睑皮脂腺癌的发病率方面,上睑是下睑的 2 倍(可能与上睑的皮脂腺数量是下睑的 2 倍有关)。本例发生于上睑,正是皮脂腺癌的好发部位。

(3) 皮脂腺癌巨检时表现为皮下的结节样肿块,略呈淡黄色,一般表面皮肤没有溃破,与眼睑最常见的上皮性恶性肿瘤基底细胞癌不同。

(4) 皮脂腺癌镜下一般可见到眼睑上皮下大小不一的癌巢结构,中央常伴有粉刺样坏死,部分病例与正常皮脂腺组织有过度,肿瘤细胞大,胞质泡沫样或见到小的脂滴样的空泡,肿瘤细胞核大,卵圆形或空泡状,可见核仁,异型明显,核分裂像易找见。皮脂腺癌易侵犯相邻的结膜上皮称为 pagetoid 侵犯。

(5) 皮脂腺癌免疫组化染色显示上皮性标志物如 CK-Pan 阳性,腺上皮性标志物如 CK8 阳性,同时汗腺的标志物 GCDFP-15 阴性,可以排除汗腺来源的上皮性恶性肿瘤,有时两者较难区别。肿瘤细胞 p53 阳性者往往预后较差。另外 VIM,S-100 和 HMB45 阴性可排除间叶来源肿瘤特别是无色素性恶性黑色素瘤。

鉴别诊断:皮脂腺癌的一些特殊类型如基底细胞型和鳞状细胞型应与基底细胞癌和鳞状细胞癌相鉴别。

(1) 基底细胞型皮脂腺癌:往往分化比较差,胞质少,核深染,但细胞异型明显,胞质内可见脂质小空泡,核分裂像多见,且缺乏基底细胞癌巢周边栅栏样的排列。

(2) 鳞状细胞型皮脂腺癌:是伴鳞状分化的皮脂腺癌,癌巢较胖圆,胞质内仍可见脂质小空泡。另外非常少见的腺样型皮脂腺癌须与汗腺癌鉴别,GCDFP-15 阴性有助于鉴别诊断。

(王纾宜)

案例 178

外耳道鳞状上皮乳头状瘤

病史:患者,男性,67 岁,右耳流脓 9 个月,发现新生物 1 个月。右侧外耳道见新生物阻塞耳道口,表面不光滑,有多个基底。

巨检:破碎组织,灰白色,表面呈乳头状,大小 1.5 cm×1.2 cm×0.8 cm。

镜下显示:皮肤鳞形上皮呈乳头状增生,表面有角化,表皮表层可见少量挖空样细胞。如图 178-1 所示。

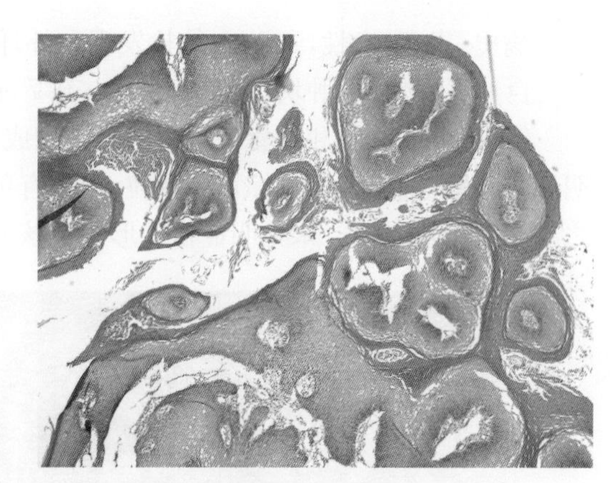

图 178-1 HE, 40×

病理诊断:鳞形上皮乳头状瘤。

诊断依据:耳道的乳头状瘤的病因可能与长期慢性炎症或病毒感染有关,所以可以出现少量的挖空样细胞。外耳道为最常见部位,病程较长。肿瘤可以很小,也可以大至充满外耳道。肉眼见病变为灰白色,表面乳头状,有的带蒂。组织学特征为鳞形上皮呈乳头状增生,中心结缔组织内见淋巴细胞浸润,表面可见角化。本例符合典型的鳞形上皮乳头状瘤的特征。

鉴别诊断:外耳道的乳头状瘤,主要与发生于皮肤的其他乳头状增生性病变进行鉴别,常见的有寻常疣及脂溢性角化症。

(1) 寻常疣:显示明显的角化过度和棘层增生,表皮向外呈纤细的突起或指状突起,病变边缘拉长的上皮脚向内弯曲呈特征性的唇状边缘,表皮层内的挖空细胞更明显。

(2) 脂溢性角化症:又称基底细胞乳头状瘤,中老年人多发,以耳廓最为常见,大体形态上呈浅灰褐色或黑色,形态上以基底细胞增生为主,并常见角化小囊形成。

(王纾宜)

案例 179

耵聍腺腺瘤

病史：患者，女性，46 岁。体检发现左外耳道肿块两年余，无明显增大。

巨检：不规则形肿块，大小 1.0 cm×0.7 cm×0.6 cm 大，切面呈淡黄色，质地较实。

镜下显示：管状和微囊状排列的腺体构成一界清肿块，腺体显示两种细胞成分：内层分泌细胞具有明显的嗜酸性胞质，可见棕黄色颗粒，局部有顶浆分泌，外层肌上皮细胞呈立方形，部分胞质透明；腺管之间为纤维性基质。未见明显核多形性及核分裂。如图 179－1～图 179－2 所示。

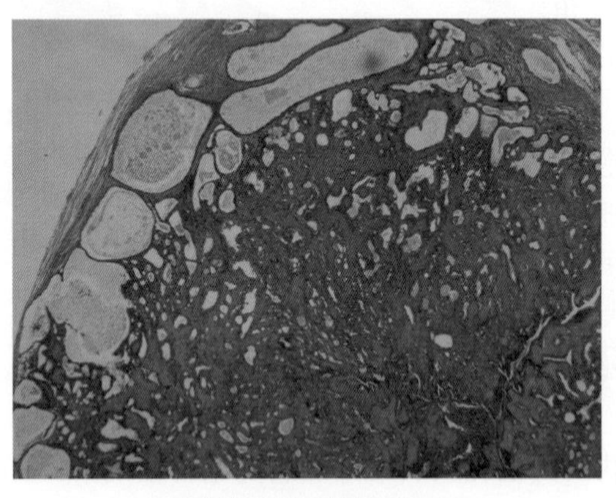

图 179－1　HE, 40×

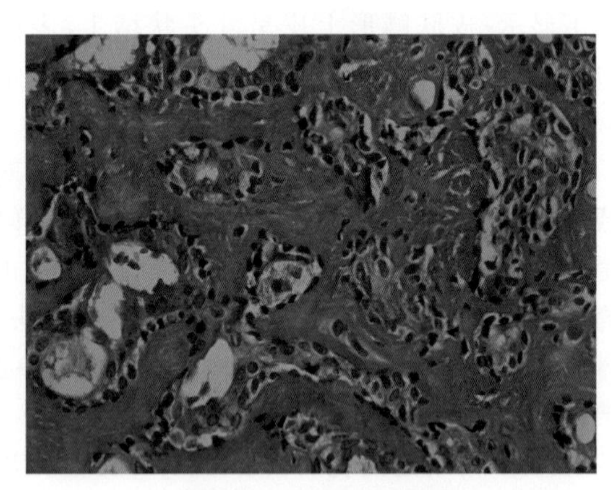

图 179－2　HE, 400×

免疫组化检查结果：分泌细胞 CK－Pan(＋)，CK7(＋)(见图 179－3)，CK8(＋)，基底肌上皮细胞 p63(＋)(见图 179－4)，CK5/6(＋)，SMA(＋)，calponin(＋)，MSA(＋)，S－100(＋)；GCDFP－15(＋)，Ki67(5%＋)。

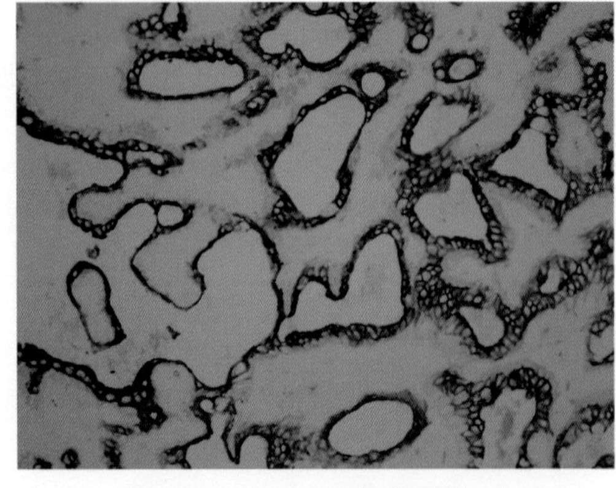

图 179－3　CK7 细胞膜阳性(＋)

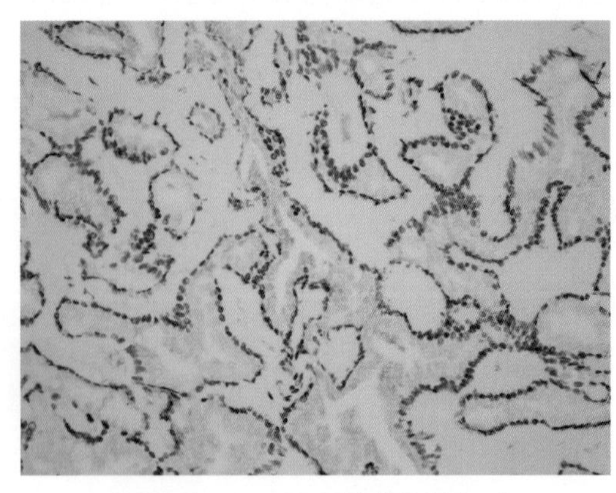

图 179－4　p63 细胞核阳性(＋)

病理诊断:耵聍腺腺瘤。

诊断依据:耵聍腺腺瘤为一种良性耵聍腺肿瘤。原发病变无性别差异。发病年龄分布广泛,高发年龄在 50～60 岁。本例 46 岁,接近高发年龄段。病变最常表现为无痛性肿块,位于外耳道外 1/2。本例患者即为体检时无意中发现外耳道肿块,位于外耳道软骨段前顶壁。耵聍腺腺瘤巨检时常呈圆形息肉状肿块,表面被覆正常皮肤。肿物直径通常在 1 cm 以下,切面多呈囊性。镜下耵聍腺腺瘤无包膜,由管状和囊状的腺体组成,腺管之间为纤维血管基质。

最为特征的是腺体由两层上皮构成:内层分泌细胞显示顶浆分泌及耵聍颗粒,外层为肌上皮细胞。免疫组化染色时瘤细胞常强烈且弥漫表达角蛋白。两种上皮呈现不同的免疫反应:内层细胞表达 CK7,基底肌上皮细胞 S－100 蛋白、CK5/6 及 p63 表达强烈而弥漫。本例内层细胞 CK－Pan(＋),CK7(＋),CK8(＋),外层肌上皮细胞 p63(＋),CK5/6(＋),S－100(＋),calponin(＋),且肿瘤细胞 GCDFP－15(＋),均有助于耵聍腺腺瘤的诊断。

鉴别诊断:耵聍腺腺瘤应该与其他的耳肿瘤鉴别,如副神经节瘤、中耳神经内分泌肿瘤、耵聍腺腺癌等。“Zellballen”结构、弱嗜碱性胞质、核多形性、嗜铬蛋白及 S－100 免疫反应阳性可确定副神经节瘤。中耳神经内分泌肿瘤也有类似的双重生长方式,但起源于中耳,且无顶浆分泌、缺乏耵聍颗粒、细胞表达嗜铬蛋白。最难鉴别的是耵聍腺腺癌,后者细胞更丰富,呈筛状、实性、浸润性生长,核分裂像增多(包括不典型核分裂像),核中至重度多形性,有明显核仁,可见肿瘤性坏死,通常缺乏耵聍。当上述特点重叠时,需总体考虑以帮助诊断。

(王纾宜)

案例 180

胆脂瘤

病史:患者,男性,33 岁,左耳流脓伴听力下降 4 年余。

巨检:碎组织,大小 0.8 cm×0.5 cm×0.3 cm,部分呈皮屑样全包。

镜下显示:肉芽组织慢性炎,间见组织细胞、多核巨细胞反应,被覆鳞形上皮呈囊样结构,囊内有大量洋葱皮样角化物。如图 180 - 1～图 180 - 3 所示:

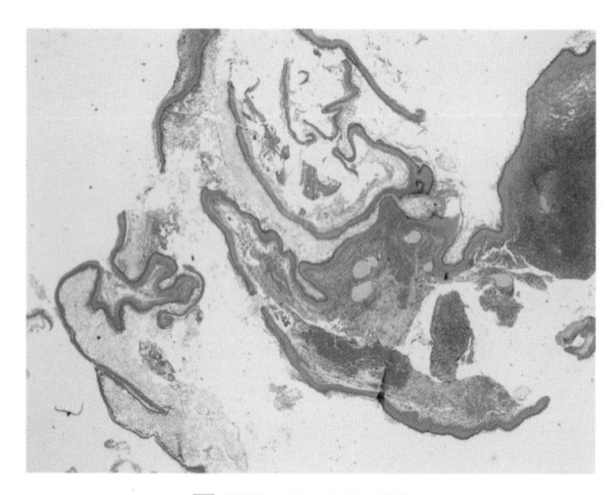

图 180 - 1　HE, 20×

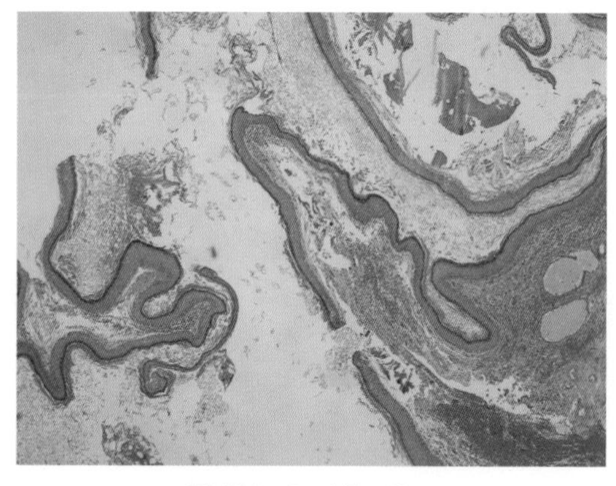

图 180 - 2　HE, 40×

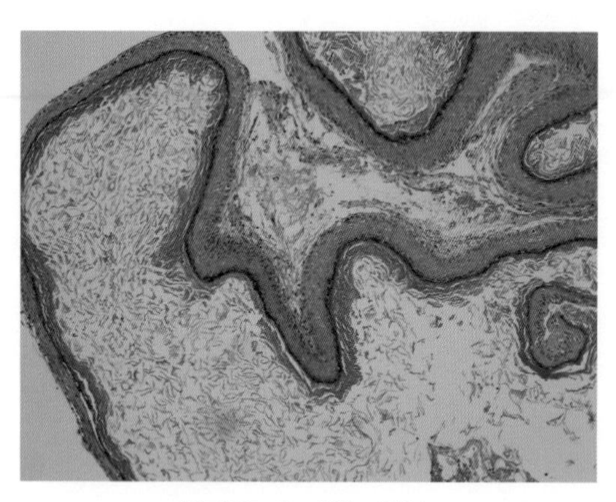

图 180 - 3　HE, 100×

病理诊断:胆脂瘤。

诊断依据:胆脂瘤是瘤样病变,分先天性和获得性胆脂瘤两类。先天性胆脂瘤多主张是胚胎发育过程中迷离的上皮原基发生的。获得性胆脂瘤较多见,一般有慢性中耳炎病史,病期长,临床表现一般有耳鸣、听力障碍,也可以有眩晕和面神经麻痹等。获得性胆脂瘤多位于鼓膜松弛部和上鼓室后壁,其次为鼓窦、鼓窦入口和上鼓室。单侧性较多,男女比例为 2.7∶1。先天性胆脂瘤比较少见,无中耳炎病史。

组织学形态:胆脂瘤有两部分病变:①有外耳道表皮性质的表皮样囊肿,囊内有大量葱皮样角化物;②囊周围纤维结缔组织内有炎性细胞浸润,有组织细胞和多核巨细胞,囊内容物溢出后会诱发异物巨细胞和胆固醇肉芽肿形成。

胆脂瘤的诊断依据是表皮样囊肿或囊肿壁组织,主要与非胆脂瘤性胆固醇肉芽肿区别。

鉴别诊断：

（1）结核性中耳炎：多继发于肺结核或其他部位的结核。起病隐匿，耳内脓液稀薄，鼓膜可为紧张部中央或边缘性穿孔，有时可见苍白肉芽。影像学检查提示骨质破坏或死骨形成。

（2）中耳癌：为中耳恶性肿瘤，好发于中年以上患者，耳内有血性分泌物及肉芽，伴耳痛，可出现同侧周围性面瘫及张口困难，晚期有相应颅神经侵犯症状。检查见外耳道或鼓室内有新生物，触之易出血。影像学检查可发现局部骨质破坏。新生物活检有助确诊。

（王纾宜）

参考文献

[1] J Rosai. Rosai and Ackerman's Surgical Pathology [M]. Ninth Edition Mosby. 2004.
[2] J Rosai. Rosai and Ackerman's Surgical Pathology [M]. Tenth Edition Mosby/Elsevier. 2014.
[3] 刘彤华.诊断病理学[M],3版.北京:人民卫生出版社,2014.
[4] Atlas of Tumor Pathology, third series. AFIP, Washinton, D. C.
[5] AFIP Atlas of Tumor Pathology, Fourth Series. Washinton, D. C.
[6] Atlsa of Nontumor Pathology, AFIP, First Series. Washinton, D. C.
[7] Sternberg's Diagnostic Surgical Pathology, Fifth Edition. Wolters Kluwer/Lippincott Williams & Wilkins.